AF393799

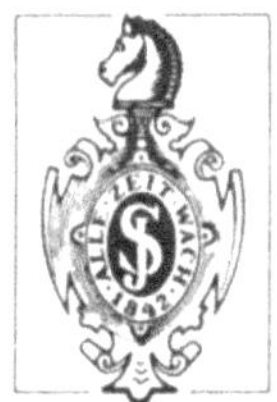

Diabetes in Medizin- und Kulturgeschichte

Grundzüge – Texte – Bibliographie

Herausgeber: Dietrich von Engelhardt

Springer-Verlag Berlin Heidelberg GmbH

Prof. Dr. phil. Dietrich von Engelhardt
Institut für Medizin-
und Wissenschaftsgeschichte
Medizinische Universität zu Lübeck
Ratzeburger Allee 160
2400 Lübeck

Umschlagabbildung: Ductus pancreaticus, Stich nach einer
Zeichnung von Johann Georg Wirsung (1600–1643), 17. Jh.

ISBN 978-3-662-06579-2   ISBN 978-3-662-06578-5 (eBook)
DOI 10.1007/978-3-662-06578-5

CIP-Titelaufnahme der Deutschen Bibliothek

Diabetes in Medizin- und Kulturgeschichte : Grundzüge – Texte
– Bibliographie / hrsg. von Dietrich von Engelhardt. – Berlin ;
Heidelberg ; New York ; London ; Paris ; Tokyo ; Hong Kong :
Springer, 1989

NE: Engelhardt, Dietrich von [Hrsg.]

2127/3140/543210 – gedruckt auf säurefreiem Papier

Vorwort

„Der Diabetes ist eine rätselhafte Erkrankung. Er ist nicht sehr häufig und besteht in einem Zerfließen des Fleisches und der Glieder zu Urin." Mit diesem Satz beginnt Aretaios aus dem ersten nachchristlichen Jahrhundert seine klassische Betrachtung über den Diabetes. Wird man dem ersten Teil des Satzes zustimmen können, trifft der zweite Teil allerdings heute angesichts der etwa 1,5 bis 2 Millionen an Diabetes Erkrankten in der Bundesrepublik nicht mehr zu.

Macht und Ohnmacht des medizinischen Fortschritts lassen sich am Diabetes eindrucksvoll verfolgen. Seit der Antike wird von dieser Krankheit berichtet, wird nach therapeutischer Hilfe gesucht; das empirische Wissen konnte umfassend erweitert, das Leiden erheblich vermindert werden. Aller medizinischer Fortschritt hat diese Krankheit aber bislang noch nicht zu überwinden vermocht.

Mit Gewinn richtet sich der Blick immer wieder zurück in die Vergangenheit. Die entscheidenden Gesichtspunkte der historischen Entwicklung sind Terminologie und Phänomenologie der Krankheit, ihre Ätiologie und Therapie; Diabetes bedeutet aber stets auch den Kranken als Person mit Sprache, Bewußtsein und sozialen Beziehungen. Medizin ist Natur- und Geisteswissenschaft, Krankheit stellt grundsätzlich eine physische, psychische, soziale und geistige Erscheinung dar.

Der vorliegende Band enthält einerseits nach einer knappen Skizze der historischen Entwicklung des Diabetes am Leitfaden der genannten Gesichtspunkte eine Reihe wichtiger wissenschaftsgeschichtlicher Studien für die unmittelbare Lektüre und vereinigt andererseits in einer Bibliographie die wesentlichen Titel der Primärquellen wie Sekundärliteratur. Die bibliographischen Angaben der abgedruckten Aufsätze wurden nicht überarbeitet und entsprechen den Originalen; verzichtet wurde auf die Reproduktion der Abbildungen. Personen- und Sachregister erleichtern die Orientierung und dienen der weiteren Vertiefung. Insgesamt möge mit diesem Band ein anschaulicher Überblick geboten wie Anregungen zu eigenen weiteren Forschungen gegeben werden.

Dank sei der Bayer AG (Leverkusen), insbesondere den Herren Dr. K. J. Preuß und Udo Höhner, für die Unterstützung dieses Buches gesagt: besonders zu danken ist auch dem Springer-Verlag, und vor allem Frau Hensler-Fritton für die ebenso verständnisvolle wie sachkundige Betreuung der Drucklegung.

Lübeck, Herbst 1989

Inhalt

Grundzüge der historischen Entwicklung

Literarische Texte

Texte der wissenschaftsgeschichtlichen Forschung

Allgemeine Entwicklung

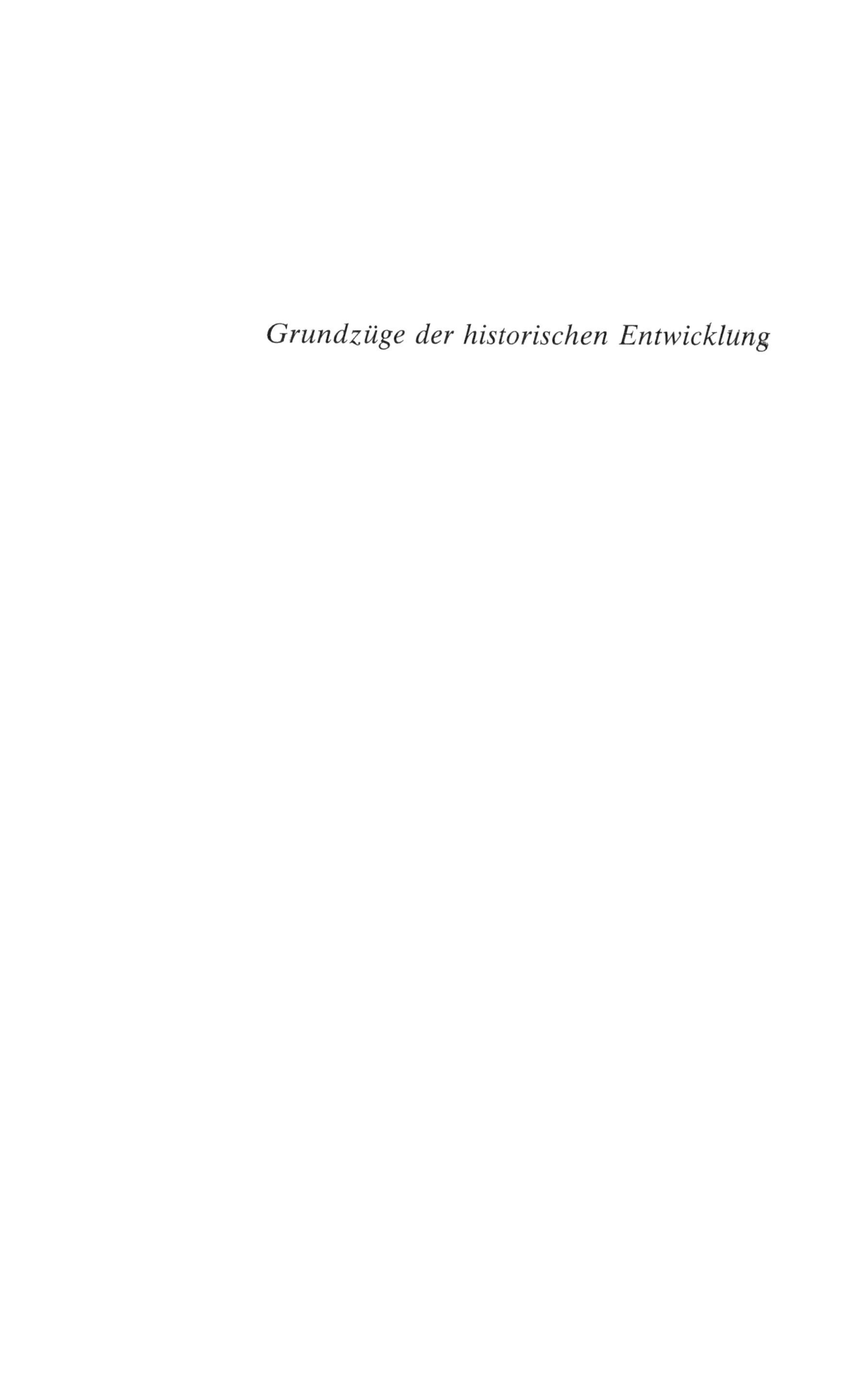

Grundzüge der historischen Entwicklung

Grundzüge der historischen Entwicklung

a) Antike

Bereits in ägyptischer Zeit wird von einer Krankheit mit übermäßigem Harnfluß gesprochen, werden spezifische Therapievorschläge gemacht (Ebers, Papyrus 1500 v. Chr.). Der Name Diabetes geht auf Demetrios aus Apamaia (2. Jahrhundert v. Chr.) zurück und leitet sich von dem griechischen Wort diabeinein = ausschreiten ab, welches substantivisch in jener Zeit als Zirkel und Doppelheber für durchfließende Flüssigkeit gebraucht wird. Andere Bezeichnungen der Antike sind Durchfall im Harn, Durstkrankheit, auch Wassersucht im Nachttopf (hydrops ad matulam). Erst im 18. Jahrhundert kommt es zur sprachlichen Differenzierung von Diabetes insipidus und Diabetes mellitus (William Cullen und Johann Peter Frank), neben zahlreichen anderen Bezeichnungen für weitere Nebenarten. 1874 prägt Adolf Kußmaul (1822–1902) den Ausdruck ‚Coma diabeticum‘ für die „eigentümliche Todesart bei Diabetikern“. Etienne Lancereaux (1829–1910) unterscheidet einen ‚diabète gras‘ und einen ‚diabète maigre‘, die nach unterschiedlichen therapeutischen Konsequenzen verlangen. Das Wort ‚Insulin‘ wird 1909 von dem Belgier Jean De Meyer (1878–1934) für das hypothetische Pankreashormon geprägt; Frederick Grant Banting (1891–1941) und Charles Herbert Best (1899–1978) übernehmen später auch diese Bezeichnung, nachdem sie selbst zunächst das Wort ‚Isletin‘ vorgeschlagen haben.

Aretaios (81–138 n. Chr.) gibt die erste ausgedehnte Beschreibung der Symptome unter Verwendung des Namens Diabetes: unerträglicher Durst, Brand in den Eingeweiden, Abgabe von hoher Urinmenge, zwei Stadien, chronisch und akut letal. Die Ursachen dieser Krankheit sind nach ihm entweder akute Erkrankung oder eine Magenerkrankung mit Vergiftung von Niere und Blase. Als Therapie schlägt Aretaios purgieren, milde Diät, Dampfbäder vor. Aretaios ist wie allen anderen Ärzten der Antike und des Mittelalters die Süßig-

keit des diabetischen Harns allerdings entgangen. Galen (129–199 n.
Chr.), die große Autorität der Antike, sieht im Diabetes nicht
eine Magenerkrankung sondern ein Nierenleiden: ähnlich wie bei der
Lienterie (= Durchfall) soll es sich um ein unverändertes Ausscheiden von Flüssigkeiten handeln. Therapie heißt für Galen in diesem
Fall Überwindung der Säfteschärfe, Verlangsamung der Blutbewe-
gung, Kühlung der Nierenhitze.

b) Mittelalter

Die arabischen Ärzte des Mittelalters setzen die antike Tradition
fort, vertiefen aber ebenfalls die überlieferten theoretischen und therapeutischen Kenntnisse; auch ihnen ist der süße Geschmack des
Diabetikerharns nicht bekannt. Als Kardinalsymptome gelten weiterhin Polyurie, Polydipsie und folgend eine Abmagerung des Körpers.
Rhazes (850–930) warnt vor geistig körperlicher Anstrengung, auch
vor sexuellem Engagement (concubitus mulierum). Avicenna
(980–1037) hält an der galenischen Verbindung zu den Nieren fest.
Von ᶜAbd al-Laṭīf al-Baġdādī (1162–1231) stammt ein spezifischer
Diabetestraktat (1225), der ein weitgespanntes Therapieangebot enthält und ausführlich die überlieferte Literatur diskutiert. Der byzan-
tinische Arzt Actuarius (13. Jahrhundert) behandelte Diabetes mit
Rosenwasser. Im lateinischen Mittelalter wird auf Diabetes kaum
eingegangen.

c) Neuzeit

Die Neuzeit ist die Zeit engagierter empirischer Erforschung, theore-
tischer Interpretationen und therapeutischer Vorschläge. Eine Fülle
von Monographien und Aufsätzen erscheint im 17., 18. und 19. Jahrhundert und nicht erst in der Gegenwart zum Diabetes.

Paracelsus (1493–1541) löst die traditionelle Verknüpfung mit Nieren wie Magen auf und bringt biochemische Prinzipien ins Spiel.
Diabetes ist für ihn eine Allgemeinerkrankung, eine Verderbnis der
Säfte als Folge einer entgleisten Verbindung von Sulphur und Salzen
im Blut, die in die Nieren übergeht, diese erhitzt und starke Urinaus-
scheidungen verursacht: „Der Diabetes ist nicht anders denn ein viel
des Harns und Begierde zu harnen, Ursach dieses Gebrestens ist die
übrige Hitze der Nieren". Dämpfe sollen diese schädliche Salzbildung

verhindern. Paracelsus spricht zwar prinzipiell von Süßigkeit des Harns, nicht aber in Zusammenhang mit Diabetes. Helmont, Sylvius und andere folgen dem biochemischen Ansatz von Paracelsus.

In dieser chemiatrischen Tradition entdeckt dann 1674 Thomas Willis (1621–1675) die Süßigkeit im Harn des Diabetikers – „quasi melle aut saccharo inbuta"; erst jetzt kommt es zu dem schmückenden Zusatz ‚mellitus'. Die Identität der süßlichen weißen Masse nach Eindampfen mit Kolonialzucker wird 1776 von Matthew Dobson (1735–1784) erfaßt. Die chemisch fundierte Bestätigung der Identität von Harn- und Traubenzucker erfolgt allerdings erst 1838 durch Apollinaire Bouchardat (1806–1886) und Eugène Melchior Péligot (1811–1890). Willis, der von intermittierendem Diabetes zu berichten weiß, bemerkt auch eine Zunahme des Diabetes zu seiner Zeit; die Zusammenhänge zwischen Diabetes und sozialwirtschaftlichen Verhältnissen werden in der kommenden Zeit immer wieder beobachtet, so zum Beispiel durch Bouchardat anläßlich des Rückganges während der Kriegsjahre 1870/71.

Hinweise auf die Süßigkeit des diabetischen Harns finden sich bereits in der chinesischen und indischen Medizin des 2. bis 6. nachchristlichen Jahrhunderts, ohne daß diese Kenntnisse jedoch die westeuropäische Medizinentwicklung beeinflußt hätten. Über den wissenschaftlichen Wert dieser Beobachtungen wurde in der Forschung allerdings wiederholt kontrovers diskutiert.

Das Zeitalter der Aufklärung führt zur Differenzierung von Diabetes insipidus und Diabetes mellitus neben Diabetes decipiens (= Zucker ohne Polyurie) sowie im Stile der naturhistorischen Klassifikationen von Carl Linné (1707–1778) zu weiteren Untergliederungen durch Boissier de Sauvages (1706–1767), William Cullen (1710–1790), Johann Peter Frank (1745–1821). In dieser Zeit werden auch solidarpathologische Ansätze zur Interpretation des Diabetes vorgetragen, wie z. B. von Giorgio Baglivi (1668–1707). Eine pathophysiologische Deutung – unvollständige Verdauung des Chylus im Blut – vertritt dagegen Thomas Sydenham (1624–1689).

Die Therapie erhält im 18. Jahrhundert ihrerseits neue Impulse: Dobson plädiert 1776 angesichts der Zuckerausscheidung für eine Verbesserung der Verdauung und Assimilation. In der überkommenen diätetischen Tradition werden aber auch weiterhin in Diabetestraktaten der Zeit den Patienten sexuelle Enthaltsamkeit und heiterer Sinn empfohlen (sint animo hilariori aegri, a Venere plane se abstineant). Entscheidenden Einfluß gewinnt jedoch John Rollo (gest. 1809) mit seiner Fleischdiät, die er aufgrund der Behandlung von 48 Diabetikern 1797 vorschlägt. Rollo geht auch auf die Probleme der Patienten ein, die wegen des Ekels vor Fleisch und der

Lust auf Pflanzenkost die Diät kaum zu befolgen vermögen (compliance); sein Patient Meredith ist an dieser Diät genesen. Im 18. Jahrhundert werden im übrigen Hinweise auf den hereditären Charakter des Diabetes publiziert.

Das 19. Jahrhundert führt mit den Forschungen und Erkenntnissen von Paul Langerhans (1847–1888), Gustave-Edouard Laguesse (1861–1927), Oskar Minkowski (1858–1931), Josef von Mering (1849–1908), Bernhard Naunyn (1839–1925) und vieler anderer Forscher zur Einsicht in die Bedeutung der Pankreasinselzellen für den Diabetes. Langerhans beschreibt 1869 in seiner Dissertation Anatomie und Histologie der pankreatischen Zellen, über deren Funktion er sich allerdings nicht äußert. Mit seinem berühmten „Zuckerstich" (piqûre diabétique) ins Gehirn von Hunden beweist Claude Bernard (1813–1878) den Zusammenhang von Zentralnervensystem und Diabetes. Die differenzierte Pankreasexstirpation beim Hund 1889 durch Minkowski und von Mering löst einen künstlichen Diabetes aus. Bereits 1682 hat Johann Conrad Brunner (1653–1727) Polydipsie und Polyurie bei Hunden nach unvollständiger Pankreasexstirpation beobachtet, die entsprechenden Schlußfolgerungen wurden von ihm aber nicht gezogen; die Sekretion der Bauchspeicheldrüse blieb ihm verborgen, das Pankreas wurde von Brunner sogar für ein überflüssiges Organ erklärt. 1893 vermutet Laguesse die endokrine Sekretion der Pankreasinselzellen. 1898 trägt Naunyn eine umfassende Theorie des Diabetes vor.

Die weitere Entwicklung erfährt in der Isolation des Wirkstoffes Insulin 1921 durch Banting und Best und seinen therapeutischen Einsatz zunächst an einem Hund und im Januar 1922 an einem Menschen ihre Krönung. Über die erste Behandlung eines diabetischen Lungenkranken mit einem Pankreasextrakt berichtet Georg Ludwig Zuelzer (1870–1949) bereits im Jahre 1908. Die Entdeckung des Insulins selbst ist verwickelt und mit einem Prioritätenstreit verbunden, der bis in die Gegenwart noch nicht abgeschlossen zu sein scheint. Den Nobelpreis von 1923 teilen sich Banting und Macleod mit Best und Collip.

Auf diesen forscherischen Leistungen der Vergangenheit und ihren praktischen Umsetzungen in Diagnose und Therapie ruhen die Fortschritte der weiteren Jahrzehnte – mit zahlreichen neuen Einsichten in die Ursachen und den Verlauf und einer Fülle neuer therapeutischer Verfahren: orale Antidiabetika, Transplantation von Pankreas und von Insulin produzierendem Gewebe, Implantation von Insulinpumpen, Gentherapie; mit der Differenzierung verschiedener Diabetikertypen, z. B. zwischen Typ I und Typ II, die nach einem jeweils unterschiedlichen Umgang mit der Krankheit verlangen (Coping);

mit epidemiologischen Studien schließlich, die dem komplexen
Zusammenspiel von Anlage und Umwelt bei der Entstehung des
Diabetes nachgehen.

d) Diabetiker der Vergangenheit

Diabetes ist ein Thema der Medizin und zugleich der Kultur; Krankheit ist nie nur eine objektive Erscheinung, sondern meint immer
auch den leidenden Menschen, der Bewußtsein und Sprache besitzt,
der in sozialen Beziehungen lebt und eine Haltung zu seiner Krankheit einnimmt. Medizin ist grundsätzlich Naturwissenschaft und Geisteswissenschaft, der Arzt hat es nie nur mit Objekten, sondern
immer auch mit dem Kranken als Subjekt zu tun.

Bedeutende wie weniger bekannte Personen der Vergangenheit,
unter ihnen auch Ärzte, sind an Diabetes erkrankt. Diabetes hat
seinen Niederschlag in der Kunst und Literatur gefunden. Diabetes
ist eine ubiquitäre Erkrankung zugleich ist die Abhängigkeit von
Wohlstands- wie Notzeiten nicht zu bezweifeln. Daß Diabetiker
selbst aktiv auf wirtschaftliche Zusammenhänge zu reagieren wissen,
wird von Friedrich von Müller 1928 hervorgehoben: „Meine Diabetiker aus wohlhabenden Kreisen (und Diabetes ist vorwiegend eine
Krankheit der reichen Klassen) haben sich durch die Bank als außergewöhnlich geschickte Hamster entpuppt." Ethnische und religiöse
Unterschiede wirken sich über Genetik wie Eß- und Lebensgewohnheiten auf die abweichende Verteilung des Diabetes aus. Unter den
nordamerikanischen Indianern ist es seit den 40er Jahren dieses Jahrhunderts zu einem sprunghaften Ansteigen des Altersdiabetes
gekommen, Jugenddiabetes findet sich weiterhin selten. Die
Zunahme des Diabetes bei der zweiten Generation insulinabhängiger
Juden belegt die Bedeutung des Übergewichts als Ursachenfaktor.
1907 prägte J. P. Bose den Satz: „What gout is to the nobility of
England, diabetes is to the aristocracy of India."

Aus der Geschichte sind zahlreiche Beispiele von Diabetikern
überliefert; naturgemäß ist die Diagnose nicht immer gesichert. Ob
Herodes zum Beispiel wie behauptet wurde, tatsächlich an Diabetes
gelitten hat, ist überaus fraglich. Geronimo Cardano (1501–1576),
der als Arzt entsprechende Krankengeschichten überliefert hat,
erkrankte jedoch, wie er selbst beschreibt, an Diabetes insipidus:
„und dann im Jahre 1536 . . . bekam ich den Harnfluß, und zwar in
sehr starker Weise, ungefähr 40–100 Unzen im Tage und nun habe
ich schon fast 40 Jahre damit zu tun und lebe noch und leide durchaus
nicht an Auszehrung – ich trage noch immer dieselben Ringe – noch

an Durst." Der sächsische König August der Starke (1670–1733) ist Diabetiker gewesen, ohne daß zu seiner Zeit diese Diagnose bei ihm gestellt wurde; die ersten Anzeichen zeigten sich 1726, ein entzündeter großer Fußzeh mußte abgenommen werden. Ebenfalls an Diabetes erkrankte 50 Jahre zuvor der polnische König Michal Korybut Wisniowiecki (1640–1673).

Johann Georg Hamann (1730–1788) hatte auch an Diabetes zu leiden; in einem Brief aus dem Jahre 1786 schreibt der Philosoph: „Über 20 Jahre gesessen, mich gemästet durch einen brennenden Hunger und Durst, das Gemüt von Leidenschaften gespannt." Vielleicht starb Hamann im diabetischen Coma. Bei dem französischen Revolutionär Jean Paul Marat (1744–1793), der am 13. 7. 1793 von Charlotte Corday im Bad ermordet wurde, in dem er sein Hautjucken zu lindern suchte, wird ebenfalls Diabetes angenommen; die überlieferten Symptome sprechen eher dagegen.

Der brasilianische Kaiser Pedro II. (1825–1891) litt seit den 70er Jahren des 19. Jahrhunderts an Diabetes, die ersten Symptome waren zunehmende Müdigkeit, intermittierendes Fieber und eine Beinentzündung; in Baden-Baden wurde der Kaiser im August 1887 von Adolf Kußmaul behandelt, nachdem ihn Jean Martin Charcot (1825–1893) in Paris untersucht hatte; den Winter 1877/78 verbrachte Pedro II. in Italien und an der Riviera, hier erlebte ihn auch Nietzsche, eine Lungenentzündung wurde erfolgreich in Milano im Mai therapiert. 1889 kam es zum politischen Sturz, ab 1891 lebte der Kaiser im bescheidenen Hotel Bedfort in Paris, unterhielt Kontakt zu Wissenschaftlern und Künstlern und war immer wieder auf ärztliche Hilfe angewiesen; am 5. Dezember 1891 starb Pedro II. an einer Lungenentzündung.

Der Dichter und Musiker Peter Cornelius (1824–1874), Hyppolite Taine (1828–93), der Postminister Heinrich von Stephan (1831–97), der Maler Paul Cézanne (1839–1906) sind weitere berühmte Diabetiker des 19. Jahrhunderts. Peter Cornelius begann im Sommer 1874 über Durst und Müdigkeit zu klagen; der Hausarzt diagnostizierte eine hochgradige Zuckerkrankheit und empfahl eine Kur in Bad Neuenahr, die aber nur zu einer kurzfristigen Besserung führte. Im Kreis seiner Familie und freundschaftlich umsorgt von seinem Arzt ist Cornelius am 26. Oktober 1874 gestorben. Heinrich von Stephan bat, als ihm ein Fuß wegen der diabetischen Erkrankung abgenommen werden mußte, man möge doch auf den Kasten, in den sein Fuß hineingelegt worden war, den Satz hinzufügen: „Hier ruht der Fuß, der niemandem auf den Nacken trat." Cézanne läßt in seinem Verhalten und seinen Briefen sozialpsychologische Auswirkungen dieser Krankheit erkennen.

Das 20. Jahrhundert setzte die Reihe fort. Der russische Kunstkritiker und Regisseur S.P.Diaghilev (1872–1929) erkrankte gegen Ende seines Lebens an Diabetes. Im Juni 1929 wurde dem Patienten die Diagnose von Dr. Roger Dalimier in Paris mitgeteilt, der ihn wegen nässender Stellen am ganzen Körper behandelte. Andere Ärzte, die Diaghilev therapierten, waren Dr. Talariko in London und Dr. Vittoli wie Dr. Bidali in Venedig. Auch Diaghilev hatte seine Schwierigkeiten mit der verordneten Diät. Am 18. August 1929 trat der Tod im venezianischen Grand Hôtel des Bains ein; das 1921 entwickelte Insulin hatte Diaghilev nicht mehr in Anspruch nehmen können.

Diabetiker des 20. Jahrhunderts waren auch der Berliner Zeichner Heinrich Zille (1858–1929), ironisch selbst im Umgang noch mit der eigenen Erkrankung, und der Komponist Giacomo Puccini (1858–1924), dessen ,Madame Butterfly‘, entstanden während der Krankheitszeit, als „Diabetiker-Oper" bezeichnet wurde. Der Maler Oskar Schlemmer (1888–1943) erlag nach akutem Diabetes und Gelbsucht einem Herzversagen; sein geschwächter Organismus hatte die Therapie nicht mehr verkraftet. Schlemmers künstlerische Forderung aus seiner Antrittsvorlesung 1932 kann auch auf das politische Handeln wie die therapeutische Disziplin des Patienten bezogen werden: „Wir brauchen Zahl, Maß und Gesetz, um nicht vom Chaos verschlungen zu werden." Noch während der Krankheit malte Schlemmer das Krankenhausgemälde ,Die Nachtwache und der Alte‘. Die letzte Tagebucheintragung vom 1. April 1943 ist ein Rilke-Zitat: „Die Kunst nicht für eine *Auswahl* aus der Welt zu halten, sondern für deren restlose Verwandlung ins Herrliche hinein."

Viele Mediziner sind ebenfalls an Diabetes erkrankt und nicht selten auch im diabetischen Coma gestorben: der Gynäkologe Rudolf Chroback (1843–1910), der Augenarzt Julius von Michel (1843–1911), der Dermatologe Albert Neisser (1855–1916), der Anatom Max Fürbringer (1846–1920). George Sprague wurde 1921 von dem Leiden ergriffen, konnte durch das in diesem Jahr entdeckte Insulin gerettet werden, studierte daraufhin Medizin und widmete sich vor allem der Erforschung und Behandlung des Diabetes. George Richards Minot (1885–1950) war einer der ersten Patienten, die Elliott Proctor Joslin (1869–1962) mit Insulin behandelte; für die Entdeckung einer Behandlung gegen perniziöse Anämie erhielt Minot 1934 den Nobelpreis. Diabetiker war ebenfalls Robert Daniel Lawrence (1892–1968), der zu den Gründern der British Diabetic Association gehörte.

Aber auch weniger bedeutende Diabetiker der Vergangenheit und Gegenwart verdienen Erwähnung: der „certain nobel Earl" von Thomas Willis aus dem 17. und John Rollos Captain Meredith aus dem

18. Jahrhundert, der die Fleischdiät genießen durfte; aus dem 19. Jahrhundert der Gärtner Wilhelm W., über dessen diabetische Retinopathie Eduard von Jäger (1818–1884) eine Studie (1855) veröffentlichte, Leonard Thompson als der erste Patient von Banting und Best, die Kinder aus dem Beginn der Insulinära, über deren Schicksal 1973 W. Korp und E. Zweymüller berichteten. Zahlreiche Zeugnisse von Patienten aus der Gegenwart liegen ebenfalls gedruckt vor.

e) Literatur und Kunst

Literatur und Kunst haben ihrerseits wiederholt Diabetes aufgegriffen, meist in der Moderne. Über Diabetes wurden wissenschaftliche Filme gedreht, Diabetes tauchte auch auf Briefmarken auf. Ob die Venus von Willendorf Diabetikerin gewesen ist, bleibe dahingestellt. Besonders reich ist dann das 20. Jahrhundert an Erzählungen zum Diabetes und zwar vor allem aus der englischsprachigen Literatur: Angus Wilson (Sad Fall), Nancy Hall (Love is not love), Lamed Shapiro (Journeying through the milky way), Pauline Clarke (The sharp one), Brian Lester Glanville (The King of Hackney Marshes), Phyllis Reynolds Naylor (Just one small part of living), John Keefauver (How Henry J. Littlefinger licked the hippies), Eduoard Roditi (Mademoiselle Blanche, or diabetes can be fun), Josef Kampos de Metro (The Sluggar heart), Stephen Dixon (Cut) sind Schriftsteller, die hier mit ihren Erzählungen genannt werden können.

Angus Wilsons ‚Sad Fall' (dt. 1958) schildert das diabetische Schicksal der alten Miss Tanner, ihr Diätprogramm, die Reaktion der Umwelt, ihr eigenes Verhalten, ihr Aussehen, das quellende Fleisch, ihre Empfindungen, ihre Beurteilung des Krankseins. Sie führt die Erkrankung an Diabetes auf die Aufregung über den Tod ihres Mannes zurück; diese Ableitung, die bei den Ärzten leider keine Beachtung finde, verschaffe ihr selbst Befriedigung: „Es hilft mir zu wissen, daß der Geist unseren elenden Körper beherrscht."

Thomas Mann läßt den Senator James Möllendorpf in den ‚Buddenbrooks' (1901) an Diabetes erkranken: „Diesem diabetischen Greise waren die Selbsterhaltungsinstinkte so sehr abhanden gekommen, daß er in den letzten Jahren seines Lebens mehr und mehr einer Leidenschaft für Kuchen und Torten unterlegen war." Da die Familie ihrem Oberhaupt den Zugang zum süßen Gebäck verschlossen hatte, mietete sich Möllendorpf ein bescheidenes Zimmer, um Kuchen und Torten ungestört zu sich nehmen zu können: „und dort fand man auch den Entseelten, den Mund noch voll halb zerkauten Kuchens, dessen Reste seinen Rock befleckten und auf dem ärmlichen Tische umherlagen. Ein tödlicher Schlaganfall war der langsamen Auszehrung zuvorgekommen."

Diabetes hat auch zu Gedichten angeregt, so die Mediziner Angus Mc D. Morton 1898, später dann Cecil Striker 1962 oder auch Wilhelm Jaenecke; letzterer beendet seine Verse aus dem Jahre 1969 mit der tröstlichen Einsicht: „Wo's hapert stets an Insulin, da hilft am besten Disziplin, denn manche Not auf dieser Erden kann manchmal auch zur Tugend werden." Von besonderer poetischer Tiefe ist das Gedicht ‚Diabetes' (1979) des amerikanischen Schriftstellers James Dickey.

Diabetes ist ein eindrucksvolles Beispiel der Medizin- und zugleich Kulturgeschichte, an ihm werden Fortschritte wie Grenzen der Medizin deutlich. Antike, Mittelalter, Neuzeit und Gegenwart sind die wesentlichen Perioden der historischen Entwicklung, die Systematik spannt den Bogen von der Natur zur Kultur. Die Geschichte des Diabetes läßt immer auch seine anthropologische Natur deutlich werden: stets zeigt sich auch diese Krankheit als körperliche, psychische, soziale wie geistige Erscheinung.

Vielfältige Aufgaben stellen sich noch für die Zukunft: in wissenschaftlicher wie psychologischer und sozialer Hinsicht. Die ausgewählten Texte dieses Sammelbandes dokumentieren die Geschichte und ihre Erforschung. Die Bibliographie der Primärquellen und Sekundärliteratur erlaubt weitere eigene Studien. Im Zentrum steht der kranke Mensch, ihm gelten Theorie und Praxis, ihm sollte auch die Zukunft verpflichtet sein.

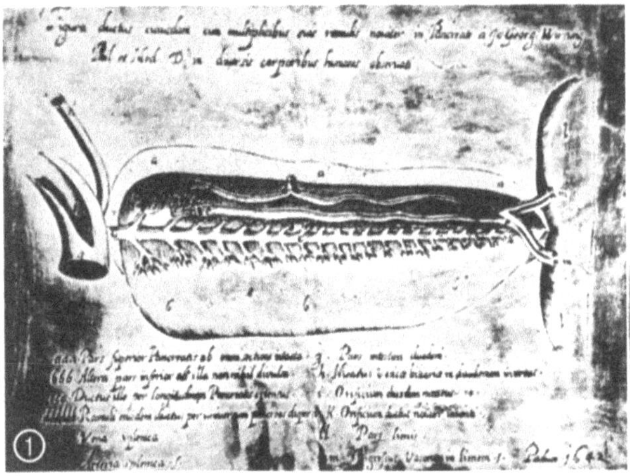

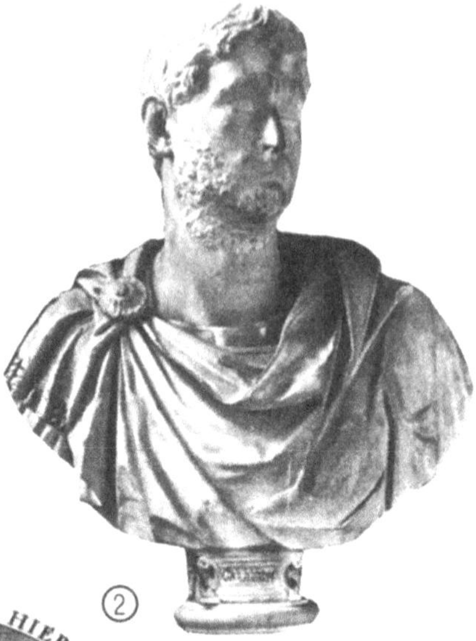

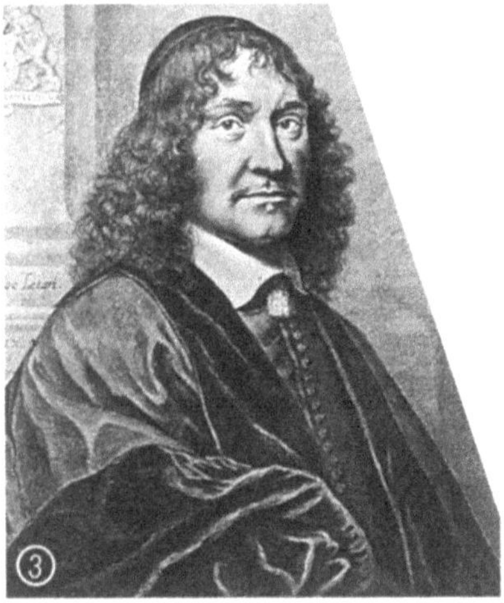

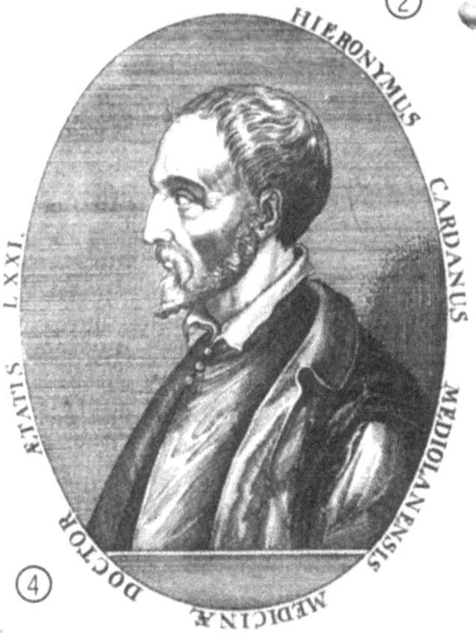

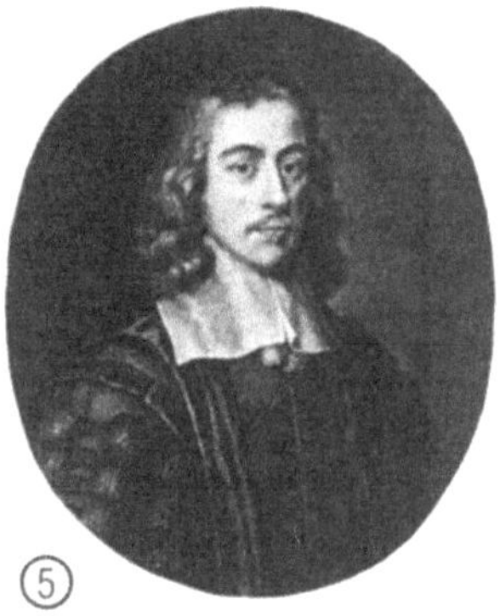

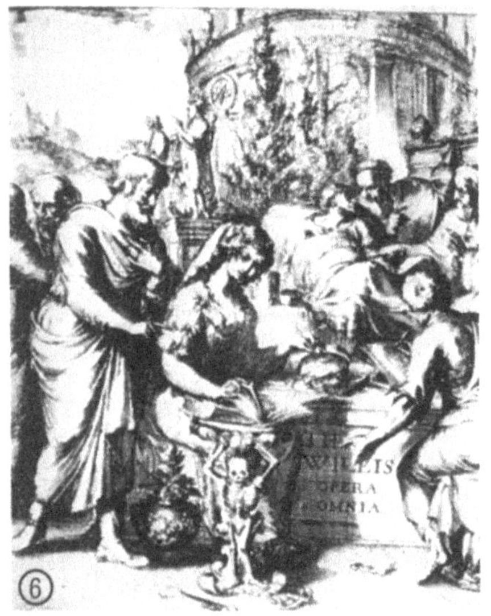

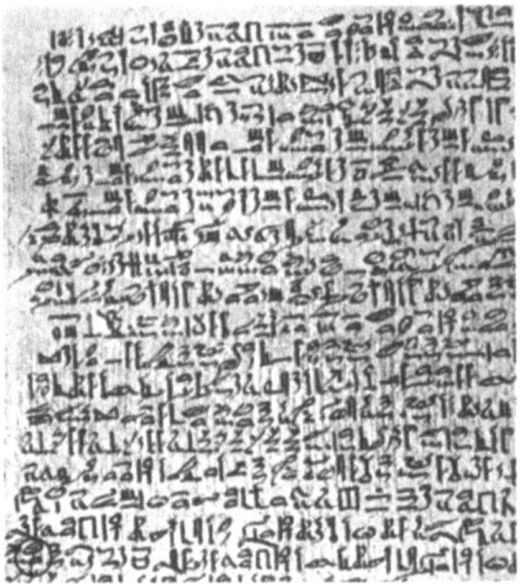

① Ductus pancreaticus, Stich nach einer Zeichnung von Johann Georg Wirsung (1600–1643), 17. Jh. ② Claudius Galen (129–199), Marmor, 2.–3. Jh.

③ Franciscus dele Boë Sylvius (1614–1672), Stich, C. van Dalen, 17. Jh. ④ Gerolamo Cardano (1501–1596), Stich, um 1650. ⑤ Thomas Willis (1621–1675), Stich, G. Vertue, 1742. ⑥ Titelblatt: Thomas Willis: Opera Omnia, Amsterdam 1682. ⑦ Papyrus Ebers: Anweisung zur Behandlung des Diabetes, 1550 v. Chr.

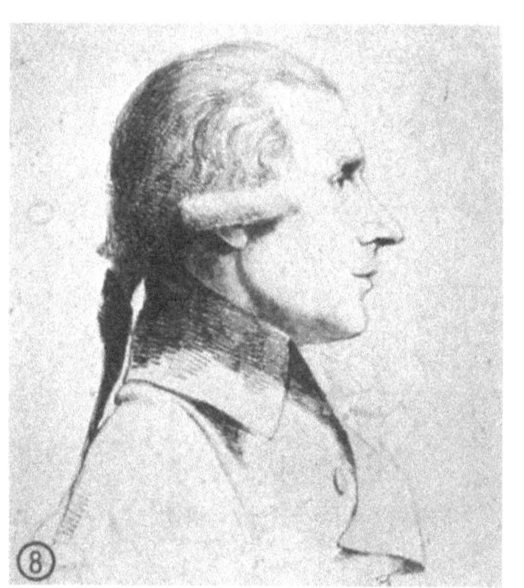
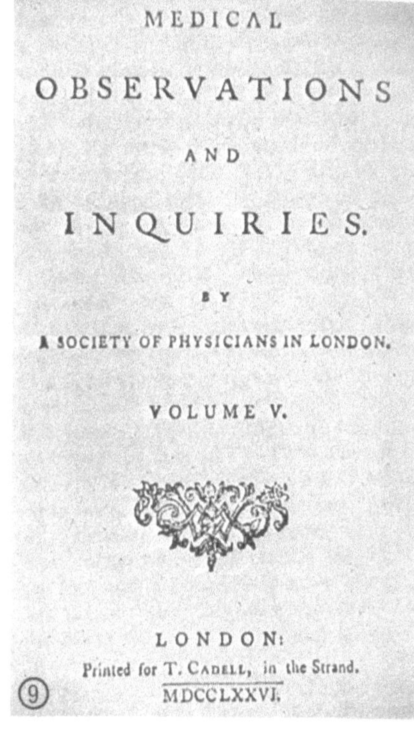

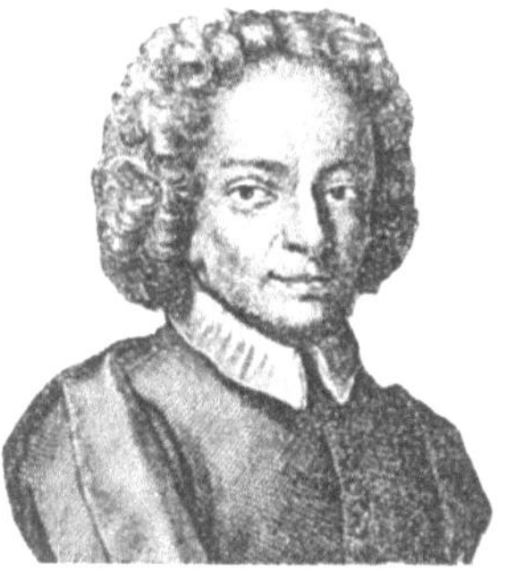
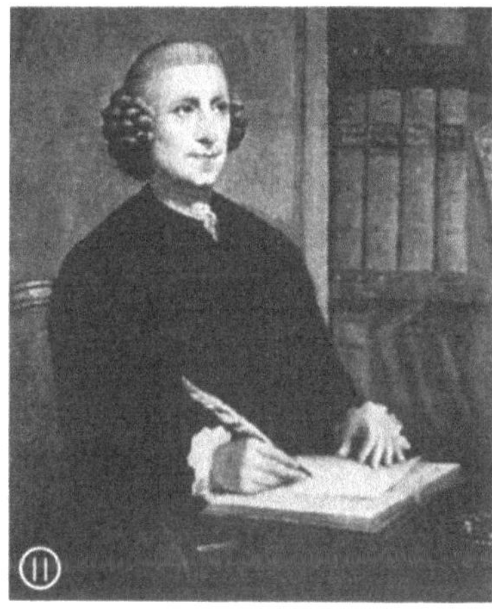
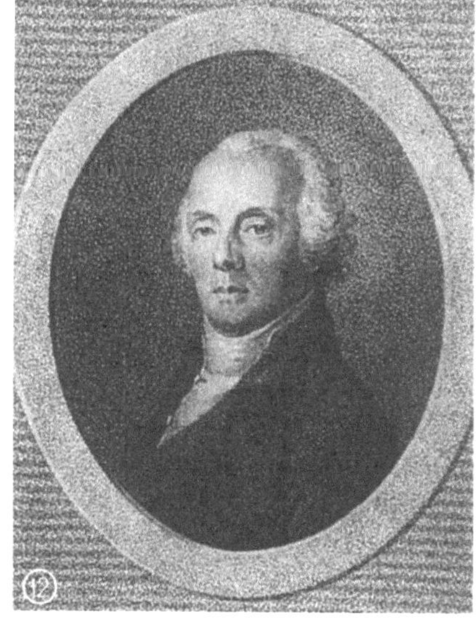

⑧ John Latham (1761–1843), Lithographie, W. Daniell, 1812
⑨ Titelblatt: Medical Observations by a Society of Physicians in London, Bd. 5, London 1776
⑩ Giorgio Baglivi (1668–1707), Stich nach einer Zeichnung von C. Maratta, um 1700
⑪ Francis Home (1719–1813), Öl, 18. Jh.
⑫ Johann Peter Frank (1745–1821), Stich, 19. Jh.
⑬ Titelblatt: John Rollo: An account of two cases of diabetes mellitus, London 1797

Literarische Texte

Von der Aufnahme des Diabetes in der Literatur werden nur wenige Beispiele geboten. Das Interesse der Kunst dokumentieren die Abbildungen in diesem Band.

Ein trauriger Fall

von Angus Wilson

Mrs. Tanner stand unter dem Haustor und sah in der Auffahrt das Mietauto verschwinden, das ihren Sohn zum Zug nach London brachte – die erste kurze Strecke seiner langen Reise nach Übersee. Sie winkte ein- oder zweimal; doch es war nicht Jeremys, sondern Naomis Gesicht, das sich lächelnd nach ihr umwandte, und so beugte sie ihren schweren Körper ostentativ zu den Eingangsstufen hinab, um dort die lockeren Fliesen zu untersuchen. Ihr plötzliches Interesse an dem geborstenen Pflaster sollte zeigen, daß sie jenes Lächeln absichtlich zurückwies, denn ihre Schwiegertochter wußte nur zu gut, daß der Verfall ihres Hauses zu den Dingen gehörte, die ihr am wenigsten nahegingen. Es war wahrlich genug, daß sie diese durch den Krieg bedingte ländliche Abgeschiedenheit mit Naomi teilte und daß sie ihr erlaubt hatte, Jeremy allein zu seiner Einschiffung zu begleiten; sie hatte sich das Recht auf eine einzige unhöfliche Geste gegenüber dieser fremden Frau, die ihr die Ehe ins Haus gebracht hatte, verdient. Jedenfalls wußte Naomi genau, daß ihr freundliches Verhältnis auf gegenseitiger Gleichgültigkeit beruhte.

Aus dem Wohnzimmer kamen die Klänge vierhändigen Klavierspiels. Mozart oder Beethoven – Mrs. Tanner versuchte es nicht zu erraten. Musik gehörte nicht zu den Bereichen der Kultur, die Einsamkeit und angegriffene Gesundheit ihr eröffnet hatten. Aber selbst ihr ungeneigtes Ohr konnte zwischen Rogers holprigem Primo und John Applebys wohlgeschultem Baß unterscheiden. Johns weiterem Verbleiben in ihrem Haus sah sie jetzt mit besonderer Freude entgegen. Das Alter glich nicht nur durch ein Nachlassen der einst so qualvollen Mutterliebe das weit bedrückendere Nachlassen der Körperkräfte aus; zum ersten Mal seit Jahren hatte sie wirklich Gefallen an der Gesellschaft eines fremden Menschen gefunden, und jetzt gehörte er zu den wenigen, auf die sie sich verlassen konnte, falls sie einen plötzlichen Anfall hatte. Solche Leute waren in ihrem neuen diabetischen Lebensplan die Auserwählten. Natürlich erleichterte ihr schon jeder aufmerksame Zuhörer das Gefängnisdasein ihrer Abgeschiedenheit. Und dann war John Appleby gar kein richtiger Fremder,

sondern ein Wanderer, der aus den verlorenen seligen Jugendtagen
ihres Jeremy zurückgekehrt war. Dennoch wußte sie, daß es nicht
nur seine Gesellschaft oder sein Band mit der Vergangenheit war,
was sie an diesem jungen Mann während seines siebentägigen
Besuchs gefesselt hatte. Als Mrs. Tanner in die Vorhalle trat und
ihren leichten Tweedmantel abstreifte, den der kalte Septembertag
erforderlich gemacht hatte, warf sie einen sonst nicht gewohnten
Blick in den staubigen Spiegel und strich sich zu beiden Seiten
ihrer vollen runzligen Wangen das weiße, kurzgeschnittene Haar
zurecht. Während sie hinaufging, um ihre Insulindosis zu nehmen,
schien der übliche Ausdruck des Mitleids mit sich selbst in ihren
wachtelhundbraunen Augen von einem Anflug nahezu neckischer
Heiterkeit gemildert. Dann trat sie zu den anderen ins Wohnzimmer.
Roger ließ seine platt auslaufenden Finger auf die Tasten fallen. »Es
nützt nichts«, rief er, »ich kann nicht weiter. Sie sehen, ich hab in den
Ferien nicht geübt.« Und er brach in ein langes kicherndes Lachen
aus, das an diesem robusten und vierschrötigen Jungen seltsam hyste-
risch wirkte.
»Ja«, sagte John Appleby, »ich sehs.« Sein Lächeln nahm den ent-
schiedenen Worten ihren tadelnden Unterton. Er erhob sich vom
Klavierschemel, faltete seinen langen, mageren Körper stückweise in
einen Lehnsessel und begann seine Pfeife zu stopfen.
Der Junge drehte sich auf dem anderen Stuhl herum – es war ein
Drehschemel, den er vom Schreibtisch im Speisezimmer ans Klavier
geholt hatte. Er spreizte die Beine und trommelte mit den Fingern
auf der Stuhlkante. Er blickte auf John und schob dabei die Unter-
lippe etwas vor, als fürchte er, seine Weigerung, weiterzuspielen,
habe das Gespräch zu einem Ende gebracht. Aber John, der an
seiner Pfeife paffte, sah ihn über den Pfeifenkopf hinweg an und
fragte, während er den Rauch einsog: »Läßt du auch sonst deine
Hausaufgaben einfach sein?«
Sein Ton war schulmeisterlich, aber das mußte zwischen ihnen bereits
üblich sein, denn Roger sagte lachend: »Ja, Herr Professor! Es lang-
weilt mich, wenns zu schwer wird.«
»Das glaubst du nur«, bemerkte John.
»Nein, wirklich«, wiederholte Roger leicht klagend, was seinen Londoner Vorstadtdialekt noch unterstrich.
»Deshalb ist Tompkins Klassenerster, und nicht du. Aber es gelingt
dir jedesmal, versetzt zu werden. Wozu also die Aufregung?« In
Johns Lächeln lag Spott. Roger errötete bis an die Wurzeln seiner
glatten, blonden, von Brillantine glänzenden Haare. Das spöttische
Lächeln breitete sich über Johns mageres Äffchengesicht aus. Er

schüttelte den Kopf. »Nein, nein, ich meine es ernst«, sagte er. »Das ist der beste Weg zu einem vernünftigen, mäßigen Erfolg.«

Wenn in seiner fröhlichen, freundlichen Stimme ein Unterton lag, so ging er über das Begriffsvermögen der dreizehn Jahre Rogers hinaus. Der Junge drehte sich wieder auf dem Schemel herum; das Licht fiel dabei auf seine dicken nackten Kniee. Er klimperte ein paar Noten und ging dann zum *Marsch der Zinnsoldaten* über. Er sang: »Meine kleine Henne legt ein großes Ei, dann kommt sie in den Suppentopf, eins zwei drei«, und schrie die Worte aus voller Kehle.

Mrs. Tanner erfaßte gleich beim Eintreten Rogers übermütige Laune und lächelte zu John hinüber. »Lieber Himmel, was für ein Lärm!« rief sie. Der Junge hörte auf zu singen, spielte aber weiter. »Er hat mich abgekanzelt«, rief er über die Schulter.

»Ich habe eine sachliche Bemerkung gemacht«, sagte John.

»Roger hielt sie für einen Tadel.«

»Das war keine sachliche Bemerkung«, gab der Junge zurück, »das war ein Anpfiff.«

»Sicher wohlverdient«, schloß Mrs. Tanner, »auch wenn es dir nicht recht war.«

Roger wies die Schlußfolgerung zurück. »Ach, mir wars aber recht«, sagte er, drehte sich wieder herum und sah die beiden etwas von oben herab an. »Bei ihm machts mir gar nichts aus.«

»Und ich dachte, ihr wäret mit eurem Mozart beschäftigt«, sagte Mrs. Tanner.

»Beethoven.« John tat, als murmelte er es nur, warf ihr aber einen neckenden Blick zu.

»Machen Sie nur mir gegenüber keine sachlichen Bemerkungen, Mr. Appleby«, rief sie. Dann lenkte sie das Gespräch von sich ab. »Du darfst Mr. Applebys Zeit nicht völlig in Anspruch nehmen, Roger. Er muß seine Untersuchung schreiben.«

»Ach, meine arme Untersuchung!« sagte John. »Sie tun, als handelte es sich um eine Buße. Hundertmal ›Gegrüßet seist du, Maria‹.«

»Nun, mir scheint es nicht richtig, daß eine alte Frau und ein Schuljunge Sie von Ihrer ›unbestimmten Zahl‹ abhalten.« Sie brachte den Fachausdruck mit einer gewissen Koketterie heraus.

»Lieber Gott, das wissen Sie noch? Bitte stopfen Sie sich den Kopf doch nicht mit so schrecklichem Zeug voll.«

»Vielleicht verdrängt es etwas von dem nutzlosen Kram«, sagte Mrs. Tanner. »Sonst ist nämlich herzlich wenig drin.«

»Ach was, nur der gesamte *Untergang des römischen Reichs* von Gibbon und Brownings Gedichte und Richardsons *Clarissa*!«

»Ich wollte, ich hätte Ihnen nicht erzählt, was ich in diesem Krieg alles gelesen habe!« erwiderte Mrs. Tanner. »Es war die einzige

Gelegenheit für eine einsame alte Frau, ihrer abgrundtiefen Unbildung etwas abzuhelfen. Überhaupt«, fuhr sie fort, »habe ich immer gedacht, Wissenschaftler und Mathematiker interessieren sich gar nicht für menschliche Wesen, am wenigsten für alte Frauen und Schuljungen.«

»Wir leben unter ihnen«, lächelte John, »und müssen lernen, mit ihnen auszukommen. Sonst könnte man gleich Humanisten wie Hitler das Feld räumen.«

»Hitler war abscheulich inhuman.«

»Das ist dasselbe mit umgekehrten Vorzeichen. Zu viel Anteilnahme.«

Damit konnte Mrs. Tanner nichts anfangen; aber wenn sie die Absicht hatte, ihrer Verblüffung Ausdruck zu geben, wurde sie von Roger daran gehindert. »Hitler ist doch nicht wirklich tot«, schrie er. »Was? Sie müssens wissen, Mr. Appleby, das ist doch Ihr Beruf – Spion!«

»Roger, ich habe dir doch gesagt, du darfst Mr. Appleby nicht über seine Arbeit ausfragen.«

»Aber ich frage ihn ja gar nicht aus, Mrs. Tanner. Ich sag nur, daß er ein Spion ist. Was ist schon so großartig dran? Ich werde Ihnen heute noch nachspionieren, Mr. Appleby, und Sie werden keine Ahnung davon haben.«

John nahm einen starken deutschen Akzent an. »Guten Morgen, General Hannay«, sagte er, »in diesen kurzen, grauen Flanellhosen habe ich Sie nicht gleich erkannt.« Roger brach von neuem in kicherndes Gelächter aus.

»General Hannay«, sagte Mrs. Tanner streng, »wird jetzt den Mittagstich decken. Du mußt dir mit mir die Hausarbeit teilen, Roger, solange meine Schwiegertochter in London ist. Meistens machen wir drei Schichten«, erklärte sie John.

»Ach, das hat noch Zeit«, sagte Roger.

»O nein. Ich habe mein Insulin genommen. Punkt eins will ich essen.«

Ein ehrfürchtiger Blick zeigte sich im Gesicht des Knaben. Mrs. Tanners Diabetes bedingte ein heiliges Ritual. »Ich gehe sofort«, sagte er. »Gibts Fisch?«

»Ja«, lachte Mrs. Tanner, »leider gibts Fisch, Roger.«

Während der Junge die Tür öffnete, um hinauszugehen, drehte er sich nach John um. Wenn er ihn einen Augenblick neckisch ansah, so war es nur die gleiche Koketterie, zu der sich Mrs. Tanner durch ihren Besucher angeregt fühlte. »Mr. Appleby, wenn ich Ihnen verspreche, Klavier zu üben, nehmen Sie mich dann morgen ins Kino mit?« fragte er.

»Ich nehme dich mit, aber ohne besondere Bedingung. In unserem
herrlichen neuen Zeitalter lassen wir uns auf solche Besänftigungs-
manöver nicht mehr ein«, sagte John. Dann setzte er hinzu, als
fürchtete er, den Jungen durch diese Moralpauke verletzt zu haben:
»Wer weiß, vielleicht sehen wir einen Bambeldack.«
Jegliche Vertrautheit, die diesem Geheimwort zugrunde liegen
mochte, wurde von Roger übelgenommen. »Woher denn«? sagte er
und ging aus dem Zimmer.
Mrs. Tanner ließ sich in einen tiefen Lehnstuhl nieder und erfüllte
langsam jede seiner Ritzen mit ihrem quellenden Fleisch. Sie nahm
ihre Näharbeit von einem Seitentischchen. »Hoffentlich wissen Sie
auch, worauf Sie sich einlassen«, sagte sie. »Außer mir und Roger ist
niemand im Haus, mit dem Sie reden können.« Sie ließ ihre Hand,
die unverhältnismäßig klein für ihren dicken Körper war, um das
Wohnzimmer kreisen, wie um den ganzen riesigen Raum anzudeu-
ten, in dem er sich langweilen würde.
In Wirklichkeit, überlegte sich John Appleby, war es nur ein mittel-
großes Zimmer in einem eher kleinen Haus mit einem eher kleinen
Garten – weniger als halb so groß wie das Haus, in dem er die
Tanners in seiner Jugend besucht hatte. Trotzdem tat sie immer, als
wäre sie die widerwillige Herrin eines ausgedehnten Besitzes. In seiner üblichen Art, menschliches Benehmen planmäßig zu ergründen,
suchte er nach einer Erklärung dieses Widerspruchs und kam darauf,
daß ihr ein Haus ohne Dienerschaft riesig erschien, weil es so viel
Arbeit machte.
Er lächelte auf die galante und leicht neckende Art, die er sich ihr
gegenüber angewöhnt hatte. »Mit Rogers«, sagte er, »unterhalte ich
mich sehr gern. Er ist vernünftig und normal zugleich. Eine höchst
angenehme Mischung bei einem kleinen Jungen.«
Mrs. Tanner spielte mit und tat, als übersähe sie die Hänselei, mit
der ihrer keine Erwähnung getan wurde. »Ich freue mich, daß Sie ihn
mögen. Jedenfalls kommen Sie sehr gut mit ihm aus. Er ist ja auch
keineswegs schwierig. Ich kann Ihnen nicht sagen, wie froh Naomi
und ich waren, daß gerade er als einziger von all den einquartierten
Kindern bisher nicht nach London zurückging. Ich sollte das zwar
nicht sagen – das arme Kind! Es ist furchtbar, daß seine Mutter ihn
nicht haben will. Aber vom ersten Tag an hat er mir nicht die geringste Mühe gemacht. Wahrscheinlich ist er ein ganz normaler Junge,
wie Sie sagten. Er wird sicher nie der Welt ein Licht aufstecken, aber
die anderen Kinder haben mir nur das Haus in Brand gesteckt oder
gelogen oder die Betten naß gemacht. Keine sehr angenehme
Bescherung für eine alte Frau von siebzig Jahren. Aber lassen wir
Roger beiseite – ich mache Sie darauf aufmerksam, daß kein intelli-

genter Mensch in diesem Haus seinen Urlaub verbringen kann. Sie haben es ja nur gesehen, während Jeremy und Naomi da waren. Sie ahnen nicht, wie öde es sein kann.«

»Mir ist nicht aufgefallen«, erwiderte er, »daß sich Jeremy in dieser Woche mit irgend jemand außer Naomi unterhalten wollte oder daß Naomi für jemand außer ihm Augen gehabt hätte. Sie hat nur besser verstanden, es nicht zu zeigen, aber schließlich bin ich auch nicht ihr alter Schulkamerad. Immerhin war keiner von beiden auf meine Gesellschaft erpicht. Trotzdem hatte ich eine Menge angenehmer Gespräche, soweit ich mich erinnern kann. Und nicht nur mit Roger.«

Mrs. Tanner lachte, übersah aber von neuem sein Kompliment. »Die beiden sind schrecklich ineinander verliebt«, rief sie, »verzeihen Sie ihnen. Sogar ich versuche es zu tun, obwohl er mein Sohn ist. Tatsächlich«, sagte sie, »befreien einen Alter und zunehmende Gebrechlichkeit von allen möglichen Belastungen, darunter auch von übermäßiger Mutterliebe.« Sie beugte sich so tief über ihre Näharbeit, daß John sich fragte, ob sie nicht einen Gesichtsausdruck verbarg, der ihren zuversichtlichen Ton Lügen strafte. »Ich kann ehrlich sagen, daß ich Naomi gern allein mit ihm nach London fahren ließ«, erklärte sie entschieden. »Während der ganzen Kriegsjahre habe ich mich natürlich oft nach ihm gesehnt. Er ist schließlich mein einziges Kind. Und wenn er während der Luftangriffe in London war, machte ich mir Sorgen. Aber ich lebe jetzt viel mehr mit einem früheren Jeremy als mit dem wirklichen. Das war einer der Gründe, warum ich so froh war, Sie näher kennenzulernen. Sie sind für mich ein Band zu seiner Vergangenheit. Freilich war das nur einer der Gründe«, setzte sie lächelnd hinzu.

Nun war es an John, das Kompliment vornehm zu übersehen. »Ich hoffe, Sie machen sich keine Sorgen, daß er nach Kalkutta geht«, sagte er, »Sie wissen, er wird dort weniger in Gefahr sein als in London.«

»Lieber Himmel!« rief sie. »Ich wäre ja von Egoismus verblendet, wenn ich nicht wüßte, welch ungeheures Glück wir hatten, daß er in den Geheimdienst kam – ganz gleich was er zu tun hat.« Sie warf ihm einen amüsierten Blick zu. Die schalkhafte Art, mit der sie über seine und Jeremys Arbeit sprach, gehörte bereits zu den üblichen Späßen ihrer Freundschaftsbeziehung. »Ach nein, er wird schon in Sicherheit sein. Manchmal habe ich deswegen beinahe ein schlechtes Gewissen. Daß ich nicht all den armen Frauen gegenübertreten muß, die ihre Männer nicht außer Gefahr im Geheimdienst wissen, entschädigt mich manchmal für meine Einsamkeit hier auf dem Lande. Naomi geht es im Krankenhaus ähnlich. So viele Pflegerinnen sind mit Flie-

gern verheiratet oder verlobt. Vielleicht wird sie jetzt, wo Jeremy nach Kalkutta geht, wenigstens die Seelenruhe haben, daß sie genau so dran ist wie die anderen.«
John hob ein wenig die Augenbrauen. Mrs. Tanner legte ihre Näharbeit hin, nahm die braungeränderte Brille ab und richtete ihre großen, bekümmerten, braungelbgefleckten Augen auf ihn. »Nein, so habe ich es nicht gemeint. Nicht einmal unbewußt, bestimmt nicht. Ich mißgönne ihr Jeremys Liebe wirklich nicht.« Während sie einen Moment nachdachte, streichelte sie die blaßgelbe Seide des Kissenüberzugs, an dem sie nähte. »Natürlich kann ich nicht vergessen, daß sie wenigstens einmal in einer friedlichen und anständigen Welt mit ihm leben wird. Ich dagegen – ein dicke, alte, zuckerkranke Frau –, wer weiß denn, wie lange dieser gräßliche Krieg mit Japan noch dauert? Aber ich denke gar nicht so sehr an meinen Sohn. Ich habe ihn offen und ehrlich aufgegeben. Nein, ich denke an mich. Ja, ich weiß, hier auf dem Land vegetiere ich nur, und mehr wirds wohl auch nicht. Aber daß man diese gräßliche Zeit hinter sich gebracht hat, daß man all das Grauen aus Europa hat verschwinden sehen – denn das tut es doch – und dann solls noch jahrelang weitergehen? Nein, leider kann ich nicht dran glauben, daß dieser Krieg im fernen Osten sein muß, daß er nötig ist. Ich möchte so gern wieder eine Welt der Sanftmut, der Anständigkeit sehen. Darum«, und sie lächelte, »ist mir die Höflichkeit so lieb, mit der Sie mir und Roger begegnen. Sie sind so ruhig, so wohlerzogen in dieser grausamen, ratlosen Welt.«
»Nun ja«, rief John, »ich benehme mich halbwegs.« Er fuhr sich mit der Hand durch das lange schwarze Haar und warf dann den Kopf gegen die Sessellehne, so daß sein bleiches Gesicht mit den hohen Backenknochen ihr auf dem Hintergrund der dunkelroten Bespannung entgegenstarrte. »Trotzdem«, sagte er, »würde ich mich nicht allzusehr darauf verlassen, daß eine Welt der Sanftmut und der Anständigkeit wiederkommt. Es wird ein Menschenalter dauern, den Leuten wieder Manieren beizubringen – wenn sie's je noch lernen.«
Diesmal lag kein Licht in Mrs. Tanners braunen Augen, nur der vorwurfsvolle Wachtelhundblick.
»Wir brauchen mehr als gute Manieren. Wir brauchen Liebe.«
John, die Pfeife zwischen den Zähnen, brachte nicht mehr heraus als: »So?«
»Natürlich«, sagte Mrs. Tanner flehentlich, »ganz bestimmt. Davon verstehe ich etwas. Sehen Sie«, jetzt glichen ihre Augen uralten Weihern der Weisheit, »meine Liebe war immer Besitzgier, ich wollte mich an alles klammern – an meinen Mann, meinen Sohn, mein Londoner Haus, auf das ich so stolz war. Na, und dann habe ich alles

verloren. Zumindest habe ich Oliver verloren, und dann wurde ich krank, und mein Leben in London war sinnlos geworden. Ich glaube, damals habe ich gelernt, daß man nichts festhalten darf, daß es einem selbst und den anderen nur wehtut. Deshalb war ich imstande, Jeremy aufzugeben. Und was den Besitz angeht – na, schauen Sie sich das Haus und den Garten an! Es soll nicht mehr als eine Wohnstatt für mich sein, irgendein Ort, an dem ich an die Luft gehen kann. Natürlich«, lachte sie, »mit einer einzigen Putzfrau und ohne Gärtner bleibt mir auch nichts anderes übrig. Aber trotzdem«, fast ostentativ wurde sie wieder ernst, »habe ich endlich ein bißchen gelernt, wie man lieben muß – wie man lieben muß, ohne sich anzuklammern.«
Wieder äußerte John nur ein kleines fragendes »So?«
»Das hat es mir zum Beispiel ermöglicht, mich mit Naomi zu vertragen, einfach weil sie die Frau ist, die mein Sohn liebt.« Und da nichts darauf erfolgte, kam Mrs. Tanner rasch zu ihrer Schlußfolgerung: »Na, jedenfalls muß die Welt auf diese Weise lieben lernen, wenn wir jemals aus dem ganzen Grauen herauskommen sollen. Und sie wird es.«
Die launenhafte, aber kräftige Septembersonne hatte Johns kreidebleiche zerfurchte Stirn erhellt. Mrs. Tanner begrüßte dies als einen Ausweg aus ihrer einseitigen Unterhaltung. »Sollen wir nicht die Sonne ausnützen, so lange sie scheint?« fragte sie. »Das heißt, wenn es Ihnen nichts ausmacht, so langsam zu gehen wie eine dicke alte Frau.«
»Wir haben so viel von mir und so wenig von Ihnen geredet«, bemerkte Mrs. Tanner, während sie in wirklich recht langsamem Schritt über den vernachlässigten Rasen gingen. »Frauen, und besonders neugierige alte Frauen, gehen einem manchmal so auf die Nerven, daß ich Sie absichtlich nichts gefragt habe. Aber darum bin ich doch nicht weniger neugierig.«
»Dozent für Mathematik in Oxford«, antwortete John. »Mit Jeremy Tanner in der Public School Shrewsbury erzogen. Das war doch die beste Erziehung, die man haben konnte?«
»Freilich«, lachte Mrs. Tanner, »mein Vater war dort früher Schuldirektor. Als Jeremy eintrat, schien es mir, als sei die Schule inzwischen heruntergekommen. Aber das war wohl unvermeidlich.«
»Ja«, sagte er, »und was sonst? Vor zweiunddreißig Jahren in Brighton geboren. Vater an der Effektenbörse. Und natürlich – zweimal verlobt, nie geheiratet.«
Wenn er annahm, daß Mrs. Tanner auf diese romantische Note gewartet hätte, schien er sich getäuscht zu haben, denn sie sagte ungeduldig: »Ach, das weiß ich alles. Aber waren Sie ein glückliches

Kind? Ich nehme es doch an! Und trotzdem kann keine Frau glauben, daß anderer Leute Kinder glücklich waren. Manchmal scheinen Sie mir so still!«

»Das tut mir leid«, lachte John. »Gewöhnlich höre ich zu.«

»Ja, Sie sind ein wunderbarer Zuhörer. Wer sonst hätte mich so ewig lang über meine elende Diabetes reden lassen? Natürlich war das dumm von mir, Sie mit Ihrem Verstand muß das ja langweilen. Aber Sie sind immer so freundlich und zeigen sich so interessiert, daß es sofort auffällt, wenn Sie nicht einmal ganz bei der Sache sind.«

John beugte sich zu einer hohen Aster hinüber und begann, sie von einer Winde zu befreien, die sich um sie geschlungen hatte.

»Ach, wenn man damit anfängt«, sagte Mrs. Tanner, »dann hört es gar nicht mehr auf! Schauen Sie nur, diese Wildnis!« Tatsächlich wirkte die Blumenrabatte wie ein einziges Gestrüpp von Unkraut – Ampfer, Knöterich, Disteln und vor allem Winden –, nur die Astern wehrten sich verzweifelt dagegen. »Ich warne Sie!« rief sie. »Ich habs längst aufgegeben. Um ein paar Rosen kann ich mich gerade noch kümmern, aber im übrigen hab ich alles sich selbst überlassen – und es hat auch mich freigegeben. Im Alter muß man sich vor Besitz hüten.« – John ließ die Aster los, sie schwang zurück zu ihrer wildgewachsenen Höhe.

»Und hatten Ihre Eltern Sie lieb?« fragte Mrs. Tanner.

»Sie waren vorbildlich«, erwiderte John. »Wir achteten einander. Sie halfen mir, erwachsen zu werden, und gerade, als ich es war, starben sie beide.«

Einen Augenblick lang konnte Mrs. Tanner nichts damit anfangen, dann rief sie: »Na also, ich wußte es ja! Ich irre mich nie, Sie wurden geliebt. Gute, sanfte, freundliche Menschen wurden das immer. Ich bin nur auf eines stolz: daß ich Jeremy eine Kindheit voll Liebe gegeben habe, und . . .« Doch wieder einmal endeten ihre Gedanken in Schweigen. Dann, während sie der Rasenpfad zwischen den Rhododendronsträuchern des Buschwerks hindurch auf eine Wiese führte, sagte sie: »Hier ist sie also – unsere berühmte Aussicht. Schon gestern, als alles im Nebel lag, sagten Sie, es gefiele Ihnen. Aber jetzt sehen Sie, was im Nebel verborgen war. Das rötlichgraue Etwas da links ist Ludlow. Und da haben Sie Wenlock Edge. Und dort drüben sollten Sie eigentlich den Long Mynd und dahinter die Berge von Wales sehen. Und wenn Wenlock Edge nicht so hoch läge, könnte man das auch.« Sie verfügte über eine Menge solcher kleinen Scherze, um ihrer Haßliebe zu diesem Heim in der Verbannung Ausdruck zu geben.

»Mir scheint sogar, ich kann sie sehen«, sagte John.

»Ach, das glaube ich nicht. Und wenn, so sieht man ja doch nur einen
schwachen, dunklen Umriß, und das heißt dann die Berge von
Wales!« Trotzdem war sie erfreut. Sie ging zu den Sträuchern zurück
und schlug mit ihrem Eschenholzstock nach den wild wuchernden
Armen des Rhododendrons. »Ist Ihnen diese Bank zu feucht?« fragte
sie, hatte sich aber schon gesetzt, ehe er antworten konnte. »Werden
Sie nur nicht dick«, sagte sie. »Oder besser: werden Sie nicht *zu* dick,
denn etwas zuzunehmen, könnten Sie schon vertragen.«
Bevor John sich neben sie setzte, faltete er sorgfältig seinen Regen-
mantel zusammen und machte sich ein Kissen daraus.
»Ihre Diabetes hat mich wirklich interessiert«, sagte er.
»Ach, mein lieber Junge!« sagte Mrs. Tanner. »Aber ich glaube, Sie
haben recht, es muß mit der Aufregung über Olivers Tod begonnen
haben.«
»Das ist nur eine Vermutung.«
Doch Mrs. Tanner wollte keine Einschränkung dulden. »Keiner von
diesen unseligen Ärzten hat das eingesehen.«
»Es hätte ja auch nichts geholfen, meinen Sie nicht? Ihren Mann
hätte es Ihnen nicht wiedergegeben.«
»Es hilft immer, zu wissen, daß der Geist unseren elenden Körper
beherrscht«, erklärte Mrs. Tanner. »Es ist eine große Beruhigung.«
John lächelte. »Dann sollte Ihnen die moderne Welt überhaupt viel
Beruhigung bieten.«
»Nein«, fuhr sie fort, »aber Ihr Verständnis hat in mir noch mehr
Vertrauen zu Ihnen erweckt. Sehen Sie, jede Krankheit bringt beson-
dere Angstvorstellungen mit sich. Und ich habe nur eine einzige
Angst, die natürlich ganz irrational ist, nämlich, daß ich einen dieser
furchtbaren Anfälle kriege, wenn ich unter Leuten bin, auf die ich
mich nicht verlassen kann. Wie gesagt ist es ganz unsinnig, denn ich
muß nur regelmäßig essen, und wenn ich ausgehe, trage ich für den
Notfall immer etwas Zucker bei mir. Immerhin – es gibt Menschen,
denen ich vertraue. Roger zum Beispiel, obwohl er nur ein kleiner
Junge ist. Und jetzt Ihnen. Aber leider nicht Naomi!«
John nahm die Pfeife aus dem Mund und klopfte sie an der Holzbank
aus. »Das sagen Sie von Naomi, und dabei bewundere ich immer, in
welchem freundschaftlichen Verhältnis Sie zu ihr stehen. Es kann für
zwei Frauen nicht einfach gewesen sein, all diese Jahre miteinander
auszukommen – und noch dazu so sorgenvolle Jahre.«
»Ach, das ist nicht so schlimm. Natürlich ist sie manchmal schwierig,
aber das bin ich auch, Sie kommt müde aus dem Krankenhaus zurück
und teilt mir dann alles mit, was sie zu tun gedenkt. ›Mutter, ich setze
eben das Wasser für die Wärmflaschen auf.‹ Oder ›Mutter, ich geh
nur hinauf, die Wolle holen.‹ Als wollte ich das alles wissen! Aber so

ist es eben – wie Sie sagen, zwei Frauen allein miteinander.«

»Das ist interessant«, bemerkte John. Dann sagte er zur Erklärung: »Wahrscheinlich will sie ihre Müdigkeit keinem Kommentar aussetzen und deckt sie mit Nebensächlichkeiten zu.«

»Da haben Sie's«, rief Mrs. Tanner. »Sehen Sie, wie Sie uns alle verstehen! Naomi und mich und den kleinen Roger.«

»Ach, Roger«, sagte John, »der ist wirklich nicht schwierig.« »Nein, aber Sie haben so rasch sein Vertrauen gewonnen.
Was war das vorhin mit den Gambeldacks?«

»Ach, das ist eine Art von kleinen Männchen mit Backenbärten und Zylinderhüten, die sein Vater für ihn erfunden hat.«

»So!« warf Mrs. Tanner ein. »Uns erzählt er so etwas nicht. Ich dachte, der arme Junge hätte sein Elternhaus ganz vergessen.«

»Mich hat das interessiert«, bemerkte John, »weil er eigentlich ein so vernünftiger Junge ist. Er lebt in der Gegenwart. Keinerlei alte Bande oder Ängste. Ich meinte schon, ich hätte eine Lücke gefunden. Aber ich hatte unrecht. Er nahm es mir übel, daß ichs erwähnte. Er weiß, daß sein Leben sich hier und jetzt abspielt. Die Zeit der Gambelsdacks ist vorbei.«

Mrs. Tanner seufzte. »Leider«, sagte sie. »Bei diesen schrecklichen Eltern!« Sie richtete sich mühselig auf. »Zeit für mein Essen«, sagte sie. »Immerhin, mit der Liebe habe ich recht. Wir brauchen sie alle, nur nicht zu viel davon. So wars ja auch beim alten Doktor Johnson. Er brauchte so viel Liebe – viel zu viel natürlich, darum benahm er sich so schlecht, als seine Freundin Mrs. Thrale ihren Verehrer Piozzi heiratete.«

»*Samuel Johnson* haben sie auch gelesen?« frage John.

»Warum denn nicht?« lachte Mrs. Tanner.

»Kein besonderer Grund. Ich hab nicht viele Mütter gekannt. Aber die ich kannte, hatten nicht viel gelesen. Meine Mutter las nie.«

»Wahrscheinlich war sie zu sehr beschäftigt. Das war ich auch, vor meiner Krankheit und meiner Verbannung aufs Land. Aber ich glaube, ich verstehe nur die Hälfte von dem, was ich lese. Nur was von Menschen handelt. »Ja,« erklärte sie, »Menschen kann ich wirklich beurteilen. Schließlich habe ich meinem Vater das Haus geführt, nachdem meine Mutter starb, und Direktoren einer Public School haben einen weiten Bekanntenkreis. Und Oliver war wieder ein sehr erfolgreicher Rechtsanwalt. Ach ja, in der Welt kenne ich mich aus. Mit Büchern nicht. Kennen Sie viele Anwälte?« fragte sie.

John antwortete nicht sofort. »Verzeihen Sie«, sagte er, »ich dachte, ich sähe eben etwas an der Ecke des Dachs entlangkriechen.«

»Die Katze«, sagte Mrs. Tanner leicht gereizt.

»Nein«, schrie John. »Es ist Roger! Lieber Himmel – so stellt er sich das Spionieren vor.«

Mrs. Tanner blickte auf das rechteckige, zweistöckige viktorianische Haus. Da, flachgedrückt an das rötliche Ziegeldach, stand Roger und schob seine Füße seitlich an der Dachrinne entlang. Er trug einen alten Überrock von Jeremy, dessen Gürtel lose flatterte, und einen alten Filzhut Mrs. Tanners.

»Oh, das darf er aber nicht!« sagte sie. »Die Dachziegel sind ganz lose.«

»Rufen sie ihn nur nicht!« sagte John. Doch es war zu spät.

»Roger!« rief sie. »Roger! Komm herunter!«

Das kleine Köpfchen wandte sich um und ließ eine große Sonnenbrille sehen. »Was wollen Sie denn?« rief er. »Ich bessere Mrs. Tanners Dach aus. Ich bin dazu eigens aus Ludlow gekommen.«

Aber Mrs. Tanner spielte nicht mit. »Komm herunter, Roger!« rief sie streng.

»Also gut. Aber ich hab euch den ganzen Weg zur Wiese nachspioniert, und ihr habt mich nicht gesehen.«

»Wirklich«, sagte John, »du bist ein erstklassiger Spion. Aber jetzt komm lieber herunter, Mrs. Tanner will essen gehen.«

Der Junge begann sich eilig bis zu der Ecke des Dachs weiterzutasten, die über einem verfallenen Wintergarten lag. Zu eilig, denn sein Fuß verfing sich in der Dachrinne, und als er an ihm zerrte, um ihn zu befreien, lastete er mit vollem Gesicht auf dem verrosteten Blech. Nicht so sehr Rogers Aufschrei wie das Bersten der Dachrinne würgte Mrs. Tanner die Kehle ab. Einen Moment lang sah sie ihn in seinem flatternden schwarzen Mantel gleich einer Fledermaus an den blanken Ziegeln hängen, dann lockerte sich etwas, und er fiel durch den sonnigen Teich des Glases herab. Eine Sekunde stand John still und versuchte ohne Erfolg, die Schreie des Jungen aus dem Krachen des zersplitternden Glases herauszuhören. Dann rannte er über den Rasen hin.

Als Mrs. Tanner keuchend ankam, schien John den festen kleinen Körper gerade wieder auf den Fleck, wo er mit dem Gesicht nach unten hingefallen war, zurückgleiten zu lassen. »Er lebt«, sagte er, sah aber nicht auf, sondern drehte das Gesicht des Jungen zu sich herum und begann, ihm das Blut abzuwischen. »Er ist ohnmächtig. Wahrscheinlich Gehirnerschütterung. Er muß sich im Fallen den Kopf angeschlagen haben. Ich wage nicht, ihn aufzuheben. Vielleicht ist eine Rippe gebrochen.« Er blickte zu ihr auf. »Telefonieren Sie sofort nach einem Doktor und einem Rettungswagen«, sagte er. Er schien wütend zu sein. Während Mrs. Tanner zum Haus eilte, verfluchte sie ihren Leibesumfang, war aber froh, die Übelkeit loszuwerden, die ihr der Anblick des verspritzten Bluts im Treibhaus verursacht hatte. Als sie vom Haus zurückkam, hatte John bereits seinen Regenmantel und seine Jacke unter den Jungen geschoben, sich einen Ärmel vom Hemd gerissen und ihn als Verband unterhalb von Rogers Ellbogen angebracht.

»Der Rettungswagen kommt aus Ludlow, aber vor zwanzig Minuten kann er kaum da sein«, sagte Mrs. Tanner. Sie zog ein Fläschchen Kognak hervor.

»Nein, nein, keine Belebungsmittel«, sagte John ungeduldig. Sie ließ sich mühsam auf den Boden nieder. »Ich habe die Leute im Krankenhaus gebeten, seine Mutter anzurufen«, sagte sie matt.

»Hören Sie«, sagte John, ohne auf diese Mitteilung einzugehen, »Sie bleiben jetzt bei ihm, während ich eine Schüssel Wasser hole. Rufen Sie mich, falls er zu sich kommt.« Sie wußte nichts weiter zu tun als Rogers Hand zu halten, doch ab und zu strich sie ihm das blonde Haar aus der Stirn. Nach einer Minute kam John mit einer Schüssel warmen Wassers und einer Serviette zurück. Er begann sachgemäß die Wunden an den Armen und Beinen des Jungen reinzuwaschen.

»Die Glassplitter wage ich nicht anzurühren. Diese Schnitte sind wenigstens nicht gefährlich. Er hatte eine Blutung am Arm, aber die hab ich vorläufig aufgehalten.«

Mrs. Tanner sagte: »Gott sei Dank, daß Sie da waren.« Sie streichelte Rogers Hand und blickte auf sein vierkantiges Gesichtchen, das jetzt bleicher war als das Johns. Diese Blässe versetzte sie allmählich in panische Angst. »Warum kommt denn der Rettungswagen nicht?« rief sie, und dann wieder: »Er kommt zu spät. Ach, armer kleiner Roger, man kann ihn doch nicht sterben lassen, ich werde es mir nie verzeihen, wenn er stirbt!«

John erhob sich und stand über ihr. »Hören Sie«, sagte er, »er spürt keine Schmerzen, nur darauf kommt es an. Es macht nichts, wenn er wirklich stirbt.«

Einen Augenblick rang sie nach Worten, dann rief sie: »Wie können Sie so etwas sagen? So ein braver, hübscher Junge!« Ihre wachsende Hysterie mischte sich mit Zorn, und sie begann zu weinen.

»Ja«, sagte er, »ein sehr braver, anständiger, normaler Junge. Und wenn er Glück hat, wächst er zu einem ebensolchen Mann heran. Aber es gibt Millionen braver, anständiger, normaler Männer. Es kommt einfach nicht drauf an.«

Mrs. Tanner kämpfte mit ihren Tränen. Einen Moment später sagte sie flehentlich: »Das haben Sie gesagt, um mir zu helfen! Sie dachten, es würde mir helfen.«

John wandte sich aus seiner knieenden Haltung neben Rogers Beinen um. »Lieber Himmel«, rief er, »glauben Sie wirklich, irgendwer

schert sich in diesem Moment darum, Ihnen zu helfen?« Im nächsten
Augenblick wandte er sich noch einmal um. »Es tut mir leid«, sagte
er, »wenn diese Bemerkung Sie verletzt hat. Bitte nehmen Sie an, ich
wollte Ihnen damit helfen, oder was Sie wollen.«
Mrs. Tanner kam plötzlich zu Bewußtsein, daß sie allein mit John
Appleby war. Langsam erhob sie sich vom Boden. »Ich gehe ins Haus
und packe eine Reisetasche«, sagte sie eilig, »ich fahre im Rettungswagen mit. Heut nacht muß ich im Krankenhaus bleiben.«
»Natürlich«, sagte John und wandte sich wieder seiner Tätigkeit zu.
Sie eilte über den Kiesweg zum Haus und rannte beinahe in die
Küche. Während sie ihre Dosis Zucker schluckte, verebbte ihre pani-
sche Furcht. Aber solche Angstvorstellungen waren natürlich völlig
irrational.

Aus: *A. Wilson: Was für reizende Vögel. Geschichten aus England,
Wiesbaden 1958, S. 171-188. [engl. 1957].*

The Song of Diabetes

by CECIL STRIKER

This ingenious poem, in the manner of Longfellow's "Hiawatha," was read by its author, Dr. Cecil Striker, at the Banquet of the 12th Annual Meeting of the ADA in Chicago, June 7, 1952.

In the office of the doctor,
In the sanctum of the specialist,
Sat the diabetic patient.
Seven cardinal symptoms had he,
Seven means of recognition.
High blood sugar, malnutrition,
Nagging weakness, all these had he,
Polydypsia, polyuria,
Polyphagia, glycosuria,
And the doctor started speaking,
"I am here to guide and warn you,
Here to treat you and instruct you.
Two great friends have diabetes,
Singled out from all the others.
Basic therapy is diet,
Insulin when indicated.
Some there are, who need no insulin;
Diet only may control them.
Magic savior is insulin
For those others who require it.

Follow faithfully your orders,
Comrade make, of diabetes,
Working with it, not against it,
Thus avoiding psychic conflict.
Life expectancy is lengthened,
Yea, assured is normal living!

T' was not always so, my patient,
In the days before Minkowski,
In the days of poor prognosis,
In the days before von Noorden.
Long before the days of these men,
Claude Bernard, experimentor,
Studied enzymes of digestion,
Medullary sugar center,
Store of glycogen by liver,
Fathered modern physiology,
Paved the way for later research,
For all those who followed after.

Many men there were who labored
On the puzzle of the pancreas.
There was Max von Pettenkofer
Classical investigator,
Carl von Voit on dietetics,
Rubner of the calorimeter,
Heat and energy he measured,
Lusk and Benedict his followers;
Langerhans for islands noted.
Kussmaul recognized air-hunger,
Labeled now as Kussmaul breathing.
Naunyn, coiner of a new word,
Coined the new word, acidosis;
Magnus-Levy treated coma;
Emil Fischer, noted chemist,
Henry Sherman for nutrition.
These were men who laid the background,
Pioneers, these research giants;
Built the bridge between the patient
And the laboratory findings."

When the patient left his office,
Long the doctor sat and pondered
On the cause of glycosuria,
On the function of the liver.
Fate of glycogen he pondered,
On cholesterol reflected.
D:N ratio he thought of,

Ketone bodies, oxysteroids.
Factors chemical he mused on,
On this segment of the problem.
Thought then, of another segment,
Of the role of the adrenal,
Of hypophysis secretion.
Pancreas beta cells considered
And the alpha cell production;
Of the mystery of the granules.
Thyroid, ovaries and testes,
How essential their secretions.
All the endocrines considered
And the need for homeostasis.

As he mused thus, meditative,
Science spoke then, to the doctor;
Spoke to him of diabetes
And of all its complications,
Sending terror to its victims,
Sending grief and death among them.
Spoke to him of acidosis,
Painted him a vivid picture
Of the patient acidotic,
Of the patient sorely suffering;
Hard this breath came through his nostrils,
Through his teeth he buzzed and muttered.
Retinopathy depicted,
Dreaded macular involvement,
With its tragic blinded victims
Hearing voices call in darkness.
And arteriosclerosis
With its manifold involvements,
Such as striking early onset,
Of diseases coronary.

Then of legs and feet spoke science,
Spoke of crippling claudication,
Of restricted ambulation,
Painful, cramping, locomotion;
Of the failure to recover
From a superficial trauma;

Deeper, deeper, damage spreading.
Patient plagued by fear of gangrene;
With the sloughing wound enlarging,
Pain and apprehension mingled,
Who, by doubt and anguish tortured.
Then presented serious problems.
Spoke of worsened diabetes,
Spoke of worsened minor lesions,
Then of diabetic gangrene,
Gangrene with its poor prognosis.
Spoke of need for amputation
And the points of amputation;
Mentioned Lisfranc, subpatellar,
And the higher mid-thigh region.

Warned of kidney complications,
Of severe albuminuria,
Casts, edema, and uremia,
Kimmelstiel, their designation.
Warned of insulin reaction
With pre-prandial cephalgia;
With diplopia and confusion,
Cold and clammy perspiration,
Dizziness with wheeling, whirling,
Whirling, round and round, and downward.
Loss of consciousness may follow
Sometimes death, alas, ensuing.
Miscellaneous others mentioned,
Carbuncle, pruritus vulvae,
Painful osteoporosis,
And peripheral neuritis.

Sad, the doctor as he listened,
Sad, because of dismal warnings,
Still, he smiled when he remembered
All the tools at his disposal.
Thought of insulin, rejoicing,
Of the men who gave it to us;
Paused to cheer for Best and Banting,
Names to celebrate forever!
From the snares of previous failures,

From the case report of Barron,
Came the concept of extraction.
All alone worked Best and Banting,
Labored long and tedious hours.
From tenacity came triumph,
Came the joy of isolation,
Came the proof, the confirmation.
Thought then of the work of Joslin
With his passion for perfection,
Indefatigable worker
With unquenchable endurance;
With meticulous instruction
For strict control of patients, and
Statistical analysis
Of clinical material.
Thought of other great clinicians,
Thought of scientific methods,
Thought of work in laboratories,
Thought of all the dietitians.

And the doctor's grateful spirit
Set him in a mood for singing:
"Sing, oh song of diabetes
Of the happy days to follow,
In the land of glycosuria,
In the pleasant land and peaceful.
Sing the mysteries of the pancreas,
Sing the blessings of the insulins;
Buried is dread malnutrition,
Buried is starvation diet,
Buried hypoproteinemia,
Massive hepar is forgotten."
Hailed the use of all the insulins
And gave thanks for their inventors,
Thankful for their skill and wisdom,
Thankful too, for new improvements
Protamine and NPH with
Prolonged action in the body,
These discovered by the scholar
Hagedorn, the sage of Denmark.
Cheered the gratifying prospect

For the diabetic children,
For their rehabilitation,
Normal growth, and good nutrition;
Cheered the child who takes his hypo,
And his fine cooperation;
Doomed, before, to rapid wasting.
Cheered because that child is living.
And he hailed a great achievement:
Pregnancy of diabetics,
Long a sad and sorry story,
Now, a joyous, safe experience,
As the faithful diabetic
Bears a child unto her husband,
With the beauty of its mother,
And the vigor of its father.

Then the doctor, looking forward,
Looking, then, toward future progress,
Dreamed of greater knowledge, insight,
Into diabetic problems.
Dreamed a dream of insulin, of
Molecule complex and heavy,
Of its structural arrangement,
Of its chemical components.
Abel isolated sulphur;
Might more fractions be discovered,
Fractions which might be effective
In the treatment of the patient?
Might not synthesis be realized,
Oral insulin perfected,
Newer chemicals discovered
Finding cause for diabetes?
Dreamed of chemistry of glucose
And of energy production;
Of the metabolic process,
Tissue chemistry, and enzymes.
Dreamed of new and complex factors,
Of the role of hexose phosphate
In obscure phosphorylation;
Mystery of deamination;
Of sulphydryl radical with

Its importance undetermined,
Future place of isotopes, of
Glutathione and alloxan.

All these ideas, all these problems
Thoughtful doctors have in common;
All the members of this conclave,
Making A.D.A. their symbol.
Bound together, dedicated,
Organized to help the patient,
Organized to teach the doctor,
A.D.A. their torch resplendent!

in: *Diabetes 1 (1952), 492–493*

Der kluge Diabetiker

VON WILHELM JAENECKE

Noch klüger ist als Archimedes
wer durch Vernunft stoppt Diabetes,
denn nur Vernunft kann dich bewahren
vor Krankheit, Unglück und Gefahren!

Hast Mangel du an Insulin
mußt du die Konsequenzen ziehn,
denn zu des Menschen großem Leide
versagen oft die Eingeweide.

Noch ist es wirklich nicht zu spät,
das Zauberwort heißt hier D i ä t
und um das Leben zu verschönen,
mußt du des Zuckers dich entwöhnen.

Ich sag' es dir mit harten Worten:
Mach' Schluß mit Kuchen, Plätzchen, Torten,
und alle andern Süßigkeiten
sollst du nach Möglichkeit vermeiden.

Du kannst in deinem ferner'n Leben
mit Maß und Ziel nach allem streben,
befolge stets die Leitidee:
Dein höchstes Maß sei die BE!

Dann bleibst du immer rank und schlank,
vermeidest Krankheit Gottseidank,
die Dicken werden dich beneiden
um deine kargen Broteinheiten.

Wo's hapert stets an Insulin
da hilft am besten Disziplin,
denn manche Not auf dieser Erden
kann manchmal auch zur Tugend werden!

Aus: *der diabetiker 7 (1969) 277.*

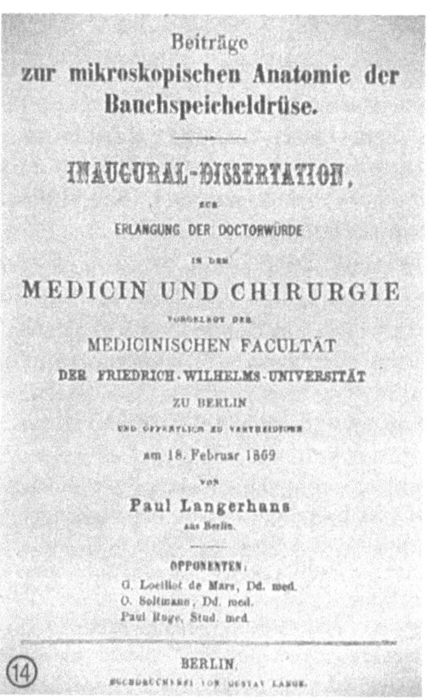

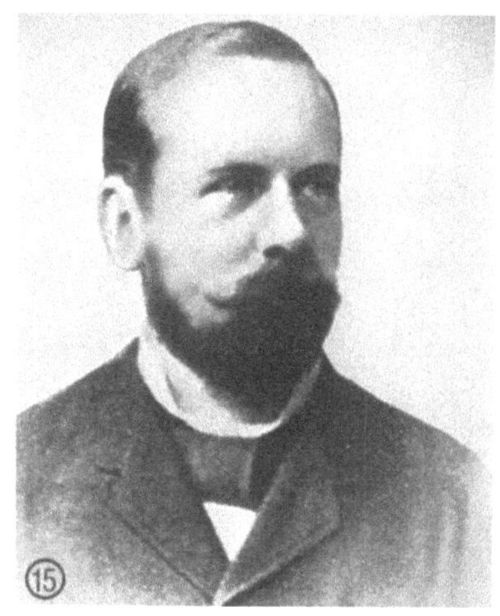

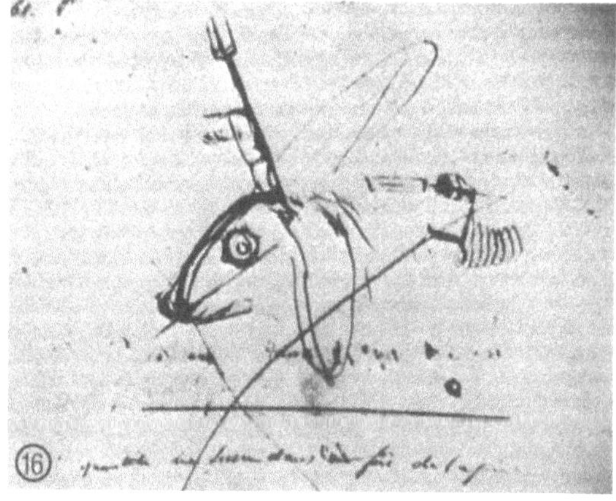

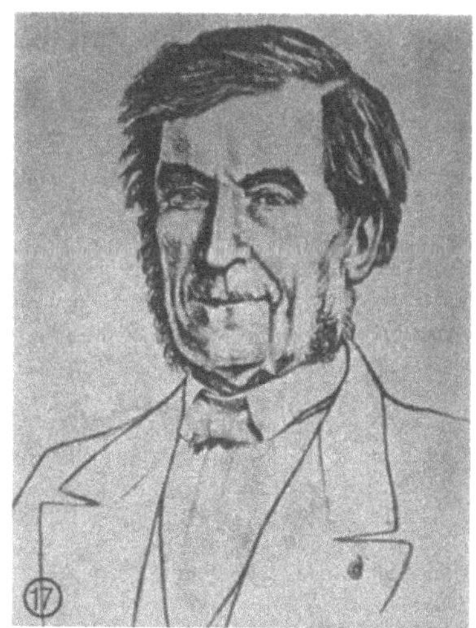

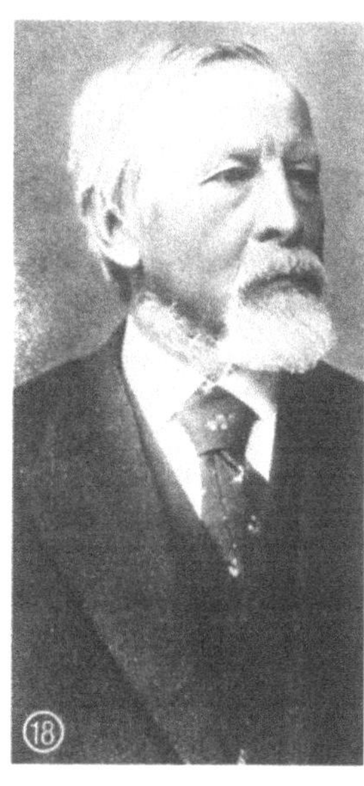

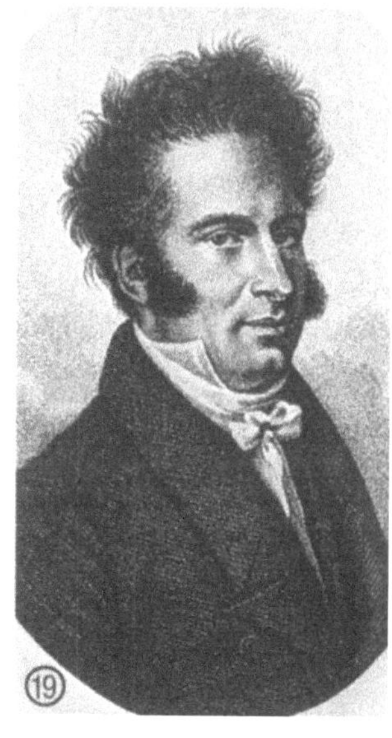

⑭ Titelblatt: Paul Langerhans: Beiträge
zur mikroskopischen Anatomie der
Bauchspeicheldrüse, Diss. med.,
Berlin 1869

⑮ Paul Langerhans (1847–1888),
Photographie, um 1880

⑯ Claude Bernard: Zuckerstich (piqûre
diabétique), 1850

⑰ Appollinaire Bouchardat (1806–1886),
Zeichnung, 19. Jh.

⑱ Adolf Kußmaul (1822–1902),
Photographie, um 1900

⑲ Michel Eugène Chevreuil (1786–1889),
Stich, A. Tardieu, 1825

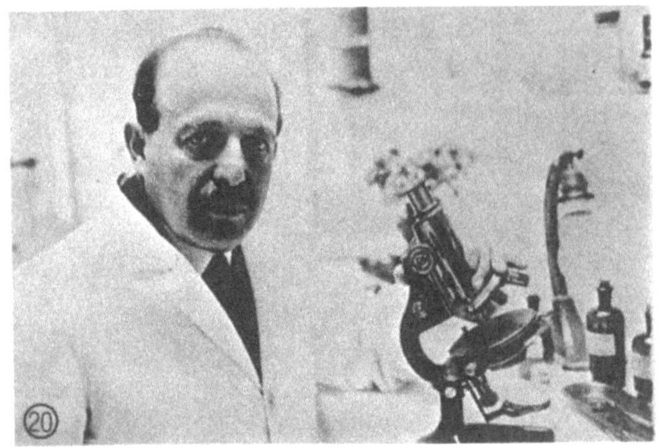
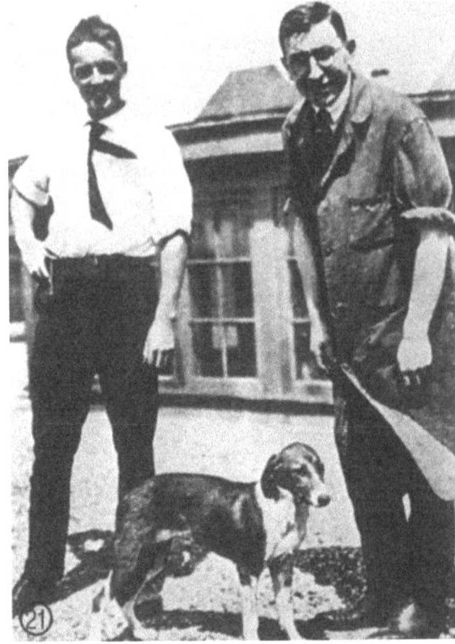
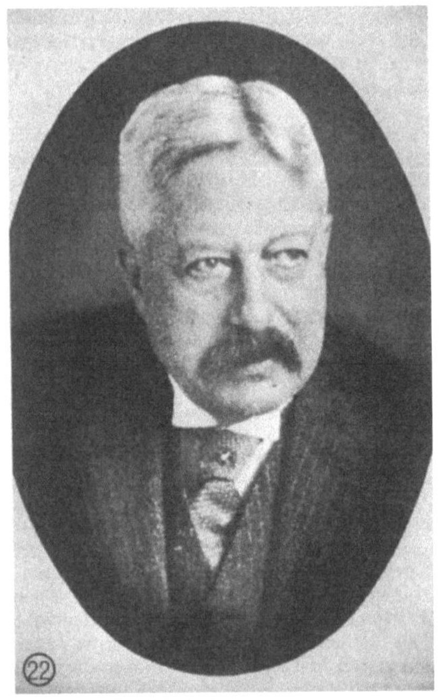
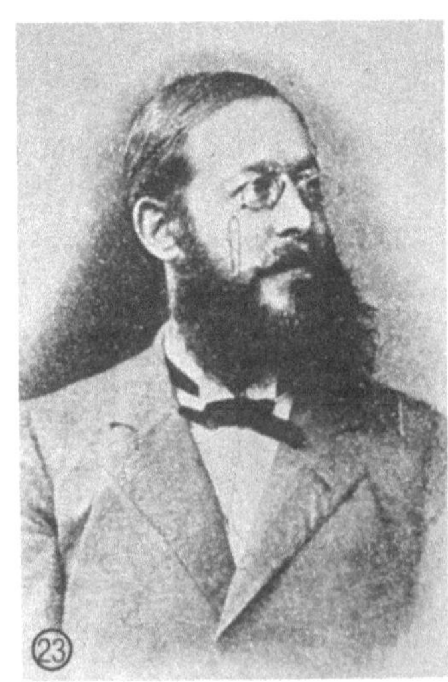
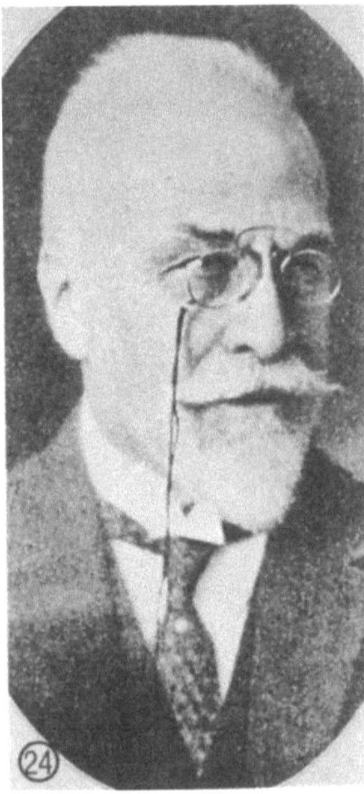
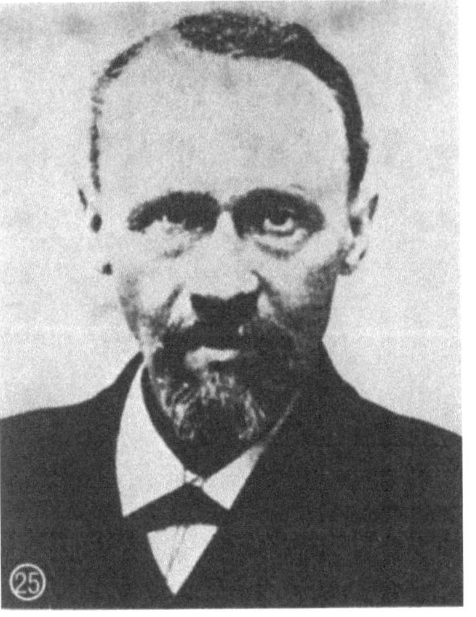

⑳ Georg Ludwig Zuelzer (1870–1949), Photographie
㉑ Frederick Grant Banting (1891–1941), (re) zusammen mit
Herbert Charles Best (li) und der Hündin Marjorie,
Photographie, um 1920
㉒ Carl Harko von Noorden (1858–1944), Photographie
㉓ Joseph von Mering (1849–1908), Photographie, um 1900
㉔ Oscar Minkowsi (1858–1931), Photographie
㉕ Gustave-Eduard Laguesse (1861–1927), Photographie

Texte der wissenschaftsgeschichtlichen Forschung

Aus der Fülle der wissenschaftshistorischen Literatur wurden einige beispielhafte Texte ausgewählt, die zum einen die gesamte Entwicklung behandeln, zum anderen sich begrenzten Epochen und spezifischen Aspekten zuwenden. Die Gliederung gibt die leitenden Gesichtspunkte an. Orthographie und Interpunktion wurden nicht modernisiert, wie auch Anmerkungen und Bibliographie nicht verändert wurden.

Allgemeine Entwicklung

Die Geschichte des Diabetes mellitus
Hans Schadewaldt (1975)

Zuckerkrankheit, Zuckerverbrauch und Luxus im Wandel der Jahrhunderte. Eine Fragestellung aus der Geschichte
Erich Ebstein (1928)

Antike

Diabetes
Karl Kalbfleisch (1958)

Die antiken Diabetes-Symptome und ihre Wortgeschichte
Hermann Orth (1964)

Nachrichten, Mitteilungen und Fragen. Zum Begriff des Diabetes in den Arbeiten von Aretaios und Galen
Folke Henschen (1967)

Aretaios von Kappadokien. Sein Beitrag zum Diabetes mellitus
Eugene J. Leopold (1930)

Indien – China

Epistemologische Methoden zur Deutung von Krankheiten. Die
schädlichen Wirkungen der westlichen Terminologie auf die Anwendung der wissenschaftlichen Tradition der chinesischen Medizin (illustriert im Fall des Diabetes mellitus gegenüber dem sitis diffundens
[hsiao-k'o])
Manfred Porkert (1977)

Die Harnruhr der Alt-Inder, Prameha (unter besonderer Berücksichtigung der Carakasamhita)
Reinhold F. G. Müller (1932)

Renaissance – 19. Jahrhundert

Paracelsus und die Zuckerkrankheit
Hans Schadewaldt (1977)

Die erste Beschreibung von Symptomen des experimentellen Pankreas-Diabetes durch den Schweizer Johann Conrad Brunner
(1653–1727)
Ole Christian Zimmermann (1945)

John Rollo
Alexander Marble (1956)

Matthew Dobson (1735?–1784) – der klinische Erforscher des Diabetes mellitus
anonym (1967)

Einst und jetzt: 100 Jahre Diabetes mellitus
Horst und Joseph Schumacher (1956)

Zur Entwicklung der anatomischen Erforschung des Pankreas von
Vesal bis Bichat. I. Mitteilung: Von Vesal bis Kerckring
Hans-Michael Dittrich und Herwig Hahn von Dorsche (1975)

Zur Entwicklung der anatomischen Erforschung des Pankreas von
Vesal bis Bichat. II. Mitteilung: Von Borelli bis Bichat
Hans-Michael Dittrich und Herwig Hahn von Dorsche (1978)

Insulinentdeckung

Wege und Irrwege der deutschen Insulin-Forschung
Paula Drügemöller und Leo Norpoth (1953)

50 Jahre Insulinbehandlung an der Wiener Kinderklinik – das Schicksal zuckerkranker Kinder aus der ersten Insulinära
W. Korp und Ernst Zweymüller (1973)

Die Anfänge der Diabetesgesellschaft in England
Robert Daniel Lawrence (1952)

Die frühe Geschichte der American Diabetes Association
Cecil Striker (1956)

Allgemeine Entwicklung

Die Geschichte des Diabetes mellitus

von Hans Schadewaldt

Einleitung

„Der Diabetes ist eine rätselvolle Krankheit." Diese Feststellung
des antiken Arztes Aretaios von Kappadozien (um 81–138 n. Chr.)
besteht auch heute noch mit vollem Recht. Fast zwei Jahrtau-
sende war die eigentliche Ursache dieses merkwürdigen Leidens
im Dunkeln geblieben. Endlich glaubte man, mit der Entdekkung des Pankreasdiabetes im Jahre 1889 und der Einführung
des Insulins in den Arzneischatz ab 1922 die Ursache und die
ätiologische Therapie des Diabetes gefunden zu haben. Da traten auf der Basis des neu erworbenen Wissens auch wieder neue
Probleme auf, die der Forschung neue Rätsel aufgaben. Es sei
nur an die Insulinresistenz, die Wirkungsweise des Pankreashormons im Fett- und Kohlenhydratstoffwechsel und neuere
Erkenntnisse der Pathologie und Elektronenmikroskopie erinnert. Auch die Tatsache, daß Aretaios im I. nachchristlichen
Jahrhundert noch davon sprechen konnte: *„(der Diabetes) ist bei
den Menschen auch ganz und gar nicht häufig"*, während 1964
auf dem 5. Kongreß der „International Diabetes Federation" in
Toronto Paul S. Entmacher und Herbert H. Marks feststellten,
daß in vielen Ländern der Welt heute bereits ein Diabetiker auf
900 gesunde 25jährige Menschen kommt und dieser Quotient
bei 25–44jährigen auf 1:200, bei 45–64jährigen auf 1:50 und bei
über 65jährigen sogar auf 1:20 ansteigt, gab zu weitschichtigen
Überlegungen Anlaß, ohne daß bis heute die außergewöhnliche
Vermehrung der Diabetesfälle in aller Welt bis ins einzelne
geklärt werden konnte.

Die Diabetesforschung hat in den letzten Jahrzehnten eine Literaturflut entstehen lassen, die ein Einzelner nicht mehr bewältigen kann. Den letzten
Versuch hierzu unternahm mein Freiburger Lehrer Joseph Schumacher (1902–
1966), der 1961 auf der Basis jahrzehntelanger Literaturstudien den „Index
zum Diabetes mellitus" zusammenstellte. Schon der Abschnitt „Literatur zur
Geschichte" umfaßte darin vier enggedruckte Seiten mit reinen Titelangaben,
auf die hier als weiterführende Sekundärliteratur verwiesen sei (Schumacher,

1961, S. 61–64). Dem Index hat er eine ebenso ausführliche Einführung vorangestellt (SCHUMACHER, 1961, S. 1–34). Auf zwei im „Index" erwähnte medizinhistorische Werke sei indes noch einmal aufmerksam gemacht, da es sich bei diesen um monographische Darstellungen handelt.

Der Direktor des „Diabetic Center" von Athen NIKOS S. PAPASPYROS hatte 1952 ein relativ schmales Buch „The History of Diabetes mellitus" erscheinen lassen, das eine gute Übersicht über die Geschichte der Zuckerkrankheit gab. Eine erweiterte und revidierte zweite Auflage erschien 1964. Nach wie vor von Wert ist auch die Arbeit von MAX SALOMON (1837–1912), der 1871 eine „Geschichte der Glycosurie von HIPPOKRATES bis zum Anfang des 19. Jahrhunderts" verfaßte. Aus der Fülle, der seit Publikation des „Index Diabeticus" 1961 erschienenen medizinhistorischen Literatur, seien hier nur die Monographien von GÜNTHER WOLFF (geb. 1922) „Zucker, Zuckerkrankheit und Insulin" (1955) und das mehr für die breite Öffentlichkeit bestimmte Buch von ERWIN LAUSCH „Diabetes, Siege, Hoffnung und immer neue Rätsel" (1971) erwähnt.

Die älteren Historiographen des Diabetes haben es – wie übrigens auch noch die meisten Autoren unserer Tage – vorgezogen, die Geschichte der Zuckerkrankheit rein chronologisch darzustellen. Von einigen Autoren wurde indes der Versuch gemacht, wenigstens die großen Perioden zusammenzufassen und gegeneinander abzugrenzen. MEINDL zum Beispiel hat eine Unterteilung der Diabetesgeschichte in eine solche der außereuropäischen Völker und des Abendlandes vorgenommen und diese wiederum in ein Zeitalter der Antike, Ostroms, der Araber, des Mittelalters und der Zeit des PARACELSUS unterteilt, worauf er ein Zeitalter des sog. „Diabetes anglicus", eine therapeutische Ära und eine Epoche der Erforschung der patho-physiologischen und chemischen Stoffwechselzusammenhänge folgen ließ. FREDERICK MADISON ALLEN (1879–1964) hatte 1919 vier Perioden vorgeschlagen, die älteste, bezeichnete er als *Periode der klinischen Beschreibung* des Krankheitsbildes, die er von der Antike bis ins 17. Jahrhundert ansetzte; die zweite als *diagnostische Periode,* als deren Beginn er die Entdeckung des süßen Geschmacks im Harn durch THOMAS WILLIS (1621–1675) im Jahre 1674 und als deren Höhepunkt er die Erkennung dieser süßen Materie als Zucker durch MATTHEW DOBSON (1745–1784) 1776 betrachtete; die dritte Periode nannte er die der *empirischen Behandlung,* ihren Kulminationspunkt erreichte sie nach seiner Auffassung mit der von JOHN ROLLO (gest. 1809) eingeführten Fleischdiät; und die letzte, die *experimentelle Periode,* begann mit den Arbeiten von CLAUDE BERNARD (1813–1878) über Probleme des Zuckerstoffwechsels im Jahre 1847 (PAPASPYROS, S. 1).

Ebenfalls ein Viererschema, aber eine etwas andere Einteilung, empfahl J. POULET. GERFIELD GEORGES DUNCAN (geb. 1901) gab den einzelnen Abschnitten 1951 die Namen ihrer hervorragendsten Vertreter, so bezeichnete er die Zeit von 1898–1914 als *Naunyn*-Ära, von 1914–1922 als *Allen*-Ära, von 1922–1936 als *Banting*-Ära, von 1936–1943 als *Hagedorn*-Ära und von 1943–1951 als sog. *Best*-Ära (DUNCAN, 1951, S. 9ff.; J. P. H. HOFFMANN, S. 2).

Im Gefolge dieser Überlegungen kristallisierte sich bereits bei den Vorarbeiten zum Drehbuch des ersten historischen Diabetesfilmes der Farbwerke Hoechst, der im Jahre 1966 uraufgeführt wurde, heraus, daß eigentlich die chronologische Darstellung als solche im Rahmen der Geschichte des Diabetes nicht tunlich war, sondern daß man versuchen sollte, eine sog. *„Sanduhrform"* zu konzipieren. Drei voneinander völlig unabhängige Forschungsrichtungen schienen es nämlich zu sein, die erst in den letzten Dezennien des 19. Jahrhunderts zusammenliefen und, sozusagen die Enge der Sanduhr bezeichnend, in der Entdeckung des Insulins 1921 kumulierten. Dies war einmal die *klinische Symptomatik*, zum anderen die *pathologisch-anatomischen Befunde*, fußend auf der Entdeckung der Funktion des Pankreas, und die Entwicklung der *Biochemie*, die zu einem allmählichen Verständnis der Stoffwechselvorgänge im Organismus führten. Klinik, Pathologie und Biochemie waren also die drei Zweige, aus denen die moderne Diabetesforschung entstanden ist (SCHADEWALDT, 1968). So soll im folgenden versucht werden, im Rahmen dieser historischen Befunde am Pankreasorgan und die *Entwicklung der biochemischen Erkenntnisse* nacheinander zu erörtern und dann, beginnend mit dem Insulin, auf die modernen Antidiabetika einzugehen.

Terminologie

Wenn man davon ausgeht, daß der antike Arzt ARETAIOS (um 81 bis um 138 n. Chr.) etwas früher gelebt hat als GALEN (129–199), dann hätte dieser ärztliche Schriftsteller zum ersten Mal den Ausdruck *„Diabetes"* gebraucht. Er steht – wir zitierten eingangs den Satz – zu Beginn der eindrucksvollen Krankheitsschilderung, bei der allerdings bis heute noch nicht entschieden ist, ob es sich um einen *Diabetes mellitus*, für den vieles spricht, oder um einen *Diabetes insipidus* gehandelt haben dürfte. ARETAIOS erklärte:

„Und daher hat auch, wie ich glaube, die Krankheit den Namen Diabetes erhalten, als wenn sie ein Weinheber (Siphon) wäre, weil nämlich die Flüssigkeit nicht im Körper bleibt, sondern den Menschen wie eine Röhre benutzt, durch welche sie abfließen kann." (ARETAIOS, S. 133; SCHADEWALDT, 1968).

Auch ARETAIOS' Zeitgenosse GALEN benutzte den gleichen Ausdruck, und auch er scheint empfunden zu haben, daß der Begriff *„Diabetes"* noch keineswegs bei allen Ärzten seiner Epoche als bekannt vorausgesetzt werden konnte. Denn er fügte seiner Darstellung hinzu, daß man diese Krankheit nicht nur *Diabetes,* sondern auch Diárrhoia eís oúra, also *Harndurchfall,* oder Hýderos eís amída *Nachttopfwassersucht* nennen würde, was bald in die gesamte ärztliche Literatur in der lateinischen Form des *Hydrops ad matulam* einging (GALEN, Bd. 7, S. 394; SALOMON, S. 493). Schließlich kannte GALEN auch noch eine dritte Bezeichnung Dípsakos, die *Durstkrankheit,* die treffend eines der wichtigsten Symptome des Diabetes wiedergab (GALEN, Bd. 7, S. 394). Auch fast alle anderen antiken Autoren, die sich mit diesem eigenartigen, in Griechenland damals wohl relativ seltenen Krankheitsbild beschäftigten, glaubten, zusätzliche Erläuterungen geben zu müssen, wenn sie von dem Diabetes sprachen. So betonte RUFUS VON EPHESOS (um 98–117 n. Chr.), also wohl ein Zeitgenosse ARETAIOS und des GALEN, eine Ähnlichkeit des Krankheitsbildes mit der sog. Leientería, der Darmruhr, und schlug deshalb als zweite Bezeichnung Leiouría, also *Harnruhr* vor (RUFUS, S. 35; SCHUMACHER, 1961, S. 2). GALEN und RUFUS haben somit zwei praktisch synonyme Bezeichnungen für den, wie sie meinten, schnellen Durchfluß von Flüssigkeit durch den Körper neben dem offensichtlich älteren Begriff *„Diabetes"* erwähnt. Noch CASSIUS FELIX (5. Jh. n. Chr.), der um 447 n. Chr. sein Werk über die Medizin niedergeschrieben haben dürfte, glaubte, den Begriff Diabetes näher erläutern zu müssen. Er sagte:

„Die Krankheit wird von den Griechen Diabetes genannt, da ja tatsächlich alsbald nach dem Trinken die Flüssigkeit wegen der Porosität der inneren Organe durch die Harnwege wieder entleert wird, so als ob sie durch einen leeren Raum stürze."

Erst in einer glücklicherweise erhalten gebliebenen Schrift über die akuten und chronischen Krankheiten des byzantinischen Arztes CAELIUS AURELIANUS aus dem 5. nachchristlichen Jahrhundert erfahren wir in einem Abschnitt über die Wassersucht etwas über den offensichtlichen Wortschöpfer. Dort heißt es nämlich:

„Appollonios von Memphis erklärte, daß eine Form von Wassersucht durch Zurückhaltung von Flüssigkeiten ausgezeichnet ist und eine andere Form durch die Unfähigkeit, Wasser zurückzuhalten, so daß, was der Patient auch immer trinkt, dies unmittelbar, als wenn es ein Rohr passiere, ausgeschieden wird, und er behauptet in Übereinstimmung mit den meisten Ärzten, daß derjenige Typ der Wassersucht, der zur Retention führt, in drei verschiedenen

Formen auftritt. Aber DEMETRIOS VON APAMAIA hat diese Krankheit besser von der Wassersucht unterschieden, bei der alles, was getrunken wird, sofort wieder im Urin erscheint, und er hat diese Diabetes genannt."

Da DEMETRIOS VON APAMAIA ein Nachfolger des alexandrinischen Arztes ERASISTRATOS im 3. vorchristlichen Jahrhundert war, darf man feststellen, daß dieser Begriff offensichtlich schon aus dieser Epoche stammt und daß damals schon zwischen zwei grundverschiedenen Typen von *„Hydrops"* unterschieden wurde, einem, der Wasser im Körper zurückhielt, und einem anderen, der zur sofortigen Ausscheidung der Flüssigkeit führte, ein *„Hydrops cum et sine retentione"*.

Neben den bisher erwähnten Begriffen taucht schließlich im 1. nachchristlichen Jahrhundert bei dem römischen Arzt SCRIBONIUS LARGUS in den etwa im Jahre 17 n. Chr. entstandenen „Compositiones medicamentorum" unter den Magenkrankheiten ein neuer Begriff Enkausis auf, was soviel wie *„Verbrennung"* bedeutet und auch in dem lateinischen Text des Traktats mit diesem griechischen Begriff bezeichnet wird. Da es sich dabei um eine Krankheit handelt, die alle Säfte des Magens austrockne und die Kranken zwinge, ganze Krüge voll Wasser zu trinken, ohne auch nur im geringsten damit ihren Durst löschen zu können, ist damit wohl sicher der Diabetes bzw. der „Dipsakos", die Durstkrankheit der griechischen Ärzte gemeint (ORTH). Dagegen hat sich der Begriff *„Dipsakos"*, die Durstkrankheit, erhalten und ist außer bei GALEN bei AETIOS, ALEXANDER VON TRALLES und PAULOS von ÄGINA, nachzuweisen (ORTH). Der Begriff selbst wurde übrigens von ARETAIOS darauf zurückgeführt, daß man nach dem Biß einer *„Dipsas"* genannten Schlange von einem ungeheueren Durst geplagt würde (ARETAIOS, S. 134). Doch hat sich schließlich der Begriff *Diabetes,* aus dem 2. vorchristlichen Jahrhundert stammend, schnell durchgesetzt und ist heute in aller Welt gebräuchlich.

Nur in der deutschen Sprache hat sich neben dem allgemein akzeptierten Begriff *Diabetes* die Bezeichnung *Zuckerharnruhr* oder *Zuckerkrankheit* entwickelt, die natürlich erst entstehen konnte, nachdem als entscheidendes Symptom der Zuckergehalt des Urins festgestellt worden war.

Klinische Symptomatik

Es ist überraschend, daß sich im Corpus Hippocraticum kein einziger Hinweis auf den Diabetes findet. Weder kommt der offensichtlich erst im 2. vorchristlichen Jahrhundert von DEME-

TRIOS VON APAMAIA eingeführte Fachausdruck im Corpus Hippocraticum vor, noch findet sich irgendwo unter den zahlreichen,
außerordentlich subtilen Krankenschilderungen irgendeine Darstellung des Verlaufs einer Zuckerkrankheit. Dies hat bis zum
heutigen Tage die Medizinhistoriker überrascht. Man muß aber
darauf verweisen, daß offensichtlich der Diabetes in der Antike
relativ selten diagnostiziert worden ist. Selbst GALEN berichtet,
daß er nur zwei Fälle in seinem Leben gesehen habe, und auch
ARETAIOS erwähnte, daß diese Krankheit nicht häufig bei den
Menschen vorkäme.

Aber nicht nur im Corpus Hippocraticum, auch in den ägyptischen medizinischen Papyri, die vor einigen Jahren von HERMANN GRAPOW (1885–1967) in
bewundernswürdiger Weise ediert und kommentiert worden sind, findet sich
kein Hinweis auf eine Krankheit, die dem Diabetes ähneln würde. Freilich gibt
es in diesen medizinischen Schriften, insbesondere im Papyrus Ebers, der um
1550 v. Chr. entstanden sein dürfte, eine Reihe von Rezepten, die einen sog.
„Überfluß an Harn" beeinflussen sollten (DEINES, GRAPOW u. WESTDENDORF, Bd.
4, 1, S. 134f.). Die Auffassung von verschiedenen Autoren, daß es sich dabei um
Rezepte gegen einen Diabetes handeln würde, sind jedoch durch keinerlei
spezifisch-klinische Hinweise in den Papyri selbst abgesichert (PAPASPYROS, S.
4; WOLFF, 1955; HOLSCHER und KENDE, S. 23; OTTEN, S. 10).

Wesentlich anders ist dieses Problem in der altindischen Sans-
kritmedizin, etwa in den Lehrbüchern der *Susruta*, *Charaka* und
Vagbhata, zu beurteilen. In diesen berühmten medizinischen
Schriften, die etwa in der Zeit zwischen 300 v. Chr. und 600 n.
Chr. entstanden sein dürften, deren genaue chronologische Ein-
ordnung jedoch bis heute sehr schwierig ist, erscheinen immer
wieder Hinweise auf spezifische Erkrankungen, bei denen ein
Zuckerrohrharn (Iksumeha) oder ein *Honigharn* (Madhumeha)
zu konstatieren seien, wobei nicht nur die zusätzlichen Hinweise
auf eine „Hastimeha, d. h. einen *Harnfluß wie bei einem brünstigen Elefanten*" oder die Beobachtung, daß Ameisen und Insekten zu einem derartigen Harn hineilen würden, Indizien für
echte diabetische Krankheitsfälle sind (SCHUMACHER, 1961, S. 4;
L. L. FRANK).
Die Frage, ob die altindischen Ärzte bereits den Zuckergehalt
des Diabetikerharns erkannt haben, ist allerdings bis heute
umstritten (CRISTIE; MEINDL, S. 5ff.; SALOMON, S. 520; SECKENDORF;
R. F. G. MÜLLER, 1942; L. L. FRANK). Häufig wurden die Harnstö-
rungen mit Fettsucht in Verbindung gebracht. Daß auch manche
der heute so geläufigen Komplikationen bereits im altindischen
Schrifttum erwähnt wurden, sei nur am Rande vermerkt. So tau-
chen in allen drei Werken Erwähnungen von Abszessen und
Karbunkeln auf, die mit den Harnvarietäten in Verbindung

gebracht wurden, und zunehmende Müdigkeit und Schlappheit sowie die Hinweise, daß in späteren Stadien Atemnot, Somnolenz und Erbrechen hinzutreten können, haben dazu geführt, darin (PAPASPYROS, S. 4f.) Erscheinungen der Ketose und des Koma diabeticum zu vermuten. So sprechen sehr viele Argumente für die Kenntnis des Diabetes in der altindischen Medizin. Es bleibt allerdings nach wie vor merkwürdig, daß diese Erkenntnisse aus der indischen Medizin nicht auf die griechische übergegangen sind.

Ob dagegen die Auffassung von BARACH zu Recht besteht, daß schon vor über 1700 Jahren Chinesen und Japaner den Urin des Diabetikers als süß erkannt hätten, so daß er Hunde heranlockte, eine Behauptung, die ohne Quellenangabe gebracht wurde und auch von PAPASPYROS (S. 5) kritiklos übernommen wurde, muß dahingestellt bleiben.

Gegen eine Kenntnis des Zuckerharns spricht die Vernachlässigung der Harndiagnostik bei den Chinesen (MEINDL, S. 19). 1973 machte jedoch GARRY J. TEE darauf aufmerksam, daß im chinesischen Schrifttum schon um 750 ein spezieller Traktat über Diabetes von LI HSÜAN verfaßt worden sei. Der Autor hatte wiederum eine ältere Quelle von CHEN CHHÜAN (gest. 643) benutzt. Wie JOSEPH NEEDHAM (geb. 1900) und LU GWEI-DJEN 1970 nach dem Studium dieses Werkes feststellten, soll darin tatsächlich ein Hinweis auf die Süße von Diabetikerurin zu finden sein, die die Autoren durchaus mit der Beobachtung von WILLIS im Jahre 1674 vergleichen.

Während alle posthippokratischen ärztlichen Autoren den Begriff „Diabetes" bei der Beschreibung einschlägiger Krankheitsbilder zumindest mitbenutzten, fehlt dieser Terminus in der ersten klassischen Schilderung von AULUS CORNELIUS CELSUS (25 v. Chr. bis 50 n. Chr.), in der davon die Rede ist, daß dann, wenn der Urin das Getrunkene übersteige und schmerzlos gelassen werden könne, Auszehrung und Gefahr bevorstehe. In solchen Fällen sei es nötig, sich Bewegung zu verschaffen und Massagen durchzuführen, möglichst in der Sonne oder am Feuer. Der Urin sei eher dünnflüssig, wenn er aber dicker würde, dann müßte die körperliche Betätigung und die Massage verstärkt werden. Auch seien alle Mittel zu meiden, die gewöhnlich Urin treibend wirkten. Dagegen legte CELSUS großen Wert auf eine Einschränkung der Nahrung und auf den Genuß von saurem Wein, aber auch davon sollte möglichst wenig getrunken werden. Die im einzelnen angeführten Symptome waren die *Polyurie* ohne spastische Beschwerden, der *Marasmus* im fortgeschrittenen Stadium der Erkrankung und wohl auch die *Lebensgefahr* im Koma. Sehr richtig hatte CELSUS bereits zwei Kardinalforderungen auch der modernen Diabetesbehandlung aufgestellt, daß nämlich körperliche Bewegung zu fordern sei und die Diät adäquat eingestellt werden müsse. Alle diese Symptome lassen die Diagnose Diabetes mellitus als ziemlich sicher erscheinen.

Wir erwähnten schon, daß GALEN, der Arzt, der das gesamte antike medizinische Wissen kodifiziert und kommentiert hat, und dessen Werke die Heilkunde in den nächsten 1500 Jahren maßgebend beeinflußten, nur zwei Diabetiker gesehen hat, wie er selbst angab. Erstmals vermutete GALEN als Ursache dieser merkwürdigen Krankheit eine Affektion der Niere. Das Organ würde eine ähnliche Schwäche aufweisen wie Magen und Darm bei der „Leienterie", die GALEN mit dem Diabetes verglich, und ebenso wie sich bei der Magen-Darm-Erkrankung häufig ein Heißhunger einstelle, weil der Magen nach Füllung verlange, ebenso würde, wohl im Sinne des antiken „Horror vacui", die Niere nach Flüssigkeit lechzen, aber sie könne nur unverändertes Getränk ausscheiden (GALEN, Bd. 8, S. 394ff.). Damit hatte GALEN erstmals den Diabetes an das Ausscheidungsorgan des Harns, die Niere, fixiert und jahrhundertelang sollte nunmehr die These immer wieder vertreten werden, daß die Ursache des Diabetes in einer Nierenatonie liegen müsse.

Die hervorragendste Beschreibung der klinischen Symptome des Diabetes lieferte jedoch ARETAIOS VON KAPPADOZIEN, gest. um 138 n. Chr., der eindeutig hervorhob, daß der Sitz und der Ursprung des ungeheuren Durstes im Magen zu suchen seien, und daß es sich bei den Veränderungen an Niere und Blase, die er nicht negierte, sozusagen um Sekundäreffekte handeln müsse. An einer anderen, früheren Stelle in seinen Werken erscheint die klassische Schilderung des Diabetes, die in verschiedenen Arbeiten ausführlich erörtert wurde (GEMMILI; HENSCHEN; LEOPOLD; LESKY; REED; SALOMON, S. 491ff.; MANN; MEINDL, Anhang S. 10; OTTEN, 1966, S. 20; SCHADEWALDT, 1968).

Da nach ARETAIOS' Ansicht die Hauptursache der Erkrankung im Magen liege und als Hauptsymptom der quälende Durst zu betrachten sei, müsse man als Arzt alles daran setzen, den Durst zum Verschwinden zu bringen. Daher solle man den Magen mit Hilfe bestimmter, von ARETAIOS „Hiera" genannter, also wohl altehrwürdiger Purgantia reinigen und Kataplasmen mit wohlriechenden Aromatika auf die Magengegend auflegen. Auf die Diät wird großer Wert gelegt.

Alle auf GALEN folgenden ärztlichen Autoren der byzantinischen Zeit haben die Vorstellungen von GALEN übernommen, indem sie immer wieder auf den

Sitz des Diabetes in der Niere hinwiesen, und in ganz ähnlicher Weise wie GALEN austrocknende, die Feuchtigkeit im Körper beseitigende Medikamente empfahlen (ORIBASIOS, RUFUS, AETIOS VON AMIDA, ALEXANDER VON TRALLES, PAULOS VON AEGINA).

Immerhin hat der schon ins Mittelalter weisende, im 13. Jahrhundert lebende oströmische Arzt JOHANNES AKTUARIOS (gest. 1283), auch wenn er sonst die Galensche Vorstellung übernahm, zwei zu Dogmen gewordene Lehrmeinungen der Antike nicht mehr überliefert. Er war nicht mehr der Auffassung, daß der Diabetiker mehr Harn ausscheide als er trinke, daß also die „Macies", der Marasmus, auf eine Einschmelzung von „Fleisch und Fett" zurückzuführen sei, sondern er glaubte, daß Flüssigkeitsaufnahme und Harnausscheidung sich die Waage hielten, und er war nicht mehr davon überzeugt, daß es sich beim Diabetikerharn um unverändert aufgenommenes Getränk handeln würde, was er mit der wechselnden Farbe des gelassenen Harns zu erklären versuchte. Überraschend bleibt, daß keiner der bisher erwähnten Ärzte, auch AKTUARIOS nicht, der eine der ersten Monographien über die Uroskopie (die Harnschau) verfaßt hat und differenzierte Angaben über die Diagnostik aus dem Harn machte, den süßen Geschmack des Diabetikerharns erkannt hat.

Auch die die Antike ablösenden, sog. islamischen Mediziner brachten in der Regel nichts wesentlich Neues. Sie alle – sei es RHAZES (um 850–923), AVICENNA (980–1037) oder AVENZOAR (um 1092–1162) – stützten sich auf GALEN und dessen Tradition. Einzig AVICENNA brachte insofern eine neue Komponente in die Diskussion, als er einmal eine arabische Bezeichnung für Diabetes „Aldulab" einführte, was soviel wie Wasserrad bedeutet, und zum anderen zwischen der „Lubricitas renum", dem eigentlichen Diabetes der Griechen, und einer einfachen, harmlosen „Multitudo urinae" unterschied und damit vielleicht als erster die Differentialdiagnose zwischen Diabetes mellitus und Diabetes insipidus hat andeuten wollen (SCHADEWALDT, 1968; MEINDL, S. 35; HEINZEMANN, S. 5). AVICENNA wurden zwei zusätzliche Erkenntnisse zugeschrieben, einmal die Erwähnung weiterer Symptome außer der in der Antike bereits bekannten Trias Polydipsie, Polyurie und Marasmus, und zwar körperliche, seelische und sexuelle Schwäche, sowie das Auftreten von Karbunkeln und Gangrän, zum andern die angebliche Entdeckung der Süße des diabetischen Harns (SCHNEIDER).

Ebenso wie über die Frage, ob die alten Inder bereits den Zuckergehalt des Diabetikerharns gekannt haben, hat sich auch über dieses Problem der Wiederentdeckung des wichtigen Leitphänomens in den letzten Jahren eine lebhafte Diskussion entwickelt (BARACH; METTLER, S. 358; PAPASPYROS, S. 11; ACKERKNECHT, S. 114; POULET; SCHNEIDER; LEVINE; NOTELOVITZ). 1971 hat nun HANS JÜRGEN THIES in einer brillanten Studie darauf aufmerksam gemacht, daß die Ansicht, AVICENNA hätte bereits den süßen Geschmack des Diabetikerurins gekannt, auf einer Fehlübersetzung eines tunesischen Kollegen DINGUIZLI aus dem Jahre 1913 beruht, die jener in einer französischen Zeitschrift erscheinen ließ (RODIN; THIES, S. 27ff.). Durch eine Gegenüberstellung des ins Lateinische übersetzten Diabeteskapitels von AVICENNA mit der deutschen Übertragung von THIES, der diese übrigens am arabischen Original nachgeprüft hatte, und der französischen Übersetzung von DINGUIZLI konnte THIES nachweisen, daß DINGUIZLI willkürlich den Passus, wo davon die Rede ist, daß ein *Geruch* des Harns, der zum Süßen tendiert, auf ein Überwiegen des Blutes im Harn hinwiese und daß *Honigwasser* gegen *Harn* abzugrenzen sei, veränderte, indem er in der Übersetzung meinte, daß beim Eintrocknen des Harns ein Rückstand von süßem Geschmack wie Honig übrigbliebe.

A. RESHEF wies im übrigen darauf hin, daß der berühmte jüdische Arztphilosoph MAIMONIDES (1135–1204) in seinen „Aphorismen" im Gegensatz zu den spärlichen zwei Beobachtungen von GALEN auf 23 Fälle von Diabetes verweisen konnte, von denen 20 männlich und 3 weiblich waren. MAIMONIDES wunderte sich bereits über die erstaunliche Häufung dieser Fälle, führte sie jedoch auf das warme Klima in Ägypten, wo er einen großen Teil seines Lebens verbrachte, und das „seifige" Wasser des Nils zurück (LEIBOWITZ, 1966, 1972).

Von nun an wurde in fast jeder Enzyklopädie der Medizin und in vielen Einzelschriften der Diabetes stets nach Galenschem Schema erwähnt. SECKENDORF hat allein für die Zeit von 1500–1670 100 Autoren angegeben, die sich mit dem Diabetes beschäftigt hatten.

Eine wesentliche neue Komponente in die Vorstellungen über den Diabetes brachte erst PARACELSUS (1493–1541) in die Diskussion. Er hatte sich in seinen Werken bereits vom alten Galenismus weitgehend entfernt und als erster mit der These, daß der Diabetes seine Ursache im Vorhandensein eines sogenannten „trockenen Salzes" habe, das sich wie der Tartarus im Weinfaß im Sinne seiner tartarischen Krankheiten an die Nieren hängen könne, einen neuen ätiologischen Standpunkt vertreten. Er hat eigentlich als erster die Idee vom Diabetes als einer allgemeinen Erkrankung und der Ursache der Krankheit in einer irgendwie veränderten Zusammensetzung des Blutes gesehen (PARACELSUS, Bd. 5, S. 103f. und 145; Bd. 11, S. 15f.). Dieses im Blut entstehende „*Salz*" sollte den Durst des Diabetikers verursachen, sein Ausfallen in der Niere und dann schließlich auch im Urin, wo PARACELSUS bereits Oktaederkristalle beobachten konnte (MEINDL, S. 39, SALOMON, S. 304), sei auf ein Versagen eines Lebensregulators, des sog. „Archeus", zurückzuführen. In diesem Zusammenhang sprach PARACELSUS auch von einer „*Dulcedo*" des Harns (SECKENDORF), ohne daß er damit aber etwa einen zuckersüßen Geschmack gemeint hatte (PARACELSUS Bd. 5, S. 103). Es scheint durchaus wahrscheinlich, daß PARACELSUS bei seinen Versuchen, dieses „Salz" durch Eindampfen aus dem Urin zu gewinnen, bereits Traubenzuckerrückstände gefunden hat (PAPASPYROS, S. 12). Auch wenn man PARACELSUS also nicht die Erkennung des Harnzuckers zuschreiben darf, bleibt unbestritten, daß seine Theorie von der Entstehung des Diabetes die weitere Forschung erheblich beeinflußte, und von der Niere als dem Ort der lokalen Entstehung der Krankheit den Blick auf das Blut und den allgemeinen Stoffwechsel hinlenkte.

Viele der Zeitgenossen und Nachfahren des PARACELSUS vertraten aber noch die alten Galenschen Auffassungen vom Sitz des Diabetes in der Niere und von der Ursache des Diabetes in einer Nierenerkrankung sowie von der überschießenden Urinproduktion, die im übrigen ein dem Getrunkenen identisches Produkt liefere, so etwa JEAN FERNEL (1497–1558), MARCELLO DONATI (1538–1602), ANDREAS CESALPINO (1519–1603) und viele andere. Auf der anderen Seite jedoch brach sich allmählich die von PARACELSUS zuerst vertretene Überzeugung Bahn, daß die Ursache des Diabetes in humoralen Faktoren, vor allem im Blute, zu suchen sei (HELMONT; DE LE BOE SYLVIUS; SALOMON, S. 510; MEINDL, S. 44).

Die Prüfung auf Süße des Harns hat offensichtlich erst WILLIS durchgeführt, der 1674 über die Entdeckung eines honigartigen Geschmackes im Urin berichtete. WILLIS, der darauf hinwies, daß der Diabetes früher eine seltene Krankheit gewesen sei, die zu seiner Zeit aber häufiger vorkam, hielt die Harnruhr ebenfalls für eine Bluterkrankung, fügte aber den schon bisher bekannten Symptomen den eigenartigen süßen Geschmack hinzu: „*quasi melle aut saccharo imbutam, mire dulcescere*". Der honigartige Geschmack im Urin sollte nach WILLIS auf einer Ausfällung von „Salz" und „Schwefel" im Blut beruhen, das wiederum durch vermehrtes Einströmen von flüssig gewordener Körpersubstanz eine Art Fäulnisprozeß durchmachte. Damit verband WILLIS antike Vorstellungen über die Korrumpierung des Blutes mit iatrochemischen, die in dem Versuch gipfelten, ganz bestimmte chemisch umschriebene Substanzen für die verschiedenartigsten Krankheiten verantwortlich zu machen. Der Durst und das Bedürfnis, stets große Mengen Flüssigkeit zu sich zu nehmen, seien durch das schnelle Ausscheiden der ins Blut einströmenden Säfte und der im Blut ausfallenden Salze zu erklären. Damit konnte auch die immer wieder beobachtete Abmagerung und der Kräfteverfall durch Schwund des Körpergewebes erklärt werden. Die Therapie mußte folgerichtig darin bestehen, das Ausfallen von „Salz" und „Schwefel" zu verhindern, wofür sich ihm eindickende Mittel, wie Reis und bestimmte Gummipräparationen, sowie eine Milchdiät und vor allem auch alkalische Kalkwässer als geeignet erwiesen.

Die Entdeckung des zuckersüßen Geschmacks im Urin sollte unmittelbare Folgen haben, auch wenn es erst ein Jahrhundert später dem englischen Chemiker MATTHEW DOBSON (1745–1784) 1776 gelang, aus diabetischem Harn einen Rückstand zu gewinnen, der im Geschmack dem braunen Zucker gleichkam. Denn von nun an fiel auf, daß nicht alle Fälle von *„Harnruhr"* das von WILLIS angegebene Symptom zeigten, und als erster hat MICHAEL ETTMUELLER (1644–1683) in seinen im Jahre 1685 posthum erschienenen „Opera" zwischen einem *„Diabetes notha"* und einem *„Diabetes vera"* unterschieden, wobei er – im Gegensatz zu unserem Sprachgebrauch – diesen Begriff feminin benutzte. „Diabetes notha" zeigte die typischen Symptome der süßen Harnruhr, die bei „Diabetes vera" fehlten (ZANDER, S. 44ff.). Diese Differenzierung von falschem und echtem Diabetes findet sich dann auch 1711 bei MICHAEL BERNHARD VALENTINI (1657–1729) (VEITH).

Zur weiteren Differenzierung trug zweifelsohne, neben der Erkennung des honigsüßen Geschmacks bei bestimmten Diabetikern, auch die Tatsache bei, daß 1763 FRANCOIS BOISSIER DE SAUVAGES (1706–1767) im Sinne der Pflanzensystematik von CARL von LINNE (1707–1778) auch eine Systematik der Krankheiten erarbeitete, und darin 7 Diabetesarten aufführte.

Angeregt durch SAUVAGES Systematik hat dann auch JOHANN PETER FRANK (1745–1821) 1794 die Unterscheidung in 3 unterschiedliche Diabetesgattungen, die er *„Diabetes insipidus seu spurius"*, *„Diabetes mellitus seu verus"* und *„Diabetes decipiens"* (die täuschende Harnruhr) nannte, übernommen (MAIWALD).

Das Adjektiv *„insipidus"* verwandte indes schon WILLIAM CULLEN (1709–1790) 1769, der den Diabetes unter die Gruppe der

Neurosen rechnete, und diejenige Form, bei der sich eine süße Substanz im Harn auffinden ließ, mit dem lateinischen Adjektiv *„Diabetes mellitus"*, die andere, wo ein derartiger Stoff zu fehlen schien, mit dem Begriff *„insipidus"* (geschmacklos) belegte. Daß CULLEN im übrigen neben der Niere als Sitz und Entstehungsort der Krankheit auch noch die Leber erwähnte, sei am Rande bemerkt.

Mit der klaren Einteilung von FRANK begann endgültig die Differenzierung dieser beiden Harnruhrformen. Fast alle übrigen Autoren, die sich in jener Zeit mit dem Diabetes beschäftigten, brachten nichts Neues. Mit der Abgrenzung des Diabetes mellitus vom insipidus und der wenige Jahrzehnte vorher erfolgten Erkennung des süßen Rückstandes im Diabetikerharn als Zucker durch DOBSON war die im Grunde bis heute gültige klinische Symptomatik geschaffen. Den antiken Symptomen gesellte sich die Glykosurie hinzu.

Was jedoch die klinische Symptomatik des Diabetes betrifft, so sind hier noch zwei bedeutende Erkenntnisse zu erwähnen. 1880 unterteilte ETIENNE LANCEREAUX (1829–1910), der sich seit 1877 intensiv mit dem Diabetes beschäftigt hatte und schon erste Beziehungen zum Pankreas vermutete, zwei unterschiedliche Diabetestypen: den *„diabète maigre"* und den *„diabète gras"*. LANCEREAUX hatte die Erfahrung gemacht, daß der „diabète gras" relativ leicht auf eine adäquate Diät ansprach, während der „diabète maigre" sich trotz aller Therapiebemühungen unheilvoll weiterentwickelte (POULET).

1874 hatte ADOLF KUSSMAUL (1822–1902) über eine *„eigentümliche Todesart bei Diabetischen"* berichtet. Er hatte seit 1872 sehr intensiv drei Fälle von akutem Diabetes verfolgen können, die alle letal endeten, und bei denen er eine „Dyspnoe" besonderer Art, die heute als sog. *Kußmaulsche große Atmung* seinen Namen trägt, eine beschleunigte Herztätigkeit, erhebliche Unruhe mit Stöhnen und Schreien sowie Jaktationen und im Endzustand ein Dahindämmern erlebte, wie er es bisher nur im urämischen Koma beobachten konnte. Im Hinblick auf die Ähnlichkeiten des Krankheitsbildes, das auf der anderen Seite aber durch die große Atmung sich wesentlich von der Urämie unterschied, nannte er es *„diabetisches Koma"*, und hat damit ein weiteres wichtiges klinisches Symptom in die Diabetologie eingeführt, das zu seiner Zeit praktisch das nahende Ende anzeigte, heute jedoch glücklicherweise häufig beherrscht werden kann. Fast immer war bei derartigen Kranken im übrigen ein apfel- oder veilchenähnlicher Geruch zu verspüren, den erstmals WILHELM PETTERS (1820–1875) 1857 auf im Diabetikerharn nachgewiesenes Azeton zurückführen konnte. JOSEPH KAULICH (1830–

1886) konnte 1860 diese Beobachtung bestätigen und entwarf zuerst das klinische Bild der *Azidose*.

Doch sei noch angemerkt, daß bereits 1711 VALENTINI einen Krankheitsfall beschrieb, bei dem der Körper des Patienten einen durchdringenden Geruch abgab, der sich auch im gelassenen Urin wiederfand. Komaähnliche Krankheitsbilder hatten vor KUSSMAUL auch schon WILLIAM PROUT (1785–1850) 1842, HENRY MARSH (1790–1860) 1854 und im gleichen Jahr THEODOR VON DUSCH (1824–1890) beschrieben.

Anatomische und pathologische Befunde

Während ARETAIOS in der Antike den Diabetes auf eine Grundkrankheit des Magens zurückführte, und sein Zeitgenosse und Widersacher GALEN die Niere in den Mittelpunkt des Krankheitsgeschehens stellte – seine Theorie sollte jahrhundertelang die Medizin beherrschen –, wurde seit THOMAS SYDENHAM (1624–1689) wieder der Verdauungstrakt stärker als möglicher Ort der Entstehung der diabetischen Störungen berücksichtigt, daneben aber, etwa von RICHARD MEAD (1673–1754), die Leber als eigentlicher Sitz der Erkrankung angesehen, während CULLEN das gesamte Nervensystem als Auslöser der Erkrankung betrachtete und den Diabetes unter die Neurosen einreihte. Dasjenige Organ jedoch, das des Rätsels Lösung in sich barg, das Pankreas, blieb praktisch bis zum 19. Jahrhundert, jedenfalls in bezug auf die Diabetesforschung, unbeachtet (SCHADEWALDT, 1964; SCHIRMER; E. EBSTEIN, 1924; M. FRANK, 1916).

Zweifelsohne war das Pankreas bereits den in Alexandrien wirkenden griechischen Ärzten HEROPHILOS (325–280 v. Chr.) und ERASISTRATOS (310–250 v. Chr.) bekannt, deren Schriften allerdings nur durch GALEN überliefert worden sind. Der berühmte Pergamener Arzt gab im übrigen auch an, daß RUFUS und vor ihm schon EUDEMOS um 300 v. Chr. dieses merkwürdige Organ gekannt hätten, aber über die Funktion war man sich nicht einig. Drei Theorien über ihre Funktion wurden diskutiert. Die alexandrinischen Ärzte scheinen – dies muß allerdings mit aller Vorsicht behauptet werden – die Annahme vertreten zu haben, daß gewisse Säfte, die dem Speichel sehr ähnlich seien, aus diesen Drüsen in die Eingeweide sezerniert würden – eine Theorie, die GALEN jedoch für unwahrscheinlich hielt (GALEN, Bd. 4, S. 646). Er selbst war der Auffassung, daß es sich bei diesen Drüsen nur um Fleischfüllkörper handeln würde, die entweder bestimmte Hohlräume, wie das bei der Ohrspeicheldrüse der Fall zu sein schien, ausfüllen oder allenfalls die an der Wirbelsäule liegenden Blutgefäße vor einem Druck des nach der Nahrungsaufnahme gefüllten Magens schützen könnten (GALEN, Bd. 3, S. 344).

Die Hippokratiker hingegen sahen diese Drüsenkörper als eine Art Schwamm an, die Flüssigkeit aus dem Darm aufsaugen und sie dann allmählich ins Gekröse weitergeben würden (GALEN, Bd. 8, S. 561). Bei der Verehrung, die der griechische Arzt ein Jahrtausend im Abendland genoß, ist es kein Wunder, daß die Galensche These von der vorwiegend mechanischen Schutzfunktion der Bauchspeicheldrüse sich wie ein roter Faden durch die medizinischen Werke des Mittelalters und der beginnenden Neuzeit zog. Das Organ wurde dabei häufig in Parallele zur Thymusdrüse gesehen, die allerdings beim Erwachsenen schnell atrophiert und sich in einen unscheinbaren Fettkörper umwandelt.

Im Volksmund wurde dieses Organ nun Bauchdrüse, große Magendrüse, Wampenbries, Gekrösedrüse oder Magenrücklein genannt (E. EBSTEIN, 1924; HÖFLER), und ihr Zweck auch von den Anatomen als Stütze (Fulcimentum) oder Kissen (Pulvinarium) betrachtet (M. FRANK; SCHADEWALDT, 1964; SCHIRMER, S. 10; CLAESSEN).

Da brachten zwei anatomische Entdeckungen neue Gesichtspunkte in die Diskussion: 1641 hatte MORITZ HOFMAN (1622–1698) das erste Mal den „Ductus pancreaticus" beim Truthahn entdeckt. Kurze Zeit später gelang JOHANN GEORG WIRSUNG (1600–1643) die Entdeckung des gleichen Ganges an einer menschlichen Leiche, aber er wußte damit eigentlich noch nichts anzufangen und wandte sich in einem Brief an seinen ehemaligen Pariser Lehrer JEAN RIOLAN (1577–1657), um ihn über den Zweck dieses Ganges zu befragen. Da WIRSUNG kurze Zeit später im Verlaufe eines Duells getötet wurde, verfügen wir nur über diesen Brief und über eine, auf WIRSUNGS Geheiß gestochene Kupferplatte, auf der seine Entdeckung festgehalten ist (SCHIRMER, S. 14; MORGENSTERN).

Damit war die alte These vom Pankreas als ein fleischiges Stütz- und Füllorgan widerlegt, doch entspann sich nun ein langer Streit, ob dieser Gang dazu dienen würde – wie dies RIOLAN in seinem Antwortschreiben vermutete –, Flüssigkeit der Leber und der Milz aufzusaugen, daß das Pankreas also eine Art Filter wäre, in welchem der Chylus gereinigt werden könnte, oder ob aus der Drüse eine Flüssigkeit in den Darm durch diesen Gang sezerniert würde, wie dies THOMAS BARTHOLIN (1616–1680) vermutete. DE LE BOE nahm bald daraufhin mit Recht an, daß aus dem Blut in der Drüse selbst ein Saft entstünde, der an den Darm abgegeben und dort der Nahrung beigemischt werden sollte (GRAAF, S. 34). Das Interesse wandte sich nunmehr in der Tat diesem Saft zu, und REIGNIER DE GRAAF (1641–1673), ein Schüler DE LE BOES, stellte 1664 die ersten Experimente an, um Klarheit über seine Funktion zu erhalten (GRAAF, S. 65f.; METTLER, S. 126; SCHADEWALDT, 1964).

Auch ein zweiter Autor, BERNHARD SWALWE († um 1680), schrieb über diesen Fragenkomplex ein Buch, ohne wesentlich neue Experimente hinzuzufügen. Es war also in den letzten Dezen-

nien des 17. Jahrhunderts klar, daß es sich beim Pankreas um
eine Verdauungssaft sezernierende Drüse handeln müsse, doch
war die Bedeutung weder des Organs noch seines Exkretes eindeutig geklärt. Immerhin hat dann das Organ 1798 von dem
Anatomen SAMUEL THOMAS SOEMMERRING (1755–1830) die
deutsche Bezeichnung „Bauchspeicheldrüse" erhalten, die sie
bis zum heutigen Tage trägt.

Dieser Frage, welche Bedeutung nämlich das Pankreas für den
tierischen Organismus habe, ging ab 1682 der in Schaffhausen
geborene und später als Leibarzt in Düsseldorf und Professor in
Heidelberg wirkende JOHANN CONRAD BRUNNER (1653–1727) nach,
der mit Hilfe von ersten Unterbindungs- und Exstirpationsversu-
chen sich hierüber Klarheit zu verschaffen hoffte. Diese Experimente haben zweifelsohne zum Auftreten von passageren Diabetessymptomen geführt, aber BRUNNER hat sie nicht erkannt,
sondern ist knapp an der Entdeckung des Pankreasdiabetes vor-
beigegangen, der erst 200 Jahre später durch die Experimente
von MERING und MINKOWSKI 1889 bewiesen werden konnte.

Eine eindrucksvolle Abbildung zeigte das Operationsverfah-
ren. BRUNNER hat eindeutig die wichtigsten diabetischen Symptome, die Polydipsie, die Polyphagie und auch die Polyurie,
beschrieben und erkannt, und er hat bereits bei der Sektion die
Atrophie der exokrinen Anteile deutlich beschrieben.

BRUNNER glaubte mit seinen Experimenten bewiesen zu haben,
daß das Pankreas ein entbehrliches Organ sei, und so ist es
verständlich, daß sich die Forschung von der Bauchspeicheldrüse ab und anderen, offensichtlich interessanteren Gebieten
zuwandte. So haben BRUNNERS eindrucksvolle Tierversuche die
Pankreas- und Diabetesforschung fast 200 Jahre zum Sistieren
gebracht (ZIMMERMANN, MAJOR).

100 Jahre nach BRUNNER hat 1775 der französische Arzt THEOPHILE DE BORDEU
(1722–1776) wohl erstmalig die Ansicht vertreten, daß jedes Organ nicht nur
über die Ausführungsgänge, sondern auch direkt in das Blut bestimmte Stoffe
abgeben könne, die den ganzen Organismus beeinflussen würden. Diese nur
sehr vorsichtig ausgesprochene Theorie hat dann JULIEN JEAN CESAR LEGALLOIS
(1770–1814) in einer Dissertation gestützt, in der er feststellte, daß dem Blut
offensichtlich bestimmte Wirkstoffe aus dem Körper beigemischt seien, die an
anderen Orten als an denen ihrer Entstehung bestimmte Effekte auslösen
würden. Freilich dauerte es dann noch bis zum Jahre 1878, bis der Anatom
RUDOLF HEIDENHAIN (1834–1897) die Beeinflussung der Drüsensekretion durch
bestimmte Nervenreize feststellte und damit die ältere, rein mechanische
Theorie der Speichelentstehung widerlegte. Als dann erstmals WILLIAM MAD-
DOCK BAYLISS (1860–1924) und ERNEST HENRY STARLING (1866–1927) 1904 ihre
Theorie von der sog. „chemischen Regulation" der Sekretionsprozesse aufstell-
ten, und ein Jahr später STARLING in einer berühmt gewordenen „Croonian

Lecture" für diese chemischen Wirkstoffe der „chemical messengers", den von
W. B. HARDY vorgeschlagenen Ausdruck „Hormon", von hormáo = ich sende
aus, in die medizinische Terminologie einführte, war damit der Kreis, der von
den ersten Pankreasexstirpationsversuchen von BRUNNER bis zur Klärung der
Ursachen des Pankreasdiabetes führte, geschlossen.

Inzwischen gingen aber weitere Impulse nicht von der Anatomie, sondern von der Pathologie aus. 1789 konnte THOMAS CALW-
LAY eindeutige diabetische Symptome – wie Polyphagie, Polydipsie, Polyurie, Glykosurie, Marasmus und Krämpfe, die heute
wohl als komatöse angesehen werden müssen – beschreiben,
und er wies im Zusammenhang damit auf den bei der Sektion
des Verstorbenen aufgefundenen Verschluß des Pankreasganges durch Pankreassteine hin, ohne jedoch schon eine klare
Zuordnung des pathologischen Befundes zum klinischen Krankheitsbild zu wagen (E. EBSTEIN, 1924; SCHIRMER, S. 42f.; SCHADE-
WALDT, 1964; SPIEGELHOFF, S. 53ff.).

1864 dürfte dann erstmals JOSEPH ALEXANDER FLES (1819–1905) eine von ihm
bei der Sektion gefundene Atrophie des Pankreas, die allerdings mit einer
solchen der Leber vergesellschaftet war, auf den zu Lebzeiten bestehenden
Diabetes mellitus zurückgeführt haben. FLES hat bereits darüber berichtet, daß
zur Behandlung der Erscheinungen erstmals Kalbspankreas oral zugeführt
wurde, wodurch angeblich die Verdauungsinsuffizienz günstig beeinflußt worden sei. Das deletäre Ende war jedoch nicht abzuwenden (SCHADEWALDT,
1964).

Es wurde bereits berichtet, daß MORGAGNI sich nur wenig mit
dem Pankreas beschäftigt hatte und keine einzige Sektion eines
Diabetikers vorgenommen haben dürfte. Fast hundert Jahre später aber gab 1854 RUDOLF VIRCHOW (1821–1902) das Signal zur
erneuten Beschäftigung der Anatomen und Pathologen mit dieser Drüse. Er hatte damals weitschauend behauptet:

„. . . so würde die Vermutung sehr naheliegen, daß das Pankreas für die
Leber gewisse Stoffe präpariere und daß auch diese Drüse nicht bloß nach
außen, sondern auch nach innen in das Blut sezerniere."

Inzwischen hatte in den zwanziger Jahren des 19. Jahrhunderts sozusagen
als Reaktion auf die Bewegung der romantischen Medizin in Deutschland, aber
auch in Frankreich, eine neue Epoche der exakten Naturforschung begonnen.
Man wandte sich besonders den physiologischen Prozessen zu und konnte bald
detaillierte Erkenntnisse auch über die Wirkung des Pankreassaftes gewinnen.
Diese Entwicklung ist in Frankreich ab 1817 von FRANCOIS MAGENDIE (1783–
1855) und in Deutschland von FRIEDRICH TIEDEMANN (1781–1861) und LEOPOLD
GMELIN (1788–1853) sowie von JUSTUS VON LIEBIG (1803–1873) und seiner
Schule, der 1840 die neue Disziplin der „Thierchemie" begründet hatte, ausge-
gangen (MANI, S. 249 ff.). Die Fähigkeit des Pankreassaftes, sowohl Stärke wie
Fett und Hühnereiweiß aufzuspalten, dürfte als erster JOHANN NEPOMUK EBERLE
(1789–1834) in der in seinem Todesjahr erschienenen Monographie erwähnt

haben. 1867 war es WILLI KÜHNE (1837–1900) gelungen, das eiweißspaltende Pankreasferment weitgehend zu isolieren, dem er dann 1877 den Namen „Trypsin" gegeben hatte, nachdem es schon 1862 ALEXANDER DANILEWSKI (1839–1923) geglückt war, das wirksame Verdauungsprinzip durch Verreiben von Pankreassubstanz mit Sand zu gewinnen.

KÜHNE arbeitete 1867 im Pathologischen Institut von RUDOLF VIRCHOW, und so war es sicherlich kein Zufall, daß ein junger Doktorand, PAUL LANGERHANS (1847–1888), sich im Pathologischen Institut bei VIRCHOW mit der mikroskopischen Anatomie der Bauchspeicheldrüse zu beschäftigen begann. 1869 veröffentlichte er eine 32 Seiten enthaltende Doktorarbeit, die heute zu den klassischen Werken der Medizin gezählt werden muß (V. BECKER; HELLMANN und KÄLJEDAL; KLOPPE; GIACOMETTI und BARSS; MORRISON; VOSS; CAMPBELL). Die Arbeit sollte in erster Linie der Differenzierung der verschiedenen, im Pankreas schon vor LANGERHANS von BERNARD beobachteten Zellgruppen dienen. Im ganzen gelang es LANGERHANS, neun unterschiedliche Zellgruppen im Pankreas zu differenzieren. Ohne auf ihre physiologische Funktion einzugehen, beschrieb LANGERHANS als neunte Gruppe die später nach ihm genannten Inselzellen:

> „Ihr Inhalt ist vollkommen homogen, glänzend und frei von irgendwelchen Körnchen, ihr Kern hell, rund, von mittlerer Größe. Ihre Durchmesser betragen 0,0096 bis 0,012 mm, die des Kernes 0,0075 bis 0,008.
>
> Diese Zellen liegen meist in größerer Anzahl beieinander, eigenthümlich vertheilt im Parenchym der Drüse . . . Diese sind also, zu rundlichen Häuflein geschaart in regelmäßigen Abständen im Parenchym (im alten Sinne des Wortes) der Drüse vertheilt."

Nicht eine einzige Abbildung war der bescheidenen Doktorarbeit beigegeben, und so ist es verständlich, daß die Dissertation kaum eine größere Resonanz auslöste, und weder LANGERHANS noch VIRCHOW später auf diese Untersuchungen zurückkamen. Dennoch sind in der Literatur der folgenden Jahre die von LANGERHANS beschriebenen Zellen immer wieder einmal erwähnt worden (KÜHNE u. LEA; SAVIOTTI; HEIDENHAIN; POD WYSSOTZKY; GIBBES; LEWASCHEW). Da war es 1893 EDOUARD LAGUESSE (1861–1927), der diese Zellensammlungen nach ihrem Erstbeschreiber als „îlots de Langerhans" bezeichnete und bereits feststellte, daß sie schon beim Fetus existieren und bei diesem sogar sehr viel häufiger anzutreffen sind als beim Erwachsenen, eine Feststellung, die später BANTING und BEST bei ihren Versuchen, Insulin zu gewinnen, dazu führte, sich Kälberembryonen zu beschaffen.

Freilich war damit das Rätselraten über die eigentliche Funktion dieser merkwürdigen Inselzellen noch nicht beendet. LAN-

GERHANS hatte gestehen müssen, daß ihm *„jede Möglichkeit einer Erklärung"* fehlte. Manche Autoren nahmen an, daß es sich bei diesen Zellsystemen um lymphoide Elemente handeln müsse (KÜHNE u. LEA; SOKOLOFF; MOURET, 1894; MAC LEOD, 1927, S. 1), eine Ansicht, die LAGUESSE bereits widerlegte (HARRIS u. GOW; DIAMARE, 1895; SCHÄFER, 1895), und die besonders durch die Beobachtungen von GENTES aus dem Jahre 1902 an Boden verlor, der bei Fällen von Leukämie konstatierte, daß die Langerhansschen Inseln an der das gesamte lymphatische System betreffenden Hypertrophie nicht teilnahmen.

Andere glaubten, daß in den Zellen ein Co-Ferment für die exokrine Funktion, etwa im Zusammenspiel mit der Milz, erzeugt würde (HARRIS u. GOW; SAJOUS), doch sprach das Fehlen von Ausführungsgängen, die Persistenz der Langerhansschen Inseln nach dem Untergang des exkretorischen Pankreasgewebes und andere Argumente gegen diese Theorie. Auch die Ansicht, daß es sich bei den „Inselzellen" um in Rückbildung befindliche, erschöpfte Azinusdrüsen handeln würde (LEWASCHEW, TSCHASSOWNIKOW), ließ sich nicht bestätigen. Dagegen sprach vor allem die reichliche Blutversorgung dieses Systems.

So darf festgehalten werden, daß die bereits von VIRCHOW vermutete innersekretorische Funktion des Pankreas erstmalig von LAGUESSE 1893 auf die von ihm als Langerhanssche Inseln bezeichneten Pankreasanteile zurückgeführt wurde.

Es muß an dieser Stelle noch kurz erwähnt werden, daß VINCENZO DIAMARE (1872–1960) 1899 bereits zwei verschiedene Zelltypen in den Langerhansschen Inseln postulierte (TSCHASSOWNIKOW; SCHULZE; SSOBOLEW; DEWITT; BENSLEY; FERNER).

SIR WILLIAM ARBUTHNOT LANE (1856–1943), der bisweilen als der Entdecker dieser beiden Zellsysteme in den Langerhansschen Inseln fälschlich bezeichnet wird, hat dann 1907 diese beiden Zelltypen als A- und β-Zellen bezeichnet und sie nach der Löslichkeit der Granula unterschieden.

Bis in die Mitte des 19. Jahrhunderts hinein waren als Sitz des Diabetes die Nieren, der Magen und schließlich die Leber angesehen worden. So war es auch kein Wunder, daß sich die Pathologen eher mit Nieren- und Leberbefunden bei Diabetikern auseinandersetzten und das Pankreas kaum beachteten. Insbesondere die um 1847 einsetzenden Untersuchungen von CLAUDE BERNARD (1813–1878), die zur Auffindung des Glykogens in der Leber führen sollten, richteten das Interesse auf dieses wichtige Organ, das offensichtlich für die Zuckerbildung eine besondere Bedeutung hatte. Dann lenkte die Bekanntgabe der sog. „Piqùre" von BERNARD 1849, mit der er bei geeignetem Vorgehen eine passagere Glykosurie auslösen konnte, die Aufmerksamkeit auf das vasomotorische Nervensystem, einen Begriff, den BENE-

DICT STILLING (1810–1879) eingeführt hatte (SCHUMACHER, 1961, S. 17). Auf dieser Basis bildete sich die Lehre vom sog. *„angioneu-rotischen Diabetes"* (UHLE; SCHRADER; P. J. BECKER; KÜHNE; SCHIFF).

Man war fasziniert von der Möglichkeit durch Zerstörung oder Reizung bestimmter Nervenbahnen oder Einwirkung verschiedener Gifte, wie Curare, Chloroform, Äther, Amylnitrit usw., ja sogar durch bloße Fesselung der Versuchstiere artifizielle Glykosurien auszulösen (PAVY; ECKARD; KLEBS; MUNK; HENSEN; NAUNYN), und selbst das diabetische Koma wurde (SCHUMACHER, 1961, S. 19) noch 1897, also längst nach den epochemachenden Experimenten von MERING und MINKOWSKI 1889 und der klaren Beschreibung durch KUSSMAUL 1874 von ADOLF VON STRÜMPELL (1853–1925) als „wichtigste Erscheinung von seiten des Nervensystems" bezeichnet. 1892 sprach JULES THIROLOIX (1861–1932) vom „diabéte nerveuse", und der deutsche Physiologe EDUARD PFLÜGER (1829–1910) wurde ein engagierter Vorkämpfer für diese These und zum erbitterten, auch persönlichen Widersacher der Anhänger des *„Pankreasdiabetes"*.

Der französische Apotheker, Hygieniker und Chemiker APOLLINAIRE BOUCHARDAT (1806–1886) war wahrscheinlich der erste, der 1852 die enge Beziehung von Pankreasaffektionen zum Diabetes mellitus postuliert hatte. 1875 kam dann NIKOLAUS FRIEDREICH (1825–1882), nachdem er einen selbstbeobachteten Fall ausführlich diskutiert hatte, ebenfalls zu dem Schluß, daß die Kombination der beiden Erkrankungen nicht zufällig sei, aber er erklärte sie noch durch Vermittlung des sympathischen Nervensystems, insbesondere des Ganglion solare und des Plexus coeliacus (SPIEGELHOFF, S. 54). Klarer sprach sich für die direkte ätiologische Beziehung zwischen Pankreaserkrankung und Diabetes LANCEREAUX aus, der diese, wie er meinte, besondere Form des Diabetes, die häufig mit dem „diabéte gras" identisch zu sein schien, erstmalig 1877 als *„Diabète pancréatique"* betrachtete.

Freilich, die seit BERNARD unternommenen Versuche, mit Hilfe von Fett oder Paraffin den Pankreasgang zu verschließen und damit exakte Hinweise auf die wirkliche Funktion der Bauchspeicheldrüse zu gewinnen, führten zwar zu einer Atrophie des Großteiles der Drüse, jedoch nie zu einem Diabetes. Während BERNARD die ab 1855 durchgeführten Versuche vor allem dazu benutzte, um den Einfluß des Pankreassaftes auf die Verdauung zu studieren, haben wohl erstmals CHARLES LOUIS XAVIER ARNOZAN und LOUIS VAILLARD (1850–1935) 1884 diese merkwürdige Diskrepanz zwischen der nach Blockade des Pankreasganges auftretenden Atrophie der Gesamtdrüse und dem Fehlen diabetischer Erscheinungen hervorgehoben.

Da gelang es zwei Jahre später JOSEPH VON MERING (1845–1908) 1886 mit Hilfe von Phlorizin einen sog. *„experimentellen passageren Diabetes"* zu erzeugen, der – wie sich bald herausstellte – auf einer Vergiftung bestimmter Pankreasareale beruhte, die vor allem die Langerhansschen Inseln in Mitleidenschaft zog.

Aber immer noch blieben die anatomisch-pathologischen Befunde zweifelhaft. Noch der berühmte Lehrer von OSKAR MINKOWSKI (1858–1931) in Straßburg, NAUNYN, soll nach Aussage seines Schülers in dessen außerordentlich instruktiven, historischen Rückblick auf die Entdeckung des Pankreasdiabetes aus dem Jahre 1929 gesagt haben:

> „Es gibt nichts Langweiligeres als die Sektion eines Diabetikers, es sei denn, die Sektion von zwei Diabetikern."

Da wirkte die kurze, nicht einmal eine Seite umfassende Mitteilung von MERING und MINKOWSKI im Jahre 1889 über *„Diabetes mellitus nach Pankreasexstirpation"* wie ein Paukenschlag. Schon in früheren Jahren hatte man verschiedentlich das Pankreas bei Versuchstieren zu entfernen gewagt. BERNARD, der mehrfach eine Exstirpation der Drüse versucht hatte, hielt sie wegen der engen Beziehungen zum Duodenum für undurchführbar und ging dann – wie erwähnt – zur Verödung des Organs mit Hilfe von Fettinjektionen in den Ductus Wirsungianus über. Aber auch anderen Autoren gelang es nicht, die Drüse vollständig zu entfernen (BERNARD u. COLIN; MARTINOTTI; KLEBS).

MERING und MINKOWSKI waren zu ihrer Arbeit aus einer ganz anderen Fragestellung heraus gekommen, und wie MINKOWSKI selber meinte, verdankten sie ihren Erfolg einem Zufall (NOTHMAN). MERING hatte sich in Straßburg vor allem mit der Resorption der Fette befaßt. Aber auch die Unterbindung der Ausführungsgänge der Bauchspeicheldrüse vermochte nicht, Pankreassaft ganz vom Darm fernzuhalten, weil es – was die Autoren noch nicht wissen konnten – noch mehrere Nebengänge der Bauchspeicheldrüse gibt. MINKOWSKI schlug MERING vor, doch das Pankreas zu exstirpieren. Er hatte sich bei derartigen Versuchen eine besondere Fertigkeit angeeignet, und so wurde am gleichen Tage ihres Gespräches der erste Hund unter Assistenz von MERING operiert. Keiner der beiden Ärzte dachte, da der Hund Operation und Wundheilung gut überstand, an irgendeine weitere Störung. MERING selbst mußte infolge einer Erkrankung in der Familie für acht Tage verreisen, doch der bis dahin stubenreine Hund entleerte mehrfach Urin im Zimmer und machte dem Laboratoriumsdiener das Leben schwer. MINKOWSKI untersuchte – einer momentanen Eingebung folgend – den Urin und fand einen hohen Prozentsatz von Zucker. Er operierte rasch noch mehrere Hunde, bei denen er sich vergewisserte, daß sie vor der Operation zuckerfrei waren, und alle bekamen einen schweren Diabetes.

Die Mitteilung von MERING und MINKOWSKI ist ein Musterbeispiel für eine auf das äußerste reduzierte, aber wissenschaftlich exakte und aussagekräftige Veröffentlichung.

In der ersten kurzen Mitteilung wurde nicht nur die Tatsache der Glykosurie erwähnt, sondern auch die typischen klinischen Symptome des schnell zum Tode führenden Diabetes. Außerdem haben die Autoren bereits den Blutzucker bestimmt und eine Hyperglykämie gefunden, Azeton im Harn nachgewiesen, die These vom angioneurotischen Diabetes, der durch Verletzung des Plexus solaris auftreten könne, widerlegt, und schließlich durch einen Transfusionsversuch nachgewiesen, daß sich der diabetogene Wirkstoff nicht im strömenden Blut befinden konnte, daß also dort das vermutete Diabetesgift nicht existieren würde, sondern daß tatsächlich das Pankreas selbst Ursache der Erkrankung sein müsse, weil ein Hund mit intakter Bauchspeicheldrüse auch bei Infusion von Blut eines diabetischen Tieres nicht an der Zuckerkrankheit erkrankte.

Damit waren, so schien es, alle wesentlichen Voraussetzungen erfüllt, um das Pankreas als Sitz des Diabetes zu beweisen, und dennoch fand MINKOWSKI vor allem in EDUARD PFLÜGER (1829–1910) einen erbitterten Gegner, der bis zum Jahre 1908 immer wieder diese Pankreasexstirpationsversuche angriff, und sie auf eine operative Verletzung der Plexus im Bauchraum zurückzuführen glaubte.

Entscheidend war vor allem die Feststellung, daß eine Unterbindung der Ausführungsgänge zwar zu einer Atrophie der Drüse führte, aber nicht zum Diabetes, daß hingegen eine Totalexstirpation das Auftreten diabetischer Erscheinungen, die zum Tode führten, zur Folge hatte. Es mußte sich also im Pankreas ein anatomisches Substrat befinden, dessen Entfernung für das Auftreten des Diabetes verantwortlich war. MERING und MINKOWSKI haben noch nicht die Langerhansschen Inseln erwähnt. Ihre Bedeutung zeigte sich erst, als es in der Folgezeit gelang, durch Abbindungsversuche zwar den exokrinen Anteil des Pankreas zum Veröden zu bringen, jedoch die von LANGERHANS beschriebenen Inseln intakt zu lassen.

Zu gleicher Zeit hatte auch in Italien NICOLAS DE DOMINICIS derartige Exstirpationsversuche unternommen und darüber im Dezember 1889 berichtet. DE DOMINICIS war der Auffassung, daß es sich beim Auftreten des Diabetes nicht – wie dies MERING und MINKOWSKI annahmen – um eine direkte Wirkung handelte, sondern eine indirekte über die sistierende exokrine Funktion. Dadurch sollte es zu abnormen Zersetzungen der Nährungsstoffe kommen und Diabetesgifte entstehen, die sekundär zur Glykosurie Anlaß geben sollten. Kurze Zeit danach haben auch ENRICO DE RENZI (1839–1921) und ENRICO REALE in Italien sowie THIROLOIX, GLEY, HEDON und MOURET in Frankreich und MAXIMILIAN HERZOG (1858–1918) in Deutschland ebenfalls durch Pankreasexstirpationen Diabetessymptome bei Versuchstieren auslösen können.

MINKOWSKI hatte bald feststellen können, daß die Verfütterung von Pankreas bei pankreatektomierten Hunden keine Besserung des Diabetes erbrachte. Als er aber diesen Hunden Pankreas subkutan transplantierte, verschwanden die Erscheinungen relativ schnell. Auch HEDON führte ab 1892 derartige Transplantationsversuche mit Erfolg durch, und er konnte aufgrund seiner Experimente 1898 schließen, daß das Pankreas durch innere Sekretion eine Substanz absondere, die für den Zuckerstoffwechsel unumgänglich notwendig sei.

Ebenso wie MINKOWSKI führte HEDON von 1909 bis 1913 Parabiose-Versuche durch, indem er einen gesunden Hund mit einem pankreatektomierten verband, und er konnte feststellen, daß beim pankreaslosen Hund eine Verminderung der Zuckerausscheidung erfolgte. Wurde der Parabiose-Versuch beendet, so zeigten sich beim diabetischen Tier sofort wieder die typischen Erscheinungen (LOUBATIÈRES, 1953; DULIEU).

Ein weiterer Schritt zur Aufklärung des Sitzes des Diabetes waren dann Befunde, daß bei Diabetikern sehr häufig Veränderungen im Pankreas und insbesondere solche der Langerhansschen Inseln auftraten (HANSEMANN; SPIEGELHOFF, S. 54). CHRISTIAN DIECKHOFF konnte z. B. 1895 bei 53 Fällen von Pankreaserkrankungen 49mal verschiedenartige Pankreaserkrankungen konstatieren.

Mit den Arbeiten von LAGUESSE ab 1893 wurde dann immer deutlicher, daß es sich in der Tat bei den Inselzellen um ein innersekretorisches Organ handelt. Dieses Zellsystem konnte dann 1899 von DIAMARE in allen von ihm untersuchten Tierklassen gefunden werden. 1900–1906 schließlich haben, unabhängig voneinander, WALTER SCHULZE, EUGENE LINDSAY OPIE und LYDIA DEWITT (geb. 1859), SSOBOLEW (1846–1919) die bekannten Resultate der Unterbindungsversuche, wie sie schon 1880 DITTMAR FINKLER (1852–1912) als Nebenbefund bei der Untersuchung über Fettgewebsnekrosen mitgeteilt hatte, bestätigt.

SSOBOLEW, EUGENE LINDSAY OPIE (1873–1962) 1900, ANTON WEICHSELBAUM (1845–1920), E. STANGL 1901, JAMES HOMER WRIGHT (1871–1928) und ELLIOT PROCTOR JOSLIN (1869–1962) 1901 sowie

HERZOG 1902 hatten in mehreren Fällen von Diabetes Langerhanssche Inseln entweder vermißt oder fanden hyaline und
hydropische Degeneration mit Vakuolenbildung, Verkalkung
und Sklerose. WILHELM HEIBERG (1853–1920) aus Kopenhagen
entwickelte 1906 eine besondere Methode zur exakten Bestimmung der Zahl der Inseln und fand diese regelmäßig bei Diabetikern vermindert (MACCALLUM; LUSK; MINKOWSKI, 1929; SCHU-
MACHER, 1961, S. 21).

Durch diese Untersuchungen und Befunde gewann allmählich
die Theorie vom „*Pankreasdiabetes*" gegenüber der vom „*angioneurotischen Diabetes*" (BERNARD; PFLÜGER) die Oberhand. Schon
1909 prägte der Belgier JEAN DE MEYER (geb. 1878) den Namen
„*Insulin*", längst bevor das Substrat selbst entdeckt worden war.
SIR EDWARD ALBERT SHARPEY-SCHÄFER (1850–1935) hatte 1916 diesen Ausdruck ebenfalls benutzt.

Biochemische Erkenntnisse

Erst im Jahre 1674 war durch WILLIS eines der wichtigsten,
objektivierbaren Symptome des Diabetes, der süße Geschmack
des Urins, wiederentdeckt worden, doch dauerte es noch
geraume Zeit, bis diese „*Honigsüße*" des Diabetikerharns als
Zucker und schließlich als Glukose erkannt wurde. WILLIS selbst
war noch der Auffassung, daß die Süße des Harns auf eine Verbindung von Salzen mit Schwefel zurückzuführen sei. Erst ein
Jahrhundert später gelang es 1776 dem Liverpooler Arzt DOBSON
zum ersten Mal, bei mehreren Patienten aus diabetischem Harn
einen Rückstand zu gewinnen, der im Geschmack und Aussehen
dem Zucker gleichkam (SCHADEWALDT, 1968; SALOMON, S. 551 ff.;
E. EBSTEIN, 1915, S. 17; LIPPMANN).

Er war außerdem fähig, in Gärung überzugehen, und beim Stehenlassen des
Blutserums zeigte sich ebenfalls dieser süße Geschmack im Serum. Es gelang
DOBSON jedoch nicht, eine zuckerähnliche Materie aus dem Blutserum zu isolieren. Wenn es dem Patienten besser ging, war dieser weiße Rückstand nicht
mehr zu gewinnen. Daraus schloß DOBSON, daß der Diabetes nicht in der Niere
entstehen könnte, da sich ja im Blut ein ähnlicher Geschmack wie im Urin
zeigte. Den süßen Geschmack im Blut konnte er übrigens auch bei Gesunden
konstatieren. Bei der zuckerhaltigen Materie müßte es sich um ein Zwischen-
produkt der Verdauung handeln, das noch ebenso gärfähig sei wie Gerste, in
der sich eine große Menge Zucker vorfinde. Der Diabetes müsse also eine
allgemeine Krankheit des Stoffwechsels sein, mit unvollkommener Verdauung,
die Ähnlichkeiten mit der Gärung aufweise. DOBSON hat also als erster sowohl
die Zuckerähnlichkeit des Rückstandes im Diabetikerharn erkannt, als auch

die Hyperglykämie bei Zuckerkranken und das Vorhandensein von Zucker auch im Blute von Gesunden beobachtet, und er war der erste, der auf die Vergärung des diabetischen Urins als eine diagnostische Methode aufmerksam machte.

DOBSONS Beobachtungen wurden sogleich von seinem Edinburgher Landsmann FRANCIS HOME (1719–1813) aufgenommen, der 1780 die erste klinische Untersuchungsmethode des Diabetikerurins, die *Gärungsprobe,* weiterentwickelte. In einem Pfund Urin, das wären ca. 360 g, konnte er eine Unze (ca. 30 g) der zuckrigen Substanz gewinnen. CAWLEY hatte 1788–1789 die Diagnose des Diabetes durch den Nachweis von Urinzucker gestellt. Auch JOHANN PETER FRANK, der einen zuckersüßen von einem neutralen Harn unterschied, hat den Diabetikerharn über dem Feuer eingedickt und eine honigartige, braune, zuckerartige Masse gewonnen. Er beobachtete die spontane Wein- oder Essigsäuregärung, und er konnte Kristalle von angeblicher Zuckersäure, Weingeist und Essig gewinnen. Wenn er davon schrieb, daß beim Eindampfen angenehm riechende Düfte aufgetreten seien, dann muß man an Azeton oder Azetessigsäure denken (MAIWALD).

Ein dritter, englischer Arzt, JOHN ROLLO (gest. 1809), der sich besondere Verdienste um die Diättherapie des Diabetes erworben hat – er führte die sog. Fleischdiät ein –, stellte mit dem Blut von zwei Diabetikern, die er beobachten konnte, verschiedene Proben an. Er beobachtete, daß diabetisches Blut auch nach tagelangem Stehen nicht in Zersetzung überging, gesundes Blut aber schon nach 4 Tagen Spuren der Fäulnis zeigte. Zwar konnte ROLLO den Zuckergehalt des Blutes nicht direkt nachweisen, doch gelang es ihm nach Zusatz von etwas Zucker, im Normalblut die Fäulnisvorgänge zu verhindern, und damit indirekt die Anwesenheit des Zuckerstoffes beim Diabetiker wahrscheinlich zu machen (SALOMON, S. 378).

Immer noch nicht war aber klar, um welchen Zucker es sich handeln würde. Da sprachen 1806 und 1815 DUPUYTREN, THENARD und MICHAEL EUGENE CHEVREUL (1786–1889) die Vermutung aus, daß es sich dabei um Traubenzucker handeln müsse. Hatte 1811 WILLIAM HYDE WOLLASTON (1766–1828) dem wir die ersten Untersuchungen mit Hilfe einer Art von Papierchromatographie verdanken, mit dieser damals relativ groben Untersuchungsmethode noch keinen Zucker im Blut von Diabetikern nachweisen können, obwohl bereits 1802 PIERRE FRANÇOIS NICOLAS und C. V. GUEUDEVILLE mit Hilfe einer qualitativen Methode Zucker im Blut von Diabetikern festgestellt haben wollten, so konnte endgültig

1835 FELICE AMBROSIANI sowohl aus dem Harn wie aus dem Blut von Diabetikern kleine farblose Zuckerkristalle gewinnen (SCHUMACHER, 1961, S. 14; HOFFMANN, S. 10). 1838 schließlich konnten EUGENE BOUCHARDAT und EUGENE MELCHIOR PELIGOT (1811–1890) die Vermutung von CHEVREUL von 1815 bestätigen, daß der im Urin von Diabetikern aufgefundene Zucker Traubenzucker war. Zur gleichen Zeit etwa entwickelte sich auch die Kenntnis von dem normalen Zuckergehalt des Blutes, vor allem durch die Arbeiten von FRANÇOIS MAGENDIE (1783–1855) 1846 und BERNARD 1855, aber erst 1862 stellte FREDERICK WILLIAM PAVY (1829–1911) die direkten Beziehungen zwischen Hyperglykämie und Glykosurie heraus und zeigte ihre gegenseitige Abhängigkeit (HOFFMANN, S. 14).

Die Tatsache jedoch, daß es sich offensichtlich bei dem ausgeschiedenen Zucker um Glukose handelte, führte bald zur Entwicklung einfacherer Urinproben. Die älteste, nach der schon erwähnten „Gärprobe" von HOME, ist die von KARL AUGUST TROMMER (1806–1879) gewesen, die er 1841 angab. Er benutzte als Reagenz Kupfersulfatlösung und Kalilauge. 1848 gab der Stuttgarter Chemiker HERMANN VON FEHLING (1812–1885) die nach ihm benannte Lösung an, die bereits eine quantitative Bestimmung des Zuckergehalts im Urin ermöglichte (WOLFF, 1955). All diese und auch die anderen entwickelten Methoden (MOORE, 1844; HELLER, 1844) beruhten entweder auf dem Prinzip der Reduktion von bestimmten Kupferlösungen durch Glukose oder auf der Gärfähigkeit des zuckerhaltigen Urins, so insbesondere auch die von KARL GOTTHELF LEHMANN (1812–1863) 1850 angegebene Probe (SCHUMACHER, 1961, S. 14), mit der BERNARD seine ersten Blutzuckerbestimmungen durchführte. Auf dem Prinzip der Reduktion fußten auch die später entwickelten Teste, so die des schwedischen Chemikers EMIL NYLANDER (1835–1907) aus dem Jahre 1883, bei der Wismutsubnitrat verwendet wurde, und die in Amerika beliebte des physiologischen Chemikers STANLEY ROSSITER BENEDICT (1884–1936) aus dem Jahre 1907, die wiederum auf der Reduktion von Kupfersulfat beruhte. Eine Weiterentwicklung mit Möglichkeiten der grob-quantitativen Bestimmung bedeutete die Probe des amerikanischen Chemikers WALTER STANLEY HAINES (1850–1923), die erstmals 1874 angegeben worden war, aber 1920 wesentlich verbessert wurde (HAINES u. a.).

Sehr viel mehr Schwierigkeiten machte der Nachweis von Zucker im Blut. Für seine ersten Blutzuckeruntersuchungen benötigte BOUCHARDAT noch riesige Mengen von Blut, für eine

Untersuchung etwa 300 ml. Drei Schwierigkeiten stellten sich daher einer Routineuntersuchung des Blutzuckerspiegels bis zum Jahre 1908 entgegen, in dem Ivar Christian Bang (1869–1918) die ersten Mikrobestimmungen mit 10 ml einführte. Es war außerordentlich schwierig, die Bluteiweißkörper vom Blutzucker abzutrennen. Jede Bestimmung benötigte eine längere Zeit, so brauchte man im 19. Jahrhundert noch 2 Tage, selbst 1908 wurden 3 Std benötigt (Bang, 1908). Erst 1910 konnte man die Proben innerhalb von 30 min durchführen, und schließlich benötigte man relativ große Mengen von Blut. Im Gefolge der ersten Mikrobestimmungsmethoden von Bang u. Mitarb. erlangten die Methoden von Robert Curtis Lewis (geb. 1888) und Benedict aus dem Jahre 1915, die nur noch 0,5 ml Blut benötigten, von Victor Caryl Myers (1876–1951) und C. V. Bailey (1887–1953), die im übrigen der Medizinstudent Best 1921 verwandte und die aus dem Jahre 1916 stammte, von Knut Olof Folin (1867–1934) und Hsien Wu (1893–1955) aus dem Jahre 1919, sowie die allgemein bekannte Methode von Hans Christian Hagedorn (geb. 1888) und Norman B. Jensen aus dem Jahre 1923 größere Bedeutung.

In der Mitte des 19. Jahrhunderts war also klar, daß der Diabetes eine Zuckerstoffwechselstörung zu sein schien, doch klärten erst die genialen Untersuchungen von Bernard den Mechanismus der Zuckerbildung auf. Vorausgegangen waren Bernards Versuche, einen „*diabète artificiel*" auszulösen, über die er erstmals am 23. Februar 1849 vor der angesehenen „Société de Biologie" in Paris berichtete (Grmek, 1966; Young; Pflüger, 1905; Selmi).

In langjährigen Untersuchungen, die 1853 einsetzten, konnte Bernard schließlich, auch unter Zuhilfenahme des am 9. Januar 1855 zum ersten Mal während einer Vorlesungsdemonstration praktizierten „cathétérisme cardiaque" (Schumacher, 1961, S. 16), nachweisen, daß im strömenden Blut zwischen Leber und Lunge stets Zucker zu finden war, während dieser im Pfortaderblut nur in geringen Mengen oder gar nicht nachzuweisen war. Das bestärkte ihn seit 1855 in seiner Auffassung, daß die Leber das Organ der Zuckerbildung sein müsse. Er nannte die Muttersubstanz des Zuckers 1855 zuerst „*fécule animale*", bald aber „*matière glycogène*". 1857 gelang ihm die Isolierung des Glykogens.

Im gleichen Jahr haben aber auch zwei deutsche Forscher diese Muttersubstanz des Zuckers im menschlichen Organismus beschrieben: Moritz Schiff (1823–1896), der Bernards Priorität neidlos anerkannte, und Victor Hensen (1835–1924), der von einzelnen Autoren als von BERNARD unabhängiger Entdecker des Glykogens angesehen wurde, während jener HENSENS Leistung nicht voll anerkannte (POREP, 1970, 1971; HARMSEN, 1932, 1934; WOLFF, 1960; ROSEMANN, 1932; MANI, 1964 und 1967, S. 539).

Durch die Feststellung von BERNARD, daß die Leber die Bildungsstätte des Zuckers aus dem Glykogen sei, und daß es sich hierbei – BERNARD verwandte zum ersten Mal 1855 diesen Begriff – um eine *„sécrétion interne" handeln müsse, sowie die Beobachtung, daß sich auch im Blut Gesunder eine gewisse Menge Zucker befand* – BBERNARD hatte damit auch eindeutig die *„Normoglykämie"* festgestellt und von der *„Hyperglykämie"* deutlich abgegrenzt – und daß schließlich eine Hyperglykämie infolge der Unfähigkeit der Niere, höhere Prozente an Zucker im Blut zurückzuhalten, zur Glykosurie führen mußte, war die Frage nach dem Stoff, der letztlich zum Coma diabeticum führte, noch nicht beantwortet. Der Zucker war ein physiologischer Körper, der im Organismus dringend gebraucht wurde, das Coma diabeticum hingegen wies Symptome auf, die mit einer Überzuckerung des Gewebes allein nicht erklärt werden konnten. Man hatte seit Ende des 18. Jahrhunderts festgestellt, daß Diabetiker im letzten Stadium ihrer Krankheit einen eigenartigen *veilchen-, apfel- oder chloroformähnlichen Geruch* ausströmten. Diesen hatten schon FRANK 1794 und ROLLO 1797 beschrieben.

Als schließlich ERNST BRAND (1827–1897) 1850 wiederum feststellte, daß in der Atemluft von Diabetikern ein merkwürdiger Apfelgeruch nachweisbar war, wurde dieses Symptom als bezeichnend für den schweren Diabetes betrachtet. 1857 wies WILHELM PETTERS (1820–1875) einen ähnlich riechenden Stoff im Urin als Azeton nach. Seine Befunde konnte 1860 JOSEPH KAULICH (1830–1886) bestätigen. Viele Symptome des Diabetes, vor allem solche mit psychischen Begleiterscheinungen oder Auswirkungen auf das Nervensystem, wurden nunmehr als Azetonvergiftung erklärt, bis 1874 KUSSMAUL im Zusammenhang mit seinen Studien über das Coma diabeticum und die große Atmung im Endzustand des diabetischen Leidens mit reinem Azeton Tier- und Menschenversuche anstellte und zeigte, daß erst außerordentlich große Mengen betäubende Wirkungen auslösen können. Aber er konnte niemals Symptome beobachten, wie er sie beim diabetischen Koma beschrieben hatte. Auch FRANZ VON TAPPEINER (1816–1902) (SCHUMACHER, 1961, S. 11) konnte trotz erheblicher Dosen außer einer vorübergehenden Benommenheit keine schädlichen Wirkungen erkennen. 1882 gab dann der

Breslauer Arzt EMMO LEGAL (1859–1922) die nach ihm benannte Nachweismethode mit Nitroprussidnatrium-Lösung an (BERG 1962b), was die weitere Forschung erleichterte.

Bereits 1865 hatte CARL GERHARDT (1833–1902) im Diabetiker-harn Ätyldiazetsäure gefunden, die er als Muttersubstanz des Azetons betrachtete. 1885 bestätigte RUDOLF VON JAKSCH (1855–1947) die Theorie von BERNHARD TOLLENS (1841–1918) vom Jahre 1881, daß die Azetessigsäure offensichtlich als die Muttersub-stanz des Azeton zu betrachten sei (SCHUMACHER, 1961, S. 11; STADELMANN). 1884 schließlich konnten MINKOWSKI und gleichzei-tig RUDOLF EDUARD KÜLZ (1845–1895) β-Oxy-Buttersäure im Blut feststellen und damit die von NAUNYN beobachtete Übersäue-rung des Blutes erklären, die 1898 von NAUNYN (S. 175 ff.) als *Azidose* bezeichnet wurde und nunmehr für das Auftreten des Koma verantwortlich gemacht wurde.

Umstritten war die Herkunft dieser Substanz. Glaubte man zuerst an abnorme Gärungsvorgänge (PETTERS, KAULICH) und eine Abkunft vom Nah-rungszucker, so konnten GEORG ROSENFELD (1861–1934) 1895, FELIX HIRSCHFELD und HANS CHRISTIAN GEELMUYDEN (1861–1945) 1897 nachweisen, daß die Aze-tonurie und die Azidose vor allem bei Mangel an Kohlenhydraten auftraten, und, so paradox es erscheinen mochte, gerade durch Gaben von zucker- oder stärkehaltigen Nahrungsmitteln zum Verschwinden gebracht werden konnten. Nunmehr wurde die Entstehung der Azetonkörper aus Eiweiß, vor allem aber auch aus Fett, diskutiert (EMBDEN, SALOMON, SCHMIDT), andererseits wurde aber auch das Fett durch den, meist NAUNYN selbst in den Mund gelegten klassischen Satz von ROSENFELD, daß normalerweise „die Fette im Feuer der Kohlenhydrate verbrennen", in diesem Sinne interpretiert. Erst 1905 gelang es FRANZ KNOOP (1875–1946), durch den Nachweis der Betaoxydation der Fettsäu-ren die Herkunft der Azetonkörper als Produkt des gestörten Fettabbaues zu erkennen (BERG, 1962b). In dieser Zeit wurde auch deutlich, daß die Azidose nicht die Ursache sondern die Folge der diabetischen Erscheinungen sein mußte, und daß Azeton und Azetessigsäure nicht Diabetestoxine, sondern nur Begleitsymptome eines schweren Diabetes waren.

Die Entdeckung des Insulins

Im Jahre 1971 wurde in aller Welt die 50jährige Wiederkehr der Entdeckung des Insulins durch FREDERIC GRANT BANTING (1891–1941) und CHARLES BEST (geb. 1899) gefeiert. Sicher ist jedoch, daß bereits vor BANTING und BEST auch andere Forscher wirk-same Pankreasextrakte in den Händen hatten, ohne – mit einer Ausnahme – diese Präparate am Menschen erprobt zu haben (DEROT; LEBENSOHN; SCHMIDT; BIBERGEIL; STÖCKER; KENEZ; ELAUT; KLEEBERG; PESTEL; GROEN; MELLINGHOFF; ALLAN; BEST;

COLLIP; FLETCHER; CAMPBELL; MACLEOD; SELYE; FEASBY; PRATT; BRÜGEMÖLLER und NORPOTH; RICHARDS; MURLIN und KRAMER; RIOS; STEIGERWALDT; KLOPPE; SCHNEIDER; LEVINE; PAVEL; MURRAY; MARTIN; GOLDNER; STEIN; LEIBOWITZ; LEICKERT; DRURY; WALDBERG; WRENSHALL u. a., MURLIN, 1972; CHEYMOL; STRIKER, HORNOR).

Schon MINKOWSKI hatte nach den erfolgreichen Pankreasexstirpationsversuchen, die ausnahmslos zum Diabetes mellitus der operierten Hunde führten, das offensichtlich für die Erscheinungen verantwortliche und nunmehr fehlende Pankreasgewebe durch orale Gaben von Pankreas zu ersetzen versucht, da sich in jener Zeit mit der Verfütterung von Schilddrüsengewebe bei der Hypothyreose sehr gute Ergebnisse erzielen ließen. Doch schon 1890 mußte MINKOWSKI erkennen, daß der Weg der enteralen Verabfolgung keine Erfolge versprach. Das von ihm *„Pankreatin"* genannte, getrocknete frische Pankreas hatte auf den Diabetes keinen Einfluß.

Ebensolche schlechte Erfahrungen machten auch JOHANNES KARL GOLDSCHEIDER (1858–1935) 1894, WILHELM SANDMEYER (geb. 1863) im Jahre 1895, HUGOUNENQ und DOYON 1897, HESS 1902 und PFLÜGER 1905. GOLDSCHEIDER verwandte auch Klysmata mit Pankreasgewebe und versuchte Pankreasglyzerinextrakte und Pankreaspillen. Es ist überraschend, daß noch 1922 KARL LOENING (geb. 1877) und 1924 ERNST VAHLEN (geb. 1865) zwei oral zu verabreichende Medikamente mit dem Namen *„Metabolin"* und *„Irrebolin"* propagierten, mit denen sie angeblich günstige Erfolge erzielt haben wollten. Diese wurden jedoch von anderer Seite nicht bestätigt.

Daher ging bereits MINKOWSKI dazu über, Pankreasextrakte zu injizieren, die er mit physiologischer Kochsalzlösung versetzt hatte und subkutan verabfolgte. Seine Präparate waren jedoch wirkungslos. Bereits in einer Arbeit von 1893 mußte er den Mißerfolg eingestehen, zumal sich an der Injektionsstelle ein Abszeß entwickelte, der weitere Versuche nicht ratsam erscheinen ließ.

Im gleichen Jahr, 1893, veröffentlichte der italienische Assistenzarzt FERNANDO BATTISTINI (1867–1929) einen Bericht über zwei Fälle von Diabetes, bei denen er nach Injektion eines Pankreasextraktes eine Abnahme der Glykosurie beobachtet hatte. In seiner deutsch geschriebenen Veröffentlichung wies BATTISTINI auch auf einige Vorläufer hin, so auf die englischen Ärzte MACKENZIE, WOOD, WHITE und SIBLEY, von denen jedoch nur WHITE ganz kleine Mengen von Pankreassaft subkutan injiziert hatte. Die anderen hatten Pankreasextrakte verfüttert. In den meisten Fällen zeigte sich keine positive dauernde Besserung. Er vergaß seinen Landsmann ANDREA CAPARELLI zu erwähnen. 1894 versuchte GOLDSCHEIDER, 6 Diabetiker mit Glyzerinpankreasextrakten, die er injizierte, zu behandeln, ohne jeden Erfolg. Auch PAUL FÜRBRINGER (1849–1930) konnte 1894 bei zwei Fällen ebensowenig eine objektive Besserung erkennen, wie ERNST VON LEYDEN (1832–1910) und FERDINAND BLUMENTHAL (geb. 1870) (OSER, LISSER, VANNI, LEICKERT).

Während bei diesen Versuchen die Überzeugung von MINKOWSKI, daß im Pankreas selbst das wirksame Prinzip zur Verhinderung des Diabetes existieren müsse, die Grundlage bildete, ging OTTO COHNHEIM (geb. 1873) von einer anderen These aus. RAPHAEL LEPINE (1840–1919) hatte nämlich angenommen, daß der Diabetes als Pankreasinsuffizienz auf einer Störung der Glykolyse beruhe, und 1903–1906 versuchte COHNHEIM, mit Muskelpreßsäften, die er mit Pankreasextrakt versetzte, Hunde und Katzen zu behandeln. Mit dieser Kombination wollte er eine erhebliche Reduzierung der Zuckerausscheidung im Urin erreicht haben. Doch haben sich seine optimistischen Vorstellungen nicht bestätigen lassen. Erst nach der Mitteilung über die Entdeckung des „Isletin" hat dann EUGEN GLEY (1857–1930) ein Dokument von der Pariser „Société de Biologie" am 23. Dezember 1922 öffnen und verlesen lassen, das er dort am 20. Februar 1905 deponiert hatte.

GLEY hatte im Gefolge der Mering- und Minkowskischen Exstirpationsversuche 1891 und 1892 ebenfalls derartige Experimente angestellt. Nach Sklerosierung des exogenen Pankreasanteils hat er aus der übrig bleibenden Drüse einen Extrakt hergestellt, der ja nach LAGUESSE den Saft der Langerhansschen Inseln als Träger der Wirksubstanz enthalten sollte. Damit konnte er eine erhebliche Reduzierung des Urinzuckers bei seinen Versuchstieren erreichen. Er bediente sich der intravenösen Injektion. Sie sollen bereits 1892 begonnen worden sein, wurden aber nach 1901, offensichtlich, weil der Verfasser sich mit anderen Aufgaben beschäftigte, nicht weitergeführt.

In seinem Zusatzbericht vom Jahre 1922 diskutierte GLEY im übrigen noch die Beobachtung von HEDON aus dem Jahre 1911, der die Glykosurie von diabetischen Hunden durch Injektion von Serum aus pankreatischem Venenblut eindeutig vermindern konnte, und der damit die These von der inneren Sekretion des Pankreas offensichtlich bewiesen hatte. Nachdem schon MINKOWSKI mit Erfolg versucht hatte, Pankreasstücke unter die Haut zu verpflanzen und auf diese Weise bei pankreatektomierten Tieren die Glykosurie wieder zum Verschwinden bringen konnte, bestätigte HEDON diese Beobachtung. Es ist bedauerlich, daß GLEY seine Versuche damals nicht fortführte, war er doch wohl auf dem richtigen Wege. Doch kann ihm – zumal er erst

1922 die Öffentlichkeit darüber unterrichtete – keinerlei Priorität zuerkannt werden.

Von ganz anderen Voraussetzungen gingen ALEXANDER RENNIE (1859–1940)
und THOMAS RICHARD FRASER (1841–1919) aus, die sich wohl erstmals die Tatsache zu Nutze machten, daß der Inselapparat bei bestimmten Knochenfischar-
ten vom exkretorischen Organ des Pankreas getrennt liegt – eine Beobachtung, die bereits 1848 HERMANN STANNIUS (1808–1883) gemacht hatte.
    1904 jedoch konnten DIAMARE und A. KULIABKO zeigen, daß diese merkwürdi-
gen Gebilde praktisch mit den Langerhansschen Inseln im Pankreasgewebe
höherer Tiere identisch waren.

Damit hatten RENNIE und FRASER 1907 eine neue Möglichkeit
der Gewinnung von Inselwirkstoff eröffnet, die später bei der
Herstellung des Insulins von großer Bedeutung werden sollte.
Freilich, sie selbst hatten den mechanisch zerkleinerten Brei aus
den Inselapparaten nur oral fünf Diabetikern zwei Monate lang
appliziert und nur einen einzigen Versuch mit einer subkutanen
Injektion, der noch dazu erfolglos auslief, gemacht. Wenn sie
über wesentliche Besserung, vor allem eine Abnahme der
Glykosurie, berichteten, so lag das wohl – wie MELLINGHOFF (S.
14) mit Recht vermutet – an der gleichzeitig durchgeführten sehr
strengen Diabetesdiät.

1910 schließlich veröffentlichte ERICH LESCHKE (1877–1933) eine umfangreiche Dissertation, in der er über seine, im ganzen völlig entmutigenden Versuche mit Pankreasextrakten berichtete. Er kam zu der Schlußfolgerung, daß die
„Existenz dieser hypothetischen antidiabetischen Substanz . . . doch sehr fraglich . . . erscheine“.

In diese Zeitspanne fallen auch die wesentlichen Arbeiten von
GEORG LUDWIG ZUELZER (1870–1949), über die ausführlich MEL-
LINGHOFF berichtete. 1901 hatte FERDINAND BLUM (1865–1959) den
sog. „Nebennierendiabetes“ entdeckt. Er konnte zeigen, daß es
nach Adrenalininjektionen zu einer Erhöhung des Blutzucker-
spiegels mit konsekutiver Glykosurie kam. ZUELZER nahm nun
diese Gedankengänge auf und postulierte einen heute weitgehend widerlegten Adrenalin-Insulin-Antagonismus. Zwölf Jahre,
von 1902 bis 1914, arbeitete er daraufhin an der Gewinnung
eines antidiabetischen Hormons der Bauchspeicheldrüse als
angeblichem Adrenalinantagonisten. Erste Tierversuche mit
Pankreasextrakten stellte ZUELZER 1903 an und konnte bei
Kaninchen, die er mit Adrenalininjektionen zuvor hyperglykä-
misch gemacht hatte, nach Injektion eines Präparates ein Aus-
bleiben der Glykosurie und eine Reduzierung der Harnmenge
erreichen. Da er für seine Versuche größere Mengen von Pankreata benötigte, die er sich allein nicht verschaffen konnte,

wandte er sich an die Firma Schering in Berlin, wo ihm MAX DOHRN (1894–1943) und ANTON MARXER behilflich waren.

Mit Recht wies MELLINGHOFF darauf hin, daß JOSEPH HERSEY PRATT (geb. 1892), der 1954 die Zuelzerschen Versuche ebenso wie die von BANTING und BEST kritisierte, nicht Recht hatte, wenn er meinte, daß bei der Gewinnung von Insulin von falschen Voraussetzungen ausgegangen worden wäre, weil das in vivo im Pankreas befindliche Proferment praktisch erst durch Enterokinase im Darm wirksam werde. Versuche haben hingegen gezeigt, daß schon kurz nach der Schlachtung der Tiere eine spontane Aktivierung des Trypsinogens in der Bauchspeicheldrüse die Regel ist. Dies hatte ZUELZER schon erkannt. Aber erst als er zur Gewinnung des Wirkstoffes – wie später übrigens BANTING und BEST – Alkohol im Gegensatz zu der bisher üblichen physiologischen Kochsalzlösung benutzte, war er auf dem richtigen Weg. ZUELZER hatte bereits fraktionierte Eiweißfüllungen vorgenommen und damit einen Großteil der neutralisierenden oder schädlichen Eiweißsubstanzen aus seinen Präparaten entfernt. Darin war offensichtlich das wirksame Substrat enthalten, denn Tierversuche, die nunmehr vom Jahre 1905 begannen und vor allem die erstmalige Erprobung seines Präparates am Menschen, über die er 1909 in einer ersten Arbeit berichtete, zeigten deutliche, wenn auch nur passagere Wirkungen.

Der erste Patient war bereits im Koma und moribund, wegen einer diabetischen Gangrän war der Unterschenkel amputiert worden. Aber nach der Injektion zeigte sich eine fünftägige Besserung, bevor der Patient, weil keine weitere Substanz mehr zur Verfügung stand, ad exitum kam. Untersuchungen des Urins auf Zucker, Azeton oder Azetessigsäure sind ebensowenig vorgenommen worden wie Blutzuckerkontrollen. In einem zweiten Fall jedoch war der Rückgang der Zucker- und Azetonkörperausscheidung im Urin geradezu spektakulär und konnte von ZUELZER einwandfrei nachgewiesen werden. Beim dritten Fall zeigten sich erstmals unangenehme Nebenwirkungen: die Temperatur stieg auf über 38,4°, der jugendliche diabetische Patient mußte mehrmals erbrechen, bei der zweiten Injektion kam es zum Auftreten von Schüttelfrösten, die später MACLEOD als *hypoglykämische Erscheinungen* deutete (1927, S. 59). MELLINGHOFF hingegen ist der Ansicht, daß die Erscheinungen eher auf ungenügende Reinheit der injizierten Präparate zurückgeführt werden müßten.

Nachdem 8 Fälle von ZUELZER, zum Großteil mit eindeutigem Erfolg, wenn auch mit erheblichen Nebenwirkungen, mit seinem Präparat, das er bald „Acomatol" nannte, beobachtet worden waren, unternahm es der Mitarbeiter von MINKOWSKI an der Breslauer Medizinischen Universitätsklinik JOSEPH FORSCHBACH, zwei schwerkranke Diabetiker mit ZUELZERS Extrakt zu behandeln. Es zeigte sich eine eindeutige, über 48 Std andauernde Reduzie-

rung der Urinmengen und der Zuckerausscheidung, doch hatten
die Präparate starke Nebeneffekte mit Temperatursteigerung
und Auslösung von Erbrechen, so daß die Versuche deshalb
abgebrochen wurden. FORSCHBACH kam aber auch ausdrücklich
zu dem Schluß:

> „. . .daß ZUELZER zum ersten Mal mit Erfolg aus Pankreas ein Präparat herge-
> stellt hat, das bei intravenöser Applikation auch in den Fällen, in denen die
> Nahrungszufuhr unverändert bleibt, die Zuckerausscheidung auf kürzere oder
> längere Zeit herabsetzt."

Bedauerlicherweise sind nun FORSCHBACH und sein Lehrer MIN-
KOWSKI den merkwürdigen Nebenwirkungen nicht weiter nachgegangen — für sie waren die Versuche, die sicherlich zur Reindarstellung des Insulins geführt hätten, abgeschlossen.

Als es schließlich im Februar 1914 gelang, in den Laboratorien
der Firma Hoffmann-La Roche 114 kg Pankreas zu verarbeiten,
hatte ZUELZER einen von CAMILLE REUTER hergestellten, sehr wirkungsvollen Extrakt in der Hand, der aber bei der Applikation
im Tierversuch bisher nie beobachtete schwere Krämpfe auslöste. Es dürfte sich — so betont MELLINGHOFF — hierbei zweifelsohne um eine echte hypoglykämische Wirkung eines sehr poten-
ten Extraktes gehandelt haben. ZUELZER jedoch glaubte an ein
spezifisches Krampfgift als toxische Noxe und brach die weiteren Arbeiten ab. Er hatte seit 1909 nichts mehr über sein „Acomatol" publiziert.

Man muß also konstatieren: ZUELZER dürfte durch seine neue
Methode der Alkoholextraktion, der fraktionierten Eiweißausfäl-
lung und der Verdampfung des alkoholischen Extraktes im
Vakuum bei niederen Temperaturen ein sehr wirkungsvolles,
Insulin enthaltendes Präparat hergestellt haben. Während seine
ersten Chargen, die von 1903 an eingesetzt wurden, Nebenerscheinungen verursachten, die auf Verunreinigung zurückzuführen sind, haben die später in Zusammenarbeit mit Hoffmann-La Roche hergestellten Extrakte zweifelsohne einen sehr
hohen Wirkungsgrad gehabt und deutliche hypoglykämische
Krampfanfälle ausgelöst, die allerdings ZUELZER, weil er noch
keine Blutzuckerbestimmungsmethoden einsetzte, nicht erkannt hat. ZUELZER war somit der erste, der ein eindeutig wirkungsvolles Präparat nicht nur im Tierversuch, sondern auch
beim Menschen verwandte, doch kann ihm nicht die Priorität für
die Einführung des Insulins als generelles, wirkungsvolles Antidiabetikum zuerkannt werden.

Gingen die einen Forscher davon aus, den exokrinen Anteil
des Pankreas zu zerstören, um die — wie sie meinten — die Wirk-

stoffe der Langerhansschen Inseln zersetzenden Fermente dieses Anteils auszuschalten, so bemühten sich andere, durch Ausfällungsmethoden die unerwünschten Beimischungen zu beseitigen. Zu diesen Forschern gehörte auch W. M. A. CROFTON, der 1909 aus Preßsaft von Schweinepankreas einen Extrakt herstellte, den er bei diabetischen Patienten verfütterte (MURLIN u. KRAMER, 1956).

1910 kam JOSEPH H. PRATT, der sich 1954 zur Entdeckungsgeschichte des Insulins sehr kritisch äußerte, allerdings in manchen Punkten von WILLIAM RICHARD FEASBY (geb. 1912) widerlegt wurde, zur Überzeugung, daß die Transplantation von Pankreasgewebe die Entwicklung eines Diabetes bei pankreatektomierten Tieren verhinderte und daß das Pankreas eine innere Sekretion besäße, die auf den Zuckerstoffwechsel Einfluß nähme (MURLIN u. KRAMER, 1956).

Vor diesem Hintergrund müssen die weiteren Versuche, wirksamen Pankreasextrakt zur Behandlung des Diabetes zu gewinnen, gesehen werden. Hier ist in erster Linie der Amerikaner ERNEST LYMAN SCOTT (1875–1934) zu erwähnen (RICHARDS). Ihm waren die Arbeiten von ZUELZER wohl bekannt, die er ebenso wie die von HEDON zitierte. Er hatte zunächst mit Hilfe der Ligatur des Ductus Wirsungianus versucht, eine Atrophie der exkretorischen Anteile zu erreichen, was ihm aber nicht vollständig gelang. So ging er dann dazu über, frisches Pankreas mit Sand und warmem Alkohol zu behandeln. Irgendein Effekt auf die Zuckerausscheidung ließ sich damit nicht nachweisen, aber als er anstelle des 95% Alkohols angesäuertes Wasser verwandte, konnte er bei drei von vier Hunden eindeutige Senkungen des Urinzuckergehaltes feststellen. Seine Dissertation führte zu folgenden Schlußfolgerungen:
„1. There is an internal secretion from the pancreas controlling the sugar metabolism . . .
2. By proper methods this secretion may be extracted and still retain its activity.
3. This secretion is easily destroyed by oxidation or by the action of the digestive enzymes of the pancreas.
4. The secretion is insoluble or nearly so, in strong alcohol but is readily soluble in acidulated water.
5. The failure of previous workers to procure satisfactory results was due to their not preventing oxidation or the action of the digestive enzymes."
In einer kürzeren Zeitschriftenveröffentlichung betonte SCOTT 1912 noch einmal die Bedeutung der Gewinnung des Extraktes mit Hilfe von 85% Alkohol, weil sich tatsächlich – wie erst später die Arbeiten von BANTING, BEST und COLLIP ergaben – das aktive Prinzip in Wasser und 80–85% Alkohol löst, aber von 95% Alkohol präzipitiert wird (RICHARDS).
In den Jahren 1913–1916 haben dann JOHN RAYMOND MURLIN (1874–1960) und BENJAMIN KRAMER (geb. 1887) ebenfalls Versuche unternommen, das antidiabetische Hormon zu isolieren (MURLIN u. KRAMER, 1956). Während ihre Untersuchungen noch liefen, wurden 1915 die günstigen Ergebnisse von ISRAEL SIMON KLEINER (geb. 1885) und SAMUEL JAMES MELTZER (1851–1920) bekannt, die mit physiologischer Kochsalzlösung stark verdünnte Pankreassuspensionen herstellten und nach langsamer intravenöser Injektion bei pankreatektomier-

ten Hunden zum Teil sehr deutliche Blutzuckersenkungen konstatierten. Weder MULIN noch KRAMER, noch KLEINER und MELTZER beobachteten im übrigen bei ihren Versuchen die schweren Nebenwirkungen, die ZUELZER zum Abbruch seiner Untersuchungen, vor allem nach den negativen Erfahrungen von FORSCHBACH, veranlaßt hatten.

In der Nachkriegszeit hat im übrigen ROBERT AMMON (geb. 1902) darauf hingewiesen, daß sein Lehrer ERNST JOSEF LESSER (1879–1928) kurz vor dem Ausbruch des Ersten Weltkrieges ebenfalls mit Pankreasextrakten eine Blutzuckersenkung bei diabetischen Fröschen erzielte und die von ihm beobachteten Nebenwirkungen als eine hypoglykämische Reaktion gedeutet hätte. In Freundeskreisen wurde die Substanz, die den Blutzucker herabzusetzen vermochte, „Glucopausin" genannt. LESSER selbst hat leider über seine Forschungen nichts veröffentlicht, doch findet sich in dem Nekrolog auf LESSER aus dem Jahre 1928 von seinem polnischen Schüler JACOB KARL PARNAS (geb. 1884) ein Hinweis, daß er selbst diese Experimente LESSERs habe miterleben können.

Schließlich müssen vor der Behandlung der Entdeckung des Insulins durch BANTING und BEST noch die Arbeiten des rumänischen Wissenschaftlers PAULESCO besprochen werden, für den im Zusammenhang mit den 50-Jahr-Feiern anläßlich der Entdeckung des Insulins 1971/72 sein Landsmann ION PAVEL (geb. 1897) die Priorität der Insulinentdeckung forderte. In mehreren Arbeiten und zahlreichen Zuschriften an bekannte Diabetologen in aller Welt und an das Nobel-Komitee in Stockholm hat PAVEL darauf hingewiesen, daß PAULESCO fünf Monate vor seinen kanadischen Kollegen eine Veröffentlichung in der bekannten Zeitschrift „Archives Internationales de Physiologie" am 31. August 1921 publiziert hatte, denen vier Kurzmitteilungen an die „Société de Biologie" in Paris zwischen April und Juni 1921 vorausgegangen waren. Die größere Arbeit in den „Archives Internationales de Physiologie" war am 22. Juni 1921 von der Redaktion angenommen worden. Der erste Vortrag von BANTING und BEST vor dem „Physiological Journal Club" in Toronto hatte am 14. November 1921 stattgefunden, der zweite Vortrag am 29. Dezember 1921 in New Haven vor der „American Physiological Society" (CHEYMOL; PAVEL).

1916 hatte PAULESCO, der eine Zeitlang von 1888–1900 sich zu Studien- und Forschungszwecken in Paris aufhielt, seine Forschungen über das Pankreas aufgenommen, die durch den Ersten Weltkrieg und die deutsche Besetzung von Rumänien unterbrochen worden seien. Gleich nach Beendigung des Krieges hatte er diese Arbeiten fortgesetzt, die offensichtlich im Frühjahr 1921 zur Entdeckung des von ihm „Pancréine" genannten Wirkstoffes geführt haben.

PAULESCO hat in vier Mitteilungen im April, Mai und Juni 1921 in der Tat über seine sehr interessanten Versuche berichtet, die er noch einmal in der Abhandlung in den „Archives Internationales de Physiologie" zusammenfaßte. Unter besonderen sterilen Kautelen gewann er Pankreasmaterial und versetzte es mit destilliertem Wasser. Dann wurde die Aufschwemmung 24 Std in Eis gelegt, schließlich gefiltert und mit Kochsalz behandelt. Bei der intravenösen Injektion zeigten sich bereits in den ersten Versuchen dramatische Blutzuckersenkungen von 140 mg-% bis auf 26 mg-%, und ein pankreatektomierter Hund starb in der Hypoglykämie.

PAULESCO konnte weiterhin finden, daß diese Wirkung etwa 12 Std anhielt, daß sich eine auffällige Verminderung der Azetonämie und Azetonurie einstellte, daß die stärkste Wirkung nach etwa 2 Std zu erwarten war und daß auch bei einem normalen, nicht diabetischen Hund eine auffällige Senkung des Blutzuckerspiegels zu beobachten war. Bei subkutanen Injektionen jedoch kam es zu erheblichen Reizungserscheinungen, und dies war wohl der Grund, der PAULESCO dazu bewog, das Präparat noch nicht beim Menschen anzuwenden.

Während der Anspruch von PAVEL bereits 1969 von JAN MURRAY vertreten und nach Bekanntwerden der Aktivitäten von PAVEL in einer weiteren Arbeit im Jahre 1971 noch einmal unterstrichen wurde (DEROT; MARTIN; HAZARD) hoben andere hervor, daß PAULESCO schon früher in den meisten Darstellungen der Entdeckungsgeschichte des Insulins zitiert worden sei, daß er aber, da er vor allem den Schritt vom Tierversuch zur Anwendung am Menschen nicht mehr ging, keineswegs die Priorität für die Einführung des Insulins beanspruchen konnte, das erstmals am 11. Januar 1922 dem diabeteskranken Kind LEONARD THOMPSON mit Erfolg injiziert werden konnte (STÖCKER; MACLEOD, S. 69 ff.; YOUNG; LEIBOWITZ; GOLDNER; STEIN; ALLAN; WRENSHALL, HETENYI u. FEASBY, S. 45; WOLFF, 1971 u. 1974).

Während BANTING und BEST bei den ersten Versuchen ein Zwei-Etappen-Verfahren wählten, wobei sie zuerst die Ausführungsgänge der Pankreata unterbanden und nach einer gewissen Latenzzeit das atrophische Organ nach 7 bis 10 Wochen verarbeiteten, hat PAULESCO seinen Extrakt aus dem frischen Organ gewonnen. Bald aber sind BANTING und BEST dazu übergegangen, fötale Kalbsdrüsen zu verwenden, die nach den Beobachtungen von JUSSUF IBRAHIM (1877–1953) aus dem Jahre 1909 noch keine proteolytischen Enzyme enthalten. Die Gewinnungsmethoden waren ziemlich ähnlich, und offensichtlich waren auch beide Präparationen etwa gleichwertig, so daß ein speziell zur Prüfung dieser Frage 1970 eingesetztes und unter der Leitung von FRANK GEORGE YOUNG (geb. 1908) aus Cambridge arbeitendes Komitee der „International Diabetes Federation", das alle von 1893 bis 1921 publizierten Arbeiten von 20 Autoren ausführlich begutachtete, zu der Entschließung kam:

„There can be little doubt that PAULESCO, as well as BANTING und BEST, obtained a pancreatic extract which contained insulin, and that the pancréine and the insulin present in the crude extracts in which the hormone was first obtained, are the same substance."

Während aber PAULESCOS Versuche, die Reinigung der Extrakte weiterzuführen, aus nicht geklärten Gründen offensichtlich scheiterten, haben BANTING und BEST vor allem durch Hinzuziehung des Chemikers JAMES BERTRAM COLLIP (1892–1965) gerade diese Hürde überwunden und sind zu relativ gut verträglichen, subkutan oder intramuskulär injizierbaren Präparaten gekommen, die überhaupt erst die breite Anwendung beim Menschen ermöglichten.

Es ist bedauerlich, daß – wie PAVEL mit Recht betonte – in der ersten Arbeit von BANTING und BEST bei der Diskussion der Abhandlungen von PAULESCO in den „Comptes Rendues des Séances de la Société de Biologie" in Paris ein Übersetzungsfehler sich eingeschlichen hat.

In ihrer zweiten Arbeit vom März 1922 ist die mißverständliche Übersetzung nicht mehr enthalten, und dort heißt es nur – und zwar wissenschaftlich durchaus exakt –:

„More recently, MURLIN, KLEINER and PAULESCO have tried the effect of aqueous extracts of the pancreas intravenously, on depancreatized animals and have found transitory reduction in percentage of blood sugar and in the sugar excreted in the urine."

Die größere Arbeit von PAULESCO vom 31. August 1922 erschien nach Beginn der Arbeiten von BANTING und BEST in Toronto. Sie ist offensichtlich von den Autoren auch später nicht zur Kenntnis genommen worden, doch muß man konstatieren, daß BANTING und BEST ihre Versuche, die zur Gewinnung von Insulin völlig unabhängig von PAULESCO begonnen wurden, nicht abbrachen, als sich erste Schwierigkeiten einstellten, sondern nach Mitteln und Wegen suchten, um diese erfolgreich zu überwinden.

Zweifelsohne sind die Arbeiten von PAULESCO unter Berücksichtigung aller bisher diskutierter Vorläufer die exaktesten, wenngleich zum Beispiel die Blutzuckerbestimmungen noch – wie PAULESCO selber mitteilte – 25 ml Blut für jede einzelne Analyse benötigten. Doch war das Nobelkomitee zweifelsohne berechtigt, im Jahre 1923 für die in Toronto erfolgte Entdeckung und Darstellung sowie die erste Erprobung am Menschen den Nobelpreis an die Torontoer Forschungsgruppe zu verleihen. Dabei ereignete sich allerdings eine personale Fehlentscheidung, insofern als nur BANTING und MACLEOD den Preis erhielten, während der Student BEST und der Chemiker COLLIP leer ausgingen. BANTING hat bekanntlich sofort seinen Preis mit BEST geteilt, was MACLEOD veranlaßte, die Hälfte seines Preises COLLIP zur Verfügung zu stellen.

Wenden wir uns aber nunmehr den geradezu dramatischen Wochen und Monaten zu, die in Toronto zur Isolierung des wirk-

samen Prinzips und seiner Anwendung am Menschen führten.
Der damals gerade 29 Jahre alte BANTING hatte im Juli 1920,
nachdem er vier Jahre als Militärarzt gewirkt hatte, in London,
Ontario (Kanada) eine Praxis als Orthopäde eröffnet, doch hatte
er offensichtlich in den ersten Monaten nicht viel zu tun. Am
Abend des 30. Oktober 1920 bereitete er sich, da er nebenher
noch Lehrbeauftragter für Physiologie an der Universität war,
auf eine seiner nächsten Vorlesungen vor, und ihm fiel das neueste Heft des „Journal of Surgery, Gynecology and Obstetrics" in
die Hände, in der ihn in der November-Nummer 5 ein Artikel
von MOSES BARRON (geb. 1883) besonders interessierte. Darin
war, ausgehend von den älteren Schilderungen der Atrophie des
Pankreas durch Verstopfung des Ductus Wirsungianus infolge
von Gallensteinen die Möglichkeit, durch Ligatur des Ganges
eine solche Atrophie zu erzeugen, ausführlich diskutiert worden.
BARRON wies darauf hin, daß bereits 1884 CHARLES LOUIS XAVIER
ARNOZAN und LOUIS VAILLARD dies erstmals gezeigt hatten und
erwähnte die Arbeiten von SSOBOLEW 1902, ALEXANDRE MANKOW-
SKI (geb. 1868) und E. SAUERBECK aus den Jahren 1901–1904 und
KAMINURA 1917.

BANTING hatte sich mit dieser Problematik bisher noch nicht
befaßt, doch war er von der Möglichkeit, aus dem Pankreas den
hypothetischen innersekretorischen Wirkstoff zu isolieren, so
fasziniert, daß er sich sofort an den bedeutenden Kenner des
Kohlenhydratstoffwechsels, den Direktor des Physiologischen
Instituts in Toronto, MACLEOD, wandte und ihn darum bat, ihm
für derartige Untersuchungen ein Laboratorium und Versuchstiere zur Verfügung zu stellen. Offensichtlich hat BANTING,
da er ja die gesamte Literatur des Pankreasdiabetes kaum
kannte, keinen besonders nachhaltigen Eindruck auf MACLEOD
gemacht, dennoch stellte ihm dieser in der Ferienzeit das
gewünschte Laboratorium, eine sehr primitive Dachkammer,
und zehn Versuchshunde, zur Verfügung und attachierte für die
auf acht Wochen befristeten Experimente zwei am Institut tätige
Studenten, BEST und E. CLARK NOBLE.

Sie sollten sich als Assistenten monatlich abwechseln, und wie HANS SELYE
(geb. 1907) mitteilte, entschied eine Münze darüber, wer zuerst beginnen
sollte. Das Los fiel auf BEST, der seine Arbeit auch nach einem Monat fortsetzte,
weil NOBLE zu dieser Zeit verhindert war. So kam es zu der einmalig harmoni-
schen Zusammenarbeit zwischen dem 29jährigen Orthopäden und dem damals
gerade 21jährigen Medizinstudenten.

BANTING ging zuerst von der Idee aus, durch Unterbinden der
Pankreasgänge eine Atrophie des exokrinen Anteils zu errei-

chen und nach 7–10 Wochen aus den verbleibenden Langerhansschen Inseln einen, das hypothetische Hormon enthalten-
den Extrakt zu gewinnen, der wiederum an den pankreatektomierten Hunden getestet werden sollte. So begannen die beiden
jungen Forscher ihre Arbeit am 16. Mai 1921 zu einer Zeit, als
MacLeod gerade zu einem Sommerurlaub in Schottland weilte.
Nach manchen Mißerfolgen konnten sie endlich am 27. Juli 1921
das degenerierte Pankreas eines Hundes entfernen.

In sehr einfacher Weise zerkleinerten sie das exstirpierte Material in einem
gekühlten Mörser und froren es in Salzwasser ein. Die Masse wurde zermahlen
und 100 ml physiologische Kochsalzlösung hinzugefügt. 5 ml dieses Extraktes
wurde einem Hund, dem das Pankreas vorher entfernt worden war, intravenös
verabfolgt, und es zeigte sich erstmals, daß der Blutzucker innerhalb von 2 Std
erheblich sank. Diese Blutzuckeruntersuchungen, die BEST mit einer von
MYERS und BAILEY modifizierten Methode nach LEWIS und BENEDICT aus dem
Jahre 1915, die sie 1916 angegeben hatten, durchführte, sollten wesentlich
zum Erfolg dieser Arbeiten beitragen. Im Gegensatz zu PAULESCO, der noch 25
ml Blut für jede Bestimmung benötigt hatte, kam nunmehr BEST mit sehr viel
geringeren Mengen von 0,2 ml aus und konnte deshalb auch beim Hunde seine
Untersuchungen häufig, zum Teil sogar im Halbstundenrhythmus, wiederholen.

Da kam BANTING auf die Idee, das Pankreas von dem – wie er
meinte – offensichtlich das Hormon beeinträchtigenden Trypsinogen dadurch zu befreien, daß er die Drüse mit Sekretin stimu-
lierte und gleichzeitig die Vagusnerven reizte. Ein auf diese
Weise gewonnener Extrakt rettete den bereits moribunden Versuchshund, und dieser Versuch zeigte, daß es tatsächlich
gelang, auf diese Weise den Wirkstoff, den die Torontoer Forscher zuerst „Isletin“ nannten, ohne Beeinträchtigung durch die
Verdauungsfermente zu gewinnen. Doch war dieser Weg sehr
langwierig und mühsam.

So verschaffte sich BANTING Bauchspeicheldrüsen von etwa vier Monate
alten Kalbsföten aus dem Schlachthaus. Bei ihren weiterhin erfolgreichen Versuchen stellte sich heraus, daß die aktive Substanz aus dem fötalen Pankreas
noch besser mit Azeton und angesäuertem Alkohol anstelle von Salzlösung
extrahiert werden konnte. Dies war offensichtlich in erster Linie BESTs Vorschlag. Dadurch ist wohl der berühmte legendäre Versuchshund Marjorie, der
immer wieder in der Literatur erwähnt wird (STÖCKER; WRENSHALL, HETENYI u.
FEASBY, S. 61) über 70 Tage nach Pankreatektomie am Leben erhalten worden.

Die entscheidenden Untersuchungen – im ganzen wurden 75
Experimente an den zehn zur Verfügung stehenden Hunden
durchgeführt – fanden zwischen dem 7. und 14. August statt.
Das Ergebnis wurde dann von den beiden Forschern am 14.
November 1921 vor dem „Physiological Journal Club“ der Uni-
versität von Toronto unter dem nichtssagenden Titel „Pancreatic

Diabetes" vorgetragen. Dieser Vortrag war die Grundlage für die erste Publikation im Februar 1922.

Der Zufall wollte es, daß am Ende des Jahres 1921 der junge, ebenfalls gerade 29 Jahre alte Chemiker COLLIP nach Toronto kam, um dort im Physiologischen Institut von MACLEOD eigene Forschungsarbeiten durchzuführen. Auf Bitten von BANTING schloß er sich, von MACLEOD dazu ermuntert, dem „Isletin"-Team an und hat in den wenigen Monaten — er hatte im Frühsommer 1922 Toronto wieder verlassen (BARR u. ROSSITER) — Wesentliches zur Gewinnung von Insulin in größeren Mengen und zur Standardisierung des neuen Präparates beigetragen.

So konnte schließlich am 11. Januar 1922 der erste Versuch an einem diabetischen 14jährigen Knaben, LEONARD THOMPSON, durchgeführt werden, nachdem BANTING und BEST in einem Selbstversuch die Verträglichkeit der neuen Charge getestet hatten. Bei dem Jungen war vor zwei Jahren erstmals ein Diabetes diagnostiziert worden, und man hatte bei der hohen Mortalität des jugendlichen Diabetes wenig Hofffnung, daß man ihn hätte retten können. Bei ihm wurde die damals übliche Hungerkur nach FREDERICK MADISON ALLEN angewandt. Er war fast bis zum Skelett abgemagert, als er in desolatem Zustand am 2. Dezember 1921 in das General Hospital von Toronto eingeliefert wurde, wo ihn die beiden Ärzte WALTER R. CAMPBELL (geb. 1890) und ANDREW ALMOS FLETCHER (geb. 1889) behandelten, die mit BANTING, BEST und COLLIP zusammen die zweite Veröffentlichung im März 1922 mitzeichneten. Dies führte sogleich zu einer wesentlichen Besserung des Krankheitsbildes. Allerdings lösten die subkutanen Injektionen auch einen sterilen Abszeß aus, was COLLIP zu weiteren Anstrengungen einer noch intensiveren Reinigung der Präparate veranlaßte. Inzwischen hatte MACLEOD BANTING und BEST vorgeschlagen, anstelle des englischen Terminus *„Isletin"* den schon 1909 von DE MAYER und 1916 von SHARPEY-SCHÄFER vorgeschlagenen Namen *„Insulin"* zu benutzen, der zwar ebensowenig wie der Begriff *„Isletin"* in den ersten beiden Veröffentlichungen auftauchte, sich dann aber sehr schnell international durchsetzte.

Damit war also den Torontoer Forschern erstmalig und unmißverständlich der Beweis gelungen, daß sie tatsächlich denjenigen Wirkstoff aus dem Pankreas isoliert hatten, der das Auftreten der Zuckerkrankheit verhindern konnte, und es begann eine neue Ära der Diabetestherapie.

BANTING, BEST und COLLIP haben ihr Verfahren der Insulingewinnung sogleich 1922 patentieren lassen, aber sie haben das Patent, das sie für einen symbolischen Dollar erwarben, sofort dem „Board of Governors" der Universität von Toronto überlassen, mit der einzigen Auflage, daß dieser ein Insulinkomitee bestimmen sollte und die Herstellung von Insulin durch Industrieunternehmen an die rigorose Prüfung der Wirksamkeit durch dieses Komitee binden müsse. Alle durch die Vergabe des Patents anfallenden Einnahmen sind bis zum heutigen Tag der Forschung zugute gekommen, insbesondere dem später nach BANTING und BEST benannten Forschungsinstitut in Toronto.

Schon 1922 konnten BANTING, BEST, COLLIP, MACLEOD und der studentische Kollege von BEST, NOBLE, nachweisen, daß Insulin auch bei normalen Ratten den Blutzucker senkt. Damit war die Möglichkeit geschaffen, bei nichtdiabetischen Versuchstieren eine Wirkungskontrolle des Insulins durchzuführen.

Dies war besonders wichtig, da man festgestellt hatte, daß bei Blutzuckerwerten unter 45 mg-% Krämpfe auftraten, die dem Krankheitsbild der Hypoglykämie entsprachen. So war es kein Wunder, daß man zuerst diejenige Dosis als Insulineinheit ansah, die bei normalen Kaninchen derartige Konvulsionen auslöste. Die Torontoer Forscher arbeiteten auch mit Mäusen und setzten die Mäuseeinheit als den sechshundertsten Teil einer Kanincheneinheit fest.

Es war schließlich vor allem COLLIPS Verdienst, daß vom Torontoer Insulinkomitee in Zusammenarbeit mit der Gesundheitsorganisation des Völkerbundes bereits 1923 die Insulineinheit definiert wurde, *als ein Drittel der Menge, die den Blutzucker eines 2 kg schweren Kaninchens, das 24 Std gefastet hatte, vom normalen Wert von 118 mg-% bis zum Krampfwert von 45 mg-% über eine Zeit von 5 Std senken kann* (BARR u. ROSSITER; LACEY). Später ist dann die Insulineinheit zugunsten eines internationalen Standards nicht mehr an der Reaktion des Versuchstieres sondern als Gewichtsmenge gemessen worden.

Man hat vor allem im Zusammenhang mit der Verleihung des Nobelpreises an MACLEOD diesem den Vorwurf gemacht, die Forschung von BANTING und BEST eher behindert als wesentlich gefördert zu haben, und die Entscheidung des Nobelkomitees galt für viele als ein Fehlgriff (z. B. CHEYMOL). Doch hat mit Recht in einer 1972 erschienenen Arbeit JANOS KENEZ darauf hingewiesen, daß trotz einiger Spannungen zwischen BANTING und MACLEOD dem letzteren erhebliche Verdienste um die relativ schnelle Entdeckung des Insulins und seine Herstellung im größeren Maßstab zukomme. MACLEOD hat dem ihm völlig unbekannten jungen BANTING nicht nur für einige Zeit ein Laboratorium und zehn Versuchshunde, sondern auch den kongenialen Assistenten BEST zur Verfügung gestellt, und wenn er vor Beginn der Versuche relativ skeptisch war, so lag das zweifelsohne daran, daß er die Literatur und die vielfältigen, über 30jährigen Bemühungen zur Isolierung der Wirksubstanz sehr genau kannte, die ja bisher zu keinem endgültigen Erfolg geführt hatten. Sobald MACLEOD nach Rückkehr aus seinem Europaurlaub die erfolgreichen Forschungsarbeiten von BANTING und BEST kennenlernte, hat er sogleich alle weiteren wissenschaftlichen Arbeiten im Institut abbrechen lassen und sein gesamtes Team für die Isolierung, Reinigung und Nachprüfung des Insulins eingesetzt. Er war es, der den Chemiker COLLIP, allerdings auf BANTINGS Wunsch hin, dazu bestimmte, in diesem Team mitzuarbeiten, und seinem Prestige war es mit zu verdanken, daß Insulin sehr schnell nicht nur in Kanada und den USA, sondern auch in Europa als die wirksamste Therapie des Diabetes bekannt wurde.

Sogleich nach Entdeckung und Bekanntwerden des Insulins gab es natürlich eine Reihe von Autoren, die die Priorität von BANTING und BEST ebenso anzweifelten, wie das vor wenigen Jahren durch die Intervention von PAVEL geschehen war.

Hier sei besonders erwähnt die Zuschrift eines Dr. FRANGCON ROBERTS an das „British Medical Journal" vom 16. Dezember 1922, in der der Verfasser auf die Vorläufer und insbesondere auf die Untersuchungen von E. L. SCOTT hinwies. In einer sehr unerfreulichen Polemik sprach er den beiden kanadischen Forschern jede Originalität ab. Es ist sehr interessant, daß daraufhin sogleich der spätere Nobelpreisträger SIR HENRY HALLETT DALE (1875–1968) in sehr scharfer Form antwortete und die außerordentliche Bedeutung dieser Entdeckung herausstellte. Was DALE über die Arbeiten von SCOTT sagte, galt im übrigen durchaus auch für alle anderen Vorläufer:

„The important point is that SCOTT did stop, and that Dr. ROBERTS would not be writing about his work now if BANTING and BEST and the other Toronto workers had not gone much further" (FEASBY).

Mit dem schnellen Bekanntwerden des Insulins stieg natürlich auch sofort die Nachfrage. BANTING entschloß sich bald, in eigener Praxis Diabetiker zu behandeln und bestimmte BEST zum Leiter der Institution, die nunmehr Insulin in größerem Maßstabe herzustellen sich bemühte. Das konnte in dem kleinen Laboratorium im Physiologischen Institut der Universität Toronto nicht weiter geschehen, und so übernahmen die im Ersten Weltkrieg errichteten Connaught-Laboratorien die Produktion, bei der es zwischen Februar und Mai 1922 einen gefährlichen Engpaß gab (WRENSHALL, HETENYI u. FEASBY, S. 67).

Da war es ein Glücksfall, daß leitende Mitarbeiter der amerikanischen pharmazeutischen Firma Eli Lilly in Indianapolis bereit waren, das Insulin in Lizenz und unter Aufsicht des Insulinkomitees herzustellen. Als schließlich im August 1922 der bedeutende Diabetologe in Boston ELLIOTT PROCTOR JOSLIN (1869–1962) erste Insulinproben erhielt, begann der Siegeslauf des Präparates. Noch im Oktober des gleichen Jahres konnten immerhin 3.000 ml Insulinlösung hergestellt werden. Im folgenden Jahr wurde auch in den deutschsprachigen Ländern die Insulinproduktion von eigenen Firmen übernommen. In Deutschland waren es die Firma Hoechst, die bereits 1910 mit ZUELZER Fühlung aufgenommen hatte, ohne daß sich damals eine erfolgreiche Zusammenarbeit ergab, die Farbenfabriken Bayer sowie die Firmen Kahlbaum, Schering und Merck, in der Schweiz die großen Baseler Firmen Hoffmann-La Roche (Iloglandol), die sich ebenfalls schon früher zusammen mit ZUELZER um die wirksamen Extrakte bemüht hatten, sowie Geigy und Sandoz (Insulin-Sandoz). Auch Dänemark nahm die Produktion von Insulin auf, und aus diesem Lande sollten bald wesentliche Verbesserungen des Insulins bekannt werden. Und die nach der

Patentschrift vorgeschriebenen Kontrollen der Insulinchargen ohne Zeitverluste durchzuführen, sind dann auf Veranlassung des Torontoer Insulinkomitees weitere regionale Institutionen ins Leben gerufen worden.

In Deutschland begründete MINKOWSKI, einer Anregung von MACLEOD vom 6. April 1923 folgend, ein derartiges Komitee (DÖRZBACH und MÜLLER, LAUSCH, S. 115). Auch KARL VON NOORDEN (1858–1944) setzte sich sofort für die Einführung des Insulins in den Therapieplan ein, der auch die klinische Erprobung in Deutschland übernahm (DÖRZBACH und MÜLLER). Doch bis zum Anlaufen der Produktion mußte man da und dort noch auf die Selbstherstellung nach den Vorschriften von BANTING, BEST und COLLIP zurückgreifen.

Dies hatte der Internist LEO POLLAK (geb. 1878) zusammen mit SUSY GLAUBACH am Pharmakologischen Institut der Universität Wien im Juni 1923 unternommen (KORP und ZWEYMÜLLER; LESKY; WAGNER; KLEEBERG). FERDINAND SCHMIDT hat schließlich darauf hingewiesen, daß unabhängig von der Entwicklung des Insulins durch die Hoechster Farbwerke, das serienmäßig Ende 1923 zur Verfügung stand, ein Mecklenburger Landapotheker, WILHELM SAILER (1882–1942), im Mai 1924 sich daran machte, aus – vom Hamburger Zentralschlachthof – überlassenen Bauchspeicheldrüsen von Rindern und Schweinen im eigenen Laboratorium ein Präparat herzustellen, das bald von der Firma Dr. CHRISTIAN BRUNNENGRÄBER in Rostock fabrikmäßig unter dem Namen „Germano-Insulin" hergestellt wurde.

Die Suche nach einer Methode, die eine bessere Ausbeute an Insulin erbringen sollte, ging weiter. Einen ersten Schritt auf diesem Wege machte JOHN JACOB ABEL (1857–1938), dem im Jahre 1926 die Kristallisation des Insulins gelang (MURNAGHAN und TALALAY). Dabei entwickelte sich eine Kontroverse mit BEST, MURLIN und ALLEN, die eine biuretfreie Insulinfraktion anstrebten, während ABEL aufgrund seiner Untersuchungen zu der Überzeugung kam, daß auch kristallines Insulin Eiweißsubstanzen enthielt, weil seine kolorimetrischen Tests Protein nachweisen ließen. Es sollte sich bald zeigen, daß ABEL mit seiner Vermutung recht hatte. Aber erst 1934 konnte DAVID AYLMER SCOTT, der sich als Chemiker dem Torontoer Arbeitskreis angeschlossen hatte, tatsächlich nachweisen, daß es sich beim kristallinen Insulin um Proteinsalze handelte, die mit Metallen wie Zink, Kobalt, Kadmium oder Nickel gebildet wurden.

D. A. SCOTTs Arbeiten waren von einer anderen Fragestellung ausgegangen. Er wollte klären, ob man die oft mehrmals täglich notwendig werdenden Insulininjektionen durch ein Depotpräparat ersetzen könnte. Seit 1934 waren daher in Toronto Forschungsarbeiten unter der Leitung von SCOTT und FISHER angelaufen, um durch Kopplung des Insulins an Zink eine Verlängerung der Insulinwirkung zu erreichen. Da gelang 1936 einer dänischen Forschergruppe unter Leitung von HAGEDORN der Nachweis, daß die Wirkung des Insulins verlängert werden konnte, wenn es mit Protamin, einem Extrakt aus „Fischmilch", kombiniert wurde. Die Zahl der Injektionen konnte von vier mit Altinsulin auf zwei täglich herabgesetzt werden. SCOTT und FISHER konnten nun im gleichen Jahr zeigen, daß Protamin nur dann eine Wirkungsverlängerung brachte, wenn es zinkhaltigem Insulin zugesetzt wurde und mit dem nunmehr hergestellten Protamin-Zinkinsulin konnte man in der Regel mit einer Injektion pro die auskommen (s. auch KERR, BEST, CAMPBELL und FLETCHER).

Mit der Kristallisation des Insulins trat nunmehr die Frage nach der Konstitutionsaufklärung stark in den Vordergrund. In zehnjähriger Forschungsarbeit gelang schließlich FREDERICK SANGER (geb. 1918) 1955 die Strukturaufklärung des Insulins verschiedener Tierarten, das er als eine Kombination zweier Polypeptidketten mit 21 bzw. 30 Aminosäureresten erkannte, die durch Schwefelbrücken verknüpft waren. SANGER erhielt 1958 für diese Arbeiten den Nobelpreis für Chemie. Mit der Strukturaufklärung war aber auch die Möglichkeit eröffnet, nunmehr an eine Synthese oder zumindest an eine Teilsynthese des Insulinmoleküls zu denken.

Anfang der sechziger Jahre hatten sich drei Forschungsgruppen mit dem Problem der Insulinsynthese befaßt: der Arbeitskreis um HELMUT ZAHN (geb. 1916) am Wollforschungsinstitut der Technischen Hochschule in Aachen, eine Gruppe um PANAYOTIS G. KATSOYANNIS (geb. 1924) im Biochemistry Department der Universität von Pittsburgh und eine Gruppe von chinesischen Forschern am Institut für Biochemie der Academia Sinica in Schanghai. Den beiden ersten Gruppen gelang es, unabhängig voneinander, fast gleichzeitig, durch Einzelsynthese der A- und B-Kette und ihrer Kombination ein, wenn auch nur gering wirksames synthetisches Insulin zu gewinnen, das 1965 von der chinesischen Forschergruppe soweit gereinigt werden konnte, daß es in Kristallen zu erhalten war (MEIENHOFER u. a., 1963; KATSOYANNIS u. a., 1963; DU Y-CANG u. a., 1965). Soeben kam im übrigen aus den Forschungslaboratorien der Firma Ciba-Geigy in Basel die Nachricht, daß es einer Arbeitsgruppe (SIEBER u. a.) gelungen sei, eine Totalsynthese von Humaninsulin unter Bildung von Disulfidbrücken zu erreichen, die eine wesentlich höhere Ausbeute an wirksamen Insulin ermöglicht.

Glaubte man, daß nach der Einführung des Insulins in den Therapieschatz das Problem der Diabetestherapie weitgehend geklärt sei, so zeigte es sich bald, daß gerade mit der Insulinbehandlung zahlreiche neue Probleme pathologischer, biochemischer und therapeutisch-klinischer Art auf die Forschung zuka-

men. RACHMIEL LEVINE (geb. 1910) hat diese Fragen 1967 erörtert.
Schon zwei Jahre nach der Einführung des Insulins in den Arzneischatz mußte 1924 WILHELM FALTA (1875–1950) über einen
42jährigen Patienten mit rasch fortschreitendem Diabetes
berichten, der selbst mit einer zu jener Zeit sehr hohen Insu-
lingabe von 150 Einheiten nicht zu bessern war. Das gleiche
Präparat war bei einem anderen Patienten voll wirksam. Im gleichen und nächsten Jahr erschienen weitere Beobachtungen dieser merkwürdigen *Resistenz* (POLLAK; MAHLER u. PASTERNY;
STRAUSS; ARNETH; ESCUDERO, UMBER u. ROSENBERG; TSCHERNING).
Bald mehrten sich diese Mitteilungen und FRIEDRICH MEYTHALER
(1898–1967) und HORST KOTLORZ konnten 1965 323 Literaturstel-
len zu diesem Thema zusammentragen (WOLFF, 1968; KERP u. a.;
LARCAN). Schon der Erstbeobachter FALTA glaubte, daß das Insulin in seinem Falle nicht an den Erfolgsorganen angreifen könne
und nahm an, daß es im strömenden Blut zu einer Gegenwir-
kung komme. Er schloß daraus, daß es offensichtlich Diabetesfälle geben müsse, die nicht auf einer Insuffizienz des Inselapparates und der Insulinproduktion beruhten, sondern daß die Ursache der Stoffwechselstörung irgendwo anders im Organismus
liegen müsse. Diese Theorie wurde bald dadurch erhärtet, daß
sich herausstellte, daß der gesunde Mensch täglich nur 32 bis 40
Insulineinheiten benötigt, eine Menge, die beim pankreatektomierten Kranken zur Aufrechterhaltung des Kohlenhydratstoffwechsels erforderlich war und die man als „physiologische
Tagesdosis" bezeichnete.

Neben manchen anderen Ursachen hat sich schließlich als
wichtigste die Entstehung neutralisierender Antikörper vom Typ
IgG erwiesen (KERP u. a.; FEDERLIN). Zur Entdeckung dieser Antikörper führte die Beobachtung von FRANZ DEPISCH (1894–1963)
und R. HASENÖHRL aus dem Jahre 1928, die im Serum einen Insulin abschwächenden Faktor tierexperimentell nachweisen konnten (KERP u. a.) und die ersten Mitteilungen über Insulinallergien
von LOUIS TUFT (geb. 1898) aus dem gleichen Jahr, der vor allem
urtikarielle Exantheme beschrieb.

Schon kurz nach Einführung der Insulintherapie und Bekanntwerden der durch Insulin induzierten Hypoglykämien konnte
1924 HARRIS SAELE (1870–1957) fünf Fälle von nicht durch Insulininjektionen ausgelösten hypoglykämischen Anfällen beschreiben, die er als neue klinische Einheit mit dem Begriff „Hyperin-
sulinismus" herausstellte. Ein Jahr später fand FRANZ JOSEPH
LANG (geb. 1894) multiple Adenome im Pankreas als Ursache
derartiger Störungen, und 1926 konnte SHIELDS WARREN (geb.

1898) bereits 16 Fälle von Pankreasadenomen aus der Literatur bekanntgeben und 4 eigene Beobachtungen hinzufügen (ROGERS, WILDER u. a., OTT u. SCOTT, HOWARD u. a.).

Schließlich wurden in der Nach-Insulinära wieder die alten Vorstellungen von BERNARD von einem *„Zwischenhirndiabetes"* durch weitere Beiträge gestützt (STRIECK, BERG), und die seit 1924 unternommenen Experimente von BERNARDO ALBERTO HOUSSAY (1887–1971) über ein diabetogenes Prinzip der Hypophyse wurden durch die Feststellung von YOUNG 1937 erhärtet, der durch protrahierte tägliche Injektion von Hypophysenvorderlappen-Extrakten einen permanenten Diabetes erzeugen konnte (SCHUMACHER, 1961, S. 26). Mit diesen Erkenntnissen entstanden neue Probleme, und die Frage der gegenseitigen Beeinflussung der endokrinen Drüsen hat seither die Diabetesforschung stark beschäftigt – sie kann im Rahmen dieser historischen Übersicht nicht mehr behandelt werden.

Diätetische Therapie

Schon vor der Insulinära war zweifelsohne eine der wichtigsten therapeutischen Maßnahmen eine entsprechende *Diabetesdiät.* Bereits vor der Erkennung der Zuckerkrankheit als einer Kohlenhydratstoffwechselstörung waren verschiedenste Diätformen empfohlen worden. Eine Wende zu einer empirisch gefundenen, immerhin recht wirkungsvollen Diät brachte jedoch erst die Empfehlung des schottischen Arztes JOHN ROLLO (gest. 1809), der 1797 mit einer ausgesprochenen Fleischdiät gute Erfolge erzielt hatte (MARBLE; ANDERSON; RECKENDORF). Besonders ausführlich schilderte er den Fall des Captain MEREDITH von der „Royal Artillery", der mit 34 Jahren an Diabetes erkrankte und offensichtlich stark übergewichtig war. Seine Diät bestand zum Frühstück und Nachtessen aus Milch mit Kalkwasser gemischt sowie Brot und Butter, während zu den Hauptmahlzeiten ein aus Fett und Blut bereiteter Pudding sowie altes abgelagertes, möglichst bereits ranziges Schweinefleisch gereicht wurde. Damit hatte er – ohne es natürlich zu bemerken – die Kohlenhydrate fast weitgehend aus der Ernährung ausgeschlossen. Der Patient nahm erheblich an Gewicht ab und fühlte sich sehr wohl. Der zweite Patient war weniger kooperativ und starb deshalb auch im Alter von 57 Jahren 19 Monate nach Beginn der Therapie, weil er vor allem – wie ROLLO hervorhob – sich in den letzten drei Monaten auch Apfelpudding sowie Tee mit Zucker und Wein leistete.

Diese *Fleischdiät* hat sich dann bis weit ins 19. Jahrhundert erhalten, obwohl man allmählich davon Abstand nahm, den Patienten fast kohlenhydratfrei zu ernähren und ihm gewisse Zulagen an Kohlenhydraten selbst unter Inkaufnahme einer gewissen Glykosurie zugestand. Diese neue erweiterte Diät wurde vor allem von ADOLF NIKOLAUS VON DÜRING (1820–1882) und RUDOLF EDUARD KÜLZ (1845–1895) um die Mitte des 19. Jahrhunderts eingeführt. Letzterer unterschied sogar zwischen schädlichen und unschädlichen Kohlenhydraten und fand, daß Lävulose, Inulin, Inosit, Mannit, Milchzucker sowie bestimmte Knollenfrüchte wie Schwarzwurz, Sellerie und Topinambur keine Verschlechterung der Stoffwechsellage mit sich brachten. Doch darf man im ganzen sagen, daß viele Experten dieser Phase eher eine streng kohlenhydratfreie Kost mit reichlicher Gabe von Fleisch und auch Fett empfahlen (DICKINSON; PAVY; SEEGEN; R. SCHUMACHER, STEPP).

Andererseits haben auf der Basis der Feststellung von KÜLZ WILHELM WINTERNITZ (1835–1917) seine *Milchkur,* KARL VON NOORDEN seine berühmte *Haferkur,* die er von 1902 an propagierte (R. SCHUMACHER; STEPP) und WILHELM FALTA seine *Mehlfrüchtediät* entwickelt. LEON BLM (1878–1930) hat 1911 eine variierte *Weizenmehlkur* empfohlen.

Eine andere Richtung machte sich die Beobachtungen von APOLLINAIRE BOUCHARDAT (1806–1886) zu eigen, der während der Belagerung von Paris 1871 eine wesentliche Besserung bei den von ihm betreuten Diabetikern erlebte und dies zu Recht auf die ausgesprochen knappe Ernährung zurückführte. Sein Motto *„mangez le moins possible"* wurde zum Leitsatz mehrerer Generationen von Diabetologen. Vor allem GUGLIELMO GUELPA (1850–1930), der den Diabetes noch als Autointoxikation verstand und durch knappe Ernährung bessern wollte, und NAUNYN sprachen sich für die Einschaltung von Hungertagen aus und verschärften, wie GUELPA, die Nahrungsentziehung noch durch Abführkuren (SCHUMACHER, 1961, S. 15). Eine ganz strenge, sog. *„Hungerdiät"* führte schließlich um 1914 FREDERICK MADISON ALLEN ein, der nach einer absoluten Fastenepoche bis zur Besserung der diabetischen Stoffwechsellage eine ausgesprochene Unterernährung verordnete und damit zwar in der Vor-Insulinära die Lebenserwartung erhöhen konnte, die Patienten jedoch bis an den Rand der Inanition brachte, wie manche Bilder von Diabetikern aus der Vor-Insulinära bezeugen.

Um diese schwerwiegenden Unterernährungserscheinungen zu verhüten, hat KARL PETRÉN (1868–1927) eine regelrechte *Fett-*

diät propagiert (WILDER), wobei im Vordergrund eine weitgehende Ausschaltung von Eiweißstoffen stand. Die Kohlenhydrate waren auf Blattgemüse beschränkt, und bei aller Einseitigkeit erlaubte es diese Diät dem Diabetiker zu arbeiten und den von der Zuckerkrankheit betroffenen Kindern, sich einigermaßen normal zu entwickeln (NEWBURGH u. MARSH).

Daneben wurden natürlich auch eine Reihe obsoleter Diätformen empfohlen, hier sei nur an die sog. *„Kartoffeldiät"* von ADOLPH MOSSE (1852–1936) erinnert, über die er 1902 veröffentlicht hatte und die – das ist bei den heutigen Kenntnissen kein Wunder – sehr schnell wieder wegen der verheerenden Neben- und Nachwirkungen auf den diabetischen Stoffwechsel aufgegeben werden mußte.

Alle diese Diätformen hatten zum Ziel, das stets gefürchtete, lebensgefährdende Koma zu vermeiden oder sein Auftreten wenigstens eine Zeitlang hinauszuschieben. Erst allmählich verstand man es, mit Hilfe des Insulins den Patienten eine relativ ausgewogene, kalorienadäquate Ernährung zukommen zu lassen. Seither sind Myriaden von Arbeiten und Abhandlungen über dieses Thema erschienen, so daß eine breitere Darstellung der Entwicklung der Vorstellung über die Ernährung des Zuckerkranken den Rahmen dieser Einführung sprengen würde. Allerdings liegt auch bis heute noch keine einzige umfassendere historische Arbeit zu diesem Thema im Weltschrifttum vor (s. einzig KNICK; MAGNUS-LEVY). Eine bis zum Jahre 1961 weitgehend erschöpfende Bibliographie von 18 Seiten findet sich in JOSEPH SCHUMACHERS „Index zum Diabetes mellitus" (SCHUMACHER, 1961, S. 374–392).

Die oralen Antidiabetika

Neben den Bemühungen um eine Verbesserung der Insulinproduktion gingen aber auch schon sehr früh nach Entdeckung des Insulins Versuche einher, andere blutzuckersenkende chemische Substanzen ausfindig zu machen. In einer ausführlichen Dissertation hat JOHANNES-HERMANN OTTEN (geb. 1932) die verschiedensten Präparate erwähnt, die hierfür erprobt wurden, während der Entdecker der blutzuckersenkenden Wirkung bestimmter Sulfonamide LOUBATIÈRES aus Montpellier in verschiedenen Sprachen eine umfassende Darstellung der Auffindung dieser Stoffklasse als Antidiabetika mit ausführlicher Bibliographie publiziert hat. Der Aufstellung von OTTEN kann entnommen

werden, daß neben Quecksilber-, Kupfer-, Blei-, Mangan- und
Eisenverbindungen auch Kobalt- und Nickelsalze sowie das in
der zweiten Hälfte des 19. Jahrhunderts beliebte Natriumbikar-
bonat, Mineralwässer, ja sogar die Karbolsäure und die Milchsäure und das Glyzerin und schließlich bereits kurz nach seiner
Einführung auch das Natriumsalizylat, das in jüngster Zeit
wiederum beim Diabetes empfohlen wurde (SCHWEISHEIMER;
CREUTZFELD und SÖLING, S. 200 ff.), neben vielen Geheimmitteln
Verwendung fanden. Auch eine Reihe von Drogen wurden untersucht, nachdem 1923 bereits CASIMIR FUNK (1884–1967) und COR-
BIT aus Hefezellen ein wirksames Antidiabetikum gewonnen zu
haben glaubten (BRUGSCH; ALZONA und ORLANDI). Im gleichen Jahr
hatte COLLIP einen blutzuckersenkenden Stoff aus verschiedenen
Pflanzen isoliert, den er *„Glucokinin"* nannte (BERTRAM, 1928),
und in der Nachkriegszeit haben polnische und ungarische Autoren auf eine ähnliche Wirkung eines angeblich blutzuckersenkenden Alkaloids „Vincamin" hingewiesen (HANO; KALDOR u.
SZABO). Auch für Reserpin ist eine solche Wirkung behauptet
worden (NADEL; NEUGEBAUER u. LANG; KUSCHE u. FRANTZ).

Doch galt eigentlich bis in den Zweiten Weltkrieg hinein die
Feststellung von FERDINAND BERTRAM (1894–1960) aus dem Jahre
1928:

> „Alle Versuche, die parenterale Insulintherapie durch gleichwertige perorale
> Methoden zu ersetzen, sind als gescheitert zu betrachten."

Auch die Auffassung von FRIEDRICH UMBER (1871–1946), der
1925 schrieb:

> „Alle früheren, mehr oder weniger erwähnenswerten Bemühungen, auf
> medikamentösem Weg die Stoffwechsellage beim Diabetiker günstig zu
> beeinflussen, sind daher seit der Einführung der Insulinbehandlung hinfällig
> geworden",

schien ein Ende dieser Bemühungen mit sich zu bringen.

Damit schien auch ein Ende der Versuche mit den sog.
Guanidinen herangekommen zu sein, die als erster C. K. WATA-
NABE 1918 als stark blutzuckersenkend erkannt hatte. Seine Versuchstiere gingen aber ausnahmslos zugrunde, da die erhebliche
Hypoglykämie durch Gaben von Traubenzucker nicht zu beheben war. Über die Wirkung des Guanidins gab es unterschiedliche Meinungen: Insulinausschüttung durch Vagusreiz, Atem-
hemmung mit gesteigerter Glukoseaufnahme durch die Muskulatur und Steigerung der anaeroben Glykolyse wurden
diskutiert (OTTEN, 1966, S. 46). Fest stand jedoch, daß die toxische und blutzuckersenkende Dosis dicht beieinander lagen,

und so unternahm erstmals ERICH FRANK (1884–1957) Versuche, Guanidinderivate herzustellen, die besser verträglich waren.

Das erste Präparat dieser Reihe war ein aus Heringssperma synthetisiertes *Guanidinobutylamin,* das *Agmatin.* Dieses und das *Galegin* sind dann ab 1926 klinisch geprüft worden und waren kurze Zeit auch im Handel (FRANK, NOTHMANN u. WAGNER, 1926, FRANK, 1928; REINWEIN u. MÜLLER, 1927; SIMONET u. TANRET; SLOTTA u. TSCHESCHE; STAUB, 1928). Von den *Di-Guanidinen* hat sich das *Synthalien A* und seine verbesserte Form, das *Synthalin B,* in der Therapie bis 1945 gehalten, obwohl es nicht sehr gut verträglich und recht toxisch war.

Man versuchte daher, die Di-Guanidine durch *Bi-Guanide* zu ersetzen, die besser verträglich schienen (HESSE u. TAUBMANN; SLOTTA u. TSCHESCHE). Dennoch sind die Bi-Guanide erst 1956 von GEORGES UNGAR (geb. 1906), LOUIS FREEDMAN und SEYMOUR L. SHAPIRO in den Vereinigten Staaten erneut untersucht worden, und eine Anzahl von Präparaten ist ausgiebig klinisch ab 1956 geprüft worden (POMERANZE, FUJIY u. MOURATOFF; KRALL u. CAMERINI-DAVALOS; BRADLEY). HELLMUT MEHNERT (geb. 1928) und WALTER SEITZ (geb. 1905) haben dann in Deutschland 1958 das Präparat *Silubin* in die Therapie eingeführt.

Wesentlich früher, nämlich im Jahre 1942 setzten jedoch bereits die Arbeiten ein, die zur Aufdeckung der blutzuckersenkenden Wirkung bestimmter *Sulfonamidverbindungen* führen sollten und die bis heute als eine Forschungsleistung ersten Ranges in der Geschichte der Diabetologie betrachtet werden können. Erst die Einführung der oralen antidiabetisch wirkenden Sulfonamide erlaubte es, vor allem den immer stärker zunehmenden Altersdiabetes auch ohne Zuhilfenahme von Insulin auf schonende Weise zu behandeln und wandelte das Bild der Diabetestherapie weitgehend.

Im Jahre 1926/27 konnten unabhängig voneinander drei Forschungsgruppen aus der Schweiz, Italien und den Vereinigten Staaten nachweisen, daß kolloidal gelöster Schwefel nach oraler Gabe den Blutzucker senkt und bei Diabetikern die Glykosurie reduziert, die Ketonurie beseitigt und die Alkalireserve steigert (BÜRGI u. GORDONOFF; CAMPANACCI u. BALDUCCI; FÖLDES; OTTEN, 1966, S. 42). Von diesen Beobachtungen ausgehend, die allerdings nicht unwidersprochen blieben (BERTRAM 1928), und angeregt durch die ab 1926 veröffentlichten Arbeiten von FRANK, NOTHMANN und WAGNER über Di-Guanidinpräparate untersuchten 1930 die Argentinier C. L. RUIZ, L. L. SILVA und L. LIBENSON die Wirkung eines Thioharnstoffderivats, des 4- oder 5-Methylthioimidiazol, auf den Blutzucker von Kaninchen. Sie konnten eindeutig einen hypoglykämisierenden Effekt feststellen, doch haben diese Befunde zu keinen weiteren Nachprüfungen Anlaß gegeben, obwohl ein Italiener LUCIO SAVAGNONE aus Palermo, im Jahre 1941 ebenfalls bereits über eine blutzuckersenkende Wirkung bestimmter Sulfonamidderivate berichtete.

Diese waren ja inzwischen seit den Forschungsarbeiten von GERHARD DOMAGK (1895–1964) im Jahre 1935 als besonders wirksame chemotherapeutische Agenzien in den Arzneischatz eingeführt worden. Im Jahre 1941 war von JOSEF KIMMIG (geb. 1909) ein neues Sulfonamid mit der Prüfnummer VK 57 synthetisiert worden, das dessen Lehrer JOSEPH VONKENNEL (1897–1963) als Chemotherapeutikum bei Patienten mit Gonorrhoe prüfte. Das gleiche Präparat wurde der Firma Rhone-Poulenc unter der Versuchsbezeichnung 2254 RP überlassen und wurde dort von DANIEL BOVET (geb. 1907) und PIERRE DUBOST untersucht, doch haben diese Autoren über ihre Arbeiten erst 1944 erstmals publiziert (LOUBATIÈRES, 1969). Als in dieser Zeit eine durch die Schwierigkeiten der Kriegszeiten bedingte Typhusepidemie in der Gegend von Montpellier ausbrach, entschlossen sich MARCEL JABON und seine Mitarbeiter, dieses neue Präparat bei ihren Kranken in der Klinik für Infektionskrankheiten an der Medizinischen Fakultät Montpellier einzusetzen. Dabei beobachtete man bisher bei Sulfonamiden nicht bekannte Nebenwirkungen mit Krämpfen und komatösen Zuständen, und drei Patienten starben, ohne daß die Ursache des Todes hätte sogleich festgestellt werden können.

Darauf wandte sich JANBON an den ebenfalls in Montpellier tätigen LOUBATIÈRES, der sich seit 1938 mit der Aufklärung der Wirkungsweise neuer Insulinpräparate beschäftigt hatte. Bereits am 13. Juni 1942 konnte er erstmals feststellen, daß eine einzige orale Gabe des Thiodiazolderivates bei einem gesunden Hunde einen erstaunlichen und lang anhaltenden Blutzuckerabfall herbeiführte, der über 24 Std anhielt. Die folgenschwere Konsequenz dieser Untersuchungen erkannte LOUBATIÈRES sofort, wiederholte seine Experimente und wies dabei nach, daß diese blutzuckersenkende Wirkung nicht auf einer etwaigen chemischen Veränderung im Blute mit einer Falsifikation der Blutzuckeruntersuchungsergebnisse beruhte, sondern offensichtlich auf einem direkten Einfluß auf das Pankreas, weil die in der Folgezeit in subtilen Arbeiten ermittelten Ergebnisse weitgehend denen ähnelten, die LOUBATIÈRES mit Insulinpräparaten gewonnen hatte.

LOUBATIÈRES vermutete sogleich, daß durch das Sulfonamid eine Freisetzung endogenen Insulins erfolgen müsse, zumal er bereits wenige Tage nach den ersten Versuchen, am 30. Juni 1942, nachweisen konnte, daß das Sulfonamid keinerlei Effekt bei pankreatektomierten Hunden aufwies. Schon am 3. Juli 1942 haben dann JANBON u. Mitarb. über die beobachteten schweren Nebenwirkungen in zwei kurzen Mitteilungen vor der „Société des sciences médicales et biologiques" von Montpellier berichtet, die auch in der, allerdings wohl mehr lokal gelesenen wissenschaftlichen Zeitschrift „Montpellier Médical" noch im gleichen Jahr erschienen (JANBON, CHAPAL, VEDEL u. SCHAAP; JANBON, LAZERGES u. METROPOLITANSKI). Dort haben sie auch ganz kurz auf die laufenden Tierversuche zur Klärung der unklaren Zwischenfälle hingewiesen, ohne jedoch LOUBATIÈRES Namen zu erwähnen (LOUBATIÈRES, 1969, S. 1185).

Als am 11. November 1942 die deutsche Armee auch den bisher freien Teil Frankreichs besetzte, konnte LOUBATIÈRES nur unter äußerst schwierigen Umständen seine Versuche in einem Notlaboratorium im Chemischen Institut weiterführen. Seine 1944 darüber verfaßte zweite Dissertation wurde seinem Chef LOUIS HEDON (geb. 1895) übergeben. Infolge der Kriegsumstände wurde die Arbeit erst 1946 im Druck veröffentlicht. Doch hatten bereits am 28. bis 30. Oktober 1942, also kurz vor dem Einmarsch der deutschen Truppen LOUBATIÈRES und dessen Montpellienser Kollegen in zwei Vorträgen vor dem dort tagenden Kongreß französisch sprechender Psychiater und Neurologen auf die auffällige hypoglykämische Wirkung des von ihnen untersuchten Sulfonamidpräparates hingewiesen. LOUBATIÈRES konnte dann am 14. Oktober 1944 auf der Sitzung der „Société de Biologie" in Paris, auf der auch BOVET und DUBOST über ihre Forschungen referierten, die Ergebnisse seiner seit 1942 laufenden Arbeiten vortragen (LOUBATIÈRES, GOLDSTEIN, METROPOLITANSKI u. SCHAAP; JANBON, CHAPAL u. VEDEL). In einem weiteren Vortrag vor der gleichen Gesellschaft am 18. November 1944 konnte LOUBATIÈRES im übrigen noch eine Anzahl anderer Thiodiazolderivate benennen, die ebenfalls eine hypoglykämische Wirkung besaßen.

LOUBATIÈRES stellte im übrigen später fest, daß die Wirkung dieses Präparates beim Diabetiker auf einer Stimulation der B-Zellen des Pankreas beruhte und offensichtlich nicht – wie dies von anderer Seite diskutiert wurde – durch eine primäre Schädigung der A-Zellen (von HOLT, KRÖNER und KÜHNAU).

In Europa und insbesondere in Deutschland sind zuerst, wohl infolge des Kriegsendes und der schwierigen Nachkriegsverhältnisse die Arbeiten der Montpellienser Schule und insbesondere die Berichte von LOUBATIÈRES nicht zur Kenntnis genommen worden. Einzig in den USA haben – unter Zitierung der Abhandlungen von JANBON und LOUBATIÈRES – 1946 KO KUEL CHEN (geb. 1898), ROBERT C. ANDERSON und NILA MAZE erneut ein Thiodiazolpräparat untersucht und die hypoglykämische Wirkung ebenfalls beobachtet, 1947 konnten JEAN LABARRE und JEAN REUSE sowie 1948 in Deutschland CLAUS VON HOLT (geb. 1925) diese Befunde bestätigen.
Während OTTEN in seiner Dissertation angab, daß das von LOUBATIÈRES als hypoglykämisierende Substanz erkannte Sulfonamidpräparat beim Menschen erst angewandt wurde, nachdem in Deutschland die Therapie mit einem anderen Sulfonamidabkömmling, dem Sulfonylharnstoff, erfolgreich erprobt worden war (OTTEN, 1966, S. 61), hat LOUBATIÈRES darauf hingewiesen, daß bereits in den Jahren 1942 bis 1946 drei Patienten mit dem Thiodiazolpräparat in Zusammenarbeit mit JANBON behandelt worden waren. Bei einer 30jährigen Frau mit gutartigem Diabetes und Furunkulose sank der Blutzuckerspiegel kontinuier-

lich von 220 auf 70 mg-%, bei zwei Mädchen im Alter von 14 bis 18 Jahren waren indes die Sulfonamide wirkungslos.

Aber erst 1955 hat dann LOUBATIÈRES die Wirkung des Thiodiazolderivats beim menschlichen Diabetes in einer Publikation erwähnt.

Inzwischen war in Deutschland sozusagen durch Zufall an zwei Stellen ebenfalls die hypoglykämisierende Wirkung bestimmter Sulfonamidderivate bekannt geworden. Ein 1951 von ERICH HAACK (1904–1968) synthetisiertes Sulfonylharnstoffderivat *Loranil* mußte trotz guter Wirkungen gegen Infektionen wegen unklarer Nebenwirkungen zurückgezogen werden. In dieser Zeit begann HELLMUTH KLEINSORGE (geb. 1920) ein 1949 von CARSTENS auf Anregung von HAACK synthetisiertes N_1-Sulfanilyl-N_2-butylcarbamid mit der Versuchsbezeichnung CA 1022 experimentell und klinisch zu untersuchen. Er stellte eindeutig einen hypoglykämisierenden Effekt fest, der allerdings als unerwünschte Nebenerscheinung angesehen wurde, was die Firma Heyden veranlaßte, die Verbindung vorläufig noch nicht in den Handel zu bringen, sondern die eigenartige Nebenwirkung erst weiter abzuklären. Aus diesen Gründen erfolgte auch nicht sofort eine Veröffentlichung der sehr interessanten Ergebnisse. KLEINSORGE konnte erst auf der 18. Tagung der Deutschen Gesellschaft für Verdauungs- und Stoffwechselkrankheiten in Bad Homburg am 5. Oktober 1955 auf seine damaligen interessanten Beobachtungen hinweisen, die an 94 Patienten und 10 Ärzten als Versuchspersonen vorgenommen worden waren. Er hat darüber in einer Arbeit, die am 11. Mai 1956 in der „Deutschen Medizinischen Wochenschrift" erschien, im einzelnen berichtet.

Nach seinem Wechsel in die medizinischen Forschungslaboratorien der Firma C. F. Boehringer und Söhne in Mannheim haben dann HAACK und seine Mitarbeiter ab 1953 offensichtlich die gleiche Substanz, mit der KLEINSORGE erste klinische Versuche angestellt hatte, erneut synthetisiert (HAACK; ACHELIS; HAACK u. HARDEBECK). Dieses Präparat mit der Versuchsbezeichnung BZ 55, mit dem bei niedriger Dosierung ein relativ hoher Blutspiegel erreicht werden konnte, wurde zuerst von KARL JOACHIM FUCHS an einigen Pneumoniepatienten in der 1. Inneren Abteilung des Auguste-Viktoria-Krankenhauses in Berlin-Schöneberg getestet. Dabei stellte FUCHS merkwürdige Nebeneffekte fest. Im Selbstversuch ergab sich eine *„auffällige Müdigkeit, Schweißausbruch, Hungergefühl, Zittrigkeit sowie eine gewisse Euphorie"*, die ihn sogleich an hypoglykämische Effekte denken ließ. Eine Überprüfung im Laboratorium zeigte in der

Tat eine erhebliche Hypoglykämie. So konnten auch einige Nebenwirkungen bei bestimmten Patienten mit eigenartigen zentral-nervösen Erscheinungen auf die sich allmählich entwikkelnde Hypoglykämie zurückgeführt werden. Daraufhin wurde die Möglichkeit erörtert, den Wirkstoff BZ 55 als Antidiabetikum einzusetzen, und in der Tat gelang es FUCHS und seinem Lehrer HANS FRANKE (1909–1955) an über 50 Patienten, die zum Teil ein Jahr lang beobachtet wurden, eine deutliche Besserung beim Diabetes zu beweisen. Die beiden Autoren waren damals allerdings noch auf der Grundlage tierexperimenteller Forschungen anderer Autoren (SUTHERLAND u. DE DUVE, FERNER, 1948; CREUTZFELDT, 1955; HOLT u. HOLT 1954) der Ansicht, daß das Präparat über eine Hemmung der A-Zellen und des Glukagons wirken müsse.

Bereits in dieser ersten Arbeit haben FRANKE und FUCHS auch die tierexperimentellen Befunde von LOUBATIÈRES erwähnt, die dieser 1946 mitgeteilt hatte. Sofort nach Bekanntwerden der ersten Ergebnisse von FRANKE und FUCHS haben in Hamburg auch BERTRAM, ELINOR BENDFELDT und HELLMUT OTTO (geb. 1925) Untersuchungen an 82 Patienten mit Diabetes mellitus von unterschiedlicher Schwere und Krankheitsdauer angestellt.

Allerdings ist hier anzumerken, daß ACHELIS, HAACK und HARDEBECK vom 4.–7. September 1955 auf der 22. Tagung der Deutschen Pharmakologischen Gesellschaft erstmals die Öffentlichkeit über ihre tierexperimentellen Arbeiten mit BZ 55 unterrichteten, während BERTRAM am 5. Oktober 1955 auf der 18. Tagung der Deutschen Gesellschaft für Verdauungs- und Stoffwechselkrankheiten in Bad Homburg bereits über 100 erfolgreich behandelte Diabetiker mit BZ 55 Mitteilung machen konnte.

Zu Beginn des Jahres 1956 wurde dann das Präparat BZ 55 als *Nadisan* bzw. *Invenol* und in der DDR das ehemalige Versuchspräparat CA 1022 als *Oranil* auf den Markt gebracht. Ein bei Hoechst synthetisiertes ähnlich wirkendes Präparat mit der Prüfbezeichnung D 860 war ein N-4-Methylbenzol-sulfonyl-N-propylcarbamid. Das Präparat der Firma Boehringer Mannheim erhielt die Kurzbezeichnung *Carbutamid*, das Erzeugnis der Farbwerke Hoechst die Bezeichnung *Tolbutamid*.

Schon im August 1955 schlossen sich 6 deutsche Kliniken zusammen, um ihre Erfahrungen mit dem neuen Prüfpräparat D 860 gemeinsam auszuwerten. Über Tierversuche hatte GUSTAV EHRHART (geb. 1894) bereits kurze Zeit vorher berichtet. HELMUT MASKE (geb. 1921) hatte in einer Einleitung die bisherigen Untersuchungen über oral wirksame blutzuckersenkende Substanzen zusammengefaßt. MASKE betonte bereits damals, daß LOUBATIÈRES annahm, die Insulinsekretion würde durch das Sulfonamid stimuliert. Schließlich erwähnte

MASKE noch die 1954 von einem Arbeitskreis um von HOLT wieder aufgenommenen ähnlichen Untersuchungen, auf die schon kurz eingegangen wurde. Bereits nach diesen ersten ausführlicheren Feldstudien konnte MASKE konstatieren:

„Es dürfte kein Zweifel daran bestehen, daß bei einer Gruppe vorwiegend älterer Diabetiker Insulin ganz oder teilweise durch BZ 55 ersetzt werden kann."

D 860 wurde vor allem schnell in Amerika beliebt, da es wegen seiner fehlenden chemotherapeutischen Wirkungen und der geringeren Nebenwirkungen dort rasch zugelassen wurde. Seit September 1956 war es in Deutschland als *Rastinon* der Farbwerke Hoechst, als *Artosin* der Firma Boehringer und Söhne, Mannheim, sowie als *Orabet* der VEB Chemische Fabrik Heyden im Handel.

1960 schließlich wurde die Prüfung eines weiteren Sulfonamidderivats, des *Glycodiazin* (2-Benzolsulfonamido-5-methoxy-äthoxy-pyrimidin) gemeinsam von den Firmen Bayer und Schering eingeleitet und 1964 das Präparat unter dem Warenzeichen *Redul* ausgeboten. Über 13 000 Diabetiker wurden getestet, bevor die Substanz in den Handel gelangte (GUTSCHE, MEILER). Wenige Jahre später, 1966, gelang es wiederum den Firmen Boehringer und Hoechst, ein zweihundertmal stärker wirksames Präparat als das ursprüngliche Tolbutamid aufzufinden, das unter dem generic name *Glybenclamid* seit 1969 als Euglucon 5 zur Verfügung steht (AUMÜLLER u. a.; QUABBE u. KLIEMS, RAPTIS, RAPTIS u. a., GERHARDS u. a., SCHWARZ u. a.), während in den Jahren 1967 bis 1972 von der Firma Hoffman-La Roche ein weiteres Sulfonylharnstoffderivat, das *Glibornurid* (Glutril) in die Diabetestherapie eingeführt wurde (DUBACH u. BÜCKERT, GUTSCHE, BEYER u. a., KRALL, SELL u. SCHÖFFLING, CORDES, BEYER, SELL, HAUPT u. SCHÖFFLING, LORCH, GEY u. SOMMER).

Abschließend darf man feststellen, daß seit den ersten Berichten von LOUBATIÈRES über die blutzuckersenkende Wirkung eines Sulfonamids eine Flut von Arbeiten eingesetzt hat, die heute selbst der Diabetologe kaum noch übersehen kann. Die Aufklärung der Wirkungsweise dieser oralen Antidiabetika nicht nur vom Sulfonamid-, sondern auch vom Bi-Guanidcharakter, wirft allerdings neue Probleme und Fragestellungen auf. Inzwischen sind die Möglichkeiten und Grenzen der Therapie mit oralen Antidiabetika klarer erkannt worden und das von JOSLIN immer wieder betonte Prinzip der *„Therapie-Trias"* mit *„Insulin, Diät und körperlicher Betätigung"* ist zwar durch die Variante der oralen Antidiabetika bereichert worden, kann aber durch diese Präparate selbst bisher nicht ersetzt werden.

Als neueste Entwicklung ist schließlich noch das *Glisoxepid* zu nennen, das von Bayer und Schering gemeinsam 1974 als *„Pro-Diaban"* ausgeboten wurde (PULS u. a.; SCHÖFFLING u. a.; SCHÖFFLING [Hrsg.]).

Ausblick

Wir hatten diese medizinhistorische Darstellung der Entwicklung der Kenntnisse von der Zuckerkrankheit und ihrer Behandlung mit der Feststellung des griechischen Arztes ARETAIOS VON KAPPADOZIEN eingeleitet: *„Der Diabetes ist eine rätselvolle Krankheit"* und darauf hingewiesen, daß wir als Grundlage unserer Übersicht nicht die meist bisher übliche chronologische Betrachtungsweise, sondern ein sog. *„Sanduhrmodell"* verwenden wollten. So wurden nacheinander die Perioden der *klinischen Beschreibung*, der diagnostischen *Abklärung* mittels *anatomischer* und *pathologischer Befunde* und der *biochemischen Erkenntnisse* behandelt, bevor im therapeutischen Teil die *Entdeckung des Insulins*, die *diätetische Therapie* und die *oralen Antidiabetika* besprochen wurden.

Aber, glaubte man 1921 mit der Entdeckung des Insulins nunmehr die alles erklärende Basis, sozusagen das Standglas, in das alle Erkenntnisse einmündeten, gefunden zu haben, so muß man heute feststellen, daß sich mit der Darstellung und Verwendung des Insulins bloß die *Sanduhrenge* kennzeichnen läßt, durch die für kurze Zeit alle so divergierenden Befunde und Versuchsergebnisse gebündelt wurden. Schon bald mußte man nämlich feststellen, daß die drei Arbeitsrichtungen in der Diabetologie, die *Klinik*, die *Anatomie* und *Pathologie* und die *Biochemie* wieder neue Rätsel aufgaben und das Insulin keineswegs der Schlußstein der Entwicklung war, als den man es in den Zwanziger Jahren angesehen hatte.

Erst das durch die Insulintherapie möglich gewordene längere Überleben vor allem der bisher so gefährdeten juvenilen Diabeteskranken führte zum Auftreten von durch die Zuckerkrankheit ausgelösten Komplikationen, die früher kaum beobachtet werden konnten. Während das gefürchtete, lebensbedrohende Coma diabeticum immer seltener wurde, traten andere chronische Folgekrankheiten immer stärker in den Vordergrund oder wurden überhaupt erst als solche erkannt. 1875 faßten erstmals THEODOR LEBER (1840–1917) und 1890 JULIUS HIRSCHBERG (1843–1927) die bisher nur sporadisch veröffentlichten Befunde von *Augenerkrankungen bei Diabetikern* zusammen (FISCHER) – den ersten eindeutigen Fall einer Retinopathie bei einem Patienten mit Glykosurie hatte 1869 HENRY DEWEY NOYES (1832–1900) beschrieben, vorher beobachteten 1855 EDUARD VON JAEGER (1818–1884), 1858 LOUIS AUGUSTE DESMARRES (1810–1882) und EUGENE BOUCHUT (1818–1891) ähnliche Fälle, aber sie schrieben

die Augenbefunde einer sekundären Nephritis zu, da sie auch
eine Albuminurie feststellten (FISCHER) – doch erst in unserer
Zeit wurde das ganze Ausmaß dieser Komplikationen offenbar.

Erst 1936 indes betrachtete der amerikanische Pathologe
PAUL KIMMELSTIEL (geb. 1900) zusammen mit CLIFFORD WILSON die
Symptome der Albuminurie mit Ödemen, sowie mit Hyperto-
nie, Azotämie und Retinopathie als Folgen einer chronischen
diabetischen Nephropathie und als ein Syndrom, das seither
die Namen der Erstbeschreiber trägt (PAYNE u. POULTON; LAIPPLY
u. a.).

Eigentlich erst durch diese Zuordnung wurde die Aufmerksamkeit der Forscher auf das *Gefäß-System des Diabetikers*
gelenkt (SCHUMACHER, 1961, S. 29 ff.), und man fand nun sehr
bald signifikante Korrelationen von Koronarerkrankungen und
solchen der peripheren Arterien mit Diabetes. Auf diesen klinischen Befunden aufbauend, haben auch die Pathologen interessante Einblicke in den durch die Zuckerkrankheit veränderten
Aufbau der Gefäßwände gewonnen, die bereits zum Teil diagnostisch genutzt werden können.

Erst die Entdeckung des Insulins löste darüber hinaus eine
intensive Forschungsarbeit aus, die der Frage galt, wie Insulin in
den Langerhansschen Zellen gebildet und aus diesen freigesetzt
wird, die auch eng mit der Diskussion um die Wirkungsweise der
oralen Antidiabetika zusammenhängt.

Die biochemischen Forscher, die 1921 annehmen konnten, daß
mit der Isolierung des für den Kohlenhydratstoffwechsel verant-
wortlichen Hormons alle Fragen um die Zuckerkrankheit geklärt
seien, mußten bald erkennen, daß das Insulin auch in den
Eiweiß- und *Fettstoffwechsel* eingreift, so daß zunehmend die
Theorie diskutiert wird, ob nicht die sog. „Zuckerkrankheit"
überhaupt primär durch eine Fettstoffwechselstörung ausgelöst
wird.

Ausgerechnet Insulin, das so überaus erfolgreich beim einzelnen Diabetiker eingesetzt werden kann und Millionen von Zuk-
kerkranken nicht nur ihr Leben verlängert, sondern ihnen
erlaubt, ein erfülltes Leben zu leben, hat infolge der höheren
Lebenserwartung der Diabetiker zur geradezu *explosionsartigen
Zunahme der Diabetesfälle* geführt (CONN), da häufig Diabetiker, schon wegen der gemeinsamen Diät, heiraten und dann
diabetische oder zum Diabetes disponierte Nachkommen in solchen Ehen geboren werden. Eng damit hängen die Fragen um
die rechtzeitige *Erkennung eines latenten Diabetes* und der
Prophylaxe vor dem Manifestwerden zusammen.

Es war also ein Trugschluß zu hoffen, daß mit der Entdeckung des Insulin alle Fragen um die *„geheimnisvolle Krankheit"* gelöst werden könnten, und erst unsere Generation hat die Sanduhrform der Diabetesforschung erkannt. Ob sich die inzwischen wieder weit divergierenden Forschungsrichtungen in der modernen Diabetologie durch neue spektakuläre Befunde ein zweites Mal bündeln lassen oder ob noch Generationen von Diabetologen, Pathologen, Statistikern und Biochemikern sich mit den kleinen Schritten wissenschaftlicher Erkenntnis begnügen müssen und allenfalls Bausteine liefern können für ein Gebäude, dessen Architektur nur in Umrissen geahnt werden kann, vermag heute niemand zu sagen.

Erinnern wir uns daher einer Behauptung des im 1. nachchristlichen Jahrhunderts lebenden römischen Arztes SCRIBONIUS LARGUS, daß *„die Arzneien die Hände der Götter"* seien. Der von den Göttern wohl Gelittene hat die Chance, den von diesen ausgesandten jugendlichen Glücksgott den *„Kairos"* beim Vorbeihuschen an seinem sprichwörtlichen Schopfe zu packen, aber die Götter versagen sich den Menschen oft, und kein Sterblicher weiß, warum. So gilt für alle medizinischen Forscher und vor allem auch für die Diabetologen nach wie vor der alte erste Aphorismus aus dem Corpus Hippocraticum:

„Das Leben ist kurz, die Kunst ist lang, der rechte Augenblick ist rasch enteilt, die Erfahrung ist trügerisch, das Urteil schwierig!"

Literatur

(Auswahl aus dem medizinhistorischen Schrifttum)

ALLAN, F.N.: Diabetes before and after insulin. Med. Hist. (Lond.) **16**, 266–273 (1972).

AMMON, R.: E.E.J. Lesser's Beitrag zur Insulin-Forschung. Medizinische Nr. 12, 397–398 (1954).

ANDERSON, F. J.: John Rollo's patient. J. hist. Med. **20**, 163–164 (1965).

BAQUET, R.: Les conseils aux diabétiques d'Apollinaire Bouchardat. Maroc méd. **51**, 250–253 (1971).

BARACH, J.H.: Historical facts in diabetes. Ann. med. Hist. **10**, 387–401 (1928).

BECKER, V.: Paul Langerhans – 100 Jahre nach seiner Doktorarbeit. Dtsch. med. Wschr. **95**, 358–362 (1970).

BERG, A.: 40 Jahre Insulin. Münch. med. Wschr. **104**, 1–3 (1962).

BERG, A.: Die Entwicklung der Lehre vom Diabetes bis zur Gewinnung des Insulins. Münch. med. Wschr. **104**, 807–815 (1962).

BEST, C.H.: The discovery of insulin. Proc. Amer. Diab. Ass. **6**, 87–93 (1947).

BIBERGEIL, H.: 50 Jahre Insulin. Rückblick und Ausschau. Dtsch. Gesundh.-Wes. **27**, 721–728 (1972).

CAMPBELL, W.R.: Paul Langerhans 1847–1888. Canad. med. Ass. J. **79**, 855–856 (1958).

CAMPBELL, W. R.: Anabasis. Canad. med. Ass. J. **87**, 1055–1061 (1962).

CHEYMOL, J.: A propos de »la découverte de l'insuline« par Banting et Best il y a cinquante ans. Bull. Acad. Méd. (Paris) **155**, 836–852 (1971).

COLLIP, J.B.: Reminiscences on the discovery of insulin. Canad. med. Ass. J. **87**, 1045 (1962).

DEROT, M.: La découverte de l'insuline. Vie méd. Nr. spécial **52**, 13–22 (1971).

DRÜGEMÖLLER, P., NORPOTH, L.: Wege und Irrwege der deutschen Insulin-Forschung. Dtsch. med. Wschr. **78**, 919–922 (1953).

EBSTEIN, E.: Zur Vorgeschichte des Coma diabeticum. Wien, klin. Wschr. **25**, 885–886 (1912).

EBSTEIN, E.: Zur Entwicklung der klinischen Harndiagnostik. Leipzig 1915.

EBSTEIN, E.: Aus der Geschichte der Zuckerharnruhr mit besonderer Berücksichtigung der Bauchspeicheldrüse. Arch. Verdau.-Kr. **33**, 215–226 (1924).

EBSTEIN, E.: Die Toxintheorie des Diabetes mellitus. Dtsch. med. Wschr. **26**, 170–171 (1900).

FEASBY, W.R.: The discovery of insulin. J. Hist. Med. **13**, 68–84 (1958).

FEDERLIN, K.: 50 Jahre Insulin. Dtsch. med. J. **23**, 612–617 (1972).

FISCHER, F.: Einst und jetzt: Die historische Entwicklung der Retinopathia diabetica. Münch. med. Wschr. **96**, 1287–1289 (1954).

FISCHER, F.: Der erste Fall von Retinopathia diabetica. Wien. med. Wschr. **107**, 969–972 (1957).

FLECKLES, L.: Die Geschichte der gangbaren Theorien vom Diabetes, von Willis 1674, bis Pavy 1864. Dtsch. Klin. **17**, 89–93 (1865).

FLETCHER, A. A.: Early clinical experiences with insulin. Canad. med Ass. J. **87**, 1052–1055 (1962).

FRANK, L.L.: Diabetes mellitus in the texts of Old Hindu medicine (Charaka, Susruta, Vagbhata). Amer. J. Gastroent. **27**, 76–95 (1957).

GEMMILI, C.L.: The Greek concept of diabetes. Bull. N. Y. Acad. Med. **48**, 1033–1036 (1972).

GIACOMETTI, L., BARSS, M.: Paul Langerhans. A tribute. Arch. Derm. **100**, 770–772 (1969).

GOLDNER, M.G.: History of insulin. Ann intern. Med. **76**, 329 (1972).

GOLDSTEIN, A.: To the history of diabetes mellitus hereditarius and prophylaxis. Koroth **5**, 713–715 (1971).

GRMEK, M.D.: Examen critique de la genèse d'une grande dècouverte: »La Piqûre diabétique« de Claude Bernard. Clio med. **1**, 341–350 (1965/66).

GROEN, J.J.: Discovery of insulin told as a human story. Israel J. med. Sci. **8**, 476–483 (1972).

GUTSCHE, H.: Diabetes mellitus – zwei Jahrzehnte orale Therapie. Ther. Ber. (Bayer) **46**, 22–26 (1974).

HAMARNEH, S.: Arabic historiography as related to the health professions in mediaval islam. Sudhoffs, Arch. Gesch. Med. **50**, 2–24 (1966).

HARMSEN, E.: Zur Entdeckung des Glykogens vor 75 Jahren. Münch. med. Wschr. **79**, 1075 (1932).

HARMSEN, E.: Victor Hensen, der deutsche Entdecker des Glykogens. Med. Welt **8**, 1783–1784 (1934).

HAZARD, R.: Un précurseur oubliè dans la découverte de l'insuline. Moniteur pharm. **25**, 2607 (1971).

HENSCHEN, F.: On the term diabetes in the works of Aretaeus and Galen. Med. Hist. (Lond.) **13**, 190–192 (1969).

HOFFMANN, J.P.H.: Die Geschichte des Diabetes mellitus. Med. Diss. Düsseldorf 1960.

HOLSCHER, H., KENDE, R.: Diabetes. Aus der Geschichte seiner Erforschung und Behandlung, Stolberg 1971.

HORNOR, A.A.: History of insulin. Ann. intern. Med. **76**, 330 (1972).

JAMES, T.: History of diabetes. S. Afr. med. J. **44**, 1344–1345 (11970).

KALBFLEISCH, K.: Diabetes. Sudhoffs Arch. Gesch. Med. **42**, 142–144 (1958).

KENEZ, J.: Zur Frühgeschichte der Insulin-Forschung. Münch. med. Wschr. **114**, 2003–2006 (1972).

KING, L.S.: Empiricism, rationalism and diabetes. J. Amer. med. Ass. **187**, 521–526 (1964).

KLOPPE, W.: Paul Langerhans (1847–1888) und seine Berliner Dissertation (1869). Dtsch. med. J. **20**, 581–583 (1969).

KLOPPE, W.: Die Zuckerkrankheit – historisch betrachtet. Diabetiker **20**, 252–254 (1970).

KNICK, B.: Zur Geschichte der diätetischen Behandlung der Zuckerkrankheit. Therapiewoche **23**, 905–911 (1973).

KORP, W., ZWEYMÜLLER, E.: 50 Jahre Insulinbehandlung an der Wiener Kinderklinik – das Schicksal zuckerkranker Kinder aus der ersten Insulinära. Wien. klin. Wschr. **85**, 385–390 (1973).

LACEY, A.H.: The unit of insulin. Diabetes **16**, 198–200 (1967).

LAUSCH, E.: Diabetes. Siege, Hoffnungen und immer neue Rätsel. Weinheim: Verlag Chemie 1971.

LEBENSOHN, J.E.: The semicentenary of insulin. Amer. J. Ophthal. **72**, 1155–1157 (1971).

LEIBOWITZ, J.O.: Maimonides on the incidence of diabetes. Israel J. med. Sci. **2**, 714 (1966).

LEIBOWITZ, J.O.: The concept of diabetes in historical perspective. Isreael J. med. Sci. **8**, 469–475 (1972).

LEICKERT, K.H.: Insulin-Vorläufer – ein historischer Abriß. Erste Diabetes-Behandlungs-Versuche mit Pankreasextrakten. Arzneimittel-Forsch. **25**, 435–442 (1975).

LESKY, E.: Etappen in der Erforschung des Diabetes mellitus. Öst. Ärzteztg. **24**, 2373–2375 (1969).

LEVINE, R.: History of etiology of diabetes mellitus. Arch. Path. **78**, 405–408 (1964).

LEVINE, R.: Insulin. The biography of a small protein. New Engl. J. Med. **277**, 1059–1064 (1967).

LIPPMANN, O. v.: Zur Geschichte des diabetischen Zuckers. Chem. Z. **29**, 1197–1198 (1905).

LOUBATIÈRES, A.: Zur Geschichte der Entdeckung der oralen Antidiabetica. In: Handbuch des Diabetes mellitus. Hrsg. v. E.F. PFEIFFER, Bd. 2, S. 1179–1197. München: Lehmann 1969.

MAGNUS-LEVY, A.: Diabetikerdiäten der Vorinsulinära. Bull. Hist. Med., Suppl. **3**, 161–169 (1944).

MAIWALD, K.H.: Johann Peter Frank 1745–1821. Sein Beitrag zur Kenntnis des Diabetes mellitus. Ther. Monat (Boehringer Mannheim) **10**, 14–20 (1960).

MAJOR, R.H.: Johann Conrad Brunner and his experiments on the pancreas. Ann. med. Hist. **3**, 91–100 (1941).

MANI, N.: Die Entdeckung des Glykogens durch Claude Bernard. Z. klin. Chem. **2**, 97–128 (1964).

MANI, N.: Die historischen Grundlagen der Leberforschung. II: Die Geschichte
    der Leberforschung von Galen bis Claude Bernard. Basler Veröff. Gesch.
    Med. Biol., Bd. 21. Basel-Stuttgart: Schwabe 1967.
MANN, R.J.: Historical vignette „honey urine" to pancreatic diabetes: 600 BC-.
    1922. Proc. Mayo Clin. **46,** 56–58 (1971).
MARBLE, A.: John Rollo. Diabetes **5,** 325–327 (1956).
MARTIN, E.: Problèmes de priorité dans la découverte de l'insuline. Schweiz.
    med. Wschr. **101,** 164–167 (1971).
MEINDL, R.: Zur Geschichte der Zuckerharnruhr. Med. Diss. Göttingen 1948.
MELLINGHOFF, K.H.: Georg Ludwig Zuelzers Beitrag zur Insulinforschung. Med.
    Diss. Düsseldorf 1971 und Düsseldorfer Beitr. Gesch. Med. H. 36, Düsseldorf:
    Triltsch 1971.
MINKOWKSI, O.: Die Lehre vom Pankreas-Diabetes in ihrer geschichtlichen Ent-
    wicklung. Münch. med. Wschr. **76,** 311–315 (1929).
MIROUZE, J.: Histoire du coma diabétique et de son traitement. Vie méd. Nr.
    spécial **52,** 25–35 (1971).
MÜLLER, R.F.G.: Die Harnruhr der Alt-Inder, Prameha. Sudhoffs Arch. Gesch.
    Med. **25,** 1–42 (1932).
MURLIN, J.R., KRAMER, B.: A quest for the anti-diabetic hormone 1913–1916. J.
    Hist. Med. **11,** 288–298 (1956).
MURLIN, W.R.: History of insulin. Ann. intern. Med. **76,** 330 (1972).
MURNAGHAN, J.H., TALALAY, P.: John Jacob Abel and the crystallization of
    insulin. Perspect. Biol. Med. **10,** 334–380 (1967).
MURRAY, J.: The search for insulin. Scott. med. J. **14,** 286–293 (1969).
MURRAY, J.: Insulin. Credit for its isolation. Brit. med. J. **1969 II,** 651–652.
MURRAY, J.: Paulesco and the isolation of insulin. J. Hist. Med. **26,** 150–157
    (1971).
NOTELOVITZ, M.: Milestones in the history of diabetes – a brief survey. S. Afr.
    med. J. **44.** 1158–1161 (1970).
NOTHMAN, M.M.: The history of the discovery of pancreatic diabetes. Bull. Hist.
    Med. **28,** 272–274 (1954).
ORTH, H.: Die Antiken Diabetes-Synonyme und ihre Wortgeschichte. Janus **51,**
    193–201 (1964).
OTTEN, J.H.: Die Geschichte der oralen Diabetestherapie. Med. Diss. Freiburg/-
    Breisgau 1966.
OTTEN, J.H.: Zur Geschichte der oralen Diabetestherapie. Med. Klin. **63,** 22–25
    (1968).
PAPASPYROS, N.S.: The history of diabetes mellitus. 2. Aufl. Stuttgart: Thieme
    1964.
PATON, A.: Notes for a history of diabetes mellitus. Brit. J. clin. Pract. **15,** 37–39
    (1961).
PAVEL, I.: Zur Frühgeschichte der Insulin-Forschung. Münch. med. Wschr. **115,**
    729–730 (1973).
PESTEL, M.: Le cinquantenaire de la découverte de l'insuline. E. Gley, pré-
    curseur de F. J. Banting et C. H. Best. Nouv. Presse méd. **1,** 1527–1528
    (1972).
POREP, R.: Der Physiologe und Planktonforscher Victor Hensen. Med. Diss. Kiel
    1970 und Kieler Beitr. Gesch. Med. H. 9, Neumünster 1970. S. 76 f.
POREP, R.: Der Prioritätenstreit um die Entdeckung des Glykogens zwischen
    Claude Bernard und Victor Hensen. Med. Mschr. **25,** 314–321 (1971).
POULET, J.: Le diabète avant la découverte de l'insuline. Vie. méd. Nr. spéc. **52,**
    5–10 (1971).

PRATT, J.H.: Zur Geschichte der Entdeckung des Insulins. Sudhoffs. Arch. Gesch. Med. **38,** 48–57 (1954).

RECKENDORF, H.K.: Medizinische Konzeption und Therapie. Die Behandlung des Diabetes mellitus zu Beginn des 19. Jahrhunderts durch John Rollo. Ther. Monat (Boehringer Mannheim) **21,** 17–19 (1961).

ROSEMANN, R.: Zur Entdeckung des Glykogens vor 75 Jahren. Münch. med. Wschr. **79,** 1367–1368 (1932).

SALOMON, M.: Geschichte der Glycosurie von Hippokrates bis zum Anfang des 19. Jahrhunderts. Dtsch. Arch. klin. Med. **8,** 489–582 (1871).

SCHADEWALDT, H.: Das Pankreas in der Geschichte der Medizin. In: Pathogenese, Diagnostik, Klinik und Therapie der Erkrankungen des exokrinen Pankreas. Hrsg. v. N. HENNING, K. HENKEL und H. SCHÖN, S. 1–46. Stuttgart: Schattauer 1964.

SCHADEWALDT, H.: Die Geschichte des Diabetes. Allergie Immun. Forsch., Bd. 2, S. 9–22. Stuttgart: Schauttauer 1968.

SCHIRMER, A.M. Beitrag zur Geschichte und Anatomie des Pankreas, Basel 1893.

SCHMIDT, F.: Insulin-Herstellung in Deutschland durch einen Mecklenburger Landapotheker. Pharm. Z. **117,** 1195–1196 (1972).

SCHNEIDER, T.: Diabetes through the ages: a salute to insuline. S. Afr. med. J. **46,** 1394–1400 (1972).

SCHUMACHER, H., SCHUMACHER, J.: Einst und Jetzt: 100 Jahre Diabetes mellitus. Münch. med. Wschr. **96,** 517–521, 581–588 und 601–604 (1956).

SCHUMACHER, J.: Index zum Diabetes mellitus. München–Berlin: Urban und Schwarzenberg 1961.

SCHUMACHER, J.: Geschichte des Diabetes mellitus bis zur Insulin-Ära. Dtsch. med. J. **22,** 707–715 (1963).

SCHUMACHER, R.: Die Carl v. Noorden'sche Haferkur, ihre Weiterentwicklung und ihr Einfluß auf die Diättherapie des Diabetes mellitus unter Berücksichtigung ihrer heutigen Bedeutung. Med. Diss. Freiburg/Breisgau 1963.

SEALE, H.: Banting's miracle. The story of the discovery of insulin. Philadelphia: Lippincott 1946.

SECKENDORF, E.: Kurze Geschichte des Diabetes mellitus. Med. Welt **5,** 1443–1445 (1931).

SPIEGELHOFF, W.: Die Geschichte der Pankreaserkrankungen. Med. Diss. Düsseldorf 1937.

STAHL, J.: La découverte de l'insuline. Strasbourg méd. **12,** 871–879 (1961).

STEIN, P.: Prioritäten und Prioritätsansprüche ums Insulin. Gesnerus **31,** 107–112 (1974).

STÖCKER, W.: Zur Geschichte des Diabetes mellitus. Therapiewoche **16,** 1077–1082 (1966).

STÖCKER, W.: 50 Jahre Insulin. Therapiewoche **21,** 2444–2450 (1971) und Pharm. Z. **116,** 1667–1671 (1971).

STÖCKER, W.: Der Prioritätenstreit um das Insulin. Therapiewoche **21,** 3464–3467 (1971) und Pharm. Z. **116,** 1764–1765 (1971).

STRIKER, C.: Famous faces in diabetes. Boston: Hall 1961.

STRIKER, C.: History of insulin. Ann intern. Med. **76,** 329–330 (1972).

TEE, G.J.: On Sami Hamarneh's Review of „Der Diabetestraktat" 'Abd al-Latif al-Bagdadi's. Isis **64,** 232 (1973).

THIES, H.J.: Der Diabetestraktat 'Abd Al-Latif al-Badadi's. Bonner Orient. Stud. NS Bd. 21, Bonn 1871.

VEITH, I.: Four thousand years of diabetes. Modern Med. **39,** 118–125 (1971).

Voss, H.: 100 Jahre Langerhanssche Inseln. Anat. Anz. **125**, 333–335 (1969).

Wolff, G.: Abriß der Geschichte der Zuckerkrankheit. Med. Mschr. **7**, 253–254, 527–529 (1953); **9**, 37–41 (1955).

Wolff, G.: Zucker, Zuckerkrankheit und Insulin. Eine medizin- und kulturhistorische Studie. Remscheid-Lennep: Dustri 1955.

Wolff, G.: Die Entdeckung des Insulins vor 35 Jahren durch Banting und Best. Med. Mschr. **10**, 468–470 (1956).

Wolff, G.: Zur Geschichte der Harnzuckeruntersuchung. Ther. Monat (Boehringer Mannheim) **7**, 321–323, 838–846 (1957).

Wolff, G.: Der Zuckerstoffwechsel – eine biographische Studie. Med. Mschr. **12**, 766–774 (1958).

Wolff, G.: Beiträge berühmter Studenten zur Erforschung des Zuckerstoffwechsels. Münch. med. Wschr. **102**, 1203–1208 (1960).

Wolff, G.: La découverte de l'insuline. Med. Hyg. **29**, 1102 (1971).

Young, F.G.: Claude Bernard and the discovery of glycogen. Brit. med. J. **1957** I, 1431–1436.

Zander, K.: Zur Begriffsbestimmung des Diabetes mellitus. Med. Diss. Freiburg/Breisgau 1972.

Zimmermann, O.C.: Die erste Beschreibung von Symptomen des experimentellen Pankreas-Diabetes durch den Schweizer Johann Conrad Brunner (1653–1727). Med. Diss. Basel 1944 und Gesnerus **2**, 109–130 (1945).

Aus: *Handbuch der Inneren Medizin, hg. v. H. Schwiegk, Teil 2 a, Berlin* [2]*1975, S. 1–44.*

Zuckerkrankheit, Zuckerverbrauch und Luxus im Wandel der Jahrhunderte

Eine Fragestellung aus der Geschichte

von ERICH EBSTEIN

Hans Ullman hat in dieser Zeitschrift (1928, Nr. 3) einen Aufsatz über „Die Zunahme der Zuckerkrankheit – eine Ernährungsfrage?" veröffentlicht. In dieser interessanten Studie zeigt er, daß die Zunahme des Zuckerverbrauchs und der Diabetessterblichkeit mit zunehmendem Wohlstand und steigender Kultur einhergeht.

Im Anschluß an diese Erörterungen *Ullmanns* hat er an mich die Frage gestellt, ob sich aus früheren Zeiten irgendwelche Angaben über Zuckerverbrauch einerseits und über „Speisenkultur" andererseits nachweisen lassen.

Im Altertum kannte man nur den Honig; die erste Kunde vom Zuckerrohr erlangte man in Europa zur Zeit des Feldzuges Alexanders des Großen nach Indien, 327 v. Chr. Damals wurde berichtet, daß „ein in Indien wachsendes merkwürdiges Schilfrohr eine Art von Honig hervorbringe ohne Beihilfe von Bienen". (Vgl. *v. Lippmann,* Geschichte des Zuckers, Leipzig 1890 und derselbe, in: Abhandlungen und Vorträge. Leipzig 1906, S. 261–274 und 326 334.)

Vergegenwärtigen wir uns, daß zur Zeit des Julius Caesar (100–44 v. Chr.) und des Kaisers Tiberius, der römische Schriftsteller *Celsus* lebte, dessen Schilderung der Heilkunde eine unserer wichtigsten Quellen für die griechische und alexandrinische Medizin bildet. Dort (Liber IV, 27, 2) handelt ein kleiner Abschnitt „von der übermäßigen Absonderung des Harns", der wohl auf Glykosurie zu beziehen ist, ohne daß der Name „Diabetes" genannt wird, der sich zum ersten Male bei *Aretäus* (2. Jahrh. n. Chr.) findet. *Aretäus* nennt sie eine wunderbare Krankheit. Von der Ätiologie wußte er nichts.

Heute unterscheiden wir bei der Entwicklung des Diabetes ein endogenes und ein exogenes Moment.

Bei der historischen Untersuchung der Frage wird man nicht mehr fordern dürfen als höchstens den Nachweis, daß – und ob – in den

Zeiten großer Luxuskonsumption von Honig, zuckergesüßten Weinen, Kakao und Schokolade usw. auch Diabetes mellitus von Ärzten häufiger beobachtet wurde. Immerhin ist dann noch mit der Möglichkeit zu rechnen, daß in diesen Zeiten der „Speisenkultur" auch alimentäre Glykosurie beobachtet wurde.

So lange also nicht nachgewiesen ist, daß Zucker mehr fördernd auf Diabetes wirkt als Stärke, so dürften direkte Beziehungen zwischen Zuckerverbrauch und Zuckerkrankheit nicht so ohne weiteres feststellbar sein.

In diesem Sinne mag erwähnt werden, daß zu den Zeiten, als *Celsus* sein medizinisches Werk redigierte, es bereits in Rom Bäcker- und Kuchenläden gab und zu Cäsars Zeiten die Sucht nach Tafelgenüssen eine allgemeine geworden war. Derartige Schmäuse trieben die Preise aller feinen Eßwaren derartig in die Höhe, daß Cäsar gesetzliche Bestimmungen dagegen erließ. Früchte aller Art wurden in Honig eingelegt, dessen konservierende Eigenschaften wohl bekannt waren (*v. Lippmann* 1890, S. 15 f).

Sehr bemerkenswert ist es, daß die indischen Ärzte schon im 5. Jahrhundert die Süßigkeit des diabetischen Harnes kannten – durch Kosten – oder durch das Hinfliegen der Insekten danach darauf aufmerksam gemacht wurden (*Erich Ebstein*, Zur Entwicklung der klinischen Harndiagnostik, Leipzig 1915). Man weiß übrigens, daß gegen 500 n. Chr. das Zuckerrohr aus Indien nach Persien gebracht wurde und daß erst 627 n. Chr. zum erstenmal der feste Zucker erwähnt wird, als der Kaiser Heraclius das Schloß des Königs von Persien zerstörte. Daß der Zucker unter den Schätzen des persischen Königs genannt wird, beweist, daß er damals noch eine große Seltenheit war (*v. Lippmann* 1906, S. 262 f).

Um diese Zeit hören wir nach der Eroberung von Damaskus (635), Jerusalem (638) und Syrien (640), wohin die Araber nach der Niederwerfung der byzantinischen Heere im raschen Siegeslauf vordrangen, von Luxus und Üppigkeit Vorderasiens, die sich auch bald am Hofe der Ommajjaden bemerkbar machten (*v. Lippmann* 1890, S. 110 f).

In Alexandria lebte damals (670) *Paulos von Aigineta*, der (Liber III, 45) den Diabetes als „Durstkrankheit" bezeichnete.

Der arabische Arzt *Avicenna* (980–1037), der selbst Diabetesfälle beobachtet hat, kannte verschiedene Arten von Zukker, z. B. den roten und den Rohrhonig, d. h. Zuckerrohrsaft. Von den im 5. Buche des Kanon des *Avicenna* genannten zusammengesetzten Heilmitteln der Araber (650 Mittel) werden über hundert, mit Hilfe des Zuckers bereitet, erwähnt (*v. Lippmann* 1890, 126 f).

Auch *Actuarius,* der im 13. Jahrhundert in Byzanz lebte und den Diabetes beschreibt, nennt in seinen Schriften den Zucker oft und erzählt z. B. bei der Therapie von der Darstellung des Rosenwassers durch Gärung von Rosenblättern mit Zuckerlösung (*v. Lippmann* 1890, 170 f).

Im Laufe des 14. Jahrhunderts nahm der Geschmack an Zuckerwerk und Konfekt immer mehr überhand, und Zucker wurde allerorten die gesuchteste Leckerei und Gegenstand der luxuriösen Verwendung, so daß Florenz, Bologna und andere Städte Luxusgesetze erließen, in denen Zahl und Beschaffenheit selbst des Backwerks genauen Vorschriften unterworfen waren (*v. Lippmann* 1890, S. 225 f.). So hatte z. B. am Anfang des 14. Jahrhunderts Mailand bei 200 000 Einwohnern 1000 Weinhäuser, 400 Bäcker und 150 große Gasthöfe.

Die wichtigste Stätte des Zuckerhandels war Venedig; unter der Bürgerschaft nahm die Sucht nach Zucker, prächtigem Zuckerwerk und Tafelgenüssen aller Art dermaßen überhand, daß der hohe Rat von Venedig im Jahre 1514 wiederum ein Luxusgesetz erlassen mußte. Dieses untersagte das Vergolden von Zucker und Zuckerwaren, von feinem Marzipan und feinem Konfekt und verbot den Genuß aller dieser Süßigkeiten; es wurde nur gewöhnliches Zuckerwerk und Marzipan, aber nur zum Nachtisch gestattet. Aber die Verordnungen blieben ohne jeden Erfolg (*v. Lippmann* 1890, S. 268).

In Venedig praktizierte damals *Victor Trincavella* (1476 bis 1568); er hat dort während einer 40jährigen ärztlichen Tätigkeit drei Fälle von Diabetes beobachtet, aber nur zweier derselben kann er sich genauer erinnern. Ätiologisch schuldigt *Trincavella* einmal Trinken von eiskaltem Wasser während eines hitzigen Fiebers an. Gekostet hat er den Harn noch nicht. Daß evtl. an den überreichlichen Genuß von Zuckerwaren gedacht werden müsse, berücksichtigte *Trincavella* nicht.

Auch in dem Nürnberger Hochzeitsbuch von 1485 finden sich gesetzliche Verordnungen gegen den Luxus, den man mit Zucker und Zuckerwerk trieb.

Jacob Sylvius (1478–1555) in Paris hat in seinem Leben nur einen Fall von Diabetes gesehen und nennt die Krankheit einen „affectus rarus"; in seinem Werke „Medicamentorum

simplicium delectus" (1562) schildert er u. a. das Einsieden,
Verzuckern und Glasieren der Früchte und zeigt die Kunst,
den Zucker einzukochen (*v. Lippmann* 1890, S. 272).

In dem 1588 verfaßten Kräuterbuch des *Tabernämontanus*
(aus Bergzabern), der Arzt des Kurfürsten von Speyer war,
bricht der Verfasser in die Worte aus:

„Ja, wie vielerlei Samen und Frücht' werden mit Zucker
überzogen, für Bankette, Schlaftrünk' und Gastereien, so daß
der abscheuliche Überfluß zu Krankheit, Verderben und Ver-
kürzung unseres Lebens gereicht, und, wohl zu glauben und
gewißlich wahr, seit die Welt gestanden, kein größerer Überfluß und Luxus gewesen, als eben jetzund" (*v. Lippmann* 1890,
S. 287–289).

Zur Zeit des Königs Gustav I. (Wasa) von Schweden (1496–
1560) wurde von Lübeck aus Zucker nach Schweden expor-
tiert; in einem Briefe wirft der König seiner Tochter Catherine,
Gräfin von Ostfriesland, vor, sie habe ihre Kränklichkeit dem
vielen Zuckeressen in ihrer Jugend zu verdanken; dadurch sei
ihr Magen angegriffen worden. (Vgl. *W. Volz*, Beiträge zur
Kulturgeschichte, Leipzig 1852, S. 216.)

Im Jahre 1535 schrieb *Charles Estienne:* „Zu Getränke und
Speisen ist der Zucker heutzutage unentbehrlich, und die
Sucht danach ist eine wütende . . .; der beste Zucker kommt
aus Spanien, Cypern, Rhodus, Kandia und Malta . . ."

In dieser Zeit des Luxus schreibt zwar *Paracelsus* Kostproben
des Harns vor, spricht auch im allgemeinen u. a. von dessen
dulcedo (Süßigkeit), bringt sie aber in keinerlei Zusammenhang mit der Zuckerkrankheit.

Da überrascht es einigermaßen, daß wir in der zuerst in
Paris 1606 erschienenen „Histoire maccaronique de Merlin
Coccaie (anonym)" anläßlich der absichtlich übertriebenen
Schilderung eines üppigen Gastmahls den Worten begegnen:
„Tant de sortes de vin ne se passèrent . . . dans les douces
urines que Corse pisse" (*v. Lippmann* 1923, S. 211–213).

Es werden also korsischer Südwein und Zuckerharn in
unmittelbaren Vergleich gestellt. Der Verfasser dieser Schrift
war der in Venedig 1517 geborene *Folengo*, dessen Werk
Rabelais (1483–1553) als Vorbild gedient haben soll, in dessen „Gargantua" übrigens der Zucker besonders häufig
erwähnt wird (*v. Lippmann* 1890, S. 274). Auch sonst werden (*Salomon*, S. 34) Genuß von großen Mengen Wein in
dieser Zeit für die Ätiologie der Zuckerkrankheit angeschul-
digt.

Es mag hier daran erinnert werden, daß der Venediger *Folengo* ein Zeitgenosse des venetianischen Arztes *Trincavella*, war, der ja Fälle von Diabetes mellitus gesehen hatte.

Wie *Schelenz* dargetan hat (Berl. Klin. Wochenschr. 1915, Nr. 23, S. 623–624), sah man den Skorbut als Erscheinung der Syphilis an; ja, in *Rays* „Historia plantarum" (1686) wird sowohl Syphilis, wie Skorbut auf übermäßigen Genuß von Zucker zurückgeführt, besonders in Spanien, weniger in, England.

Den Begriff des „Diabetikers" scheint *Marcello Donato* (gest. 1600) geprägt zu haben, der so definiert: „Ein Kranker, bei dem das Getränk unverändert durch die Nieren entfernt wird, wie es aufgenommen war, wird von den Ärzten Diabetiker genannt." (*Max Salomon*, Geschichte der Glykosurie usw. Leipzig 1871, S. 27.)

Die „Geschichte der Zuckerkrankheit mit besonderer Berücksichtigung der Bauchspeicheldrüse" habe i c h selbst behandelt (Arch. f. Verdauungskrankheiten, Bd. 32 [1923] S. 216–226).

Daß in den Zeiten der Not, wie z. B. während der Hungerblockade im Jahre 1917, die Zuckerkrankheit in Deutschland eine seltene Krankheit geworden war, ist mehrfach bestätigt worden. Ich will hier nur den Satz aus *Friedrich von Müllers* wertvoller Arbeit über den „Einfluß der Kriegsverhältnisse auf den Gesundheitszustand im Deutschen Reich" (Münch. med. Wochenschr. 1920, Beilage zu Nr. 8, S. 245) anführen, wo es ausdrücklich heißt: „Meine Diabetiker aus wohlhabenden Kreisen (und der Diabetes ist vorwiegend eine Krankheit der reichen Klassen) haben sich durch die Bank als außergewöhnlich geschickte Hamster entpuppt und eine ähnliche Beobachtung findet sich auch in einem Bericht von *Carl von Noorden.*"

Sehr lehrreich sind in dieser Beziehung die von *Ullmann* gezogenen Schlußfolgerungen, daß nämlich der Zuckerverbrauch der Bevölkerung ein direktes Maß für die zunehmende Wohlhabenheit ist. Parallel geht die Zunahme der diabetischen Erkrankungen. Umgekehrt sehen wir in den Zeiten der Not Abnahme des Zuckerverbrauchs und des Diabetes.

Wie eingangs betont, macht auch *Ullmann* geltend, daß es dahingestellt bleiben muß, „wie weit der Ernährung als exogener Faktor nur der Charakter eines auslösenden Agens zuzuerkennen ist oder ob stets das Bestehen einer endogenen Disposition anzunehmen ist."

Daß der Zuckerverbrauch in allen Ländern auf den Kopf der
Bevölkerung gestiegen ist, hat schon *Lichtenfelt* in seiner „Geschichte der Ernährung", Berlin 1913, S. 102 gezeigt. Besonders wertvoll sind in dieser Beziehung die „Zuckerstatistischen
Tabellen für die Periode 1913/14–1926/27, die *Rudolf E. Grotkaß* zusammengestellt hat (Magdeburg 1927; aus dem Jahr-
buch und Adreßbuch der Zuckerfabriken)", auf die hier nur
verwiesen sein mag sowie auf desselben Autors Abhandlung
über „Die Zuckerfabrikation im Magdeburgischen" in Bd. 2
von Magdeburgs Wirtschaftsleben (1927).

Auch *Kurt Ritter* hat in dieser Zeitschrift (Nr. 17, S. 667–668)
gezeigt, daß der Zuckerverbrauch als Nahrungsmittel in unseren Breiten etwas relativ Neues ist und daß er bis in das vo-
rige Jahrhundert hinein als Luxus gegolten hat. *Grotkaß* stellt
in seiner Arbeit (Die voraussichtliche Zunahme des Weltzuk-
kerverbrauchs und die für ihre Befriedigung in Frage kommenden Erzeugungsgebiete, in: Die Deutsche Zuckerindustrie
1927, Nr. 14–17 u. 19) fest, daß sich seit 1850 der Weltzucker-
verbrauch alle 20 Jahre verdoppelt.

Was die Geschichte der Ernährung über Honig-, Zuckerverbrauch usw. und etwaiges Parallelgehen mit der Speisekultur
lehren kann, sollen die allerdings etwas spärlichen Daten zeigen, die sich vielleicht noch mehren lassen. Hoffentlich geben
diese Zeilen Anregung dazu.

Aus: *Medizinische Welt 49 (1928) 1840–1842.*

Antike

Diabetes

von KARL KALBFLEISCH †

Den nachstehenden Aufsatz sandte K. KALBFLEISCH 1943 an die Schriftleitung der „Philologischen Wochenschrift" (Leipzig), wo er unter den „Mitteilungen" erscheinen sollte. Der Text ging in Satz und wurde für eines der Hefte des Jahrganges 1944 vorgesehen. Infolge der damaligen Notlage erschien dieser Jahrgang nicht mehr. Dagegen wurden Sonderdrucke hergestellt mit der Überschrift „Sonderabdruck aus der ‚Philologischen Wochenschrift' 1944". Der Verfasser sandte etliche an Freunde und Kollegen; ein Rest mag untergegangen sein, als KALBFLEISCHs Haus in Gießen im Dezember 1944 durch Bomben zerstört wurde. In seiner Heimatstadt Gelnhausen, wo er Zuflucht gefunden hatte, starb KARL KALBFLEISCH am 7. Februar 1946 im Alter von 77 Jahren. Nachrufe auf ihn, von H.-G. GUNDEL verfaßt, stehen in den „Nachrichten der Gießener Hochschulgesellschaft" XX (1951), S. 165–178 und der „Chronique d'Egypte" XXVI (Brüssel 1951), S. 460–467. Da die „Philologische Wochenschrift" nach dem Kriege nicht wieder erschien, mußte ein anderer Weg gewählt werden, um den Aufsatz zu allgemeiner Kenntnis zu bringen.

ANDREAS THIERFELDER, Mainz

Wer sich mit der Geschichte der griechisch-römischen Heilkunde beschäftigt hat, wird öfters gefragt, wie der Name *Diabetes* für die Zuckerkrankheit zu erklären sei. Da sich in den mir zugänglichen medizinischen Schriften[1] über diese Frage und andere damit eng zusammenhängende nur wenig Befriedigendes findet, werden die folgenden Bemerkungen vielleicht manchem willkommen sein.

Διαβαίνειν heißt „ausschreiten": εὖ διαβὰς „weit ausschreitend" schleudert Hektor einen mächtigen Stein M 458. Διαβήτης „Ausschreiter" heißt daher der zweischenkelige Zirkel, mit dem der Mathematiker METON arbeitet (Aristoph. Vögel 1003), aber auch der zweischenkelige Heber, der D o p - p e l h e b e r , den die zu entnehmende Flüssigkeit, etwa der Wein aus dem Fasse, durchfließt (COLUMELLA III 10, 2 *per sipho-*

---

[1] Siehe besonders MAX SALOMON, Geschichte der Glykosurie von Hippokrates bis zum Anfange des 19. Jahrhunderts, im Deutschen Archiv für klinische Medizin, 8. Band (1871), S. 498–582.

nem, quem diabeten vocant mechanici; vgl. HERON Pneumatica
I 1–3). Mit diesem Worte, das HIPPOKRATES und die Hippokratiker noch nicht gebrauchen, bezeichnete nach dem Zeugnis des
SORAN[2] der Herophileer DEMETRIOS aus Apameia in Bithynien
(um 100 v. Chr., s. RE IV 2847 f., Nr. 111) die Harnruhr, bei
der die aufgenommene Flüssigkeit sehr bald wieder ausgeschieden wird.[3] Der archaisierend jonisch schreibende eklek-
tisch-pneumatische Arzt ARETAIOS aus Kappadozien[4], ein Zeitgenosse des GALEN, hat diese Bezeichnung der Krankheit als
„Doppelheber" nicht mehr verstanden; er meint, sie erkläre
sich wohl daraus, daß die Flüssigkeit bei diesem Leiden den
Körper nur als Durchgang ($\delta\iota\alpha\beta\acute{\alpha}\theta\varrho\eta$) nach außen gebrauche.
Die Krankheit hieß auch „Wassersucht in den Nachttopf" oder
„Durchfall in Harn" oder wegen des damit verbundenen
andauernden Durstes „Durstkrankheit[5]". Diese Vielheit der
Namen zeigt, daß die Krankheit stark beachtet und bespro-
chen wurde, obwohl sie sehr selten gewesen sein soll; GALEN
sagt in der Schrift $\Pi\varepsilon\varrho\grave{\iota}\ \tau\tilde{\omega}\nu\ \pi\varepsilon\pi\sigma\nu\theta\acute{\sigma}\tau\omega\nu\ \tau\acute{\sigma}\pi\omega\nu$, die er unter
Septimius Severus (193–199) geschrieben hat, also als Sechzi-
ger, er habe bis jetzt nur zwei Fälle gesehen[6]. Die Zuckerkrankheit als solche haben die griechischen und römischen
Ärzte überhaupt nicht gekannt[7], sie konnten sie von der (ein-

---

[2] CAELIUS AURELIANUS Chron. III 8, 102: *Sed melius Demetrius Apameus ab
hydrope discrevit eum qui sine dilatione potum liquorem per urinam egerit,
d i a b e t e n   a p p e l l a n s.* Der Erasistrateer APOLLONIOS von Memphis (RE Nr.
100, Sp. 149) hatte schon den Vergleich mit einer Röhre gebraucht (Caelius
Aurel. a. a. O. *tanquam per fistulam transiens).*

[3] Vgl. AËTIUS XI 1, 1(cod. Vindob.) $\varkappa\acute{\varepsilon}\varkappa\lambda\eta\tau\alpha\iota\ \delta\iota\alpha\beta\acute{\eta}\tau\eta\varsigma\ \alpha\pi\grave{\sigma}\ \tau\tilde{\eta}\varsigma\ \pi\varrho\grave{\sigma}\varsigma\ \tau\sigma\grave{\nu}\varsigma$
$\varkappa\alpha\lambda\sigma\nu\mu\acute{\varepsilon}\nu\sigma\nu\varsigma\ \delta\iota\alpha\beta\acute{\eta}\tau\alpha\varsigma\ \acute{\sigma}\mu\sigma\iota\acute{\sigma}\tau\eta\tau\sigma\varsigma\ \sigma\check{\iota}\ \tau\iota\nu\varepsilon\varsigma\ \varepsilon\tilde{\iota}\delta\sigma\varsigma\ \sigma\acute{\iota}\varphi\omega\nu\acute{\sigma}\varsigma\ \varepsilon\check{\iota}\sigma\iota\nu.$

[4] ARETAIOS wurde von SALOMON S. 493 wie von HAESER (Lehrbuch der Geschichte der Medizin[2] I 1875 S. 141 f.) und anderen neueren Ärzten stark
überschätzt, weil seine Abhängigkeit von Vorgängern, besonders von ARCHIGE-
NES nicht beachtet wurde, siehe MAX WELLMANN, Die pneumatische Schule,
Berlin 1895, S. 23 ff. Die oben angeführte Stelle Chron. IV 2 S. 66, 11 Hude: $\tau\tilde{\eta}\delta\acute{\varepsilon}$
$\mu\sigma\iota\ \delta\sigma\varkappa\acute{\varepsilon}\varepsilon\iota\ \varkappa\alpha\lambda\acute{\varepsilon}\varepsilon\sigma\theta\alpha\iota\ \delta\iota\alpha\beta\acute{\eta}\tau\eta\varsigma\ \acute{\varepsilon}\pi\acute{\iota}\varkappa\lambda\eta\sigma\iota\nu,\ \acute{\sigma}\varkappa\sigma\tilde{\iota}\acute{\sigma}\nu\ \tau\iota\ \delta\iota\alpha\beta\acute{\eta}\tau\eta\varsigma\ \acute{\varepsilon}\acute{\omega}\nu,\ \sigma\check{\upsilon}\nu\varepsilon\varkappa\varepsilon\nu\ \acute{\varepsilon}\nu\ \tau\tilde{\omega}$
$\sigma\varkappa\acute{\eta}\nu\varepsilon\ddot{\iota}\ \tau\grave{\sigma}\ \acute{\upsilon}\gamma\varrho\grave{\sigma}\nu\ \sigma\grave{\upsilon}\ \mu\acute{\iota}\mu\nu\varepsilon\iota\ \acute{\alpha}\lambda\lambda\ \acute{\sigma}\varkappa\omega\varsigma\ \delta\iota\alpha\beta\acute{\alpha}\theta\varrho\eta\ \tau\tilde{\omega}\ \acute{\alpha}\nu\theta\varrho\acute{\omega}\pi\omega\ \acute{\varepsilon}\varsigma\ \acute{\varepsilon}\xi\sigma\delta\sigma\nu\ \chi\varrho\acute{\varepsilon}\varepsilon\tau\alpha\iota.$

[5] GALEN VII 81 Kühn: $\acute{\sigma}\ \varkappa\alpha\lambda\sigma\acute{\upsilon}\mu\varepsilon\nu\sigma\varsigma\ \acute{\upsilon}\delta\varrho\omega\psi\ \varepsilon\acute{\iota}\varsigma\ \acute{\alpha}\mu\acute{\iota}\delta\alpha,\ \tau\iota\nu\grave{\varepsilon}\varsigma\ \delta\grave{\varepsilon}\ \delta\iota\alpha\beta\acute{\eta}\tau\eta\nu\ \alpha\acute{\upsilon}\tau\grave{\sigma}\nu$
$\acute{\sigma}\nu\sigma\mu\acute{\alpha}\zeta\sigma\upsilon\sigma\iota,\ \acute{\alpha}\lambda\lambda\sigma\iota\ \delta\grave{\varepsilon}\ \delta\iota\acute{\alpha}\varrho\varrho\sigma\iota\alpha\nu\ \varepsilon\acute{\iota}\varsigma\ \sigma\tilde{\upsilon}\varrho\alpha,$ vgl. IX 597; dazu VIII 394, 13: $\check{\varepsilon}\nu\iota\sigma\iota\ \delta\grave{\varepsilon}$
$\delta\iota\psi\alpha\varkappa\grave{\sigma}\nu\ \acute{\sigma}\nu\sigma\mu\acute{\alpha}\zeta\sigma\upsilon\sigma\iota.$

[6] VIII 394 Kühn: $\tau\grave{\sigma}\ \pi\acute{\alpha}\theta\sigma\varsigma\ldots\ \sigma\pi\alpha\nu\iota\acute{\omega}\tau\alpha\tau\sigma\nu\ \gamma\iota\gamma\nu\acute{\sigma}\mu\varepsilon\nu\sigma\nu\ \acute{\varepsilon}\mu\sigma\grave{\iota}\ \gamma\sigma\tilde{\upsilon}\nu\ \check{\omega}\varphi\theta\eta\ \delta\grave{\iota}\varsigma\ \check{\alpha}\chi\varrho\iota$
$\delta\varepsilon\tilde{\upsilon}\varrho\sigma.$ Siehe KURT BARDONG, Beiträge zur Hippokrates- und Galenforschung, in
den Nachrichten der Akademie der Wissenschaften in Göttingen, Philol.-hist.
Klasse, 1942, S. 640.

[7] Dagegen scheint sie den indischen Ärzten schon im 5. Jahrhundert bekannt
gewesen zu sein; siehe EDMUND O. VON LIPPMANN, Abhandlungen und Vorträge
zur Geschichte der Naturwissenschaften, Leipzig 1906, S. 333 f.

fachen) Harnruhr um so weniger unterscheiden, als auch bei
der Zuckerkrankheit oft ein starkes Durstgefühl auftritt, das
den Kranken zwingt, ungeheure Mengen Flüssigkeit zu sich zu
nehmen, so daß oft 6–8 Liter täglich getrunken und ausgeschieden werden. Erst 1674 entdeckte der englische Arzt THO-
MAS WILLIS den süßen Geschmack des diabetischen Harns. Seitdem unterscheidet man die Zuckerkrankheit als d i a b e t e s
m e l l i t u s von der (einfachen) Harnruhr, d i a b e t e s i n s i -
p i d u s . 1835 bewies AMBROSIANI die früher schon vermutete
Anwesenheit des Zuckers im Blute von Diabetikern.

Durch Abwesenheit des Insulins entstehen die sogenannten
Azetonkörper und erzeugen einen schweren Vergiftungszu-
stand, den man als K o m a bezeichnet. Wenn ein Verlauf
geschildert wird wie bei ARETAIOS IV 2: „Langsam ist die Entwicklung der Krankheit, lange brütet sie. Ist aber der Zustand
gereift, so hat der Leidende nicht mehr lange zu leben, denn
rasch ist dann der Verfall, schnell der Tod[8]“, so wird man wohl
Zuckerharnruhr, Diabetes mellitus mit Koma annehmen („der
Tod erfolgt meist innerhalb der ersten 12–24 Stunden“, EWALD
bei Eulenburg, Real-Encyclopädie der gesamten Heilkunde III
S. 807), doch ist einfache Harnruhr, Diabetes insipidus nicht
ausgeschlossen.

Aus: *Sudhoffs Archiv für Geschichte der Medizin 42 (1958) 142–144.*

---

[8] ARETAIOS Chron. IV 2 S. 21 ff. Hude: χρονίη μὲν ηˊ τῆϛνούσου φυή, μακρῷ
κυΐσκεται χρόνῳ. βραχύβιος δὲ ὥνθρωπος ἢν ἡ πατάστασις τελεσθῆ ὀξείη γὰρ ἡ
τηκεδών, ταχὺς δὲ ὁ θάνατος,

Die antiken Diabetes-Synonyme und ihre Wortgeschichte

von Hermann Orth

Die Geschichte antiker Termini in der modernen Terminologie
pflegt dort zu beginnen, wo sie uns als begrifflich und sprachlich
feste Fachausdrücke zum ersten Mal in der alten Literatur ent-
gegentreten. Ihre Geschichte innerhalb der Antike ist dann
abgeschlossen, das Nomen ändert sich nicht mehr, nur seine
Bedeutung, der mit ihm verbundene alte Begriff hat seit dem
Altertum meist höchst wechselvolle Schicksale durchzumachen.
Das ist zum Teil der Unwissenheit und Willkür späterer Ärzte
zuzuschreiben, sehr oft aber verlangt die unseren Terminis
anhaftende, fachterminologisch enge Bestimmtheit eine Einengung der dem griechischen Wort in der alten Heilkunde fast
stets verbundenen Sammelbedeutung auf das moderne terminologische Bedürfnis. So ist die spezielle Geschichte der Termini
gewohnt, mit dem ersten Auftreten eines Fachworts in der alten
Literatur ihre Forschung zu beginnen und sich auf die Untersuchung seiner begrifflichen Seite zu beschränken.

Dabei wird notgedrungen der erste geschichtliche Abschnitt
übersehen, und daß der alte Terminus nicht plötzlich dem Inge-
nium eines Griechenarztes entsprang, wie Athene dem Haupte
des Zeus, sondern von einem Urbegriff und Urnomen ausgehend
eine nicht selten lange und auf verschiedenen Wegen sich voll-
ziehende Entwicklung durchgemacht hat, bis er als fertiger
Fachausdruck bei einem griechischen Schriftsteller erscheint.
Über diesen, für die Medizingeschichte aufschlußreichen Abschnitt wissen wir nichts. Wir vermöchten nur dann etwas zu
sagen, wenn die alte Literatur vollständig erhalten wäre. Leider
ist sie das nicht; gerade ihr für unsere Aufgabe wichtigster Teil,
die literarische Hinterlassenschaft Alexandrias, ist fast ganz verloren.

So müßten wir auf einen wichtigen Teil terminologischer
Untersuchung verzichten, wenn nicht gewissenhafte, historisch
interessierte Ärzte der Spätantike bei Gelegenheit aus verlorenen Schriften alexandrinischer Ärzte zitiert und uns wertvolle

Aufschlüsse über historische Fragen, unter anderem auch zur Entwicklungsgeschichte alter Termini hinterlassen hätten.

Spätere Zitate aus alten Alexandrinern und aus ihren Schulen stammende Krankheitsschilderungen erlauben uns nun, diesen seltenen Beitrag zur Wortgeschichte der Diabetes-Synonyme zu liefern. Vier der uns auf diese Weise bekannt gewordenen synonymen Nomina einer Ärzteschule sind schon im Laufe der Antike außer Gebrauch gekommen. Nur das Diabetesnomen, die geniale sprachliche Schöpfung eines alexandrinisch geschulten Arztes hat die Zeiten überdauert und ist zum Weltterminus geworden.

Wenn neue Beobachtungs- und Denkergebnisse die Gültigkeit bestehender wissenschaftlicher Anschauungen einschränken oder umstürzen, werden neue Begriffe aufgestellt, denen die sprachliche Verkörperung auf dem Fuße folgt. Die Begriffsbildung ist ein, nur von der Art und Güte der neuen Erkenntnisse abhängiger, logischer Prozeß, die Nomenklatur aber eine Kunst und eine Sache der Begabung für treffende Formulierungen.

Der Anstoß zur Aufstellung eines Urdiabetes-Begriffs ging von der Beobachtung aus, daß manche der bisher als Hydrops angesehenen Krankheitsverläufe mit der geltenden Hydropssymptomatologie nicht zu vereinbaren waren. Die alte Medizin sah als Hauptsymptome den qualvollen Durst, das gierige Trinken, die Speicherung der Flüssigkeit in Bauchraum und Körpergewebe, sowie die fast ganz versiegende Harnabsonderung an[1].

Wie CAELIUS AURELIANUS (6. Jh. p. Chr.) in seinem Hydropskapitel schreibt,[2] hat der Alexandriner APOLLONIUS von Memphis (II. Hälfte des 3. Jh. a. Chr.) einen vom herkömmlichen Hydrops abweichenden Krankheitsverlauf beobachtet, bei dem keine Flüssigkeitsspeicherung stattfand und der Harn *sine retentione* (ohne Speicherung) und *sine dilatione* (ohne Verzug) „so als ob er durch ein Wasserrohr laufe, ausgeschieden" wurde (alium dixit fieri hydropem cum retentione, ut si quid biberit, sine dilatione tanquam per fistulam transiens egeratur. ejus autem quem cum retentione fieri dixit, secundum plurimos tres esse differentias affirmat). Die beiden Namen des Apollonius für diese, bald Diabetes genannte Krankheit sind: *hydrops sine retentione (sc. urinae)* und *hydrops sine dilatione (sc. urinae emissionis)*, die

---

[1] Zur Pathologie und Symptomatologie der Hydropskrankheiten vergl. *Cassius Felix* cap. 76 ‚ad hydropicos' und *Caelius Aurelianus* morb. chron. lib. III, cap. VIII ‚de hydrope'.

[2] *Cael. Aurel.* m. chr. III, 8, 101.

ersten der sechs überlieferten Synonyme. CAELIUS AURELIANUS, berichtet weiter[3], daß der ebenfalls aus der alexandrinischen Schule hervorgegangene DEMETRIUS von Apamea (II. Hälfte des 2. Jh. a. Chr.) einen besseren Ausdruck zur Unterscheidung der neuen Krankheit vom eigentlichen Hydrops gefunden habe, indem er ihn ‚Durchgeher' *(Diabetes)* nannte (sed melius Demetrius Apameus ab hydrope discrevit, eum qui sine dilatione potum liquorem per urinam egerit, diabetem appellans).

Diese beiden Zitate des CAELIUS aus APOLLONIUS und DEMETRIUS sind die einzigen Belege zur Pathologie und Symptomatologie eines Urdiabetes, wie man ihn nennen möchte. Ohne sie wüßten wir nichts über seine Anfänge in der griechischen Medizin. CAELIUS hat sie glücklicherweise seinem eigenen Kapitel über den Diabetes vorweggenommen, das nach der Gewohnheit seines Verfassers wertvolle Beiträge zur Geschichte der Krankheit enthalten haben dürfte, aber leider verloren ist. DEMETRIUS hat zur Auffassung des Urdiabetes nichts beigetragen und den APOLLONIUS'schen Begriff übernommen, doch er verdeutlicht ihn durch seine glückliche sprachliche Formulierung. Danach sind der qualvolle Durst und das gierige Trinken dem Hydrops und der neuen Krankheit gemeinsam, aber diese verläuft nicht nur ohne Speicherung der Flüssigkeit, sondern − und das ist pathognomonisch wichtig − unter unmittelbarer Ausscheidung der letzteren, sozusagen noch während des Trinkens. Diesen, von APOLLONIUS nicht eindeutig genug präzisierten Vorgang des ‚Durchgehens' drückt DEMETRIUS mit seinem Diabetes[4] in genialer Weise aus. Die Symptomentrias des krankhaften Dürstens-Trinkens-sofortigen Ausscheidens kennzeichnet damit das Wesen des Urdiabetes. Diese Auffassung hat sich während der ganzen Antike und darüber hinaus nicht geändert. Man darf dabei nicht außer acht lassen, daß nur Endzustände des unbehandelten Mellitus, wie sie uns heute schon längst nicht mehr zu Gesicht kommen, und der Insipidus unter den antiken Synonymen verstanden werden müssen. Keiner der alten Ärzte hat den Vorgang so kurz und eindrucksvoll geschildert wie CASSIUS FELIX[5]: Die Krankheit, schreibt er als echter Methodiker, „wird von den Griechen Durchgeher genannt, weil ja tatsächlich alsbald nach dem Trinken die Flüssigkeit wegen der Porosität der inneren Organe

---

[3] *Cael. Aurel.* m. chr. III, 8, 102.
[4] Der griechische Erfinder des Nomens würde ‚Durchgeher' gesagt haben, wenn er deutsch gesprochen hätte. Es muß ein klarer Denker und Sprecher gewesen sein.
[5] De medicina cap. 46.

durch die Harnwege wieder entleert wird, so als ob sie durch einen leeren Raum stürze" (et appellatur a Graecis diabetes, siquidem nox potione accepta per urinales vias raritate membrorum interiorum descendat tamquam per inania feratur).

Die Literatur gibt nun über zweihundert Jahre lang keinen Aufschluß mehr über die Geschichte der drei alexandrinischen Synonyme. Den beiden ältesten begegnen wir gar nicht mehr, dem Diabetes erst wieder bei ARETÄUS und GALEN. Anhand späterer Quellen können wir aber das Schicksal der Urnomina sicher rekonstruieren. ARETÄUS spricht ausschließlich von Diabetes[6], GALEN schreibt über ihn in seinem umfangreichen Kapitel über die Nierenkrankheiten[7] und benutzt vorwiegend diesen Namen, legt sich aber nicht fest und verwirft andere, hergebrachte Namen nicht. Wichtiger als die sprachliche Seite der Terminologie ist ihm die ärztliche Aufgabe. „Mag nun jemand das Leiden Diabetes, Durstkrankheit oder Harnflut nennen: Wir sollten uns nicht über einen passenden Namen den Kopf zerbrechen, sondern vom kranken Körperteil oder den vorliegenden Krankheitszeichen ausgehend einen Weg zur Heilung suchen. Mir scheint das auch eine Nierenkrankheit zu sein, was einige Ärzte ‚Wassersucht in den Nachttopf' (hýderos eis amída), andere ‚Durchfluß in den Harn' (diárrhoia eis oúra), andere ‚Durchgeher' (diabétés) und wieder andere ‚Durstkrankheit' (dípsakos) nennen. Ich selbst zwar habe sie bisher nur zweimal gesehen bei maßlos dürstenden und deshalb gierig trinkenden Kranken, wie sie das Getrunkene schnell mit dem Harn wieder ausscheiden, so wie sie es getrunken haben."

Die Urnomina des APOLLONIUS erscheinen in GALENS Aufzählung der zu seiner Zeit gültigen Synonyme nicht mehr. Sie dürften demnach überholt gewesen sein, obwohl die Auffassung des Urbegriffs bei ARETÄUS und ihm sich nicht geändert hat. Aber eine vom Urbegriff und Urnomen ausgehende Ärzteschule scheint die ungelenken Namen des APOLLONIUS weitergebildet und das Wesen des Begriffs sprachlich klarer zu definieren versucht haben. Die ‚Wassersucht in den Nachttopf' und der ‚Durchfluß in den Harn' können ihre Herkunft vom Urnomen nicht verleugnen. Bei der ‚Wassersucht ins Töpfchen' findet nun auch die Ausscheidung ihre Berücksichtigung und ihren sprachlichen Niederschlag. Die Existenz eines *Hydrops sine retentione*

---

[6] Aretaei acut. morb. lib. II, 2 de diabete.

[7] Galeni de locis affectis, lib. VI cap. III. vgl. dazu auch Oribasii synopsis ad Eusthatium IV cap. 32.

und *sine dilatione* ist die unbedingte Voraussetzung für die Entstehung des neuen Nomens. Der Anklang an den Ursprung des Leidens (den Hydrops) ist unüberhörbar, aber der neue nomenklatorische Akzent (in den Nachttopf) liegt hier schon auf der Ausscheidung selbst und dem von ihr eingeschlagenen Weg. Der nächste Name, ,Durchfluß in den Harn', macht die nach beiden Richtungen hin eingetretene Akzentverschiebung noch deutlicher. Der Hinweis auf den Hydrops als Ursprung des Leidens fehlt jetzt; der Weg der Ausscheidung wird womöglich noch deutlicher bezeichnet, und die Geschwindigkeit des Vorgangs kommt im Vergleich mit der *diarrhoia* (Ruhr) zu sinnfälligem Ausdruck. ARETÄUS, GALEN und die Nachwelt haben sich für den gewiß längst anerkannten Diabetesnamen entschieden, der nichts präjudizierte. Mit ihm hat die Medizin dem griechischen Homonym diabétes, mit der Grundbedeutung des Auseinander- und Durchgehens, das schon ,Zirkel', ,Bleilot der Zimmerleute' und ,Flüssigkeitsheber' bezeichnete, ein viertes Bedeutungsfeld eröffnet. Das endgültige Nomen drückt den auffälligen krankhaften Vorgang der Durstbefriedigung und unmittelbaren Ausscheidung der Getränke durch den Harn in e i n e m, präzis den Tatbestand kennzeichnenden Wort aus und bestätigt damit die längst abgeschlossene Entwicklung des antiken Terminus, wenigstens als Ausdruck eines sinnlich wahrnehmbaren Vorgangs. Das Wort ist das Muster eines nach den nomenklatorischen Grundsätzen der antiken Heilkunde vollkommenen Fachworts und hat sich wohl deshalb und seiner Prägnanz wegen gehalten. Ein besseres wäre jedenfalls nicht zu finden gewesen. Es drückt d a s am besten aus, was die Antike unter ihren sechs Synonymen verstand.

Während die Nomina des APOLLONIUS und ihre Weiterbildungen nach GALEN in der Literatur nicht mehr auftauchen, erscheint der erstmals von ihm genannte Dipsakos, die Durstkrankheit, neben dem Diabetes bei seinen ärztlichen Nachfahren als einziges Synonym. Da bis in das zweite nachchristliche Jahrhundert die literarische Überlieferung versagt, der ausgesprochen unwissenschaftliche, im Gegensatz zum wissenschaftlichen ,Durchgeher' für jeden Laien verständliche Name als Synonym bei GALEN doch offensichtlich fest geworden und eindeutig war, bleibt nur die Vermutung, der Terminus stamme direkt oder unmittelbar aus der alexandrinischen Medizin und habe dort, wenn auch nicht als Dipsakos, so doch unter einem anderen wissenschaftlichen Namen und anders gedeuteten pathologischen Begriff für ein klinisch mit qualvollem Durst und unersättlicher Trinkgier verlaufendes Leiden gestanden.

Nun sind wir über die alexandrinische Epoche der griechischen Heilkunde durch die Bücher der beiden ersten, lateinisch schreibenden Schriftsteller ein wenig orientiert. Celsus erwähnt als Enzyklopädist griechischer, vorwiegend alexandrinischer Vorlagen weder den Dipsakos noch einen latinisierten Namen dafür und schreibt auch über kein ihm klinisch ähnliches Leiden. Aber der römische Arzt SCRIBONIUS LARGUS beschreibt im cap. 105 seiner, auf das Jahr 47 p. Chr. anzusetzenden *Compositiones medicamentorum* ein *vitium stomachi*[8], das uns einen Fingerzeig auf die Herkunft der laienhaften Durstkrankheit gibt. SCRIBONIUS schreibt: „Es gibt ein Leiden des Stomachus, das mit Trockenheit, Hitzegefühl des Magenmunds und einem sozusagen unstillbaren und unauslöschlichen Durst einhergeht. Enkausis (Verbrennung) nennen es die Griechen deshalb, weil es alle Säfte des Magenmunds austrocknet. Wir wissen von Kranken, die ganze Krüge voll Wasser[9] ausgetrunken haben, ohne auch nur im geringsten sofort ihren Durst zu löschen" (est stomachi vitium quod cum siccitate et ardore eius et irrequebili ut ita dicam et inexstinguibili siti contingit. encausin Graeci vocant ab eo quod exsiccat omnem stomachi humorem. scimus quosdam urnas aquae bibisse neque ideo sitim aliqua ex parte exstinguisse).

SCRIBONIUS betont ausdrücklich, daß Name und Begriff der Enkausis aus der griechischen, also der Medizin Alexandrias stammen. In kurzer, eindringlicher Weise beschreibt er Klinik und Pathogenese und sagt, meines Wissens zum einzigen Male in der alten Literatur, welche ungeheuren Mengen Flüssigkeit die Kranken trinken. Und weil schließlich nach der griechischen Pathologie die Ursache der Enkausis in dem Körperteil zu suchen ist, der nach Ansicht der Alten der Sitz des krankhaften Durstes und Trinkens war, kann man nicht ohne triftigen Grund annehmen, der Dipsakos sei die volkstümliche Bezeichnung für die wissenschaftliche Enkausis gewesen und habe sich wegen des plastischen Ausdrucks und seiner Allgemeinverständlichkeit über 700 Jahre lang neben dem wissenschaftlichen Diabetes

---

[8] os ventriculi, Magenmund, unterster Abschnitt der Speiseröhre, in demnach übereinstimmender Ansicht der Griechenärzte aller Zeiten die Ursache für den Durst zu suchen war. Vgl. dazu Galeni de loc. aff. lib. VI cap. III und Aretaei de curatione diab. lib. II, cap. 2.

[9] Ein Krug(urna) enthielt 10 Liter!

gehalten, während andere, wissenschaftliche, aber schwerfällige Fachwörter in der ausgehenden Antike verschwanden. Welche Krankheit sollte wohl von Ärzten und allen Laien Durstkrankheit genannt werden, wenn nicht die Enkausis des SCRIBONIUS mit ihren, den Laien so beeindruckenden, unglaublich hohen Trinkmengen und der, den Arzt ansprechenden, allgemein anerkannten Lehrmeinung und Topik des Dürstens in den Stomachus? Daß der Dipsakos zur Zeit GALENS mit dem Diabetes gleichbedeutend war, ist so wenig zweifelhaft wie seine Synonymität mit der ‚Wassersucht in den Nachttopf‘ und dem ‚Durchfluß in den Harn‘. –

Die Existenz des antiken Terminus Enkausis wirft terminologische, bei der spärlichen Überlieferung nur mit allen Vorbehalten zu beantwortende Fragen auf. Rückschauend dürfen wir den Terminus als Diabetes im heutigen Sinne ansehen. Sicher hat auch die Zeit GALENS ihn als identisch mit dem antiken Diabetes betrachtet. Aber war er das auch in der Ärzteschule, die diesen Namen schuf? Zum Bild und Begriff des antiken Diabetes gehört untrennbar die mengenmäßig und durch die Zeit ihres Eintretens auffällige Harnflut. Ihre Erwähnung vermissen wir hier. Die Vollständigkeit des SCRIBONIUS'schen Zitats vorausgesetzt, ist das nicht weiter auffallend. Wir verfügen über eine Reihe von – im modernen Sinne sicher, doch nicht im Sinne der Antike – als Diabetes anzusehenden Krankheitsbeschreibungen, die von der Antike mit anderen Namen bezeichnet worden sind. CAELIUS AURELIANUS[10] hat noch im 6. Jh. p. Chr. einen solchen charakteristischen Krankheitsverlauf mitgeteilt. Sie alle erfüllen nicht die Forderung der antiken diabetischen Trias und lassen das eine oder andere der drei Kardinalsymptome vermissen, oder sie fallen ganz aus dem Rahmen wie der *Decipiens*. Im Falle der Enkausis wird die Ausscheidung nicht erwähnt, und es ist nicht von der Hand zu weisen, daß sie in diese Reihe der sich dem Schema des antiken Diabetes nicht fügenden, aber heute von uns als diabetisch angesehenen Krankheiten gehört. Doch es ist wenig wahrscheinlich. Annehmbarer erscheint mir die folgende Deutung. Um die Anerkennung des maßlosen Durstes und gierigen Trinkens als generelle Krankheitssymptome konnte keine antike Ärzteschule herumkommen. Mit der Anerkennung einer auffälligen Flüssigkeitsausscheidung als krankhaftes Symptom stand es anders. Sie konnte angesichts der krankhaft hohen Trinkmenge – SCRIBONIUS spricht von „ganzen Krügen" zu je 10 Liter Inhalt! –

---

[10] morb. chron. lib. III cap. VII, 91.

immerhin als selbstverständlich und physiologisch betrachtet und bei der Schöpfung eines Begriffs und Nomens von einer Ärzteschule außer Acht gelassen werden. Dabei soll gar nicht einmal gesagt werden, daß diese Schule den antiken Diabetesbegriff nicht kannte. Sehr wahrscheinlich kannte sie ihn, konnte oder wollte ihn bei den üblichen wissenschaftlichen Streitereien jedoch nicht akzeptieren und hat deshalb ihrer Meinung von der physiologischen Natur der Harnflut mit der Aufstellung eines neuen Begriffs und Nomens, der Enkausis, Ausdruck gegeben. Sie scheint keine größere Anerkennung und Lebensdauer gehabt zu haben, nachdem GALEN sie schon nicht mehr als diskutabel aufgenommen hat.

Zusammenfassung

,Diabetes' ist nicht das einzige Nomen für den antiken medizinischen Sammelbegriff gewesen. Vor und neben ihm lebten noch fünf Synonyme; keines von ihnen hat die Antike überdauert.

Nach Lage der Quellen ist dem alexandrinischen Arzt APOLLONIUS von Memphis die wissenschaftliche Leistung zuzuschreiben, von dem Sammelbegriff des antiken Hydrops die Urform des späteren Diabetes abgetrennt und als selbständige Krankheit aufgestellt zu haben. Der neue Begriff besaß noch die den alten Hydrops charakterisierenden Symptome des qualvollen Dürstens und gierigen Trinkens, unterschied sich von ihm aber durch das Fehlen der Flüssigkeitsspeicherung im Körper und spärlichen Harnabsonderung; die aufgenommenen Getränke schied der Kranke alsbald wieder aus. Dieser Beobachtung entsprachen die neuen Nomina *Hydrops sine retentione* (sc. *urinae*) und *Hydrops sine dilatione* (sc. *urinae emissionis*), die nach der Auffassung ihres Autors das Wesen der neuen Krankheit als eine Trias von krankhaftem Dürsten-Trinken-schnellem Ausscheiden kennzeichneten. Die Auffassung hat sich während der ganzen Antike nicht geändert.

Ohne den Begriff anzutasten, faßte ein Jahrhundert später der Alexandriner DEMETRIUS von Apamea den Namen schärfer und brachte mit seinem Diabetes (Durchgeher) die von APOLLONIUS nicht genügend deutlich betonte charakteristische Tatsache der unmittelbaren und auch schon während des Trinkens eintretenden Harnflut zum Ausdruck.

Der neue Terminus wurde von ARETÄUS übernommen, desgleichen von GALEN, der sich vorzugsweise seiner bediente, darum

aber die zu seiner Zeit gebräuchlichen Synonyme der ‚Wassersucht in den Nachttopf', ‚Durchfluß in den Harn' und der ‚Durstkrankheit' nicht ablehnte. Die beiden ersten dieser Synonyme
sind die unschwer erkennbaren, wissenschaftlichen Weiterbildungen der APOLLONIUS'schen Namen innerhalb einer Ärzteschule, haben aber die Vollkommenheit des ‚Durchgehers' nicht
erreichen können und finden sich nach GALEN nicht mehr in der
Literatur. Nur der Dipsakos (Durstkrankheit) hat sich bei GALENS
unselbständigen ärztlichen Nachfolgern und Kompilatoren
AETIUS[11], ALEXANDER[12] und PAULUS[13] noch gehalten.

Die Herkunft des zu GALENS Zeiten eindeutig für den Diabetes
stehenden, allgemeinverständlichen Namens Dipsakos ließ sich
nachweisen. Mit hoher Wahrscheinlichkeit geht das Wort auf die
von SCRIBONIUS Largus beschriebene *Enkausis stomachi,* als Ursprung des brennenden Durstes in der griechischen Pathologie
zurück. Sie war ohne Zweifel eine Schilderung des diabetischen
Dürstens und Trinkens und wie so manche Krankheitsbeschreibung griechischer Ärzte ein Diabetes unter anderem Namen.
Diese Auffassung mußte schon vor GALEN allgemein verbreitet
gewesen sein, weshalb sich für den nicht mehr sinnvollen En-
kausisnamen die gute allgemeinverständliche Bezeichnung
Durstkrankheit eingebürgert haben dürfte.

Der Urdiabetes-Begriff des APOLLONIUS mit der diabetischen
Trias des krankhaften Dürstens-Trinkens-schnellen Ausscheidens bestimmte außer der sprachlichen Form aller Diabetessy-
nonyme auch die Symptomatologie bis zum Ende der Antike.
Eine Bereicherung der Klinik und Aufgliederung des Urdiabetes
fand nicht statt. Was ARETÄUS und GALEN in dieser Beziehung
beobachtet und beschrieben haben, gehört nicht in den Rahmen
einer wortgeschichtlichen Untersuchung.

Aus: *Janus 51 (1964) 193–201.*

---

[11] libri medic. III, cap. 1.
[12] de diabete lib. XI, cap. 6.
[13] libri medic. III, cap. 45, 10.

Nachrichten, Mitteilungen und Fragen

Zum Begriff des Diabetes in den Arbeiten von Aretaios und Galen

von FOLKE HENSCHEN

Das Wort Diabetes stammt vom griechischen Verb $\delta\iota\alpha\beta\alpha\acute{\iota}\nu\omega$ (dia-baino) ab, was bedeutet, ich gehe oder ich laufe hindurch; und $\delta\iota\alpha\beta\acute{\eta}\tau\eta\varsigma$ (diabetes) meint das Ding, durch das die Flüssigkeit hindurchläuft, ein Siphon oder ein Wasserrohr. Der Begriff Diabetes ist anscheinend durch Aretaios (Hirsch 1883, Reed 1954, usw.) in die medizinische Nomenklatur eingeführt worden. Aretaios' Beschreibung der Krankheit lautet, nach Francis Adams' Übersetzung aus dem Jahre 1856 (S. 338–9) wie folgt: Diabetes ist ein seltsames Leiden, das nicht sehr häufig unter den Menschen vorkommt . . . Der Verlauf ist der allgemein verbreitete, namentlich der der Nieren und der Blase, denn *die Patienten hören niemals auf, Wasser abzulassen, sondern der Fluß ist ohne Unterbrechung, wie aus der Öffnung eines Aquäduktes.* * Die Natur der Krankheit ist dann chronisch, und diese braucht eine lange Zeit, um sich zu bilden; doch der Patient lebt kurz, falls einmal die Erscheinung der Krankheit vollständig ausgebildet ist; denn das Zerschmelzen erfolgt rasch, der Tod ist schnell. Weiterhin ist das Leben eklig und peinigend; *unstillbarer Durst; exzessives Trinken,* das aber nicht im korrekten Verhältnis zur großen Urinmenge steht, denn es läuft mehr Urin hindurch; und *man kann sie nicht davon abhalten, entweder zu trinken oder Wasser zu lassen.* Oder, falls man sie für eine Zeitlang vom Trinken abhält, werden ihre Münder borkig und ihre Körper trocken; die inneren Organe erscheinen wie ausgedörrt; sie sind befallen von Übelkeit, Ruhelosigkeit und einem *brennenden Durst;* und in nicht ferner Zeit verfallen sie. *Durst, als ob durch Feuer verdorrt . . .* Aber wenn er noch stärker wird, ist die Hitze in der Tat klein, doch stechend und sitzt in den Därmen; der Bauch ist gerunzelt, die Venen treten hervor, allgemeine Auszehrung, wenn die Menge des Harns und der Durst schon angestiegen sind; und wenn, zur gleichen Zeit, wenn die Empfindung am äußeren Ende der

---

* Kursiv vom Autor F. H. hervorgehoben.

Gliedmaßen auftritt, die Patienten Wasser lassen müssen. Daher erscheint es mir, daß die Krankheit den Namen *diabetes* vom griechischen Wort διαβήτης *(was einen Siphon bedeutet)* erhalten hat, weil die Flüssigkeit nicht im Körper bleibt, sondern den Körper des Menschen wie eine Leiter (διαβαῦρη) benutzt, über die es ihn verläßt[1]. Sie halten für eine Zeitlang durch, wenn auch nicht sehr lang, denn sie lassen Harn unter Schmerzen, und die Auszehrung ist fürchterlich; noch gelangt ein großer Teil des Getränks in das System, und viele Teile des Fleisches gehen mit dem Harn dahin.

In seinem Buch über die *Therapeutika der chronischen Krankheiten* (Buch II, Kap. II, 485–6) schreibt Aretaios über die Heilung des Diabetes: ‚. . . beim Diabetes ist der Fluß des Körpersaftes aus den betroffenen Teilen und das Zerschmelzen dasselbe (wie bei der Wassersucht), doch wird das Abfließen von den Nieren und der Blase bestimmt . . . Bei der letzteren Krankheit (Diabetes) ist der Durst größer; denn die herauslaufende Flüssigkeit trocknet den Körper aus . . . Für das erste benötigt man ein kräftiges Heilmittel, denn in seiner Art ist dies das größte aller Leiden; und sobald eine Flüssigkeit getrunken wird, reizt dies das Ablassen von Harn an. . . .‘

Galen spricht in mehreren seiner Schriften über den Diabetes. Da keine gute englische Übersetzung zur Verfügung steht, habe ich im folgenden Renanders schwedische Übersetzung benutzt: In dem Buch *Über die Lokalisation von Krankheiten* sagt Galen: ‚Ich bin der Meinung, daß auch die Nieren betroffen sind bei der *seltenen Krankheit, die manche Menschen Nachttopf-Wassersucht nennen, andere wieder Diabetes oder gewaltiger Durst. Ich für meinen Teil habe die Krankheit bisher nur zweimal gesehen, wo die Patienten unter einem unauslöschlichen Durst litten, der sie zum Trinken enorm großer Mengen zwang; die Flüssigkeit wurde geschwind als Harn, der dem Getränk ähnelte abgegeben.‘* Weiter unten diskutiert er gründlich „Den Mechanismus beim Diabetes", doch ist dieses Kapitel in diesem Zusammenhang kaum von besonderem Interesse. Er summiert die Ergebnisse mit den folgenden Worten: ‚Diabetes ist eine eigenständige Nierenerkrankung, analog dem gierigen Appetit.‘ Wenn Galen sagt, daß einige Menschen diese Krankheit Nachttopf-

---

[1] Insgesamt ist diese Interpretation so unbefriedigend, daß ich fast versucht war, den Text zu ändern. Es ist jedoch möglich, daß διαβαῦρη fehlerhaft ist, und daß wir hier διαβῆτη lesen sollten.

wassersucht nennen[2], und andere Diabetes, scheint dies ohne
Zweifel darauf hinzudeuten, daß er den von Aretaios eingeführten Begriff angenommen hat, obwohl er es unterläßt, den Namen
des Verfassers zu erwähnen, der ihn zum ersten Mal gebraucht
hat. Es scheint mir, daß diese Äußerung vielleicht zur Lösung
des großen, noch nicht beigelegten Problems führen könnte, das
Aretaios' Platz in der Medizingeschichte betrifft, ob vor, zur gleichen Zeit oder nach Galen. Aretaios und, wie ich meine, nach
ihm Galen gaben der charakteristischen Erkrankung, die sie beobachtet und beschrieben hatten, den auffallenden Namen ‚Diabetes'. Jedoch, was war die wahre Natur der Krankheit, die sie
‚Diabetes' nannten? Es scheint, daß diese Frage bis heute nicht
ernsthaft diskutiert worden ist. Nachfolgende Autoren scheinen
ohne jede Einschränkung angenommen zu haben, daß der ‚Diabetes' dieser beiden klassischen Autoren unser ‚diabetes mellitus' war. Aretaios und insbesondere Galen unterstreichen die
große Seltenheit der Krankheit und den enormen Durst. Diese
beiden Merkmale erscheinen mir als sehr bemerkenswerte
Umstände, die meinen Verdacht bestärken, daß der ‚Diabetes'
dieser beiden Autoren nicht unserem ‚Diabetes mellitus' entspricht. Wir dürfen nicht vergessen, daß Galen zur Zeit der Kaiser eine sehr große Praxis in Rom führte, und es scheint plausibel
anzunehmen, daß der Diabetes mellitus eine recht häufige
Erkrankung in der Hauptstadt der Welt mit ihrem luxuriösen
Leben war. Doch Galen sagt klar: ‚Ich für meinen Teil habe die
Krankheit bisher nur zweimal gesehen; die Patienten litten
unter einem unauslöschlichen Durst, der sie zum Trinken enorm
großer Mengen zwang.'
   Diese Betonung der Seltenheit der Erkrankung und der
enorme Durst lenkte meine Gedanken vor einiger Zeit auf eine
weitere Interpretation des ausdrucksvollen Wortes ‚Diabetes'
des griechischen Arztes. Konnten sie vielleicht einige Fälle des
seltenen Diabetes insipidus gesehen haben? Selbstverständlich
gibt es hierfür keine Beweise, und es ist möglich, diese Aussagen der griechischen Autoren mit der modernen Erfahrung in
Einklang zu bringen. Sie könnten einige jener relativ seltenen
Fälle des Diabetes mellitus mit außergewöhnlich intensivem
Durst beobachtet und beschrieben haben. Solch relativ seltene
Fälle faszinierten sie, sie beschrieben diese in ihren Schriften,

---

[2] Der Begriff ‚hydrops ad matulam' war den Klinikern des 19. Jahrhunderts
noch bekannt, und Hoopers *Medical Dictionary* ordnete diesem Begriff dem
‚Diabetes' zu.

während alle anderen Fälle von Diabetes mellitus ohne verdächtigen Durst von ihnen und von der begrenzten diagnostischen Fähigkeit jener Zeit nicht erkannt wurden.

Zahlreiche Arbeiten der späteren griechischen, römischen und arabischen Verfasser folgen mehr oder weniger sklavisch Galens Schriften, wobei die Erkrankung mit Namen ‚Diabetes' im gleichen Sinne wie in seinen Werken beschrieben wird. Auch mittelalterliche Autoren zitieren Galen, der den süßen Geschmack des Urins nicht erläuterte. Dies ist um so bemerkenswerter, da es zur Routinediagnostik gehörte, den Urin des Patienten abzuschmekken!

Es ist allgemein bekannt, daß erst 1674 der süße Geschmack des Urins von dem großen Thomas Willis beschrieben wurde. Bei dieser Krankheit, sagt er, unterscheidet sich der Urin sehr von allen Getränken des Patienten, aber auch von allen Körperflüssigkeiten, ‚wobei er außerordentlich süß ist, als ob sich darin Zucker oder Honig befände'. Danach vergingen mehr als 100 Jahre, bis Matthew Dobson 1776 zeigte, daß der süße Geschmack des Urins vom Zucker abhing, den er aus dem Urin von Diabetikern extrahierte.

Der süße Geschmack des Urins der Diabetiker soll zum ersten Mal in Indien, und möglicherweise auch in China, viele Jahrhunderte vor unserer Zeit bemerkt worden sein. Nach Gotfredsen enthält Huang-Ti's berühmtes Lehrbuch *Nei Ching (Canon medicinae)* eine Beschreibung einer Krankheit, bei der es sich um nichts anderes als um Diabetes mellitus handeln kann.

Im Jahre 1883 behauptet Hirsch, daß man die frühesten Aussagen über Diabetes mellitus in Sushrutas *Ayur-Veda* finden kann, wo es nach Hesslers Übersetzung lautet: ‚Mellita urina laborantem quem medicus indicat, ille etiam incurabilis dictus est.' (Wenn der Doktor feststellt, daß ein Mensch an honigsüßem Urin leidet, hat er ihn gleichzeitig für unheilbar erklärt.) In einer anderen Passage mit einer detaillierten Beschreibung der Krankheit liest man: ‚Dulcis fit urina, sudor et phlegma' (süß sind der Urin, der Schweiß und der Schleim).

Bezüglich der behaupteten Entdeckung des süßen Urins in Indien sagte der sehr kritische Gotfredsen: (Übersetzung aus dem dänischen Original) ‚Man sagt den Indern gewöhnlich nach, daß sie weltweit die ersten in der Medizin waren, die eine Idee vom Diabetes hatten; man sagt, sie hätten entdeckt, daß der Urin süß schmeckt und in überreichlichen Mengen ausgeschieden wird. Sie wissen, daß das Hauptsymptom des Erkrankten (prameha) die übermäßige Wasserausscheidung ist. Man kennt

20 Unterabteilungen dieser prameha; bei zweien von ihnen, dem zuckersüßen (iksumeha) und honigsüßen (madhumeha) Urin, besitzt der Urin einen süßen Geschmack. Unter zahlreichen Sekundärsymptomen werden erwähnt: süßer Geschmack im Mund, Durst, Appetitlosigkeit, Erbrechen, Austrocknung und Geschwüre. Als weiteres Symptom wird ebenfalls vermerkt, daß der Urin von Ameisen und anderen Insekten aufgesogen wird.' Allerdings wird niemals erwähnt, daß der Arzt den Urin abschmeckt, und Reinhold Müller, der das ganze Problem auf der Grundlage der Originalschriften einer sorgfältigen Analyse unterzogen hat, hat keinen positiven Beweis dafür gefunden, daß die Inder etwas von dem süßen Geschmack des Urins beim Diabetes wußten.

Falls Müller recht hat, wie sollen wir dann die ‚Entdeckung' der alten indischen Medizin ansehen, die eine solche Aufmerksamkeit auf sich gezogen hat und von so vielen Autoritäten erwähnt wurde und von Fahraeus als die ‚Kronjuwele der indischen Heilkunst' bezeichnet wurde?

Diese Frage gehört jedoch zur Geschichte der indischen Medizin und hat wenig direkt mit meiner ursprünglichen Frage zu tun: zur Bedeutung des Begriffs ‚Diabetes' in den Arbeiten von Aretaios und Galen: Meint ihr Begriff ‚Diabetes' Diabetes mellitus oder, zumindest in bestimmten Fällen, Diabetes insipidus?

Literatur

ARETAEUS, THE CAPPADOCIAN, *The extant works*, ed. and trans. by Francis Adams, London, 1856.

FRANK, L. L., ‚Diabetes mellitus in the texts of old Hindu medicine', *Amer. J. Gastroenterol.*, 1957, 27, 76.

GALEN, *Om sjukdomarnas lokalisation*, trans. by A. Renander, Stockholm, 1960.

GOTFREDSEN, E., *Medicinens Historie*, 2nd ed., Copenhagen, 1964.

HIRSCH, A., *Handbook of Geographical and Historical Geography*, 3 vols, London, 1883–1886.

MÜLLER, R., ‚Die Harnruhr der Alt-Inder', *Arch. Ges. Med.*, 1932, 25, 1.

REED, J. A., ‚Aretaeus, the Cappadocian', *Diabetes*, 1954, 3, 1.

Aus: *Opuscula Medica 13 (1969) 190–192*

Aretaios von Kappadokien

Sein Beitrag zum Diabetes mellitus

von Eugene J. Leopold

Unter den Medizinautoren der frühen Tage der gegenwärtigen Ära fallen einem zwei Namen sofort ein, jene von Celsus und Galen. Die Arbeiten dieser Meister der Medizin hinterließen einen tiefen Eindruck, der sogar bis zu diesen Tagen angehalten hat. Irgendwo, entweder zwischen diesen beiden oder zeitgleich mit den letztgenannten, lebte und schrieb ein weiterer medizinischer Gelehrter, von dem gesagt worden ist: „Er hinterließ Krankheitsbeschreibungen, die während seiner Zeit und lange Zeit danach an Vollständigkeit der Beschreibung und gedanklicher Klarheit nicht übertroffen wurden." Dies wurde über Aretaios von Kappadokien gesagt. Neuburger stellt ihn mit diesen Worten vor: „Ideal und Wirklichkeit fällt in dieser Epoche tatsächlich zusammen in einigen Meisterwerken, über deren vielumstrittenen Verfasser wir leider bloß das eine mit Sicherheit wissen, daß er, weder auf seine, noch auf die nachfolgende Zeit (wenigstens nach den äußerst spärlichen Zitaten der späteren Autoren zu urteilen) einen tiefer eingreifenden Einfluß ausgeübt hat." Bereits im 3. Jahrhundert vor Christus zogen griechische Ärzte und Hebammen erstmals nach Rom. Unter diesen frühen Schülern der Kunst des Hippokrates wurden viele durch Abenteuerlust und die Möglichkeit, Reichtümer zu erlangen, nach Rom gelockt, denn die Heilkunst wurde in Rom zu jener Zeit gut entlohnt. Die hippokratische Lehre wurde zunächst gut aufgenommen, geriet aber bald in Mißkredit, da wenige ihrer Schüler der Nacheiferung wert waren. Archagathas, 219 v. Chr., gelangte zu hohen Ehren aufgrund seiner geschickten Wundbehandlung. Als er sich aus seinem Gebiet, der Wundheilung, hinauswagte und größere Operationen anderer Art versuchte, brachte ihm seine Verwegenheit beim Schneiden bald den Spottnamen „Carnifex" ein und stieß damit die griechischen Ärzte in große Ungnade. Asklepiades von Prusa (geb. ca. 124 v. Chr.) war es, der in Rhetorik, Philosophie und Medizin ausgebildet worden war, Freund und Gefährte von Lucius Crassus, Mar-

kus Antonius und Cicero, der endlich in Rom die wahre
Medizin des Hippokrates einpflanzte, die nun durch die Leh-
ren eines Meisters rasch die römische Medizin, die sich weit-
gehend auf Mysterium und Aberglauben gründete, ver-
drängte. Ein Jahrhundert später stoßen wir auf Celsus und
Plinius, den Jüngeren. Man weiß vergleichsweise wenig über
Aretaios; sogar seine genaue Schaffensperiode ist fraglich. Er
erwähnt außer Hippokrates keine weiteren medizinischen
Autoritäten und er wird von keinem Zeitgenossen genannt.
Tatsächlich findet man einen ersten Hinweis auf ihn in den
Schriften des Aetius von Amida, der im 6. Jahrhundert lebte.
Er zitiert häufig seinen Namen. Medizinische Schriftsteller,
die etwa in der Zeit lebten, als Aretaios tätig war, waren
Celsus und Galen. Celsus (30 v. Chr.–30 n. Chr.) ging aller
Wahrscheinlichkeit nach Aretaios voraus, doch findet sich
keine Erwähnung des fruchtbaren Verfassers in den Arbeiten
des Kappadokiers. Galen (geb. 131 n. Chr.) war entweder ein
zeitgenössischer Kollege oder lebte nach ihm. In den Schriften von Galen und Aretaios erkennt man eine große Ähnlichkeit. Beide benutzten Hippokrates als Modell und besitzen eine Vorliebe für die Philosophie von Platon. Sie beweisen eine größere Kenntnis der Anatomie als irgendein
anderer Verfasser jener Zeit. Beide weisen eine auffallende
Ähnlichkeit in ihrer Therapie auf. Sie beschreiben mit fast
denselben Begriffen verschiedenartige Pulstypen. Philologen
weisen darauf hin, daß sie sich in einer frappierenden Weise
unterscheiden: Galen schrieb im Griechisch seiner Zeit, dem
attischen Griechisch des Xenophon. Aretaios' bekannte
Werke sind im ionischen Griechisch abgefaßt, das auch Hippokrates benutzte, was aber zur Zeit, als er schrieb, lange
nicht mehr gebräuchlich war. Dieser Unterschied mag bedeuten, daß sie Zeitgenossen waren, oder auch nicht. Es scheint,
daß es eine ziemlich verbreitete Praxis bei den Schriftstellern
jener Zeit war, eine Form des Griechischen in einigen Schriften, eine andere Form in wieder anderen ihrer Werke zu
benutzen. Der Satiriker Lucianus und Artianus (100 n. Chr.)
verfuhren so. Von allen Dichtern zitiert Aretaios nur Homer,
und dieser schrieb in ionischem Griechisch. Galen zitiert die
späteren dramatischen Dichter, die hauptsächlich in attischem
Griechisch schrieben.

Es scheint, daß Aretaios bei seinem großen Respekt vor Hippokrates den ionischen Stil in Übereinstimmung mit einer ziemlich
häufigen Praxis der Ärzte und Historiker jener Periode handelte,

um Herodot und Hippokrates zu kopieren, die in ionischem Griechisch schrieben. Was auch immer der Grund dafür war, es setzte für unseren Autor ein sorgfältiges und gründliches Studium der Sprache eines vergangenen Zeitalters voraus.

Daß sich Aretaios und Galen gegenseitig nicht erwähnen, kann nicht als Beweis dafür herangezogen werden, daß sie einander nicht kannten. Sie könnten rivalisierende Praktiker gewesen sein. Rivalität war unter den Medizinern dieses Zeitalters recht verbreitet. Oder wir haben es hier mit einem weiteren Beispiel für einen Brauch zu tun, der kurz zuvor, in der Zeit des Quintilianus, sehr häufig war, daß es nämlich kaum vorkam, daß lebende Schriftsteller einen ihrer Zeitgenossen beim Namen nannten, möglicherweise weil sie es als unmöglich ansahen, sich eine unvoreingenommene Meinung über deren Arbeit („sine angor aut studio") zu bilden. Dioskurides, der Begründer der Materia Medica und Plinius, der Ältere, waren Zeitgenossen, wobei der erstere ein fruchtbarer Schriftsteller, der letztere ein großer Textsammler war. Beide schrieben zahlreiche Arbeiten und diskutierten oft dasselbe Thema, doch keiner von ihnen nannte den anderen namentlich. Es besteht die Möglichkeit, daß „der Ruhm desjenigen, der die medizinische Gedankenwelt fünfzehn Jahrhunderte lang beherrschte, so wie Aristoteles die Schulen beherrschte", Galen, unseren Autoren überstrahlte. Betrachtungen dieser Art lassen es wahrscheinlich erscheinen, daß Aretaios in der ersten Hälfte des 2. Jahrhunderts in Rom lebte.

Aretaios wird immer als „Aretaios von Kappadokien" beschrieben. Dieses Suffix zeigt an, daß er aus Kappadokien stammte, das zu dieser Zeit eine der fernsten östlichen Provinzen des Römischen Reiches war. Zuvor in den Tagen des Herodot war Kappadokien ein großes Land, daß sich vom Taurus bis zu den Ufern des Schwarzen Meeres und vom unteren Halys (Kizilirmak) zum Euphrat ausdehnte. Es war ein unabhängiges Königreich, bis es unter der Regierung von Alexander d. Großen von den Persern erobert wurde. Sie teilten das Land in Satrapien, eine an der Meeresküste, Pontus, und eine im Landesinneren gelegen, Kappadokien. Im Jahre 17 n. Chr. wurde dieses von den Römern erobert und wurde zur Provinz des Römischen Reiches.

Uns ist nichts bekannt über die Ausbildung von Aretaios; unsere Kenntnis über den Mann selbst ist wirklich so gering, daß wir nicht definitiv sagen können, wo er seine Ausbildung erhielt. Man nimmt an, daß er in Alexandria studierte und einige Zeit in

Ägypten verbrachte. Er erwähnt dieses Land und beschreibt einige dort häufig vorkommende Krankheiten. Wann er nach Rom kam, wissen wir nicht, doch ist er vertraut mit den besser bekannten Weinsorten von Rom im 2. Jahrhundert, dem Falerner, dem Fundianus und dem Sequinus, und er empfiehlt diese. Sein Gebrauch des ionischen Dialektes und die Tatsache, daß er die größte Betonung auf das Pneuma legt, läßt ihn zeitlich in das 2. Jahrhundert einordnen. Dies wird durch seine Betonung des „Pneuma", des Geistes, bekräftigt. Die Lehre vom Pneuma geht auf Hippokrates zurück, es wurde jedoch erst viel später zur Grundlage einer Schule. Athenaios von Sizilien (etwa 50 n. Chr.) könnte als der Begründer der Pneumatiker-Schule betrachtet werden, die das Pneuma an die Seite der vier Elemente der älteren Schulen stellten und es zur Quelle des Lebens machten. Krankheit beruhte auf gewissen Änderungen des Pneuma. Das strahlende Licht der Pneumatiker-Schule ging von Archigenes von Apameia (100 n. Chr.) aus, einem wohlbekannten Arzt unter der Regierung des Trajan. Er brachte die Schule auf ihre größte Höhe. Aretaios wird als ein Mitglied der Pneumatiker-Schule angesehen. Bezüglich des Platzes, der dem Aretaios in der Medizin gebührt, ist es zu einigen Diskussionen aufgrund der Ähnlichkeit, die man zwischen seinen Werken und einigen Fragmenten der Schriften von Archigenes vor einiger Zeit gefunden hat, gekommen. Wellman glaubt, daß der letztgenannte eine Quelle für vieles von dem Material ist, das man Aretaios zugeschrieben hatte. Aber es stimmen die meisten Medizinhistoriker mit Neuberger überein, der sagt, „Kein einziger griechischer Autor nach Hippokrates, von dem wir wissen, erreicht die Höhen von Aretaios, und keine Arbeit in der gesamten Literatur kommt in den Beschreibungen der Krankheiten und den Ansichten zur Therapie so nahe an den wahren Hippokratischen Geist heran wie diese Bücher des Kappadokiers." Was die Zukunft auch an Aufklärung darüber bringen mag, ob Aretaios oder Archigenes vom anderen „auslieh", die klassischen, klaren Beschreibungen der Krankheiten und die unkomplizierte konservative Therapie, die mit dem Namen des Aretaios auf uns gekommen sind, geben dem Autor einen Platz im Rang des wahren Hippokrates. Sie zeigen einen Geist, der von widerstreitenden Systemen und Schulen unberührt ist, der sich nicht ausgefallenen Theorien opfern oder in sinnlosen Spekulationen schwelgen will, sondern ein klar umrissenes Bild der Krankheiten und ihrer Behandlung auf dem Boden gesunden Menschenverstandes und einer großen Erfahrung geben will.

Es erscheint seltsam, daß diese klassische Darstellung der Krankheiten, die wir nun vor uns haben, über eine Zeit von mehr als 1000 Jahren so wenig bekannt oder so selten zitiert worden ist. Adams weist als Erklärung darauf hin, daß die medizinischen Schriften der römischen Autoren nach dem 2. Jahrhundert und über mehrere Jahrhunderte geringe Hinweise auf irgendeine Forschungsarbeit über die Arbeiten früherer Zeiten geben. Was auch der Grund dafür sein mag, so finden wir die erste Spur zu unserem Autor in den Arbeiten von Aetius von Amida, dem Arzt von Justinian (527–565), der Aretaios häufig zitiert. Alexander von Tralles, der etwa zur selben Zeit lebte, kannte die Schriften von Aretaios. Ebenso auch Paul von Ägina (625–690). Diese waren insgesamt Textsammler und Systematiker des medizinischen Wissens der vergangenen Zeiten. Wenn man dieser Gruppe folgt, so trifft man auf fast 1000 Jahre, in denen man keine Spur zu Aretaios finden kann. In diesem langen Zeitraum war die römische Medizin erstarrt. Die arabische Schule stieg auf und wieder ab. Doch zog diese Schule ihre Kenntnis der griechischen und römischen Medizin aus den Sammlungen von Aetius, Alexander von Tralles, Paul von Ägina und Oribasius. Sie ging nicht auf die Originalquellen zurück. Wigan glaubt, daß der Ruhm von Archigenes, das strahlende Licht der Pneumatiker-Schule, vielleicht unseren Autoren überschattete. In ähnlicher Weise wurde die Schule von Salernum gegründet und erlebte das Ende ihrer ruhmreichen Zeit. Bologna, Montpellier und andere Universitäten vermehrten das Wissen von der Anatomie und der Physiologie und führten Sektionen am menschlichen Körper durch. Und doch findet man keine Spur von dem Kappadokier.

Etwa in der Mitte des 15. Jahrhunderts erfand man die Buchdruckerkunst. Diese half in großem Maße bei der bedeutenden Wiedergeburt des Wissens, die wir als Renaissance bezeichnen. Wir finden also die frühesten Drucke der antiken Autoren etwa zu Beginn des 16. Jahrhunderts. Die erste Ausgabe der Werke von Aretaios wurde 1552 von Junius Paulus Crassus in Venedig veröffentlicht. Sie war in Latein verfaßt, und im Vorwort zu diesem Band vermerkt der Herausgeber, daß „es sich um eine Übersetzung ins Lateinische aus einem alten und wurmzerfressenen Buch handelt, das in Griechisch verfaßt war und das zufällig in meinen Besitz gekommen war". Er gibt nicht den Titel des Buches an, sondern fährt fort: „Die Seitenränder des alten Buches wiesen viele in Lateinisch, nicht wie der Text in Griechisch geschriebene Notizen durch frühere Besitzer auf." Mehrere Kapitel des alten Buches fehlten aus dem Buch II über die Behandlung der chronischen Krankheiten. Die Übersetzung wurde von einem Geisteswissenschaftler vorgenommen und basierte offensichtlich auf heute unbekanntem Material. Er hatte jedoch nicht den Vorteil mehrerer Codices, die seither ins Licht der Öffentlichkeit gelangt sind. Die Ausgabe wurde 1554 in Paris durch Wm. Moriel und James Putanus nachgedruckt und 1587 in Frankfurt in den Medicae Artis Principis von Henricus Stevenus aus den Arbeiten eines unbekannten Autors veröffentlicht. Die „Edita Princeps", die Erstausgabe in Griechisch, wurde in Paris 1554 herausgebracht. Der Herausgeber war Jacobus Goupylus, gedruckt wurde sie von Adrian Turnebaum, dem berühmten Buchdrucker König Heinrichs II. von Frankreich. Ihr lag ein griechisches Manuskript in der Königlichen Bibliothek in Paris zugrunde, und sie enthält Kapitel, die in der Ausgabe von Crassus fehlen. Sie ist eine sehr liebevoll gemachte Ausgabe, wird aber durch fehlerhafte Zeichensetzung und durch Hinzufügungen vieler mutmaßlicher Deutungen beeinträchtigt, die manchmal das Verstehen des Textes fast unmöglich machen. Im gleichen Jahr brachte Goupylus eine lateinische Ausgabe heraus, die auf dem obengenannten Band von Crassus basierte. Im Jahre 1581 gab Crassus eine revidierte Fassung in Latein heraus, die die fehlenden Kapitel der Erstausgabe enthalten. Sie wurde von Peter Pernam gedruckt.

Die erste griechisch-lateinische Ausgabe, die veröffentlicht werden sollte, wurde von George Heinisch herausgegeben und in Augsburg im Jahre 1603 von Augustus Vindelicorum gedruckt. Sie basierte auf drei alten Codices, dem Codex Venetum, Bavaricum und dem Codex Augustaeum. Es ist dies keine sehr gute Ausgabe. Allerdings unterscheidet sich der nächste griechisch-lateinische Druck davon deutlich. Er wurde von John Wigan herausgegeben, wurde Dr. Freind, einem Freund von Dr. Richard Meade gewidmet, und von Clarendon Press in London gedruckt. Grundlage hierzu sind zwei Codex-Manuskripte, eines aus der Vatikanbibliothek in Rom und das andere, von Harley, aus der Bodleian Library in Oxford. Wegen des sorgfältigen Drucks und seiner reichhaltigen Notizen und Korrekturen ist dies eine ausgezeichnete Ausgabe, obwohl etwas beeinträchtigt durch zahlreiche Textfehler. Boerhaave teilt uns mit, daß von diesem Buch nur 300 Exemplare gedruckt wurden.

Die nächste Ausgabe wurde unter der Leitung des berühmten Dr. Hermann Boerhaave veröffentlicht, herausgegeben von

Johann von Groenwald und gedruckt von Janson Van der Aa im Jahre 1731 in Leiden und neuaufgelegt 1733. Es handelt sich um eine Ausgabe in Griechisch und Lateinisch, erstere basierend auf der Wigan-Ausgabe, die letztere auf der Goupylus-Ausgabe der Crassus-Veröffentlichung aus dem Jahre 1581. Neben dem Text enthält sie die vollständigen Kommentare von Peter Petit, einem Doktor aus Paris (geb. 1662). Diese waren etwa 1692 geschrieben worden, und Adams bemerkt, daß „man kaum den Wert seines Beitrags überschätzen kann", denn sie seien „die genialste und klügste Arbeit, die jemals auf einen altertümlichen Autoren verwandt wurde, eingeschlossen diejenige von Foes über Hippokrates". Abgesehen von diesen Kommentaren enthält das Buch einen Index zum griechischen Text von Maittaire, einem berühmten humanistischen Gelehrten jener Zeit, einen Anhang, „Variae Lectionis", über die verschiedenen Ausgaben und Codices, Anmerkungen und Korrekturen von Daniel William Trilleri zur Leipziger Ausgabe von 1728, und endlich einen lateinischen Index zu Krankheiten und Medikamenten. Boerhaave hatte bereits Ausgaben von Hippokrates und Galen herausgebracht und bereitete eine Ausgabe von Aretaios vor, als er „von jenem berühmten und hochangesehenen Richard Meade" ein Exemplar der Wigan-Ausgabe des Aretaios erhielt. Von den vielen anderen Ausgaben der Werke des Aretaios, die seit der Ausgabe von 1735 herausgekommen sind, möchte ich lediglich zwei erwähnen. Die erste ist die griechisch-englische Ausgabe von Francis Adams, veröffentlicht von der Sydenham Society im Jahre 1856. Sie stellt eine exzellente Arbeit dar, insbesondere da die englische Übersetzung den Text viel mehr Lesern zugänglich macht. Wegen eines großen Teils meines Materials bin ich dieser Ausgabe sehr verpflichtet. Die andere ist eine ausgefeilte und ausgezeichnete Ausgabe eines dänischen Philologen, Karl Hunde, die als Teil des monumentalen „Corpus Medicorum Graecorum" von Teubner in Leipzig 1923 in Griechisch-Deutsch herausgebracht wurde.

Die Arbeiten von Aretaios, die wir nun in Händen halten, umfassen vier Bücher: „De causis et signis Acutorum Morborum" (Über die Ursachen und Zeichen der akuten Krankheiten), „De causis et signis Diutunorum Morborum" (Chronische Krankheiten) und vier Bücher zur Therapie der akuten und chronischen Krankheiten, jedes von ihnen aus zwei Bänden bestehend. Zu den Ursachen und Zeichen gehören fünfzig Kapitel, dreiundvierzig zur Therapie: die Behandlung von Cholera,

Manie, Paralyse, Tuberkulose, Empyem, Wassersucht und Koliken fehlen, doch sind die Beschreibungen dieser Krankheiten überliefert worden. Neben diesen Büchern erwähnt Aretaios Arbeiten über Fieber, Chirurgie, Gynäkologie, Prophylaxe und Pharmazie, die spurlos verschwunden sind.

Er behandelt viele Störungen, doch sollte man besonders seine Beschreibung der Pleuritis mit Empyem, Pneumonie und Tuberkulose, die paralytischen Zustände, Tetanus, Epilepsie mit vorhergehender Aura, Hysterie, Cholera, bestimmte Affektionen des Halses (Diphterie), Gelbsucht, Ödem, Gicht, Ischialgie, Lepra, Diabetes und verschiedene Darm-, Leber- und Gallenblasenerkrankungen hervorheben. Über all diese Erkrankungen hat er meisterhafte Beschreibungen hinterlassen.

Selbstverständlich bedeuten diese Begriffe für ihn nicht immer das, was wir heute darunter verstehen. Seine Kapitel könnten auf Symptome, Krankheitsgruppen oder ein gänzlich unterschiedliches Konzept hindeuten, als was wir heute besitzen. Eine Herzkrankheit wird bei ihm unter „Synkope" besprochen. „De Jecoris" umfaßt mehrere Krankheiten der Leber und ähnlich sind Nierenerkrankungen „De Renum acutis affectibus".

Welche Ansichten vertrat Aretaios? Er glaubte, daß der Körper aus Säften, Geist (Pneuma) und festen Bestandteilen aufgebaut sei und daß Gesundheit und Leben auf dem richtigen Wechselspiel zwischen diesen Teilen beruhte. Er erkannte vier Säfte, die gleichen wie Hippokrates: Blut, Schleim, heller und schwarzer Gallensaft. Blut wird in der Leber aus aufgenommener Nahrung gebildet. Der Schleim wird durch das Gehirn sezerniert und gelangt hinunter in die anderen Organe. Heller Gallensaft kommt aus der Leber, während der schwarze Gallensaft von der Milz produziert wird.

Für ihn war das Herz das wichtigste Organ des Körpers. „Welches andere Organ ist bedeutender?", fragt er. Es ist der Sitz der animalischen Wärme und des Geistes (Pneuma), die Quelle von Atmung und Leben. Es zieht das Pneuma aus den Lungen, die vom Herzen abhängig sind. Die Aorta entspringt vom Herzen und verläuft auf der linken Seite der Vena cava im Körper. Sie (die Aorta) trägt das Pneuma in die anderen Organe. Die Venen bringen als Nahrung das Blut zu allen anderen Teilen. Die Leber ist der Ursprungsort der Venen. Sie ist weitestgehend aus Blut zusammengesetzt; sie produziert Blut und Gallensaft. Entzündungen der Leber erzeugen eine Gelbsucht, die durch die Obstruktion der Gallenwege verursacht wird.

Die Lungen sind von schwammiger Textur und ohne Empfindung. Der Schmerz bei der Pneumonie entsteht durch den Befall der bedeckenden Membran.

Die Nieren sind wirkliche Drüsen, die Höhlen enthalten wie ein Sieb zum Sammeln des Urins. Sie sind durch zwei Röhren, eine für jede Niere, mit der Blase verbunden. Der Autor beschreibt zwei kurze, breite Venen, die von jeder Niere ausgehen und die Material zur Leber bringen und den Anschein erwecken, daß die Niere an der Leber aufgehängt ist (Nierenvenen entleeren sich in die Vena cava, gegenüber der Leber?).

Der Magen ist das Zentrum der Lust und des Ekels, indem er zur guten Verdauung und zur Anregung guter Stimmungen verhilft. Einige Verdauung geschieht im Colon, welches der fleischige Teil des Intestinums ist.

Die Milz ist der Filter des Blutes. Eine durch sie verursachte Gelbsucht verleiht der Haut eine dunkelgrüne Farbe. Sie ist ein Sieb. Häufig ist sie vergrößert, sie vereitert selten. In Sumpfgebieten ist sie ganz besonders anfällig.

Aretatios beschreibt den Uterus so:

In der Mitte zwischen den Flanken der Frauen liegt der Schoß. Er ist wie ein Tier, denn er bewegt sich hierhin und dorthin, auch schräg nach rechts oder links, entweder zur Milz oder zur Leber, und er kann auch vorfallen. Mit einem Wort, er ist sprunghaft. Er kann plötzlich nach oben getragen werden, Lungen, Herz, Zwerchfell, Leber, Därme komprimierend und Atmung und Sprache beengend.

Das Gehirn ist der Ort des Gefühls und die Quelle der Nerven und des Schleims. Blut ist der Nährstoff des Körpers, die Nahrung aller Teile, die Wärme für alle Teile. Es ist die Nahrung für die Entzündung und muß bei einem solchen Zustand entfernt werden. Doch betont er, daß man Blut nicht verschwenden sollte, wobei er eine Blutung meist konservativ behandelte.

Verschiedene, auch einige merkwürdige, Ursachen werden den Krankheiten zugeschrieben. Kälte und Nässe greifen den Respirationstrakt an. Das Klima spielt eine wichtige Rolle bei den Ursachen: Die trockene Luft in Ägypten verursacht Halskrankheiten, Abzehrung, Verlust von Fleisch, Anasarka und Schwindsucht. Nahrung, die in Menge und Qualität fehlerhaft ist, kann Angina, Apoplexie, Wassersucht, Dysenterie und Leberentzündungen hervorrufen. Ausgiebiger Weingenuß verursacht Angina, Apoplexie, Leberentzündung, Paralyse und

Wahnsinn. Cantharisen können eine Blasenentzündung oder Wassersucht hervorrufen. Der Katheter kann eine Verletzung der Harnblase herbeiführen. Eine Wunde kann Tetanus verursachen, welches eine sehr schmerzhafte Veränderung ist, die unter Spasmen rapide zum Tode führt. Ein Teil dieser Beschreibung lautet wie folgt:

Tetanus ist eine außergewöhnlich schmerzhafte, krampfartige Affektion in der Folge einer Wunde, eines Stoßes, einer Fehlgeburt oder Kälteexposition, die rasch tödlich endet. Sie beginnt in den Muskeln und Sehnen um die Kiefer, dehnt sich von da überall aus. Die Konvulsionen biegen den Körper nach hinten, so daß der Kopf zwischen die Schulterblätter zu liegen kommt (Opisthotonus), oder nach vorn (Emprosthotonus) oder auch geradegestreckt bleibt. In allen Fällen sind die Kiefer so fest geschlossen, daß sie nur mit Schwierigkeiten auseinandergedrückt werden können. Wenn man die Zähne mit Gewalt voneinander trennt und Flüssiges in den Mund bringt, wird es, durch die Kontraktion des Rachens, nicht geschluckt, sondern herausgepreßt oder im Mund behalten oder durch die Nasenlöcher erbrochen. Das Gesicht ist blutgestaut und verschiedenartig verzerrt, die Augen sind fixiert oder rollen herum, Wangen und Lippen zittern, es kommt zum Knirschen der Zähne, die Kiefer zittern, es kommt zu einem Krampf der Muskeln und zu dem schmerzlichen Gefühl des Erstickens. Der Urin wird zurückgehalten oder willkürlich abgelassen.

Eine Krankheit kann sich aus einer anderen heraus entwikkeln. Der Verhalt von Urin verursacht die Bildung von Kalk. Tuberkulose entsteht aus feuchter und kalter Luft. Durch eine Erkältung kann es zu einer Pneumonie kommen, zu einem Lungengeschwür oder zu einer Lungenblutung. Das Empyem folgt auf eine Pleuritis und insbesondere die Pleuritis aus der Pneumonie.

Eine Leberkrankheit kann sich aus einer Dysenterie ergeben. Eine Fehlgeburt kann einen Prolaps und Tetanus nach sich ziehen. Eine Paralyse kann sich aus der Gicht entwickeln. Er kannte die Krise am 7. Tage bei der Pneumonie und die Bedeutung rostigbraunen Sputums. Er beschreibt die charakteristischen Unterschiede zwischen arterieller und venöser Blutung. Er weist darauf hin, daß man mit Sorgfalt die betroffene Seite des Gesichts bei der Facialislähmung diagnostizieren muß, und sagt, daß man durch „den Unterschied zwischen den beiden Seiten beim Lachen, Sprechen oder Zwinkern der Augen den wahren Zustand klar erkennen kann".

Aretaios ragt unter den Schriftstellern seiner Epoche in neurologischer und psychiatrischer Hinsicht heraus. Er widmet mehrere Kapitel der Epilepsie und beschreibt die Aura. „Dem paroxysmalen Anfall der Epilepsie geht ein Zustand voraus mit ringförmigen Blitzen von purpurroter oder schwarzer Farbe oder auch allen Regenbogenfarben, oder mit besonderen Geräuschen oder einem schlechten Geruch, oder Manifestationen von Reizbarkeit oder Wut, oder einem Gefühl von Grauen wie bei einem Angriff eines wilden Tieres." Hiernach folgen Kontraktionen, die zunächst Daumen und Großzehen betreffen und sich rasch zum Kopf hin ausdehnen, während der Patient plötzlich steif wie ein Stück Holz hinstürzt, und gerade dieser Eindruck, bösartig hingestürzt zu sein, kann nach der Erholung, besonders bei ersten Attacken, anhaltend sein.

Wenn das Leiden habituell geworden ist, erkennt der Patient aus dem Anfall an einem Finger oder einem anderen Körperteil, daß eine Konvulsion kommt und kann nach anwesenden Personen rufen, daß sie diesen festbinden oder strecken. Durch solche Maßnahmen kann der Anfall für eine gewisse Zeit hinausgeschoben werden. Mit dem Sturz wird der Patient bewußtlos, die Hände sind gekrallt, die Gliedmaßen steif oder werden hierhin und dorthin geschleudert, der Kopf ist nach vorn gezogen, so daß das Kinn auf der Brust liegt, oder nach rückwärts, oder nach der einen oder anderen Schulter hin. Die Lippen sind zusammengepreßt oder auseinandergezogen oder über die Zähne zur Seite gezogen wie beim Lächeln. Die Zunge streckt sich aus dem Mund heraus und bringt somit das Risiko mit sich, böse gebissen zu werden; die Augäpfel sind nach innen gerollt, die Augenlider sind zumeist weit geöffnet, zeigen das Weiße des Auges und zittern, die Wangen sind blutgestaut, die Augenbrauen gerunzelt. Bald wird die gesamte Miene livide verfärbt und angeschwollen, die Halsgefäße sind aufgeweitet, der Patient stöhnt und bringt kehlige Geräusche hervor, als wenn er gewürgt würde, Schaum dringt aus dem Mund hervor und es kommt zur Erektion der Geschlechtsorgane. Wenn sich die Attacke dem Ende nähert, kommt es zur unbeabsichtigten Ausscheidung von Urin, Samenflüssigkeit und Faeces, der Patient liegt blaß da, apathisch, schlaff und erschöpft. Schließlich steht er auf, der Anfall ist beendet.

Das Kapitel über die Ätiologie des Apoplexes ist verlorengegangen, doch gibt es eines über die Heilung der Apoplexie. Er differenziert zwischen der Apoplexie des alten und des jungen Menschen. Beim ersteren empfiehlt er Aderlässe der betroffenen

Region, doch man sollte nicht zu viel Blut entnehmen, sonst
würde man den Patienten schwächen. Man sollte den Aderlaß
auch nicht aufschieben, da er lebensrettend sein kann. Neben
der Apoplexie diskutiert er Parese, Paralyse und Paraplegie. Wesentlich bei all dem ist der Verlust der Empfindung, der Verlust
von Bewegung und Gefühl. Die Paraplegie betrifft durch Bewegungsverlust einen Arm oder Bein. Die Paralyse verursacht nur
einen Bewegungsverlust. Den seltenen Verlust der Empfindung,
meint er, sollte man als Anästhesie bezeichnen. Sehr interessant
ist seine Bemerkung, daß, wenn die Paralyse spinal bedingt ist,
sie sich auf derselben Seite der Läsion äußert, wenn sie im
Gehirn liegt, es sich um die andere Seite (gekreuzte Paralyse)
handelt, und er weiß, daß sich die Nervenbahnen bald nach
Verlassen des Gehirns kreuzen.

Eine Melancholie tritt auf:
Wenn im Laufe einer chronischen Krankheit der schwarze Gallensaft über das Zwerchfell hinaus ansteigt, was Wut, Trauer
und große Depression erzeugt. Die Individuen werden Melan-
choliker genannt, da Gallensaft synonym mit Wut und schwarzer
Gallensaft starke, aufbrausende Wut bedeutet. Einige befürch-
ten, vergiftet zu werden, andere sind Misanthropen und suchen
die Abgeschiedenheit. Wiederum andere zeigen eine mißtrau-
ische Natur und sind schließlich diejenigen, die alle Lebenslust
verlieren.
Auf meisterhafte Weise vermittelt er die Bedeutung der Temperatur, der Stellung im Leben, der Beschäftigung, der unter-
drückten Sekrete (Säfte) für den Ursprung der verschiedenen
Geisteskrankheiten. Die Wirkung dieser Krankheiten auf die
Ernährung und die Gesundheit im allgemeinen stellt er glaubhaft dar. Jedoch erwähnt er nicht den Einsatz der psychischen
Therapie, die Celsus anwandte.
Daß er die Stadien der körperlichen Diagnose benutzte, wird
in den Krankheitsbeschreibungen evident, die er uns hinterließ.
Die Mitteilungen über verschiedene Atmungstypen, Füllungszu-
stände von Venen bei der Herzkrankheit, Farbnuancen der Haut
bei verschiedenen Leiden und viele andere Beispiele zeigen, daß
er bei seinen Fällen eine genaue Inspektion durchführte. Er
bemerkte Leber- und Milzvergrößerungen und sagt, daß man die
Grenzen der vergrößerten Leber mit der Hand bestimmen kann,
die man mit leichtem Druck auf die Bauchdecken auflegt, die
dann in den leeren Raum außerhalb der Leber hineinsinken. Er
tastete die vergrößerte Milz und sagte, daß sie sich nicht zart

anfühle. Dies sind nur einige Beispiele, um zu demonstrieren, daß er sich der Palpation bediente.

Augenscheinlich wandte er zuweilen die Perkussion an, denn in seiner Beschreibung der Blähsucht sagt er, „Das Abdomen klingt, wenn man darauf klopft, wie eine Trommel, und die Luft läßt sich nicht von ihrem Platz verschieben, wenn der Patient seine Lage verändert. Dies ist nicht der Fall, wenn Flüssigkeit vorhanden ist."

Der Beweis, daß er Laennec um etwa 1600 Jahre vorausahnte, erscheint recht deutlich. Hippokrates sprach von „Rhomgbi" oder Rasselgeräuschen, die er bei der Pneumonie, der Tuberkulose und dem Empyem hörte. Aretaios benutzt denselben Ausdruck in seinem Kapitel über Asthma, zu dem er mehrere Krankheiten, bei denen Dyspnoe häufig vorkommt, zählt. Anscheinend auskultierte der gewissenhafte Forscher auch das Herz. In dem Kapitel „Über die Synkope", in dem er verschiedene Veränderungen des Herzens bespricht, trifft man auf folgende Passage:

Aber der Magen ist weder der Ursprung noch das Siegel des Lebens; und doch würde man durch seine Atonie geschädigt, denn Nahrung, die sich als schädigend für das Herz erweist, verletzt nicht den Magen selbst, sondern durch ihn das Herz; denn diejenigen, die in solchen Fällen sterben, haben Symptome von Herzschädigung, nämlich kleiner und schwacher Puls, *Herzgeräusch* mit kräftigen Herzschlägen, Schwindelgefühl, Ohnmacht, Trägheit, usw.[1]

Man sollte beachten, daß er das Geräusch nicht besonders betont, sondern es mit anderen Symptomen vermischt erwähnt. Dies könnte anzeigen, daß es nichts Ungewöhnliches für ihn war. Da Herzgeräusche selten in einer gewissen Entfernung vom Herzen zu hören sind, würde dies bedeuten, daß Aretaios das Ohr auf die Brust über dem Herzen legte und das Herz auskultierte. Den Therapeutika widmet Aretaios zwei Bücher mit dreiundvierzig Kapiteln, die ganz im Gegensatz zu Hippokrates stehen, der sehr wenig zur Behandlung zu sagen hat. Er setzte viele Arzneien, Säuren, Erdalkalien, Emetika, Abführmittel, Magenmittel, Diuretika, Adstringentien, Hämostatika ein. Lokale Behandlungspraktiken bestanden aus Blutegeln, Schröpfgläsern, Einreibungen, Massage, Gurgeln, heiße Breiumschläge, warme Umschläge, Zugpflaster, Salben und Bäder. Katheter und Brenneisen werden häufig erwähnt. Der Aderlaß

---

[1] De Causis et Signis Acut. Morb., Buch II, Kap. iii.

(Venae sectio) spielt eine bedeutende Rolle und wird bei annähernd jeder Krankheit, die er erwähnt, angewandt. Er mahnt aber immer, die abgezogene Menge Blut nach der Stärke des Patienten zu regulieren. Je ernster die Krankheit, um so größer ist die Dringlichkeit des Aderlasses. Insbesondere bei Krankheiten, bei denen das Gehirn beteiligt ist, ist der Aderlaß indiziert. Das Schröpfen wird häufig anstelle der Venae sectio empfohlen, „weil es den Patienten nicht schwächt". Sowohl die trockenen als auch die feuchten Schröpfgläser finden Einsatz. Erstere werden besonders im Fall der Pleuritis empfohlen. Er nennt Formen der Venae sectio, die wir heute nicht kennen, und zwar aus den Lingualvenen bei protrahierten Halserkrankungen, aus den Venen der Stirn, des Handgelenks, des Knöchels, der Schamregion und der Handwurzel. Jedoch ist der gewöhnliche Ort an den Gefäßen, die wir auch heute dazu auswählen.

Abführmittel nehmen den zweiten Platz in seiner Therapie ein. Die stärksten sind die Hiera (Heiligmittel) der Aloe, *Hellebore* und *Elaterium*. Hellebore ist das beste und oft wirksamste, wenn andere Arzneien versagen. Einläufe wurden durchgeführt, wobei ein Typ die Fäkalien entfernen und ein anderer einen Entzug der Säfte von Kopf, Gesicht und, im Falle der Halsentzündung, vom Hals herbeiführen sollte. Das blasenbildende Ätzen (Blistern) mit Canthariden und die Schädeltrepanation werden bei Erkrankungen des Gehirns empfohlen.

Wenn man einzelne Krankheiten und Symptome betrachtet, so wird die Pleuritis durch trockenes Schröpfen an Rücken, Schultern oder der Gegend unter den Rippen (hypochondrisch) behandelt. Medizin, die die Flüssigkeiten vermehrt und die Expektoration anregt, wie eine Lake mit Essig oder Honig oder Senf, der mit Honigwasser vermischt wird, sind angezeigt. Die Brust sollte mit einem Wolltuch bedeckt werden, das mit Öl, Natron und Salzen angefeuchtet wurde. An allen Extremitäten angebrachte Ligaturen sollen dabei helfen, den Bluttransport von dort aufwärts zu unterbrechen, doch ungewaschene Schafswolle, die mit einer Flüssigkeit wie herbem Wein angefeuchtet ist, sollte an dem Körperteil angewandt werden, von dem das Blut abfließt. Aber noch bedeutender als alles dies sind die Dinge, die durch den Mund aufgenommen werden. Man kann hier drei Arten unterscheiden, diejenigen, die durch Kontraktion oder Kompression der Gefäße wirken, jene, die das Blut koagulieren, und jene, die das Blut austrocknen. Bei der Herzkrankheit empfiehlt sich die Venae sectio, doch nicht zu ausgeprägt, da sonst eine Synkope hervorgerufen wird. Die Anleitungen zum

Essen und Trinken finden sich in diesem Kapitel besonders reichlich. Die Kost ist von großer Bedeutung bei der Epilepsie, bei der kein Fleisch erlaubt ist. Tatsächlich wird überall in den Büchern über Therapeutika großer Wert auf die Lebensweise, die sorgfältige Regelung des Lebens, körperliche Ertüchtigung, Massage, Bäder und Diät gelegt. Der Autor bevorzugt milde Medikamente, wenn aber eine energische Wirkung benötigt wird, zögert er nicht, radikale Maßnahmen anzuregen. Sehr interessant ist die Tatsache, daß Aretaios sich nicht aus der Pflicht des Arztes entlassen sieht, wenn er es mit unheilbaren Krankheiten zu tun hat, wenn er auch nichts anderes anzubieten hat als Mitgefühl und Beratung. Wie weit hat er sich hier von den Lehren der Hippokratischen Schule entfernt!

Aretaios' Rolle in der Geschichte des Diabetes mellitus gründet sich auf der Tatsache, daß er der Krankheit seinen Namen gab. Celsus schreibt in „De Medicine" über eine Krankheit, bei der das Überfließen des Urins größer ist als die Flüssigkeitsaufnahme, wodurch eine Auszehrung und Bedrohung des Lebens hervorgerufen wird. Er gibt Anleitungen zur Therapie, die sich dementsprechend ändern, ob der Urin dünn (niedriges spezifisches Gewicht) oder dick (hohes spezifisches Gewicht) ist. Ob es sich bei dieser Krankheit um den Diabetes mellitus handelt, muß noch bezweifelt werden.

Aretaios bezeichnet seine Krankheit als „Diabetos". Er geht einen Schritt weiter, wenn er auf der Rolle besteht, die der Durst bei der Symptomatologie spielt. Ich werde Ihnen die Beschreibung des Diabetes mitteilen.

Diabetes, welches außergewöhnlicher Harnfluß bedeutet

Das Leiden, das Diabetes heißt, ist ein seltsames, aber glücklicherweise ziemlich seltenes. Es besteht aus einer Verflüssigung des Fleisches und der Knochen zu Urin. Wie beim Hydrops ist die Ursache feuchter und kalter Natur. Die Nieren und die Blase, die gewöhnlichen Passagewege der Flüssigkeit, hören nicht auf, Urin abzugeben, und das Herausgegossene ist überfließend und ohne Grenze. Es ist gerade so, als ob man ein Aquädukt weit geöffnet hätte. Die Entwicklung dieser Krankheit geschieht allmählich (chronisch), doch kurz wird das Leben des Menschen sein, bei dem sich die Krankheit vollständig ausgebildet hat. Die Auszehrung schreitet schnell fort, und der Tod tritt rasch ein. Weiter ist das Leben für den Patienten ermüdend und voller

Schmerzen. Der Wunsch zu trinken wird immer stärker, doch ganz gleich, welche Menge (an Flüssigkeit) man trinkt, es kommt nie zur Befriedigung, und es geht mehr Urin fort, als man trinkt. Der Patient kann nicht davon abgehalten werden, entweder zu trinken oder Harn zu lassen. Denn wenn er nur über eine kurze Zeit vom Trinken läßt, wird sein Mund borkig, der Körper trocken, und er fühlt sich, als ob all seine inneren Organe durch ein wütendes Feuer aufgezehrt werden. Die Betroffenen verzweifeln an allem, der Tod tritt kurzfristig innerhalb brennender Trockenheit und Durst ein, als wenn durch brennendes Feuer verursacht. Aber kein Schmerz kann größer sein, wenn der Patient eine Zeitlang seinen Urin zurückhält. Die Leisten, die Hüften und das Skrotum schwellen an. Wenn sie wiederum Wasser lassen, gießen sie die gesammelten Flüssigkeiten, die erhitzt worden sind, in die Blase, und die Schwellungen verschwinden. Aber wenn die Krankheit voll ausgebildet ist, ist das Erkennen einfach. Doch die Patienten haben, wenn sie sich noch nähert, einen trockenen Mund; der Speichel ist weiß und schaumig, als ob sie durstig wären, doch der Durst ist noch nicht voll entwickelt; eine Schwere in der hypochondrischen Region, ein Gefühl von heiß oder kalt, das vom Magen zur Blase zieht, ist, wie es immer war, der Beginn der sich annähernden Krankheit. Sie lassen wenig mehr Urin als gewöhnlich und haben etwas Durst, aber er ist noch nicht so stark. Jedoch wenn sich die Krankheit etwas stärker entwickelt, ist die Hitze, wenn auch leicht, beißend und wird verspürt in den inneren Organen, die Bauchdecken entwickeln Falten, die Venen stehen heraus, und der Körper wird klein, wenn das Harnlassen und der Durst stärker geworden sind. Und wenn sich die Krankheit auf dem Gipfel befindet, urinieren sie ständig. Durch diese Tatsache entstammt der Name der Krankheit, „Diabetes", was „Siphon" bedeutet. Denn Flüssigkeiten verbleiben nicht im Körper, sondern benutzen den Körper nur als einen Kanal, durch den sie hinausfließen können. Das Leben dauert nur für eine Zeit an, jedoch nicht sehr lang. Denn sie lassen Harn unter Schmerzen, und schmerzhaft ist die Auszehrung. Denn es wird kein wesentlicher Anteil des Getränks vom Körper resorbiert, während sich große Massen von Fleisch als Urin verflüssigen. Die Ursache der Krankheit könnte sein, daß eine der akuten Krankheiten diese Teile des Körpers angegriffen haben und in der Krise ein bösartiges Gift zurückgelassen haben. Auch ist es nicht unwahrscheinlich, daß manchmal die Ursache in einem bösartigen Gift von einer der Krankheiten besteht, die die Blase und die Nieren befallen; gerade so, als ob jemand von einer Viper (Natter) gebissen wird und ähnliche Symptome folgen. Denn der Biß der Natter ruft beim Menschen einen unstillbaren Durst hervor. Obwohl er überreichlich trinkt, wird sein Durst nicht befriedigt, und sein Dickdarm verlangt nach Trinken. Doch wenn er Schmerz verspürt durch die Ausweitung seiner inneren Organe und sich unangenehm fühlt wegen der Menge Wasser, die er getrunken hat, wenn er sich für eine Zeitlang des Trinkens enthält, kehrt der Durst zurück, und er trinkt wieder überreichlich. Das Üble an diesem Leiden besteht darin, daß Durst und Trinken sich möglicherweise gegenseitig verstärken. Es gibt andere Fälle, bei denen kein Urin abgegeben wird, noch der Wunsch nach Trinken aufhört. Diese, die einen unstillbaren Durst haben und eine Ausweitung des Bauches durch die Flüssigkeit aufweisen, platzen oft plötzlich auf.

Die Behandlung des Diabetes

Die Krankheit Diabetes, die ein exzessiver Harnfluß ist, ist eine Art von Hydrops, mit dem sie Erscheinungsbild und Verursachung gemeinsam hat. Sie unterscheidet sich nur in dem Ort, von wo sich die Flüssigkeiten entfernen. Denn beim Aszites ist das Peritoneum der Ort der Flüssigkeitsansammlung, und sie können nicht verschwinden, sondern häufen sich dort dauernd an. Doch beim Diabetes ist der Fluß der Säfte tatsächlich derselbe und die Auszehrung ähnlich, aber das Wasser passiert die Nieren und die Blase und wird so ausgeschieden. Beim Aszites geschieht dies nur, wenn der Patient solches Glück hat, daß er sich von der Krankheit erholt. Dies ist gut, wenn die Ursache erklärt ist, und nicht nur die Last entfernt wird. Denn beim Diabetes ist der Durst größer, und der übermäßige Flüssigkeitsstrom trocknet den Körper aus.

Doch die Arzneien zur Unterbrechung des Schmelzens sind jene, die beim Hydrops wertvoll sind. Aber man benötigt eine wahre Medizin gegen den Durst, der unter allen Arten von Schmerz der größte ist. Wenn Flüssigkeit aufgenommen wird, verursacht sie Wasserlassen und der Urin trägt viele Teile der Körpers, die verflüssigt worden sind, mit sich fort. Daher ist das, was man benötigt, eine Medizin zur Beherrschung des Durstes. Denn der Durst ist groß, und der Wunsch nach Trinken ist unstillbar. Keine Trinkmenge kann den Durst aufhalten. Daher müssen wir die Behandlung gegen den Magen richten, der der

Ort des Durstes ist. Wenn man den Körper mit *Hiera* gereinigt hat, benutzt man Epithemus (örtlich angewendet), hergestellt aus Nardenbalsam, Mastixpistazie, Datteln und rohen Quitten. Besonders gut als eine Lotion ist ein Saft aus Quitten mit Narden und Rosenöl. Eine Paste aus dem Quittenmark mit Mastix und Datteln ist nützlich. Auch eine Mischung von diesen mit Wachs und Balsam von Narden ist gut zur Befeuchtung. Ähnlich, und als eine Paste, benutze man den Saft von Akazien und Kytinus Hypocistis (Adstringens). Weiterhin sollte man Wasser zum Trinken benutzen, das mit vielen Früchten gekocht wurde. Als Nahrung nehme man Milch, und damit zusammen Getreide, Stärke, Hafergrütze und -schleim, einen strengen Wein, unverdünnt, als ein Tonikum für den Magen. Wenn er ein wenig verdünnt sein sollte, hilft er beim Entleeren und Zerstreuen der anderen Säfte, denn sie verursachen den Durst. Wein, der gleichzeitig adstringierend und kühlend ist, wirkt wirklich gleich wegen seiner umwandelnden und kühlenden Eigenschaften, während ein süßer Wein wie Blut die Kraft vermehrt, da er Blut bildet. Auf dieselbe Weise werden verschiedene Medizinen benutzt, Theriak und Mithridatica und jene, die man von der Rinde der Herbstfrüchte gewinnt (welche die Griechen „Opwram" nennen) und alle anderen, die bei der Wassersucht nützlich sind. Ähnlich sollte die gesamte Kost und die Lebensweise so aussehen, wie es bei der Wassersucht beschrieben ist.

Leider können wir nicht sagen, welches die Behandlung der Wassersucht war, da dieses Kapitel verlorengegangen war. Ungefähr 500 Jahre später schrieben medizinische Autoritäten der Hindus über „Madhu Meha" oder Honigurin, und die Araber kannten und behandelten Diabetes mellitus. Da ja die Schriften des Aretaios mehr als 1000 Jahre lang verschwunden waren, verschwand der Zucker aus der Literatur für eine ähnlich lange Zeit, um dann von Thomas Willis (1612–1675) wiedergefunden zu werden.

Es ist von keinem geringeren Gelehrten der Medizingeschichte als von Dr. Osler die Meinung ausgedrückt worden, daß „ich sehr daran zweifle, ob Corvisart 1800 n. Chr. auf irgendeine Weise kundiger beim Erkennen eines Pneumoniefalles war als Aretaios im 2. Jahrhundert n. Chr. Wenn man die Seiten dieses alten Meisters gelesen hat, kann man nicht umhin, von den gelehrten Krankheitsdarstellungen stark beeindruckt zu sein, die er uns hinterlassen hat."

Literatur

1. NEUBURGER, M. Geschichte d. Medizin. Stuttgart, Enke, 1906, Vol. 1.
2. WUNDERLICH, C. Geschichte d. Medizin. 1859.
3. GARRISON, F. History of Medicine. Ed. 4, Phila., Saunders, 1929.
4. OSLER, W. Evolution of Modern Medicine. Yale Univ. Press, 1913.
5. ARETAEUS. Works. London, Sydenham Soc., 1856.
6. ARETAEUS. Works. Leyden, 1735.
7. ILBERG, G. Aretaeus, *Ztschr. k. d. ges. Neurol. u. Psychiat.*, 86:227, 1923.
8. CORDELL, E. Aretaeus. *Bull. Johns Hopkins Hosp.*, 20:371–377, 1909.

Aus: *Annals of Medical History 2 (1930) 424–435.*

Vorgetragen vor dem Osler Historical Club der Medizinischen und Chirurgischen Fakultät von Maryland.

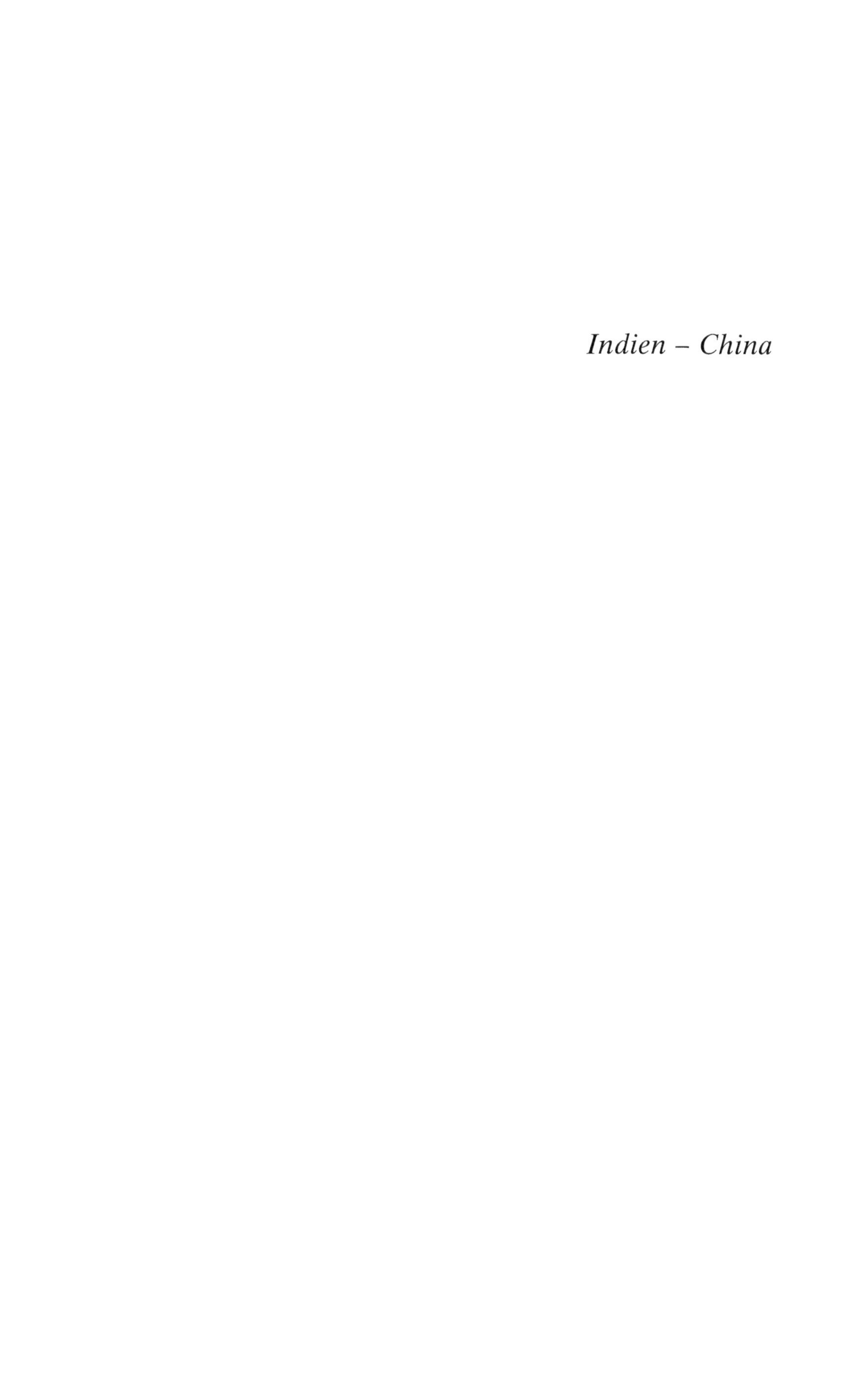

Indien – China

Epistemologische Methoden der Deutung von Krankheiten

*Die schädlichen Wirkungen der westlichen Terminologie auf
die Anwendung der wissenschaftlichen Tradition der
chinesischen Medizin (illustriert am Fall des* Diabetes mellitus
gegenüber dem sitis diffundens *[hsiao-k'o])*

von Manfred Porkert

I. Das linguistische Problem

Unser Gebrauch des Terminus „Methode" wird all jene überraschen, die in dem Glauben erzogen wurden, daß das Sammeln
und die Deutung von wissenschaftlichen Daten eine streng logische Angelegenheit ist, die nur den Regeln der Vernunft unterworfen ist und von irgendwelchen Zufällen von Veranlagung
oder Talent unangetastet bleibt. Es besteht die Tatsache, daß
präzise auch das letztgenannte entscheidend die Entwicklung
aller wissenschaftlichen Theorie ebenso wie von allen anderen
Kulturprodukten bedingt.

Hierdurch entstehen ernste Probleme, sobald man den Austausch der wissenschaftlichen Erkenntnisse zwischen den Mitgliedern unterschiedlicher linguistischer oder auch nur kultureller Gruppen erreichen will.

Ein solcher Austausch bedingt in der Regel Abwandlungen
der übermittelten Ideen. Ob diese Abwandlungen leicht oder
drastisch ausfallen, hängt von einer Reihe von Faktoren ab, von
denen die meisten sich der genauen Definition entziehen – z. B.
der kulturelle Gradient zwischen Gebendem und Nehmenden,
die Universalität der entsprechenden Idiome, das augenblickliche wissenschaftliche oder politische Prestige der Ursprungssprache usw.

Am Ende gibt es wenige Unterschiede zwischen dem Problem
der vollständigen Übermittlung von Theorien oder Systemen
und demjenigen der Übermittlung von einzelnen technischen
Konzeptionen. Folglich ist es passend und einfach, die prinzipiellen Alternativen bei der zwischensprachlichen Kommunikation des einzelnen in Frage stehenden technischen Terminus zu
untersuchen, um das betreffende Problem zu erarbeiten.

1. Terminologische Anleihen

Die fremde Bezeichnung wird übernommen, zusammen mit einem neuen Objekt, einer neuen Technik oder Methode.

2. Semantische Nachahmung

Das neue Objekt . . . wird durch einen Begriff bezeichnet, den man auf der Grundlage gewisser Ähnlichkeiten des neuen Objektes mit vertrauten Objekten oder Verfahren ausgewählt hat.

3. Phonetische Nachahmung

Der neue Terminus wird ausgewählt nach der phonetischen Ähnlichkeit eines einheimischen Begriffs mit der fremden Bezeichnung, wodurch man die Bedeutung des einheimischen Begriffs erweitert, um das neue, möglicherweise sogar in vollkommener Beziehungslosigkeit dazu stehende Konzept mit aufzunehmen.

4. Übersetzung

Nach einem mehr oder weniger gründlichen rationalen Verständnis des neuen Objekts oder der neuen Technik wird ein gänzlich neuer Begriff aus etymologischen Elementen der einheimischen Idiomatik geprägt.

Die Literatur aller Zeiten sowie der weitreichenden und intensiven zwischenkulturellen Kommunikation des gegenwärtigen Zeitalters liefert reichliche Beweise dafür, daß jede dieser Alternativen von einem Individuum oder von einer ganzen sozialen Gruppe übernommen werden kann; ebenso auch, daß jede Alternative ihre speziellen Vor- und Nachteile besitzt. Auf diese Weise

– besitzen *terminologische Anleihen* den Vorteil der Übereinstimmung mit dem Begriff der Originalsprache und erleichtert von daher die Kommunikation mit anderen linguistischen Gruppen; allerdings tragen sie wenig zur Integration des neuen Terminus in das existierende Begriffssystem bei (oder behindern sie sogar),

– erleichtern *semantische oder phonetische Nachahmungen* die Integration des neuen Konzepts; aber sie sind andererseits geeignet, die ursprüngliche Idee zu verändern, abzufälschen und zu entstellen, indem sie seiner Bedeutung etwas hinzufügen oder wegnehmen.

Die gleiche Gefahr trifft in noch größerem Maße auf die *Übersetzungen* zu, die, falls sie auf der Grundlage unvollständiger Information gewählt werden, das Originalkonzept gründlich umbilden oder beeinträchtigen können. Auf der anderen Seite vollenden geniale und erfolgreiche Übersetzungen die Integration des bis dahin fremden Konzepts in seinem neuen Zusammenhang in einem Maße, wie es kein anderes Verfahren erzielen könnte.

Durch die gesamte Geschichte hindurch führte die Vorherrschaft irgendeiner Sprache aus politischen oder ökonomischen Gründen zu der Diffusion ihres Vokabulars innerhalb anderer Sprachen, was nicht immer deren Ausdruckskraft verstärkte, sondern manchmal verminderte; Griechisch, Lateinisch, Chinesisch, Sanskrit, Arabisch, Englisch, in geringerem Maße Französisch, Deutsch, Spanisch und Russisch spielten oder spielen noch eine solche Rolle in ihren entsprechenden Bereichen und Zeitaltern. Und, wie bereits festgestellt, können die gerade dargelegten Betrachtungen zur zwischensprachlichen Übermittlung einzelner Konzepte und Termini ohne Einschränkung auf die Übertragung ganzer Theorien und philosophischer oder wissenschaftlicher Systeme ausgedehnt werden.

Es kommen Anleihen, Nachahmungen, Übersetzungen vor, wobei jedes einzelne davon intellektuellen oder politischen Moden so sehr unterworfen ist wie einem klaren rationalen Zweck.

Als zentrales Beispiel dieser Untersuchung kann die Übernahme der kausalen und analytischen Methode durch die Medizin in China und Japan dienen. Diese Übernahme geschah (und ist noch im Gange) zum Schaden des ureigenen Gebäudes des systematischen Wissens. Sie begann im 19. Jahrhundert und wurde allein durch die damals überwältigend eindrucksvollen Errungenschaften der westlichen Wissenschaft und Technologie veranlaßt (die medizinische Wissenschaft und Technologie eingeschlossen) und eben nicht durch irgendeine Art von kritischer Beurteilung oder dem Vergleich des Grundprinzips entweder der chinesischen oder der westlichen Medizin. Diese Übernahme könnte gegenwärtig ein bedeutender Stimulus für die intellektuelle Entwicklung in China und Japan gewesen sein; jedoch behindert und gefährdet sie auf lange Sicht unausweichlich die Kontinuität einer reifen wissenschaftlichen Tradition.

II. Die Epistemologische Frage

1. Einleitung

Die Kriterien der exakten Wissenschaft

Wenn umfassende Übereinstimmung darüber besteht, daß das, was als technische und wissenschaftliche Revolution neuerer Zeiten bezeichnet worden ist, durch die bemerkenswerte Entwicklung von nur einigen wenigen Disziplinen, vor allem die Physik und Chemie, vorangebracht wurde, pflegt eine präzise Frage nach den wesentlichen Prämissen dieser Wissenschaft verwirrende und widersprüchliche Antworten auch von Wissenschaftlern auszulösen. Folglich könnte es nützlich sein, als die wesentlichen Kriterien die folgenden in Erinnerung zu rufen:
1. positive Erfahrung,
2. einstimmige Aussagen,
3. zwingende rationale Integration (Systematisierung) empirischer Daten

Ebenso sollte man beachten, daß andere Kriterien (durch Unterscheidung durch Gegensätze), wie etwa
– der kausale Zusammenhang,
– das kontrollierte Experiment,
– Quantifizierung der Daten
zusätzliche Kriterien darstellen, deren Anwendung nur auf einige besondere Disziplinen oder Forschungsgebiete beschränkt ist.

2. Die Erfüllung der wesentlichen Kriterien exakter Wissenschaft durch die Chinesische Medizin

Die einschlägige, wenn auch generelle Würdigung der traditionellen chinesischen Medizin läßt vermuten, daß diese aufs Ganze gesehen mit den wesentlichen aufgezählten Kriterien der exakten Wissenschaft übereinstimmt.

Ad 1.: Es gibt praktisch keine Kontroverse über die Tatsache, daß die chinesische Medizin auf positiven empirischen Daten basiert, auf enge und geschickte Beobachtungen natürlicher und sozialer Phänomene. (Ihre Anwendung ist sogar in den meisten unfachmännischen Berichten der chinesischen Medizin mitenthalten, die heute im Fernen Osten und im Westen erscheinen und welche die chinesische Medizin als eine „empirische Medizin" kennzeichnen.)

Ad 2.: Die Einstimmigkeit der Aussagen, wie sie jede genaue Untersuchung der westlichen Physik oder Chemie offenbaren wird, wird allein und ausschließlich erzielt durch die Wiedergabe der Daten in Bezug auf konventionelle Standardgrößen, in diesem Fall auf das CGS (Zentimeter-Gramm-Sekunde)-System und seine Unterformen.

Die chinesische Medizin, wie übrigens alle chinesische Wissenschaft, erzielt eine ähnliche Einstimmigkeit durch den Bezug ihrer Daten auf die *Yin-yang-* und *Wu-hsing*-Konventionen (Fünf Evolutive Phasen) und deren technische Ableitungen. (Wir werden uns weiter unten diesem Punkt zuwenden und beschränken uns hier auf das apodiktische Statement, daß es in der chinesischen medizinischen Literatur vor dem Kontakt mit dem Westen (im 19. Jahrhundert) absolut keinen Hinweis dafür gibt, daß in *medizinischen Zusammenhängen* yin und yang und die fünf E.Ph. jemals *für irgendetwas anderes* standen. Die Klassifizierung des *yin-yang* und des *wu-hsing* als „Prinzipien" oder „philosophische Prinzipien" stellt die unbegründete Erfindung westlicher Gehirne dar (in derselben Absicht wie die Übersetzung von *wu-hsing* durch „fünf Elemente"). Es ist charakteristisch für den obskurantischen und pseudowissenschaftlichen Trend in gewissen westlichen Disziplinen, daß ihnen die indische Yoga, der japanische Zen, der persische Sufismus und die chinesische Medizin eigentlich wie ein unverdaulicher Mischmasch aus der „Weisheit des Ostens" erscheint. Es ist höchst bedauerlich, daß im Rahmen des Nachahmungsenthusiasmus nicht wenige fernöstliche Autoren begonnen haben, diese geschmacklose Interpretation widerzukäuen und dadurch erneut Wasser auf die Mühlen der westlichen Anhänger dieser Mode brachten und einen Teufelskreis in Gang setzten.

Ad 3.: Der beherrschende Eindruck, den jedermann mit einem gewissen Maße an Vertrautheit mit den Urquellen der chinesischen Medizinliteratur gewinnt, ist der von der Verfeinerung (nicht übertriebenen Verfeinerung) und der zwingenden Systematik der gesammelten Daten. Und doch, die grundlegende Ver-

schiedenheit der chinesischen und der westlichen Medizin wird,
auch angesichts dieser erwiesenen Argumente, um so verwirren-
der sichtbar. In der Tat können bestimmte scheinbare Widersprüche nur durch ein klares Verständnis der Polarität der chinesischen und westlichen Wissenschaft aufgelöst werden.

3. Die Polarität der chinesischen und westlichen Wissenschaft

Nach dem, was gerade ausgesagt wurde, benutzen wir den
Begriff „Polarität" nicht aus dem Grunde, weil der Ausdruck in
bestimmten Zusammenhängen vielleicht *en vogue* ist. Wir sind
eher durch seine starke und grundsätzliche Bedeutung angeregt, und zwar schließen sich polare Aussagen gegenseitig aus,
verhalten sich aber zur gleichen Zeit gegenseitig vollkommen
komplementär.

Polarisationsfilter schalten Licht einer Oszillationsebene vollkommen aus und lassen dasjenige aller anderen Werte unterschiedlicher Intensität hindurch. Jede wissenschaftliche Methode und ihre begleitende Terminologie erzeugt ähnliche Wirkungen wie ein Polarisationsfilter: Sie erlaubt sinnverwandten
Daten eine ungehinderte Passage, modifiziert die meisten anderen Informationen mehr oder weniger und schließt hierzu direkt
gegenpolige Aussagen hermetisch aus.

Man muß sich diese Wirkungen gut im Gedächtnis behalten,
wenn man sich der Tatsache gegenübersieht, daß heute in der
ganzen Welt, China und Japan mitinbegriffen, praktisch jedermann, der eine wissenschaftliche Meinung zur chinesischen
Medizin geltend macht, die Grundzüge der *westlichen* Medizin
bereits gründlich eingeprägt bekommen hat. Diese Tatsache
würde für sich ausreichen zu erklären, warum moderne medizinische Autoren entweder oberflächlich jedes wissenschaftliche
System ignorieren, das auch nur einen Grad von der westlichen
Medizin abweicht, oder warum sie, falls sie den Verdacht haben,
daß es mit der chinesischen Medizin etwas mehr auf sich haben
könnte als nur einige Arznei- und Akupunkturrezepte, bei der
Begründung einer solchen Hypothese extreme Schwierigkeiten
haben. Warum sollte uns das beschäftigen? – Weil es in dem
Maße, wie in neuerer Zeit die exakten Wissenschaften des
Westens ihre Kriterien in der heuristischen Methodik von noch
nie dagewesener Überzeugungskraft und Effektivität erfüllen,
verstärkte Hinweise dafür gibt, daß genau diese Kriterien und
wahren wissenschaftlichen Methoden nur innerhalb einiger

deutlich definierter Abschnitte der medizinischen Bestrebungen wirklich anwendbar sind und dort eindrucksvolle Resultate liefern – dabei andere auf der Ebene des urwissenschaftlichen Epirismus zurücklassen. Jeder Arzt hat gelernt, daß die Besonderheit von Diagnostik und Therapie sowie die Präzision der Prognosen in direkter Beziehung zur rationalen Ausarbeitung steht und von daher zur wissenschaftlichen Überzeugungskraft jeder Aussage. Konsequenterweise wird er in seiner täglichen Praxis fortwährend an das große Gefälle erinnert, das in der westlichen Medizin zwischen sehr präzisen und sehr vagen Aussagen existiert. Dies führt uns zu der Frage der Begrenztheit der besonderen Methode der westlichen Medizin, der Kausalanalyse.

4. Kausalanalyse und ihre Begrenzungen

Jeder ist sich bewußt, daß nicht jedes beliebige Objekt oder jede beliebige Wirkung von einem einzelnen Ausgangspunkt oder aus einer einzelnen Perspektive heraus erfaßt werden kann. Und sicherlich ist diese Wahrheit nicht nur auf besondere Berufe, wie z. B. die Astronomen, anzuwenden, die verpflichtet sind, ihre Observatorien in der nördlichen und der südlichen Hemisphäre und in günstigen Klimazonen zu errichten, sondern auf absolut jede wissenschaftliche Disziplin. Sie trifft auch auf heuristische Methoden und erkenntnistheoretische Richtungen zu. Daher ist zur Wahrnehmung und Kontrolle von Substrat, Materie, Soma die Kausalanalyse erforderlich. Die Kausalanalyse beinhaltet, daß alle Beziehungen eines beobachteten Effekts zu anderen gleichzeitigen Effekten bewußt verstärkt oder supprimiert werden *(analyein* = lösen, auflösen) und die Beziehung zu seiner Ursache explizit hergestellt werden kann. Ursachen gehen axiomatisch ihren Wirkungen in der Zeit voraus[1] und liegen von daher nach der Definition in der Vergangenheit. Vergangene Wirkungen stellen materialisierte Wirkungen, daher Materie dar.

Umgekehrt begrenzt die Kausalanalyse eine positive Wahrnehmung und Kontrolle auf Objekte aus Substanz, Materie, Soma. Nicht einmal der am klügsten gewählte reale Ausgangs-

---

[1] Bezüglich des Fehlers in der Ausweitung des Kausalitätsprinzips im Laufe des 19. Jahrhunderts vgl. den übernächsten Abschnitt.

punkt wird es unserer Sehkraft (oder der Wahrnehmung durch
Instrumente, die zur Sehkraftverstärkung erfunden wurden)
ermöglichen, alle Dinge zu sehen, die gesehen werden könnten;
ähnlich wird uns nicht ein einzelner Erkenntnismodus – der
ebenfalls einen endlichen erkennbaren Horizont impliziert – in
die Lage versetzen, alle erkennbaren Effekte vollkommen wahrzunehmen. Der limitierende Faktor der Bedeutung (und
Anwendbarkeit) der Kausalanalyse ist das, was – vom Ausgangspunkt der menschlichen Perzeption aus – als eine Verminderung
der Homogenität der Substanz erscheint. Diese Substanzhomo-
genität scheint am größten bei den elementaren Teilchen zu
sein, wobei wir einen fortwährenden Abfall beobachten, sobald
wir von diesen in Richtung auf Atome, Moleküle, Zellen,
Gewebe primitiver und höherer Organismen, Tiere, Menschen,
soziale, politische, kulturelle Gemeinschaften, planetarische und
galaktische Systeme fortschreiten . . . Die verschiedenartigen
Informationen, die jedes Lehrbuch z. B. zum Sauerstoffatom liefert, ist nicht bloß das Ergebnis der Beobachtung eines einzelnen
und bestimmten Sauerstoffatoms, sie basieren eher auf den Beobachtungen einer statistischen Anzahl solcher Atome.

Dieses Verfahren wird zu Aussagen über eine Wahrscheinlichkeit führen, die annähernd gleich 1 ist, aufgrund der großen
Homogenität der Atome, mit anderen Worten, als eine Konsequenz der Tatsache, daß die entsprechenden Sauerstoffatome
praktisch keine signifikanten individuellen Unterschiede aufweisen. Ähnliche Folgen treffen auf andere Phänomene zu, mit
der offensichtlichen Einschränkung, daß die Verminderung der
Homogenität (= vermehrte signifikante individuelle Unterschiede) die Überzeugungskraft, die Wahrscheinlichkeit und von
daher die positive Qualität der auf der Kausalanalyse basieren-
den Aussagen reduziert.

Auf dem Boden der kontinuierlichen Verminderung der Sub-
stanzhomogenität ist die Grenze der Bedeutung der Aussagen,
die auf der Kausalanalyse basieren, evident im Zentrum der
Skala lokalisiert, die von biologischen Phänomenen besetzt wird
– wo die Humanmedizin ihre Funktionen ausübt. Mit anderen
Worten, in der Umgebung dieser Grenzlinie nähern sich kausale
Aussagen der durchschnittlichen Wahrscheinlichkeit aller
vom Zufall abhängigen Vorgänge und erreicht diese letztlich.
Oder noch anders gesehen: Je größer die Differenzierung und
Komplikation biologischer Organismen (= Verminderung der
Homogenität), desto geringere Wahrscheinlichkeit bieten die
Schlußfolgerungen, die aus der Beobachtung eines einzelnen

Individuums hinsichtlich der Reaktionen aller anderer gezogen werden; desto geringere Überzeugungskraft besitzen auch die statistischen Daten, die aus der Beobachtung einer großen Anzahl ähnlicher Individuen entwickelt wurden, um im einzelnen individuelle und spezifische Veränderungen vorherzusagen. Kurzgefaßt verlieren die Aussagen, die auf der Kausalanalyse basieren, auf dem Gebiete der menschlichen Physiologie entscheidend an Stringenz und Bedeutung; und sie lösen sich zu völliger Unbestimmtheit auf, wenn es um psychische oder soziale Phänomene geht.

5. Die induktive[2] Synthese und ihre Begrenzungen

Die gerade beschriebene Tatsache, daß auf der Kausalanalyse basierende Aussagen ihre Überzeugungskraft und Bedeutung vollständig verlieren, ist keineswegs gleichbedeutend mit einem vollständigen Verschwinden von zwingenden rationalen Aussagen über die betreffenden Phänomene; letztlich ist die Kausalanalyse nicht der einzige Erkenntnismodus, nicht die alleinige Perspektive, die den rationalen Ausdruck einer positiven Aussage zur Realität erlaubt.

Um Funktionen, Bewegung, dynamische oder psychische Phänomene wahrzunehmen und zu kontrollieren, impliziert induktive Synthese, daß Wirkstoffe, die gegenseitig aktuelle Effekte erzeugen, bewußt erhalten oder zusammensetzen (syntithinai = zusammensetzen). Induktion impliziert das gleichzeitige Vorhandensein von Wirkstoff und Effekt (und Wahrnehmung). Vorliegende Effekte setzen sich zusammen aus dynamischen Effekten, Funktionen, Bewegung.

Umgekehrt betrachtet beschränkt die induktive Synthese die positive Perzeption und Kontrolle auf dynamische, funktionale Effekte oder Phänomene. Unnötig zu betonen, daß ebenso wie die Kausalanalyse auch die induktive Synthese ihre natürlichen und axiomatischen Begrenztheiten besitzt. Die Bedeutung der Aussagen, die auf der induktiven Synthese aus der menschlichen, kognitiven Perspektive heraus basieren, scheint durch die Stabilität der Funktionen limitiert zu sein, mit anderen Worten

---

[2] Unser Gebrauch der Begriffe „induktiv, Induktion, Induktivität" in den Publikationen der vergangenen anderthalb Jahrzehnte entstammt der Bedeutung dieser Termini in der Elektrodynamik und weiten diese aus.

durch die relative Dauer, während der eine gegebene Funktion
in derselben Qualität oder Richtung aufrechterhalten wird.
Diese Funktionsstabilität scheint in Galaxien groß zu sein und
zeigt eine kontinuierliche Abschwächung in planetarischen
Systemen, kulturellen, politischen, sozialen Gemeinschaften,
beim Menschen, bei höheren und niederen Tieren . . . Mit anderen Worten, die Funktionsstabilität variiert umgekehrt proportional zur Homogenität des entsprechenden Substrats.

In der Praxis legt dieses Theorem die komplementäre Validi-
tät, Bedeutung und Anwendbarkeit der Kausalanalyse und der
induktiven Synthese fest: Bis zu dem Ausmaß, in dem die positive Qualität der Aussagen, die auf der Kausalanalyse basieren,
abnimmt, steigt diejenige der Aussagen an, die auf der induktiven Synthese basieren – und *vice versa*.

An dieser Verbindungsstelle sollten wir wenig Schwierigkeiten haben bei der Erkenntnis, daß das thematische Überschnei-
den der positiven Resultate der kausalanalytischen Wissenschaft
und der induktiven und synthetischen Wissenschaft nur in
einem kleinen zentralen Bereich vorkommt und daß folglich
davon abgesehen beide *zu völlig unterschiedlichen Aspekten
der Realität gleichermaßen positive und signifikante Daten liefern werden*.

6. Die Konsequenzen der kausalen und analytischen Polarisation der westlichen Medizin

Der konkrete und praktische Beweis der gerade entwickelten
Argumente ist ubiquitär und zwingend. Wenn trotzdem bis zum
jetzigen Zeitpunkt die führenden Autoritäten in der westlichen
Medizin nicht dementsprechend gehandelt haben, beruht diese
Nachlässigkeit nicht auf bloßer Trägheit oder der Existenz bes-
serer Einsicht, sondern vor allem auf dem blindmachenden
Effekt eines historischen Kontextes.

Die westliche Medizin stellt keine Ausnahme von der Regel
dar, daß die Medizin aller Zeiten und aller Klimazonen eine im
wesentlichen praxisorientierte Disziplin war und ist. Folglich
vergingen drei Jahrhunderte oder zehn Generationen, bis die
kraftvolle Herausforderung der cartesianischen Philosophie und
der Forschungen von Vesal zu beständigen Bemühungen und
entscheidenden Fortschritten führten: Erst in der zweiten Hälfte
des 19. Jahrhunderts schloß die westliche Medizin die Entwicklung vom Stadium des urwissenschaftlichen Empirismus zur

Wissenschaft im modernen und engeren Sinne ab – und zwar durch die beständige Anwendung der Kausalanalyse auf eine Anzahl von relevanten Unterdisziplinen. Diese Bestrebungen, unter Führung solcher Männer wie Ehrlich, Koch, Pasteur, Virchow . . . um nur einige zu nennen, führten zu einzigartigen Veränderungen in der Gesundheitspflege: Beherrschung der Infektionskrankheiten, Verlängerung der statistischen Lebenserwartung, drastische Verminderung der Säuglingssterblichkeit – all dies im wesentlichen getragen durch die Entwicklung von Anatomie, Histologie, Mikrobiologie und Bakteriologie, Physiologie, Chirurgie.

Solche medizinische Neuheiten und deren Begleiteffekte waren im 19. Jahrhundert und sind für viele Ärzte anscheinend noch heute eine solch überwältigende Erfahrung, daß diese sie vollständig die fundamentalen Veränderungen unseres wissenschaftlichen Ausblicks vergessen machten (machen), die zur gleichen Zeit stattfanden. Die weitaus entscheidendste und weitreichendste Veränderung bestand darin, daß sich die Physik, der Schrittmacher der exakten Wissenschaft im Westen, in der Arbeit von Männern wie Faraday und Maxwell aus der einseitigen Fixierung an die Kausalanalyse, entsprechend der gleich großen Bedeutung der induktiven Synthese, löste und so den Weg für neue und annähernd reine induktive Disziplinen, wie die Elektrodynamik und die Kernphysik, ebnete.

Mit der Jahrhundertwende breitete sich die westliche Medizin, wie beschrieben, unterstützt durch die ökonomische und politische Macht des Abendlandes, siegreich über den Globus aus. Die medizinische Wissenschaft wurde in allen zivilisierten Ländern einschließlich China und Japan ausschließlich anhand der Standards der westlichen Medizin definiert. So wurde die Krise unausweichlich.

Heute, zwei Generationen später, sind die Symptome offensichtlich: Neben dem massiven Erfolg der westlichen Chirurgie und der Kontrolle bakterieller Epidemien erfahren eine steigende Anzahl von Beschwerden und Krankheiten, mit denen die Ärzte in der täglichen Praxisroutine konfrontiert werden, nur palliative oder gar keine Behandlung. Der Druck auf die Medizin, mit diesen Schwächen, und *ohne in irgendeine Diskussion über die methodologischen Prämissen der westlichen Medizin* eintreten zu wollen, fertig zu werden, schwächt immer mehr die Effizienz fast der gesamten Gesundheitspflege, wobei gefährlichere Pharmaka, kompliziertere Maschinen und größere Fru-

stration bei medizinischem Personal und Patienten gleichermaßen produziert werden.

Die öffentliche Forderung und die hektische Suche nach
neuen Arzneien fördert die Aufrechterhaltung oder die Einführung von alten oder zweifelhaften Rezepturen mit unbewiesener
Wirksamkeit. Die neue Akupunkturmanie fand Eingang im
Westen und riß diese aus jedem Zusammenhang mit ihren systematischen ursprünglichen Grenzen zur Kurpfuscherei heraus.

Tatsächlich ist es nicht die geringste nachteilige Auswirkung
der Vernarrtheit der westlichen Medizin in die Kausalanalyse,
daß sie fast gänzlich jede rationale Erforschung einer wissenschaftlich relevanten Konfrontation mit den ausgereiften Ergebnissen des chinesischen medizinischen Vermächtnisses ausschließt. Dies führt uns genau zum Kern der heutigen Diskussion.

7. Die durch den modischen Gebrauch westlicher Terminologie verdunkelte Botschaft der chinesischen Medizin

Der massive Einfluß und die Akzeptanz der westlichen Wissenschaft und Technologie in China und Japan seit dem 19. Jahrhundert führte dort allmählich zur Herabsetzung, wenn nicht zur
offenen Verbannung allen traditionellen Lernens einschließlich
der Medizin. (Und diese Geringschätzung war sicher, wie wir
andernorts[3] erfahren haben, nur in einem geringen Maße gerechtfertigt durch die wirklichen Unzulänglichkeiten der einheimischen Wissenschaften; sie wurde vorwiegend [und wird tatsächlich noch immer] angeregt durch traumatische und Minder-
wertigkeitskomplexe im Gefolge des politischen und kulturellen
Zusammenbruches nach der Expansion des Westens in Ost-
asien.)

In Japan ordnete die Regierung kategorisch an, daß die westliche Medizin die einzige wissenschaftlich akzeptable und
bewiesene Art von Medizin und folglich die Vorbedingung für
die Ausbildung und die Approbation jedes Arztes sei; in China
(Volksrepublik China, Taiwan, Hongkong, Singapur) hält der
Kampf zwischen beiden Systemen noch an, wobei die Sympa-

---

[3] Wenner Gren Symposium Proceedings, Burg Wartenstein Symposium no 53
(Toward the comparative study of Asian medical systems): The Intellectual and
Social Impulses Behind the Evolution of Traditional Chinese Medicine.

thien des medizinischen Establishments klar auf Seiten der „westlichen Medizin" mit ihrem kosmopolitischen und modernen Flair liegen.

In dieser Situation verfielen die Praktiker und die Verfechter der herkömmlichen Medizin auf das, wovon sie meinten, es sei das Beste, um jedermann vom Wert des traditionellen Handwerks zu überzeugen: Sie benutzten für ihre Erklärungen die Ausdrücke der westlichen Medizin. Das Schicksal der Homöopathie und einer Anzahl anderer empirischer Disziplinen hätte sie warnen sollen! Die traditionelle chinesische Medizin bot ein höchst miserables Schauspiel, ihres wissenschaftlichen Grundprinzips beraubt und in einen Topf geworfen mit Dutzenden von „Ethno-Medizinen", mit „empirischen Techniken des Nadelstechens" – trotz ihres „recht eindrucksvollen Bestands an medizinischen Kräutern".

Aus dem, was weiter oben erklärt wurde, sollte klar geworden sein, daß jene von guten Absichten geleiteten einheimischen Verteidiger des medizinischen Erbes das in Wirklichkeit über Bord warfen und zerstörten, was direkt benötigt wurde, um die Lücke im System der universellen Medizin zu schließen. Diese Lücke existiert aufgrund der bisher einseitigen Entwicklung der wissenschaftlichen Medizin im Westen. Und die reife Frucht der herkömmlichen Medizin Chinas könnte zum Schließen der Lücke herangezogen werden, da sie eine ähnlich rationale Verfeinerung wie die westliche Medizin besitzt und mit ihrer axiomatischen Grundlage eine komplementäre Ergänzung darstellt.

Voraussetzung für die Verbindung beider Systeme ist
a) die strenge Enthaltung von pseudowissenschaftlichen Erklärungen eines Systems in der Perspektive des anderen;
b) die gründliche und beständige Beurteilung jedes Systems als ein Ganzes und nach seinen eigenen Gesetzen;
c) die vergleichende empirische Überprüfung der akzeptierten Daten.

Der folgende Abschnitt stellt den Versuch einer Skizze dar von dem, was auf dem Spiele steht, sowie denjenigen eines Überblicks über die konkreten angewandten Methoden.

III. Diabetes mellitus gegenüber Sitis diffundens (hsiao-k'o)

Die Krankheit, die heute als *Diabetes mellitus* bezeichnet wird, trat bereits im Altertum auf. Ihre verstärkte Inzidenz in der modernen Zeit (man erwartet, daß fünf Prozent der Bevölkerung

der Vereinigten Staaten sich die Krankheit letztlich zuziehen
wird) beruht anscheinend auf der höheren Lebenserwartung und
der reichlichen Ernährung. (Der entsprechende moderne chinesische Ausdruck lautet *t'ang-niao-ping*, d. h. Krankheit mit Zukker im Urin.) Im System der *traditionellen* chinesischen Medizin
werden die meisten entsprechenden Symptome unter der
Bezeichnung *hsiao-k'o*, d. h. *Sitis diffundens*, subsumiert.

1. Diabetes mellitus

Nach der Auffassung der westlichen Medizin ist der *Diabetes
mellitus* eine akute und chronische Störung, die prinzipiell durch
eine Hyperglykämie charakterisiert ist, die sich aus einem absoluten oder relativen Mangel an stoffwechselaktivem Insulin
ergibt.[4]

„Der Mangel an Insulin führt zur mangelhaften Utilisation der
Kohlenhydrate im Gewebe, was dann einen verstärkten Protein-
und Fettkatabolismus erforderlich macht, um den Energiebedarf
des Körpers zu decken. Der verstärkte Fettkatabolismus führt zu
vermehrten Ketonkörpern, während die Hyperglykämie einen
außergewöhnlich hohen Verlust von Glukose über den Urin
(Glykosurie) verursacht. Auf diese Weise ergeben sich folgende
Kardinalmanifestationen des Diabetes für den Stoffwechsel:
Hyperglykämie, Ketonkörper und Glykosurie, manchmal zum
Tode führend. Zusätzlich zu diesen metabolischen Entgleisungen steht der *Diabetes mellitus* auch im Zusammenhang mit
weitreichenden Veränderungen in den Blutgefäßen, den Nieren,
Augen, peripheren Nerven und dem Herzen. Die meisten dieser
vaskulären Veränderungen nehmen die Form eines beschleunigten Alterungsprozesses an mit verstärkter Arteriosklerose und
degenerativen Veränderungen in den kleinen Blutgefäßen. Ein
Hauptthema der Forschung betrifft heute die Frage, ob diese
vaskulären Alterationen (Angiopathie) in direkter Beziehung zu
den Entgleisungen des Kohlenhydratstoffwechsels stehen, oder
ob die biochemischen Abweichungen und die Angiopathie bloß
begleitend auftreten, wobei beide als sekundäre Folge von tie-
ferreichenden Entgleisungen zu sehen sind. Vorstellbar ist, daß
eine bisher noch nicht identifizierte metabolische Störung in den
Wänden der Blutgefäße gemeinsam mit, aber getrennt von der

---

[4] Dieses und alle nachfolgenden Zitate zum *Diabetes mellitus* sind entnommen: Stanley L. Robbins, M. D., „Pathology", Philadelphia, 1967.

Anomalie im Kohlenhydratstoffwechsel auftreten könnte; dann könnte der Diabetes ein Zusammentreffen von separaten, möglicherweise in Beziehung stehenden Stoffwechselfehlern darstellen. Hyperglykämie und Azidose wurden als Todesursachen effektiv beherrscht. Die Hauptforderung besteht gegenwärtig darin, die beeinträchtigenden und manchmal tödlichen, ausgedehnten Gefäßveränderungen zu verhindern. Daher ist die Frage, ob eine sorgfältige Kontrolle der Hyperglykämie und der Azidose die Entwicklung der ‚vaskulären Komplikationen' beim Diabetes verzögern oder verhindern kann, eine der am meisten kontrovers behandelten Fragen der heutigen Medizin" (Reaven und Salans).

Mit anderen Worten: Man kann die charakteristischen Symptome des Diabetes (Hyperglykämie, Ketonkörper und Glykosurie) ohne Schwierigkeit feststellen; auch die unmittelbare Ursache für diese Symptome ist als Mangel des Enzyms Insulin bestimmt worden, das in den Beta-Zellen der Langerhans-Inseln vom Endoplasmatischen Reticulum des Pankreas produziert wird. Folglich kann man die grundsätzlichen Symptome durch Substitution eines heterologen Insulins überprüfen. Diese palliative Maßnahme ist bis zum jetzigen Zeitpunkt die *ultima ratio* der westlichen kausalanalytischen Medizin, die einzig anerkannte und vorhersagbare „Therapie". Im Hinblick auf die weitere kausale Ätiologie führt die Methode der Kausalanalyse aufgrund der großen Komplexität (= geringe Homogenität) des beteiligten Substrats zu einer großen Zahl von Hypothesen mit einer nur geringgradig besseren als der Durchschnittswahrscheinlichkeit.

Gegenwärtig wird von einer hereditären Neigung zum Diabetes ausgegangen. Im Falle einer angenommenen homozygoten Vererbung (beide Eltern leiden an der Krankheit) besteht ungefähr „die 90%ige Chance, daß diese Erkrankung zum Ausbruch kommt. Allerdings gibt es noch keine ausreichende Erklärung für das ausbleibende Manifestwerden der Krankheit bei den meisten Individuen, die das Diabeteserbmerkmal in sich tragen, während einige Menschen mit derselben Vererbung manifest an Diabetes erkranken.

„Die meisten Diabetiker bleiben über bedeutende Zeiträume ihres Lebens vollkommen unbeeinträchtigt, obwohl sie das Erbmerkmal seit der Geburt in sich tragen."

Es ist klar, daß man bei der beständigen Anwendung der Kausalanalyse nach Faktoren oder Ursachen forschen muß, die jenseits des einfachen Versagens der Beta-Zellen der Langerhans-Inseln liegen. Allerdings „haben wir, während wir von dem absoluten oder relativen Mangel an metabolisch aktivem Insulin als der Ursache des *Diabetes mellitus* sprechen, noch kein genaues Verständnis über die Natur dieses Insulinmangels. Weiterhin sind neben dem Insulinmangel auch das Wachstumshormon der Hypophyse, die Nebennierenhormone und die Schilddrüsenhormone eng mit der Entwicklung des diabetischen Status verbunden. Vielleicht ist das wichtigste dieser Hormone das Wachstumshormon des Hypophysenvorderlappens oder ein Faktor, der damit in enger Beziehung steht. Dieses Hormon hemmt die intrazelluläre Phosphorylierung der Glukose, indem er die Wirkung der Hexokinase oder eines anderen Enzyms innerhalb des Embden-Meyerhof-Zyklus blockiert. Beim Versuchstier verursacht die längere Gabe von Wachstumshormon eine protrahierte Hyperglykämie, die möglicherweise durch eine Erschöpfung und Destruktion der Beta-Zellen der Pankreasinseln zu einem permanenten Diabetes führt." Obwohl diese Ergebnisse signifikant erscheinen, wenn man sie in Verbindung mit dem Auftreten des Diabetes „im Wachstum" *(Diabetes mellitus juvenilis)* sieht, der Kinder zwischen acht und zehn Jahren trifft, sieht man noch keine diagnostischen Hinweise, die spezifische pathologische Mechanismen beschreiben, eine klare Prognose sichern und einen sicheren Weg der Therapie definieren könnten.

2. Hsiao-k'o = Sitis diffundens

Auf den Begriff *hsiao-k'o*, wörtlich „Diffusionsdurst", trifft man zuerst[5] im Kapitel 13 des *Chin-k'uei yao-lüeh,*[6] das sich mit den Störungen der Miktion beschäftigt. Er stammt aus dem eindrucksvollen Symptom des Durstes (k'o), der von der direkten und massiven Ausscheidung der aufgenommenen Flüssigkeit begleitet wird. Diese Definition („unaufhörlicher Durst, viel Urin") leitet auch die acht von 610 Absätze (Kapitel 5) ein, die dem *sitis diffundens* im *Chu-ping yüan-hou* gewidmet sind.

In der nachfolgenden Literatur wird *sitis diffundens* neben Polydipsie und vermehrtem Urin durch Polyurie, Auszehrung

---

[5] Zweite Han-Zeit, also 2. Jahrhundert v. Chr.

[6] Die Angaben im *Nei-ching Su-wen* sind nicht schlüssig; soweit die historische Abfolge betroffen ist, stellen zumindest die Kapitel 69 und 72, worin der Terminus erwähnt ist, während der Tang-Dynastie eingefügte Abschnitte dar.

trotz Polyphagie, süßen Uringeschmack charakterisiert. Darüber hinaus wird die hohe Inzidenz von Ulzera bei den *hsiao-k'o* erwähnt.

Die chinesische Medizin definiert sitis diffundens primär als eine Erkrankung der *Oo. pulmonalis, stomachi* oder *renalis*. Nach dem Obengesagten und in unseren „Theoretische Grundlagen der chinesischen Medizin" sollte klargeworden sein, daß diese Teile, abgesehen von einer terminologischen Ähnlichkeit, kaum etwas mit den Organen in der westlichen Medizin oder den von der westlichen Physiologie postulierten Funktionen gemein haben: Das *O. pulmonalis* stellt die strukturelle Basis des Rhythmus, Zeitgefühl, Temperaturkontrolle dar und bildet die erste Verteidigungslinie gegen Erkrankungen von außen; das *O. stomachi* reguliert aktiv die Assimilation von fremden Energien sowie, allgemeiner, die Umwandlung, Bilanzierung und Verteilung aller Energieformen innerhalb des Individuums; das *O. renalis* steht für die angeborenen (konstitutionellen) Potentiale, von daher für alle Energiepotenzierung, für die Fähigkeit zu gerichteten Emotionen. (Alle vegetativen Nervenfunktionen, die von der westlichen Medizin postuliert werden, sowie entsprechende Regulierungen greifen darauf zurück.)

Wenn man ihre prinzipiellen Symptome und ihre diagnostische Deutung betrachtet, unterscheidet die klinische Medizin in Abhängigkeit von der Frage, ob in erster Linie die Symptome der Polydipsie, Polyphagie oder Polyurie nachweisbar sind, eine obere, mittlere und untere Unterform des *sitis diffundens: Shang hsiao-k'o, Chung hsiao-k'o, Hsia hsiao-k'o.*

a) Diffusio superior (Shang Hsiao)

Symtpome: Dauernder Durst und Polydipsie, trockener Mund und trocken-brennende Zunge; normale Faeces, doch vermehrte Urinmenge und Miktionsfrequenz; tiefrote Färbung von Zungenspitze und -rändern; dünner, gelblicher Belag der Zunge; *pulsus exundantes et celeri.* Der quälende Durst, die Trockenheit von Mund und Zunge, deuten auf einen *ardor orbis stomachi* hin, der sein *calor* dem *O. pulmonalis* überträgt. Folglich wird die strukturelle Energie des *O. pulmonalis* geschwächt, und die aktiven Flüssigkeiten des *O. pulmonalis* sind nur in unzureichender Quantität vorhanden. Die vermehrte Frequenz und Quantität der Miktion ist ganz ähnlich durch diesen Mechanismus begründet. Das innere Brennen *(ardor)* induziert den Durst;

das aufgenommene Getränk zur Durstlöschung kann jedoch durch die geschwächte Funktion des *O. pulmonalis* nicht kondensiert und in den Körperflüssigkeiten assimiliert werden, sondern wird stattdessen sofort ausgeschieden. Die rote Zungenspitze und die roten Zungenränder, der dünne gelbliche Belag der Zunge, die *Pp. exundantes et celeri* sind allesamt begleitende Symptome von *calor vigens* und von *repletio*. Die Therapie dieses *diffusio superior* muß sich a) auf *refrigeratio caloris*, Zerstreuung von Hitze und Brennen, b) auf die Stimulierung der Produktion aktiver Säfte *(chin)* konzentrieren.

b) Diffusio mediana (Chung hsiao)

Symptome: Diese mittlere Unterform bietet prinzipiell die Symptome überaktiver Verdauung und permanenten Hungergefühls; Auszehrung, Obstipation; der Zungenbelag ist gelblich und borkig; *Pp. lubrici et repleti*. Überaktive Verdauung und permanenter Hunger auf der einen Seite, Obstipation auf der anderen ist ein Hinweis auf *vigor caloris sinarteriarum splendoris yang* (d. h. auf die Leitwege der *Oo. stomachi et intest. crassi*) und auf die nachfolgende Zerstreuung und Auflösung der strukturellen Potentiale. Die Auszehrung ist in ähnlicher Weise Folge des *vigor caloris orbis stomachi*, der die strukturellen Energien und Potentiale zerstreut und so die Erhaltung des Fleisches vermindert (welches die *perfectio* des *O. lienalis*, des inneren Kreises des *orbis stomachi* ist). Die Symptome der Zunge und der Pulse gehen damit einher. Die Therapie dieser Störung besteht a) in der *refrigeratio caloris orbis stomachi* und in der Zerstreuung des Brennens; b) in der Erhaltung der strukturellen Energien.

c) Diffusio inferior (Hsiao hsiao)

α) Wenn dies allein durch die *inanitas yin* herbeigeführt wird, sind die Symptome folgende: Polyurie mit häufiger Miktion; der Urin ist süß im Geschmack und ähnelt einer fettigen Emulsion; trockener Mund und rote Zungenmitte; *Pp. meris, minuti atque celeri*, der ausgiebige Urin wird hier durch verminderte strukturelle Energien herbeigeführt, durch ein geschwächtes *yin renale* oder allgemeiner durch ein herabgesetztes und erschöpftes *calorium inferius* (entsprechend den *Oo. renalis, vesicalis et intesti-*

norum): folglich reicht das Strukturpotential des *O. renalis* nicht aus, um die aktiven Energien zu kontrollieren und zurückzuhalten. Indirekt beruht die Süße und das Aussehen des Urins wie geschmolzenes Fett ebenso auf demselben Mangel an *yin renale* – dessen expandierende aktive Energie umgekehrt das *O. lienalis* (= *intima* des *O. stomachi*) schädigt und dessen assimilierende Kapazität auf diese Weise so beeinträchtigt wird, daß das *ch'i frumentarium* unzureichend verfeinert auf das *O. renalis* übergeht (und von dort in den *O. vesicalis*, die *species* des *O. renalis*). Der trockene Mund, die tiefrote Zunge zusammen mit den *Pp. mersi, minuti atque celeri* zeigen eine fehlerhafte *ignis ministri* (d. h. aktive Energie des *O. renalis*) an, und zwar aufgrund der *inanitas yin*. – Die Therapie dieser Veränderung besteht in einer *rigatio ch'i structivi* und der Stabilisierung des *O. renalis*.

β) Falls die *inanitas* von yin und yang eintritt, wird die Verstärkung der zuvor erwähnten Symptome durch die häufige und reichliche Miktion von nach geschmolzenem Fett aussehenden Urin evident; gelegentlich entwickelt sich der Miktionsdrang direkt nach der Aufnahme von Flüssigkeit; dunkle Gesichtsfarbe; Impotenz; welk erscheinende Ohrmuscheln; blasse Zunge mit weißlichem Belag; *Pp. mersi et minuti* ohne Kraft. Diese Symptome stimmen teilweise mit denjenigen des vorhergehenden Absatzes überein. Der Miktionsdrang direkt nach der Flüssigkeitsaufnahme weist auf die extreme Erschöpfung des *yang renale* hin. Die dunkle Gesichtsfarbe und die ausgetrocknet erscheinenden Ohrmuscheln deuten darauf hin, daß die restliche strukturelle Energie des *O. renalis* stagniert und in Abwesenheit ausreichender aktiver Energie nicht ausgebreitet werden kann. Die Impotenz beruht ebenfalls auf einem *ignis ministri dilabens*. Die Symptome von Zunge und Pulse bestätigen die Diagnose einer ähnlichen Erschöpfung der aktiven und strukturellen Energien im *O. renalis*. Die Behandlung besteht in der *tepefactio* (sorgfältiges Erwärmen) der aktiven Energieanteile und in der *rigatio o. renalis*.

d) Begleitsymptome

Begleitsymptome wie Ulkus, Sehschwäche, Taubheit, Nachtblindheit, werden nach vernünftiger Diagnostik (Beteiligung des *O. hepaticus* oder Schwächung des *ch'i structivum*) eine ergänzende Therapie erforderlich machen (*rigatio o. renalis* + *suppletio o. hepatici*, Drainierung der Toxine, etc.).

Die therapeutischen Aussichten auf eine vollständige Heilung der beschriebenen Veränderungen sind gut bis sehr gut. Mit Ausnahme der terminalen Stadien mit extrem hohen Zuckerwerten im Urin und mit Begleitkomplikationen einschließlich des Koma lassen sich alle Störungen als Reaktionen auf eine medikamentöse Behandlung oder Behandlung mit brennenden Moxakerzen auf dem Boden einer sorgfältigen Diagnose beschreiben.

3. *Schlußfolgerungen*

Die direkte Nebeneinanderstellung der diagnostischen Beiträge von *Diabetes mellitus* und *sitis diffundens (hsia k'o)* sollte eine Anzahl von Punkten klar gemacht haben:
1. die völlige Unmöglichkeit, direkt die Aussagen des einen Systems in diejenigen des anderen umzukehren; daher
2. die pseudowissenschaftliche Natur aller Versuche, Elemente des einen Systems mit Elementen des anderen zu verbinden, z. B.
   a) Verabreichung von chinesischen Medikamenten oder Akupunktur aufgrund der Prämisse einer westlichen Diagnose oder, seltener, umgekehrt;
   b) die kritische Beurteilung von Elementen chinesischer Medizin aufgrund der Prämisse der westlichen medizinischen Theorie;
3. daß das dogmatische Monopol für die Gesundheitspflege durch ein System notwendigerweise vollständig (durch Verstellung des Verständnisses) die Daten des komplementären Systems auslöscht, und zwar ungeachtet ihrer wissenschaftlichen Qualität und therapeutischen Relevanz.

Als Folge gründen sich, wie die vergleichenden Daten über *Diabetes mellitus* und *sitis diffundens* belegen, eine Anzahl früherer Entscheidungen und gegenwärtiger Regeln der Gesundheitspolitik, die die Vorherrschaft der westlichen kausalanalytischen Medizin auch in China und Japan festgeschrieben haben, offensichtlich weder auf eine gründliche und rationale Beurteilung der relativen Verdienste der westlichen und chinesischen Medizin, noch sind sie allein diktiert von der Sorge um eine wirksamere Gesundheitspflege. Stattdessen wurden sie von gewissen historischen Trends und irrationalen Überzeugungen angetrieben, besonders von jenen, daß die westliche Medizin die Wissenschaft repräsentiert, die chinesische traditionelle Medizin Empirie und Aberglauben. Selbstverständlich müssen heute derartige Überzeugungen selbst als Aberglauben eingestuft werden.

Aus: *Nihon Ishigaku Zasshi. Journal of the Japan Society of Medical History 23 (1977) 1–18.*

Dieser Artikel wurde auf dem First International Symposium (1976), Division of Medical History der Taniguchi Foundation, vorgestellt.

Die Harnruhr der Alt-Inder, Prameha

(unter besonderer Berücksichtigung der Carakasaṃhitā)

von Reinhold F. G. Müller

Der englische Arzt Dr. Christie behandelte 1805 in Ceylon einen eingeborenen Arzt an *Diabetes mellitus* und erhielt durch ihn Kenntnis von den bodenständigen Anschauungen über jene Erkrankung, *„madu mehé* (honey urine)" aus der Fachschrift *„Yoga Ratnakêre"*. Die letzte wird als eine 300 Jahr alte Übersetzung aus dem Sanskrit angegeben, offensichtlich als ein *Pāli*-Text. In the Edinburgh Medical and Surgical Journal, vol. VII (1811), *296–298*, gibt danach Christie eine Übersicht von dem einschlägigen Kapitel über *„pra mehé"*.

Diesen Bericht verband August Hirsch in seiner historisch-geographischen Pathologie mit dem betreffenden Abschnitt aus der *Suśrutasaṃhitā,* in der Hesslerschen Übersetzung, unter der ausdrücklichen Vermutung, daß in diesem alten Medizinalwerk die Quelle der oben angeführten südindischen Übersetzung zu erblicken sei. Und auf diesem Vorgang ruht seitdem der Nachweis von einer außergewöhnlich frühen Kenntnis des *Diabetes mellitus* bei den Indern, welche regelmäßig als sehr beachtenswert aus dem Gesichtswinkel moderner Medizin eingeschätzt wurde.

Die Handschrift, welche die erste Bekanntschaft der indischen Anschauungen über den *prameha* vermittelte, ist nicht zugänglich. *Yogaratnākara* (*Ānandāśrama*-Sanskrit-Series *4,* Poona 1900) enthält den Sanskrittext, welcher nach Jolly (Medizin, 2) von einem unbekannten Autor verfaßt wurde. Bh. Sinh Jee schreibt in seiner History of Aryan Medical Science *(215)* ohne nähere Belege das Buch dem Jainamönch *Nayanaṣekhara* unter der Jahreszahl 1676 zu.

Dort werden in dem Abschnitt *mehanidāna* die von Christie aufgeführten 20 Einzelkrankheiten kurz beschrieben, von denen die ersten 10 von śleṣman (Schleim) hervorgerufen werden, die nächsten 6 durch *pitta* (Galle) und die letzten 4 durch *vāta* (Wind).

Um einen Überblick und Übergang zu den Überlieferungen der älteren Zeiten zu gewinnen, ist nachfolgende Tabelle zusammengestellt.

CHRISTIE 297–296	Yogaratnākara, mehanidāna	Mā Mādhavanidāna, prameha- 7–17	Ga-Pu Garuḍapurāṇa, 159, 19–24, 2–5
śleṣman:			
1. Udaka-	udaka-	udaka-	udaka-
2. Ikshu-	ikṣu-	ikṣu-	ikṣu-
3. Sura-	sāndra-	sāndra-	sāndra-
4. Sandra-	surā-	surā-	surā-
5. Pishta-	piṣṭa-	piṣṭa-	piṣṭa-
6. Sukra-	śukra-	śukra-	śukra-
7. Saikta-	sikatā-	sikatā-	sikatā-
8. Sita-	śīta-	śīta-	śīta-
9. Samairima	śanair-	śanair-	śanair-
10. Alala-	lālā-	lālā-	lālā-
pitta:			
11. Manjesta-	kṣāra-	kṣāra-	kṣāra-
12. Rakta-	nīla-	nīla-	nīla-
13. Nila-	kāla-	kāla-	kāla-
14. Hariddra-	hāridra-	hāridra-	hāridra-
15. Rala-	māñjiṣṭha-	māñjiṣṭha-	māñjiṣṭha-
16. Ksahara-	rakta-	rakta-	rakta-
vāta:			
17. Wasa-	vasā-	vasā-	vasā-
18. Mudja-	majja-	majja-	majja-
19. Hasta-	kṣaudra-	kṣaudra-	hasti-
20. Madu-	hasti-	hasti-	madhu-

Zum Quellennachweis und Abkürzungen: Ca = Carakasaṃhitā, große, doppelt kommentierte Ausgabe von *N.* und *B. Senagupta*, Calcutta 1928/29; reicht zur Zeit bis zum *indriyasthāna*; danach aus der Ausgabe von *Narendranātha*, Lahore 1929, zitiert. – Su = *Suśrutasaṃhitā*, ed. *Nānakacandra*, Lahore 1928. – Vā = *Aṣṭāṃgahṛdaya*, ed. A. M. KUNTE, Bombay 1925. (Der *Aṣṭāngasaṃgraha* des älteren *Vāgbhaṭa* ist, nebenher bemerkt, in keiner öffentlichen Bibliothek in Deutschland zu entleihen.) – Mā = *Mādhavanidāna*, ed. *Cakradhara*, Lahore 1926. – Ga-Pu = *Garuḍapurāṇa*, ed. *Jīvānanda Vidyāsāgara*, Calcutta 1890. Zu dieser letzten Überlieferung ist folgendes zu bemerken: Die Reihenfolge der *prameha*-Einzelkrankheiten beginnt 159, 2 mit *hāridrameha* und kommt erst später auf die anfänglich fehlenden Krankheiten mit *udakameha* in 159, *19* zurück. Diese Verwerfung in der Ordnung ist auf eine auch sonst vorkommende Vertauschung der losen Manuskriptblätter beim Abschreiben mit großer Wahrscheinlichkeit zurückzuführen; darauf hat KIRFEL (GARBE-Festschrift *107*) bereits hingewiesen. Dieser Umstand deutet auf ein spätes redaktionelles Alter und wirft ein eigentümliches Licht auf die Beibehaltung dieser Überlieferung danach. Die Lehren im *Ga-Pu* werden dem

Vā Aṣṭāṅgahṛdaya, nidāna- 10	Aṣṭāṅgasaṃgraha, nidāna- 10, 2	Su Suśrutasaṃhitā, nidāna- 6	Ca Carakasamhitā, nidāna- 4
udaka-	udaka-	udaka-	udaka-
ikṣu-	ikṣu-	ikṣu-	ikṣu-
sāṇdra-	sāndra-	surā-	sāndra-
surā-	sūrā-	sikatā-	sāndraprasāda-
piṣṭa-	piṣṭa-	śanair-	śukla-
śukra-	śukla-	lavaṇa-	śukra-
sikatā-	sikatā-	piṣṭa-	śīta-
śīta-	śīta-	sāndra-	sikatā-
śanair-	śanair-	śukra-	śanair-
lālā-	lālā-	phena-	ālāla-
kṣāra-	kṣāra-	nīla-	kṣāra-
nīla-	kāḷa-	harideā-	kāla-
kāla-	nīla-	amla-	nīla-
hāridra-	hāridra-	kṣāra-	lohita-
māñjiṣṭha-	māñjiṣṭa-	māñjiṣṭhā-	māñjiṣṭha-
rakta-	śoṇita-	śoṇita-	hāridra-
vāsa-	vasā-	sarpir-	vāsa-
majja-	majja-	vāsa-	majja-
hasti-	hasti-	kṣaudra-	hasti-
madhu-	·madhu-	hasti-	madhu-

Dhanvantari in den Mund gelegt, entstammen also demselben Lehrsystem,
welchem *Su* angehört.

Die Bedeutung der Fachbezeichnungen sei hier nach JOLLY, Medizin *83*,
wiedergegeben: 1. *udaka-* Wasser; 2. *ikṣu-* Zucker; 3. *sāndra-* dickflüssig;
4. *surā-* Branntwein; *sāndraprasāda-* zäher Absud; 5. *piṣṭa-* Mehl; *śukla-* weiß;
6. *śukra-* Samen; *lavaṇa-* Salz; 7. *sikatā-* Sand; 8. *śīta-* kalt; 9. *śanair-* langsam;
10. *lālā-* Speichel; *phena-* Schaum; 11. *kṣāra-* Laugen; 12. *nīla-* blau; 13. *kāla-*
schwarz; *amla-* sauer; 14. *hāridra-* Gelbwurz; *lohita-* Blut; 15. *māṃjiṣṭa-* Krapp;
16. *rakta-* Blut; *śoṇita-* dgl.; *17. vasā-* Fett; *sarpir-* Butter; 18. *majja-* Mark;
19. *kṣaudra-* Honig; 20. *hasti-* Elefant; *madhu-* Honig.

In der Tabelle sind einige Versehen bei JOLLY richtiggestellt.

An einer anderen, vielleicht älteren Belegstelle der *Carakasaṃhitā* findet
sich nochmals eine Aufzählung der einzelnen Anteile des *prameha*. Die
Gruppe des *pitta* und *vāta* ist hier, nämlich im *Sūtrasthāna* 19, 12, identisch mit
dem obigen Beleg. Die erste Gruppe enthält hier folgende Anreihung:
1. *udaka-*, 2. *ikṣu-*, 3. *rasa-*, 4. *sāndra-*, 5. *sāndraprasāda-*, 6. *śukla-*, 7. *śīta-*,
8. *śanair-*, 9. *sikatā-*, 10. *lālā-*.

In der vorstehenden Tabelle sind nach Stichworten die Krankheitseigenschaften des Harns aus verschiedenen Schichten der indischen Medizin aufgezählt. Bei der regelmäßigen, und für die älteren Zeiten fast ausschließlichen, mündlichen Übermittlung der Texte gestattet der Wortlaut und die Wortfolge einen ziemlich zuverlässigen Schluß auf jeweilige Abhängigkeit der einzelnen Überlieferungen.

Aus diesen Gesichtspunkten heraus zeigt sich, daß in dem Material, welches CHRISTIE vorbringt, außer lautlichen Beugungen, inhaltliche Unregelmäßigkeiten bestehen. Wird aber seine Parallele, der Sanskrittext des *Yogaratnākara,* als Ausgangspunkt für eine rücklaufende Bewertung gewählt, so ist eine Kongruenz mit dem *Mādhavanidāna* augenfällig, aber nicht erstaunlich, weil das letzte angesehene Fachwerk über Pathologie die spätere indische Medizin zum großen Teil beherrschte. Bedingt kann daraus gefolgert werden, daß die Systematik der Harnregelwidrigkeiten um 800 sich in fester Form erhärtet hatte. Es ist aber nicht zuviel gewagt, die Dauer der starren Form jener Lehrgliederung bis in die Zeiten des zweiten *Vāgbhaṭa* zu verlegen. Denn die nachgewiesene Übereinstimmung bezieht sich auch auf die *Aṣṭāṅgahṛdayasaṃhitā* bis auf die beiden letzten Bezeichnungen, welche untereinander vertauscht sind, wobei *kṣaudra* (Honig) durch *madhu* (süß) ersetzt ist. Erst in den Sammlungen des *Suśruta* und *Caraka* erscheinen kleine Abweichungen, die nach dem Vorgang zu der Vermutung führen können, daß das betreffende Lehrschema noch keine gefestigte Überlieferungsform erlangt hatte. Dieser Einwurf wird aber anderseits wesentlich abgeschwächt durch die gleiche Manteleinteilung in die 3 Gruppen der *doṣa,* der gleichmäßigen Abnahme einer Heilbarkeit und der gleichbleibenden Anzahl der Einzelgliederung. Im Überblick ist somit eine verhältnismäßig fest umrissene Lehrtradition bis in jene Frühzeit hinaus nachweisbar, in welcher ärztliches Wissen in seinen Fachsammlungen faßbar wird.[1]

Die Frage nach einer Kenntnis der Zuckerharnruhr unter den alten indischen Ärzten muß als etwas schief gestellt gelten. Denn sie sollte sich bei pragmatisch-geschichtlicher Einstellung nicht gelegentlich einer Einzelbeobachtung auslösen, sondern ohne rücklaufenden Bezug aus einer breiten Gesamtlage der Texte. Dieser Mangel ist nicht zu beseitigen, wenn ein großes

---

[1] Der *Siddhayoga,* 35 (*Ānandāśrama*-Series 27) weicht von diesen Lehren ab. Variationen aus älteren Zeiten sind dem Verfasser nicht bekannt.

Material unter einer bestimmten Auswahl zusammengetragen wird. Der Zielzweck, welcher die geschichtliche Untersuchung häufig auszulösen pflegt, oder doch zum wenigsten eine breitere Anteilnahme sichert, bleibt doch von der gestellten Aufgabe abhängig und birgt weiterhin die Gefahr sachlicher Verwerfungen. Vor diesem Mangel an Unabhängigkeit im Sinne des Begriffes einer Exaktheit in der Wissenschaft kann nur bis zu einem gewissen Grad – und zwar nicht nur in vorliegendem Zusammenhang – das Bestreben schützen, den Sinn der Texte nach Sachlage und Entstehung tunlichst zu klären. Dieser Weg ist bei den Untersuchungen über indische Medizingeschichte so selten eingeschlagen worden, daß er oft auf unberührten Boden führt und daher ausgesetzt erscheint. Der Gang muß aber wieder und wieder gewagt werden, wenn anders das wissenschaftliche Prinzip der Geschichtsforschung nicht in einer Romantik verbleiben will oder gar ihre Renaissance erlebt, wie sie heute indische Ärzte darbieten. Bei dem großen Umfang der Materialien ärztlicher und anderer Überlieferung Indiens läßt sich im Thema ein Abbruch oder Unebenheit mancher Grundlagen nicht vermeiden, weil allgemein noch kein gesicherter Überblick besteht oder die Kenntnisse des Verfassers nicht hinreichen. Es ist aber schon etwas gewonnen durch eine unvoreingenommene oder kritische Annäherung. Hierfür liefert bereits der erste Bericht über die Angelegenheit einen Fingerzeig. CHRISTIE schließt seine Abhandlung: „yet it is a curious circumstance, that the Indian physicians should have described so distinctly the sweetness of the urine in *madu mehé*, which had escaped the observation of both the ancient and modern physicians of Europe till the time of Willis." Danach hat also die Untersuchung von dem Kennwort: *madhu-meha* = Süß-Harn, auszugehen. Es ist hier eine Geschmackseigenschaft und eine Absonderung des menschlichen Körpers zum Ausdruck gebracht.

Bekanntlich spielt in der indischen Medizin der „Geschmack" eine große Rolle, unter der Bezeichnung *rasa*, welche bereits als *terminus technicus* in den alten Überlieferungen auftritt. Die Grundbedeutung von *rasa* ist jedoch der einer Flüssigkeit, welcher Form z. B. *Su sūtra* 15, 9 sich vollkommen bewußt ist. Ihre mannigfachen Formen haben sich auf anatomischem und therapeutischem Gebiete erst mit der Zeit ausgebildet. Dabei hatte sich der ärztliche Begriff vom Geschmack noch nicht in jeder Hinsicht gefestigt, als das *Sūtrasthāna* der *Carakasaṃhitā* zusammengestellt wurde. Der 26. Abschnitt schildert in seinem Eingang die legendäre Zusammenkunft ältester, autoritativer

Ärzte und ihre betreffenden Lehrmeinungen, welche bis zur Erklärung im *Saṃhitā*-Text mehr oder weniger Gültigkeit besessen haben mochten. *Caraka* (bzw. sein Quellenautor *Agniveśa*) legt dem Sohn des *Atri (Ātreya)*, dem *Punarvasu*, entscheidend in den Mund, daß es tatsächlich sechs *rasa* gibt, nämlich: *madhura – amla – lavaṇa – kaṭu – tikta – kaṣāya*, d. h. süß – sauer – salzig – scharf – bitter – zusammenziehend. Dieses sogenannte *Ātreya*-System hat eine gewisse Überlegenheit in den Lehren erlangt, welche durch die Geschicklichkeit zum Teil veranlaßt sein kann, mit der *Punarvasu* die übrigen Einteilungen sich mehr oder weniger angliedert.[2]

Von jenen anderen Theorien über den *rasa* kennt die erstangeführte, und sachlich älteste, des *Bhadrakāpya* nur eine Art, welche sich nicht vom Wasser unterscheidet *(sa punarudakādananya iti)*,[3] *Punarvasu* nimmt sie auf unter der Anerkennung,

---

[2] In der Festgabe an GARBE (Erlangen 1927), *157–162,* hat LÜDERS nach seinen Unterlagen gezeigt, daß die Achtteilung älter als die Sechsteilung ist. Immerhin war der ersten eine gewisse Gültigkeit noch eingeräumt *(Ca vimāna-8, 32: yathā anyatrāṣṭau rasāḥ ṣaḍatra rasāḥ* bzw. *ṣaḍanyatra)*; in den Sonderdarstellungen der *rasa* sowohl bei *Ca sūtra-* 26 und *vimāna* 1, sowie bei *Su sūtra-* 40 und 42 ist die Sechsgliederung die anerkannte, die sich auch sonst in dieser Eigenschaft findet, wie z. B. in *Ca sūtra-* 1, *43; śarīra-* 2, 3; *Su sūtra-* 1 22; 14, *I; 46, I* u. a.

[3] Die übrigen Einteilungen sind: zweifach durch *Śākunteya* in je einen *rasa* mit schneidender *(chedanīya)* und beruhigender *(upaśamanīya)* Eigenschaft. – Als dritten fügt *Maudgalya* hier einen *rasa* an, welcher die beiden vorhergenannten Eigenschaften hat *(sādhāraṇa)*. – Die Vierteilung durch *Kauśika* entsteht durch die Mutationen von *svādu, hita* ihren beiden Verneinungen *(svādu* gilt als schmackhaft oder süß, *hita* als bekömmlich). – Die Fünfzahl des *Bharadvāja* entspricht in ihrer Zugehörigkeit den sogenannten 5 Elementen: *bhauma-udaka-āgneya-vāyavya-āntarikṣāḥ.* – Die Sechsgliederung wird durch *Nimī* mit *kṣāra* erweitert; dagegen wendet sich besonders *Agniveśa*, der autoritative Gewährsmann, in *Ca sūtra-* 26, *14: kṣaraṇāt kṣāraḥ nāsau raso dravyaṃ hi,* d. h. *ksāra* ⟨leitet sich ›von Fließen ab, er ist kein *rasa,* denn‹ er gilt als ⟩ *dravya*. Die Bezeichnung *dravya* drückt wörtlich die Eigenschaft einer Bewegung aus, als gerundive oder adjektive Form von *dru* = laufen. Die Gleichung in *15: samanvite vā dravye* bekräftigt diese Anschauung *(sam-anu-ita* = zugleichzu- gegangen), im Sinne der Vereinigung mehrerer *rasa,* von denen in *14* die Rede ist. Wenn später *(20)* jedes *dravya* aus 5 Elementen entstanden *(bhautika)* bezeichnet wird, so kann damit die Bedeutung als Stoff, Objekt oder ähnliches begründet werden. Der oben abgeleitete Wortsinn muß aber als der ursprünglich und noch hier verwandte gelten, da er auch durch die vorlaufende etymologische Erklärung gestützt wird. Solchen Wortbestimmungen bei den alten Indern steht die Fachwissenschaft im allgemeinen zurückhaltend gegenüber. Hier läßt sich jedoch nicht leugnen, daß die resultierende Sachlage als anerkannt in den Medizinlehren galt. Denn in *Su* wird die Erklärung wiederholt unter Erweiterung der Bedingungen in der Operationslehre, wonach *kṣāra* von Fließen oder

daß der Ursprungsort der sechs *rasa* das Wasser ist *(teṣāṃ ṣaṇṇāṃ rasānāṃ yonirudakam)*. Ebenso betont *Su* wiederholt den
Bezug der *rasa* zum Wasser. Die *rasa* sind deshalb zum Wasser
gehörig *(sūtra-* 42, *1: tasmādāpyo rasāḥ)* oder: die wasserwirkli-
chen *rasa* (ibid: *khalvāpyo rasāḥ)*. Im Einklang mit diesen
Anschauungen beginnt bei *Su* die Abhandlung über das Wasser
mit dem Hinweis, daß das trinkbare Himmelswasser ein ⟨noch⟩
nicht näher zu bestimmender *rasa* ist, unvergänglich, belebend,
labend usw. *(sūtra-* 45, *1: pāniyamāntarīkṣamanirdeśyarasa-
mamṛtaṃ jīvanaṃ tarpaṇaṃ* –).[4] Die Lehre von den *rasa* wird in
den Sonderausführungen bei *Ca* und *Su* mannigfach erweitert
und unter Bindungen mit anderen Systemen ausgebaut, worauf
hier nicht weiter eingegangen werden kann. Die gegebenen
Textbelege zeigen, daß der ursprüngliche Begriff vom *rasa* nicht
einer Abstraktion sinnlicher Wahrnehmungen entspricht, worauf
die moderne Bezeichnung Geschmack hinweist, auch schon vor

Verwunden abzuleiten ist *(sūtra-* 11, *3: tatra kṣaraṇāt kṣaṇanādvā kṣāraḥ)*.
Somit muß wenigstens inhaltlich eine Ausgleichung zwischen *kṣāra* und *kṣara*
angenommen werden; und in diesen Anschauungskreis fällt auch die Bezeichnung *dravya* hier nach seiner wörtlichen Bedeutung (vgl. *Ca vimāna-* 8, *83*, wo
kṣāra durch *drava* ersetzt ist; vgl. S. 195 dieser Abhandlung). – *Dhāmārgava*
fügt dann noch einen weiteren, achten *rasa* an: *avyakta*, dessen Wesen nicht
erklärt wird im Text, und schwer nach dem Wortbild zu bestimmen ist. Denn
das Salben *(añj)* hat schon in den Veden eine breite sprachliche Verwendung;
wörtlich übersetzt wäre *avyakta* = der nicht fortgesalbte [?]. Mit Rücksicht
eines, doch sehr wahrscheinlichen, abhängigen Verhältnisses des 7. und 6.
rasa, müßten Formen verschiedener Fließbarkeit angenommen werden, wie
etwa zähflüssig und salbenförmig. Eine solche Vermutung stände damit im
Einklang, daß die beiden letzten *rasa* bei der ursprünglichen Auffassung als
Flüssigkeit und ihrer Entwicklung in Richtung des Geschmackes später keine
uneingeschränkte Anerkennung mehr fanden. Bei derartigen Unbequemlich-
keiten pflegt die indische Medizin dann ihre Systematik abzuschließen mit
dem Hinweis auf unzählige *(aparisaṃkhyeya)* Einzelheiten. So auch hier durch
Kāṅkāyana, welcher, nebenher bemerkt, der Verfasser des 9. Liedes in *Atharvaveda* XI gewesen sein soll.

[4] Das Himmelswasser entspricht sachlich dem Regenwasser, im Text *āntarik-
ṣam* ⟨sic⟩; diese Bezeichnung knüpft an die alte Weltanschauung an, vgl. HER-
TEL, Abhdlg. Sächs. Akad. Wiss. XL/2, *181–182* und bezieht sich auf das 5.
Element (vgl. die vorhergehenden Anm.). Außer der angeführten Untersuchung von HERTEL ist für ein Verständnis der alten Anschauungen besonders
noch auf die Indo-Iranischen Quellen und Forschungen Heft VI, I und IX zu
verweisen.

einer physikalisch-chemischen Einengung.[5] Eine derartige Entwicklung ist bei den altindischen Vorstellungen erst im weiteren Verlauf annehmbar, offensichtlich oder hauptsächlich unter dem Einfluß der therapeutischen Seiten des *rasa.* Der Grundbegriff ist vielmehr jener einer Flüssigkeit in körperlicher oder konkreter Form. Und die Begründung dieses Schlusses stützt sich nicht auf gelegentlich eingestreute Textanteile, sondern auf Belege bei *Ca* und *Su,* welche in den Sonderabhandlungen nach Form und Inhalt hervorgehoben erscheinen.

Die Orientierung über den „Geschmack" ist sachlich bei einer Untersuchung über die Zuckerharnruhr an sich erforderlich. Von den übrigen Unterlagen erscheint eine Stellungnahme zu der Lehre von den drei *doṣa* angebracht, welche die Krankheit in drei Hauptgruppen teilen. Ohne weiteres kann gesagt werden, daß sich dieser Fachausdruck regelmäßig auf die Krankheitsauslösung und ihren Ablauf bezieht, entsprechend der allgemeinen wörtlichen Bedeutung von *doṣa,* als Fehler. Die einschlägigen Anschauungen verlaufen hier also auf pathologischem Gebiet, nicht auf physiologischem. Trotz der großen Wichtigkeit dieser Doktrin der alten Fachwissenschaft erscheint eine erschöpfende oder allseitig abschließende, begriffliche Klärung nicht möglich. Für die hier in Betracht kommenden Fragen kann es aber bis zu einem gewissen Grade genügen, wenn auf die Verbindung der *doṣa* mit den *rasa* eingegangen wird, wie es bei *Su, sūtra-* 42, *1* geschieht.

tatra madhuramlalavaṇā vātaghnāḥ / madhuratiktakaṣāyāḥ pittaghnāḥ / kaṭutiktakaṣāyāḥ śleṣmaghnāḥ

(Von den *rasa* wird hier gelehrt:) Dort sind süß, sauer, salzig *vāia*-tötende; süß, bitter, zusammenziehend *pitta*-tötende; scharf, bitter, zusammenziehend *śleṣman*-tötende.

Nebenher bemerkt, spiegelt sich auch an dieser Stelle die körperliche Erscheinung der *rasa* wieder, etwa in der Form eines persönlichen Kampfes. *Su* zitiert dann:

tatra vāyurātmaivātmā pittamāgneyaṃ śleṣmā saumaḥ iti /

Der *vāyu* ist dort *ātman* fürwahr *ātman;* das *pitta* bezieht sich auf *agni;* der *śleṣman* auf *soma.*

---

[5] Die alten Inder kannten natürlich die Tatsache, daß beispielsweise Wasser durch Hineinwerfen von Salz einen solchen Geschmack annahm. Diese Beobachtung wird sogar in der *Chāndogya-Upaniṣad* IV, *13* zum Ausgangspunkt für lehrhafte Erörterungen gemacht. Aber gerade die betonte Verwertung dieser Erfahrung zeigt hier eine Unbeholfenheit in erkenntnistheoretischer Richtung des Vorganges, welcher sich wesentlich von den realistischen modernen Schlußfolgerungen unterscheidet.

Die lexikographische Bedeutung von *ātman* ist eine mannigfache, darunter: selbst, Leib, Körper. In der alten ärztlichen Überlieferung finden sich trotz gebrauchsmäßig häufiger Benutzung des *vāyu*-Systems selten ausdrückliche Bestimmungen dieses *terminus technicus*. Deshalb kann eine entsprechende Textstelle als bedingte Parallele zur Klärung herangezogen werden, welche um so beachtenswerter erscheint, weil sie einer Sonderabhandlung über den *vāyu* entstammt: in *Su, sūtra-* 1, *4* wird dieser *svayambhū* genannt, d. h. durch sich selbst entstanden. Das hier verwandte Kennwort ⟨wie auch wörtlich ähnliche Bezeichnungen⟩ weist auf alte Vorstellungen von Göttern und auf die von ihnen verkörperte Naturkräfte hin, wie auch in *Su, sūtra-* 6, *1* und *nidāna* 1, *4* ersichtlich. Wenn aus dem *Ṛgveda* eine inhaltliche Bedeutung von *ātman* berücksichtigt wird, so wäre in der vorliegenden Textstelle *ātmaiva ātmā*, im Sinne von Körper, Eigenleib, selbst, der Sachlage bei *svayambhū* begründet anzunähern.[6]

Da hier zur Bestimmung einer Bedeutung von *vāyu* vedische Anschauungen benutzt werden, so mag das nach den bisherigen Erklärungen der *Tridoṣa*-Lehre verwunderlich erscheinen. Diese Rücksicht ist aber durchaus berechtigt, weil bei den fest verbundenen drei Teilen der Doktrin die beiden letzten Glieder hier offenkundig dem vedischen Gesichtskreis entspringen.

Das *pitta* wird auf *agni* bezogen, auf das Feuer, dessen Bewertung in der alten arischen Lebensauffassung die erste Stelle einnimmt. Nebenher bemerkt, ist die Verknüpfung von *pitta* und *agni* nicht nur an dieser Stelle belegbar.[7]

Wenn schließlich *śleṣman* dem *soma* zugeschrieben wird, so erscheint auch dieses Verhältnis nach den bisherigen Erklärungen der *doṣa* erstaunlich, nämlich die Verbindung von „Schleim" mit dem alten arischen Rauschtrank. Der letzte ist aber tatsächlich im Text gemeint. Das beweist die etymologische

---

[6] Vgl. „Die Medizin im Ṛg-Veda", Asia Major 1930, *319, 329, 353.* Bei *Ca vimāna-* 8, *32* werden bei Krankheiten, deren Ursache seitens *vāta* und sogenannter überirdischer Wesen zusammengefaßt erscheint, als Kennworte genannt: *vātādikṛtā bhūtakṛtāśca.*

[7] Vgl. die einschlägigen Stellen bei *Su, sūtra-* 15, 21, 35, wo die Feuerformen des *pitta* ausgeführt sind. Die Bezeichnungen *āma-pakva* (wie ihre Derivate *āmāśya-pakvāśya*), welche auch bei *Ca* häufig vorkommen, gehören in das gleiche Gebiet vedischer Einflüsse. Einige Ausführungen zum Thema finden sich im Janus 1930, 196 ff. *Ca* zieht bei der Krankheit *vātikaṣaṇḍa* das Feuer in der Bedeutung von *pitta* heran, *śarīra-* 2, *20: vāyvagnidoṣād* –. Das sind aber nur wenige Beispiele zu der Gleichung *pitta = agni*, welche eine eigene Darstellung erforderte.

Erklärung von *śleṣman* in *Su, sūtra-* 21, 3: *śliṣa āliṅgane.* Das Wort *śleṣman* soll also von *śliṣa* (Umarmen) abstammen, welch letztes Wort der Umarmung *(āliṅgana)* entspricht. Inwieweit diese wörtliche Erklärung oder das Wortspiel berechtigt ist, kann der Fachkritik überlassen bleiben. Sie wird aber im Text nicht nur ausdrücklich und überlegt betont, sondern gibt auch inhaltlich getreu sehr alte Traditionen von jenem Gott wieder, „um den man seinen Leib legt".[8]

Ursprünglich wurde *soma* als flüssiges Himmelsfeuer betrachtet. Welche Eigenschaften für ihn in den Medizinlehren hier erkennbar sind, zeigt *Su, sūtra-* 14, 1 (Ende). Bei der Beschreibung des Körpersaftes werden *saumya* und *taijasa* nebeneinander genannt. Das *tejas* bezeichnet die Hitze, und der Bezug zum *soma* ist der Sachlage nach synonym gebraucht, d. h. *saumya* im Sinne der Glut, entsprechend der originalen Bedeutung. Wenn HOERNLE *saumya* durch „cooling" übersetzt[9], so ist diese Deutung als kalt der unmittelbaren Textlage hier nicht sicher zu entnehmen, sondern gründet sich erst auf eine Zerlegung der im Original genannten *doṣa* in *kapha* (= *śleṣman*) und *pitta* durch den Kommentator *Ḍallana*.[10]

Es wäre sicherlich verfehlt, allein auf diese einzelnen, wenn auch bedeutsamen Textstellen eine allgemeingültige Erklärung der *doṣa* abzuleiten, obwohl in jenen Bahnen sich weitere Belege nachweisen lassen.[11] In dieser Einschränkung ist aber

---

[8] HERTEL, Indo-Iranische Quellen und Forschungen VI, Sachverzeichnis: Sóma.

[9] The Suçruta-Samhita, *89–90* (Bibliotheca Indica, N. S. 911).

[10] *Nibandhasaṃgraha* 14; *I: – kimayaṃ saumyaḥ kaphavat athavā taijasaḥ pittavaditi saṃśayaḥ/.* In *Su, śarīra-* 3, *1* bezieht sich *saumya* und *āgneya* auf eine Gegenüberstellung von Samen *(śukra)* und der Periode der Frau *(ārttava),* deren Feuerformen in den Veden nachweisbar sind (vgl. Asia Major 1930, *338* bis *340),* und deren Doppelwertung der alten arischen Feuerlehre entspricht; ihre Darstellung und Klärung ist HERTEL zu verdanken. Zum „kalten" Feuer ist *soma* wohl durch seine Angleichung an den Mond und durch die Verbindung des letzten mit einer Feuererkrankung, dem *yakṣma,* geworden. Die Texte in der *Ṛgveda*-Apokryphe und in der *Taittirīya-Saṃhitā* sind bequem in Übersetzung zugängig bei HERTEL, Indische Märchen, *16–17, 345–357.* Diese Feuerlehre besteht noch heute in Indien, allerdings nicht in europäischen Kreisen.

[11] Eine ⟨ältere⟩ Parallele zu *Su* (vgl. *śarīra-* 6, 21) findet sich in den einleitenden prinzipiellen Auseinandersetzungen bei *Ca, nidāna-* 1, 3: *(-āgneyaḥ saumyā vayavyāśca).* Hier werden die drei *doṣa* nicht ausdrücklich genannt, sondern erst durch die Kommentatoren hervorgehoben *(Gaṅgādhara* und *Cakrapāṇi),* welche der großen *Ca*-Ausgabe angefügt sind. Um nicht Mißverständnisse zu begünstigen, sei besonders bemerkt, daß die aus dem Stegreif gebrachten Bezüge in den Fußnoten hier und sonst die angezogenen Themata in keiner Weise abschließend behandeln.

zweifellos für die *Tridoṣa*-Lehre eine Anknüpfung an alte Überlieferungen nachgewiesen.

Derartige Bindungen werden, weiterhin eingestreut, sich noch
aufzeigen lassen, wenn auf das eigentliche Thema dieser
Abhandlung wieder eingegangen wird. Die Krankheit wird mit
prameha bezeichnet und entspricht dem Zeitwort *meha, mih,
migh*, d. h. harnen. Der Ausdruck findet sich schon im *Ṛgveda*
(IX, 74, 4), wo die *sudānavah* (die schön träufelnden; ein Beiwort
der Götter, zumal der Sturmgötter *marut*) den *soma* harnen
(mehanti), welcher *amṛta* (unsterblich) genannt wird. In den
Medizinlehren engt das Richtungswort *pra-* (vor) anscheinend
eine Krankheitsvorstellung ein, und in diesem Sinne wird auch
die einfache Form *meha* gebraucht. In den ältesten ärztlichen
Überlieferungen tritt *prameha* bereits mit 20 Einzelarten unter
der Gruppierung nach *doṣa* auf, also als ein Krankheitssystem
von mannigfacher Ausgestaltung.[12] Zeitlich gesicherte Vorgänge sind in der ärztlichen Lehrüberlieferung nicht bekannt
geworden. Somit müssen die drei folgenden alten Texte den
Ausgangspunkt der eigentlichen Untersuchung bilden, und
zwar auch im Hinblick einer Genese der Anschauung von dieser
Erkrankung.

Ca, wie meist so auch hier sehr ausführlich, behandelt in
nidāna- 4, 6, 8, 10 die wichtigen Anteile in Versform. *Su* ist bei
der Beschreibung von sehr großer Kürze, nach Art eines zusam-
menfassenden Leitfadens in sprachlich ungebundener Art
(nidāna- 6, 4–6). *Vāgbhata (Vā)* schildert *(nidāna-* 10, 8–18)
wiederum in Kunstform, und zwar unter fast wörtlicher Übereinstimmung mit *Mādhvanidāna, prameha-* 7–17. Um die Darstellung des Krankheitsbildes in seinen Anzeichen übersichtlich zu
gestalten, werden die 20 Arten des *prameha* in der folgenden
Tabelle nach den Stichworten bei *Ca* zusammengestellt, daneben rechts zum Vergleich die jeweiligen Kennworte aus den
Schilderungen bei *Su, Vā und Mā* daneben gesetzt.

---

[12] Das Bowermanuskript erwähnt im allgemeinen keine Zahl, sondern in II,
604, 608, 942 „alle Arten von Harnruhr" *(sarvamehā)*. Nur an einer Stelle, II,
238: – *pramehāṃścaika(va) viṃsati(ṃ)*, sind 21 angegeben. Die eine *(eka)*,
scheinbar herausgehobene, Harnerkrankung bezieht HOERNLE, in dem Kommentar 131 zu seiner Übersetzung, auf *madhumeha*, offenbar in der Annahme
eines unheilvoll verlaufenden *Diabetes*. Dazu hätte HOERNLE sich auf die
Erwähnung von *madhumeha*, kurz darauf (II, 250) genannt, stützen können,
wenn auch aus dem Text nicht die besondere Gefährlichkeit zu belegen ist.
Näherliegend erscheint dem Verfasser die Annahme, daß an die 20 eine 1 bei
einem Heilmittel angefügt wurde, weil allgemein nach indischer Auffassung
die Null am Ende einer Zahl Unheil bedeutete.

Wenn die unten gegebenen Aufzählungen gemustert werden, so zeigt sich eine enge, förmliche und inhaltliche Verbindung von *Ca* mit *Vā* und *Mā*, während *Su* eine Sonderstellung einnimmt. Dabei erscheint in *Ca* der mutmaßlich älteste Niederschlag zu bestehen, jedenfalls derjenige, welcher in der späteren Zeit eine bewertete Geltung erlangt hat.

Śleṣman.

1. *u d a k a m e h a* (Wasser-Harnfluß).

a) durchsichtig *(accha)*	*Su* 1: *udakameha.*
b) reichlich *(bahu)*	
c) hell *(sita)*	a) hell *(śveta)*
d) kalt *(śīta)*	b) schmerzlos *(avedana)*
e) geruchlos *(nirgandha)*	c) Wasser-gleich *(udaka-sadṛśa)*
f) Wasser *(udaka)*	
	Vā und *Mā* 1: *udakameha.*
	identisch mit *Ca.*

2. *i k ṣ ū m e h a* (Zuckerrohr-Harnfluß).

a) übermäßig *(atyartha)*	Su 2: *ikṣumeha*
b) süß *(madhura)*	
c) kalt *(sīta)*	a) *Zuckerrohr-Saft-gleich (ikṣurasa-tulya)*
d) gering-schleimig *(īṣat-picchila),*	
e) Zuckerrohr Saft-scheinend *(kāṇḍekṣu-rasa-saṃkāśa).*	*Vā* und *Mā* 2: *ikṣumeha*
	a) wie Zuckerrohr-Saft *(ikṣu-rasa iva)*
	b) übermäßig *(atyartha)*
	c) süß *(madhura)*

3. *s ā n d r a m e h a* (dickflüssiger Harnfluß).

a) dickflüssig werden *(sāndrībhū)*	*Su* 8: *sāndrameha*
b) übernacht geblieben *(paryuṣita),* in einem Gefäß *(bhājana)*	a) trübe *(āvila)*
	b) dickflüssig *(sāndra)*
	Vā und *Mā* 3: *sāndrameha*
	a) dickflüssig werden *(sāndrī-bhū)*
	b) übernacht geblieben *(paryuṣita)*

4. *s ā n d r a p r a s ā d a m e h a* (Dick-Satz-Harnfluß).

a) niedergeschlagen (wörtlich zusammengeschlagen: *saṃhan,* passiv)	*Su* 3: *surāmeha.*
b) nach und nach niedergesetzt *(kiṃcid-kiṃcid – prasad)*	a) *surā*-gleich *(surā-tulya)*
	Vā und *Mā* 4: *surāmeha*
	a) *surā*-gleich *(surā-tulya)*
	b) oben-durchsichtig *(upari-accha)*
	c) *unten-dick (adho-ghana),* erschlagen.

5. *śuklameha* (heller Harnfluß).

a) hell *(śukla)*
b) Mehl-ähnlich *(pişţa-nibha)*
c) wiederholt (oder) sofort
   (abhīkṣṇam)

Su 7: pişţameha

a) haargesträubt *(hṛşţa-roma)*[13]
b) *Mehl-Wasser (pişţa-rasa)*

Vā und *Mā* 5: *pişţameha*

a) zugleich haargesträubt *(samhṛşţa-roma)*
b) Mehl-ähnlich (pişţa, instrument)
c) wie Mehl dick *(pişţavat-bahula)*
d) hell *(sita)*

6. *śukrameha* (Samen-Harnfluß).

a) Samen-ähnlich *(śukra-ābha)*
b) Samen-gemischt *(şukra-miśra)*
c) im Augenblick *(muhur)*

Su 9: śukrameha

a) Samen-gleich *(śukra-tulya)*

Vā und *Mā* 6: *śukrameha*

wie bei *Ca* 6a und b.

7. *śītameha* (kalter Harnfluß).

a) übermäßig *(atyartha)*
b) süß *(madhura)*
c) kalt *(śīta)*
d) reichlich *(bhṛśa)*

Su 0

Vā und *Mā* 8: *śītameha*

a) häufig *(subahuśas)*
b) süß *(madhura)*
c) kalt *(śītala)*

8. *sikatāmeha* (Sand-Harnfluß).

a) geronnener Harnabgang *(mūrta-mūtragata, plural)*
b) kleine Fehlteile *(doşa-aṇu)*
c) *Sand (sikatā)*

Su 4: sikatāmeha

a) schmerzhaft *(saruja)*
b) Sand-durchzogen *(sikatā-anuviddha)*

Vā und *Mā* 7: *sikatāmeha*

a) *Vā:* dünner Harn *(mūtra-aṇu)*,
   Mā: dünn erstarrt *(mūrta-aṇu)*
b) Sand-Form-habend *(sikatā-rūpin)*

---

[13] *hṛşţa-roma (hṛş* = sträuben; *roma* = Körperhaar) bildet einen häufigen
Ausdruck des Affektes, welcher sich schon im *Ṛgveda* findet; das Richtungswort *sam* bei *Vā* und *Mā* in der Bedeutung von „zusammen" dürfte inhaltlich
eine Steigerung in dieser Vorstellung darstellen.

9. *śanairmeha* (langsamer Harnfluß).

a) langsam *(manda)*,
b) ohne schnellen Lauf *(avega)*
c) mit Schwierigkeit *(kṛoccha)*, a)
   und c) wiederholt
d) allmählich *(śana)*

Su 5; śanairmeha

a) langsam *(śana)*
b) mit Schleim *(sakapha)*
c) Pulver *(mṛtsna)*

Vā und *Mā* 9: *śanairmeha*

a) langsam *(śana)*
b) dgl. *(manda)* bd. wiederholt

10. *ālāmeha* (Schleim-Harnfluß).

a) wie Faden gebunden *(tantu-
   baddha-iva)*
b) schleimig *(picchila)*

Su 10: phenameha.

a) Tropfen-für-Tropfen *(stoka-stoka)*
b) schleimig *(saphena; phena = Spei-
   cheltropfen)*

Vā und *Mā* 10: *lālāmeha*

a) Schleim bzw. Speichel *(lālā)*
b) Faden-gebunden *(tantu-yu)*
c) schleimig *(picchila)*

Su 6: lavaṇameha

a) klar *(viśada)*
b) Salz-gleich *(lavaṇa-tulya)*

Pitta

11. *kṣārameha* (ätzender Harnfluß).

a) ätzend *(kṣāra)* unter Bezug auf die
   vier Sinneswahrnehmungen als

   Duft, Farbe, Geschmack und Gefühl *(gandha, varṇa, rasa, sparśa)*

Su 14: kṣārameha

a) ätzend-gleich *(kṣāra-pratima)*
   fließend *(sru)*

Vā und *Mā* 11: *kṣārameha*

wie bei *Ca*

12. *kālameha* (schwarzer Harnfluß).

a) Beinschwarz-Farbe *(masī-* bzw.
   masīvarṇa; dazu *ajasra,* wohl hinsichtlich der Farbe in der Bedeutung: frisch)
b) heiß *(uṣṇa)*

Su 0

Vā und *Mā* 13: *kālameha*

a) schwarz *(kāla)*
b) Beinschwarz-ähnlich *(maṣī-nibha)*

13. *n ī l a m e h a* (blauer Harnfluß).

a) Häher-Flügel-ähnlich *(cāṣa-pakṣa-nibha)* b) sauer *(amla)*	*Su* 11: *nīlameha* a) schaumig *(saphena)* b) durchsichtig *(accha)* c) blau *(nīla)*
	Vā und *Mā* 12: *nīlameha* a) blau-ähnlich *(nīla-ābha)*

14. *l o h i t a m e h a* (roter Harnfluß).

a) nach Fleisch riechend *(visra)* b) salzig *(lavaṇa)* c) heiß *(uṣṇa)* d) rot *(rakta)*	*Su* 16: *śoṇitameha* a) feurig-scheinend *(śoṇita-prakāśa)*
	Vā und *Mā* 16: *raktamehe* a) nach Fleisch riechend *(visra)* b) heiß *(uśṇa)* c) salzig *(lavaṇa)* d) rot-ähnlich *(rakta-ābha)*

15. *m ā ñ j i ṣ ṭ h a m e h a* (krapproter Harnfluß).

a) Krapprot-Wasserscheinend *(māñji-ṣṭha-udaka-saṅkāśa)* b) reichlich *(bhṛśa)* c) nach Fleisch riechend *(visra)*	*Su* 15: *māñjiṣṭhameha* a) Krapprot-Wasser-scheinend *(māñ-jiṣṭha-udaka-prakāśa)*
	·*Vā* und *Mā* 15: *māñjiṣṭhameha* a) Rotwasser ähnlich *(māñjiṣṭha-sa-lila-upama;* cf. *Ca* 1 f)

16. *h a r i d r a m e h a* (Gelbwurz-Harnfluß).

a) Gelbwurz-Wasser-scheinend *(hari-dra-udaka-saṃkāśa)* b) scharf *(kaṭuka)*	*Su* 12: *haridrāmeha* a) mit Brandgefühl *(sadāha)* b) Gelbwurz *(haridrā)*
	Vā und *Mā* 14: *haridrameha* a) scharf *(kaṭuka)* b) Gelbwurz-ähnlich *(haridrasaṃ-nibha)* c) brennend *(dahat)*
	Su 13: *malameha.* a) sauer *(amla)* bzgl. *rasa* und *gandha.*

Vāta.

17. *vasāmeha* (Fett-Harnfluß).

<table>
<tr><td>

a) Fett-gemischt *(vasā-miśra)*
b) Fett-Schein *(vasā-bha)*
c) wiederholt *(muhur)*

</td><td>

Su 18: *vasāmeha.*

a) Fettschein *(vasā-prahāsa)*

Vā und *Mā* 17: *vasāmeha.*

wie bei *Ca.* *(Vā* hat *vasāṃ vā* statt *vasābhaṃ)*

</td></tr>
</table>

18. *majjameha* (Mark-Harnfluß).

<table>
<tr><td>

a) Mark *(majjam)*
   mit Harn *(saha mūtreṇa)*

</td><td>

Su 17: *sarpirmeha*

a) Butter-scheinend *(sarpis-prakāśa)*

Vā und *Mā* 18: *majjameha*

a) Mark-ähnlich *(majjan-ābha)* oder
b) Mark-gemischt *(majjan-miśra)*
c) jeden Augenblick *(muhur-muhur);*
   Vā hat *majjānaṃ* statt *majābhaṃ*

</td></tr>
</table>

19. *hastimeha* (Elefanten-Harnfluß).

<table>
<tr><td>

a) wie ein Elefant in Brunst *(hastin-matta iva)*
b) unermüdlich *(ajasra)* Harn läßt *(kṣar)*

</td><td>

Su 20: *hastimeha*

a) wie ein Brunst-Elefant *(mattamā-taṅga vat)*
b) nach-gesteigert *(anu-pravṛddha)* Harn läßt

Vā und *Mā* 19: *hastimeha*

a) wie bei *Ca* 19
b) wie bei *Ca* 19
c) ohne Andrang *(vega-vivarjita)*
d) mit Saft *(sa-lasīka)* und
e) stockend *(vibaddha)*

</td></tr>
</table>

20. *madhumeha* (süßer Harnfluß).

<table>
<tr><td>

a) zusammenziehend *(kaṣāya)*
b) blaß *(pāṇḍu)*
c) gedörrt *(rukṣa)*

</td><td>

Su 19: *kṣaudrameha*

a) Honig-Saft-Farben *(kṣaudra-rasa-varṇa)*

Vā und *Mā* 20: *madhumeha*

a) süß *(madhu)*

</td></tr>
</table>

Zuerst soll hier die Gruppe des *pitta* herausgegriffen werden, weil sie nach ihrer Besprechung für die Frage nach der Zuckerkrankheit ausscheiden wird. Im Rahmen der Medizinlehren über *pitta* ist zuvor ein Bezug zum Feuer nachgewiesen worden, unter Verweis auf alte (vedische) Lebensanschauungen. Allerdings finden sich keine wörtlichen Belege im *Ṛgveda*. Es ist wohl verständlich, wenn in diesen Preisliedern oder den in ihnen erwähnten Opferteilen die Galle nicht genannt wird. Anders im *Atharvaveda,* in dem Krankheiten und verwandte Übel eine größere Rolle spielen, wo an zwei Stellen die Bezeichnung vorkommt. Der erste Beleg in I, 24, *1* ist bisher nicht eindeutig erklärt worden, und wird hier nur genannt, weil er auf den Gegensatz von Licht und Dunkel und einen Bezug zum Schlechten hinzuweisen scheint, also in eine Richtung nach dem späteren Fachbegriff von *doṣa,* welcher in den Veden noch nicht vorkommt.[14] Der zweite Beleg schließt jeden Zweifel aus: Feuer, du bist die Galle der Wasser (XVIII, 3, *5: agne pittam apām asi).* Dieser Spruch wird im weißen und schwarzen *Yajurveda* wiederholt *(Vājasanaeyi-Saṃhitā* XVII, 6; *Taittirīya-Saṃhitā* IV, 6, *1).*[15]

Nach allgemeinem Sprachgebrauch bedeutet *pitta* die Galle, und an dieser wörtlichen oder formreichen Bedeutung muß immerhin festgehalten werden. Nach moderner Anschauung verbindet man die Galle anatomisch mit ihrer Blase. Ob aber in dem Wort *pittāśaya* der Anteil, *āśaya* = Sitz, Bett oder Ort, überhaupt auf die Gallenblase bezogen werden kann, erscheint mehr als zweifelhaft. Denn als *terminus technicus* ist *āśaya* geradezu ein Gemeinplatz in der alten anatomischen, oder besser gesagt, physiologischen Topographie. Die erste Herkunft einschlägiger Kenntnisse aus dem Opferritual kann kaum bezweifelt werden. Die Leber, *yakan, yakṛt* und vielleicht auch *taniman,* gehörte zwar zu den 18 Teilen der Opferspeise – wenn sie auch bei den Indern nicht die Bedeutung hatte, wie in Kleinasien – und die Entfernung der Gallenblase dürfte als bekannt vorausgesetzt werden. Die Monographie: „Das altindische Thieropfer" von SCHWAB verzeichnet aber hierüber keine Einzelheiten und Verfasser kann kein weiteres übersichtliches Material anfügen. Wahrscheinlich ist ursprünglich und praktisch mit

---

[14] Die Galle des Adlers *(suparṇa)* steht hier der *āsurī* gegenüber, welche von WEBER (Ind. Stud. IV, 417/18) als Nacht gegenüber der Sonne angesprochen wurde ⟨die Sonne als Feuer *(agni)* ist aber im *Ṛgveda* der Erheller der Dunkelheit *(doṣā-vastar)*⟩. Vgl. BLOOMFIELD, Sacr. Books of the East XLII, *268–269.*

[15] Vgl. WHITNEY-LANMAN, Harvard Oriental Series VIII, *850,* Anm. zu 5.

pitta nicht nur sein Blaseninhalt bezeichnet worden, sondern auch das dunkle Blut, welches den großen Lebergefäßen entströmte, wenn diese der Bauchhöhle des (regelmäßig erstickten) Opfertieres entnommen wurde. In diese Richtung weist auch allgemein die enge begriffliche Verbindung von Galle und Blut bei den Krankheitsvorstellungen und die gelegentlich überraschend großen Mengen an Galle, welche dem menschlichen Körper zugeschrieben werden.[16]

Gegenüber den anderen Gruppen leitet *Ca* bei *prameha* den *pitta*-Teil in seinen begründeten Ausführungen verhältnismäßig kurz ein. Als auslösende Ursachen können hier besonders hervorgehoben werden: heiße, saure, salzige, ätzende und scharfe Speisen *(nidāna- 4, 7: uṣṇāmlalavaṇakṣārakaṭuka-)*; von den übrigen Ursachen verdient Berücksichtigung eine Wärmeeinwirkung, welche etwa dem Sonnenstich entsprechen würde, bei welcher die Eigenschaft *tikṣṇa* = stechend, erwähnt ist. *Ca* faßt dann die *pitta*-Arten namentlich zusammen, wie sie danach einzeln ausgeführt werden, und hebt hervor, daß sie den 6 Arten der Galle entsprechen *(te ṣadbhiretaiḥ kṣārāmlalavaṇakaṭuvisroṣṇaiḥ)*. Die hauptsächliche Beschreibung der Galle findet sich bei *Ca* in *vimāna 8, 83: pitta-muṣṇatīkṣṇaṃ drutaṃ* (bzw. *dravaṃ*) *visramamlaṃ kaṭukaṃca*. Die Wortform und ihre Reihenfolge ist dort also: heiß *(uṣṇa)*, stechend *(tīkṣṇa)*, laufend *(druta = drava, bd. v. dru)*, nach Fleisch riechend *(visra)*, sauer *(amla)* und scharf *(kaṭuka)*. Wird von den Veränderungen der einzelnen Bezeichnungen abgesehen und nach den Kennworten die verschiedenen Anordnungen beibehalten, so ergibt sich folgende Vergleichsliste:

vimāna- 8, 83	*nidāna- 4, 7*	*nidāna- 4, 8* (mit Kennwort)
1. *uṣṇa* (heiß).	1. *kṣāra* (ätzend).	1. *kṣārameha* (–).
2. *tīkṣṇa* (stechend).	2. *amla* (sauer).	2. *kālameha (uṣṇa)*.
3. *druta, drava* (laufend).	3. *lavaṇa* (salzig).	3. *nīlameha (amla)*.
4. *visra* (blutriechend).	4. *kaṭu* (scharf).	4. *lohitameha (visralavaṇa-uṣṇa)*.
5. *amla* (sauer).	5. *visra* (blutriechend).	5. *māñjiṣṭhameha (visra)*.
6. *kaṭuka* (scharf).	6. *uṣṇa* (heiß).	6. *haridrameha (kaṭuka)*.

---

[16] Im Gesetzbuch des *Yājnavalkya* (III, 105–106) ist das Verhältnis von Blut *(rakta)* zur Galle *(pitta)* = 8:5; am Schluß der *Garbha-Upaniṣad*, welche zum *Atharvaveda* gehört, wird das Herz *(hṛd)* halb so groß als die Galle angegeben. Natürlich können diese Maße, auch in dem hier herausgegriffenen Wechselbezug, nicht als absolut angesehen werden (vgl. *Ca. śarīra- 4. 7*).

Schon ein flüchtiger Blick auf diese Liste zeigt die beträchtlichen Störungen. Dabei fußt die Anreihung hier nicht auf beliebigen oder belanglosen Textquellen, sondern auf einer Propädeutik der Galleneigenschaften bei *Ca* und einer durch den Galleneinfluß bestimmten Krankheitsgruppe, in deren lehrhafter Darstellung die disponierende Ankündigung der Galleneigenschaften unmittelbar neben die zugehörigen und abhängigen Sonderformen der Krankheitsgruppe gesetzt ist. Solche Unebenheiten und Verwerfungen, auf welche man, nebenher bemerkt, nicht selten in den alten Sammlungen stößt, können in späteren Zeiten zustande gekommen sein, etwa bei der Überarbeitung der frühen Anteile durch *Dṛdhabala,* welcher bekanntlich das letzte Drittel der *Ca* gesammelt und angefügt hat. Es ist jedoch gut möglich und bis zu einem gewissen Grade wahrscheinlicher, daß derartige Unstimmigkeiten bereits in der Vereinigung der Lehren des *Agniveśa* bestanden haben.[17]

Die eigentlichen Namen der Einzelglieder in der *pitta*-Gruppe beruhen auf sogenannten Farbenbezeichnungen; hieran beteiligt sich auch das erste Glied, *kṣārameha,* weil in seiner Beschreibung der Bezug zu *varṇa* erscheint. Die Bewertung der Ausdrücke, welche in die Richtung einer Färbung weisen, und ihre praktische Ausnutzung ist in den alten indischen Medizinlehren schwierig. Die sich ergebenden Fragen können hier nicht abschließend behandelt werden; es wird nur der Versuch gemacht zur Klärung einiger Berührungspunkte mit der *pitta*-Gruppe. Zunächst entspricht die Bezeichnung *varṇa* (von *vṛ* = verhüllen usw.) nicht ganz dem Begriff der Färbung, ist im vedischen Kreis mit den Feuerarten förmlich und inhaltlich verbunden. *Ca* gibt im ganzen sieben verschiedene Farben an *(Indriya 7, 9: – sarvā – saptavidhā),* nämlich *rakta* (rot), *pīta* (gelb), *sita* (weiß – hell), *śyāva* (braun), *harita* (falb – gelblich – grün), *pāṇḍura* (weiß – gelb), *asita* (schwarz). Die eingeklammerten Übersetzungen entsprechen den üblichen lexikographischen Nachweisen, sie treffen aber hier zum guten Teil nicht zu. Denn *Ca* sagt ausdrücklich, daß alle diese sogenannten Farben aus Feuer entstanden seien *(taijasa),* und mit diesem wörtlichen Hinweis auf die Hitze *(tejas)* kann nach Vorgang allgemein eine Brücke

---

[17] In beachtenswerter Weise beginnt JOLLY seine Bewertung mit dem Hinweis, daß der jetzige Bestand bei *Ca* (wie bei *Su*) nur durch den Kommentar des *Cakrapāṇidatta* gesichert werde, dessen zeitliche Ansetzung in das 11. Jahrhundert nicht einmal vollkommen feststeht. Über diesen Zeitabschnitt helfen auch keine Unterlagen, die zeitlich verhältnismäßig gesichert sind, wie das Bowermanuskript, soweit es sich um die gesamten Sammlungen handelt.

zu der Vorstellung über *pitta* geschlagen werden. In seiner Gruppe lassen sich gegen eine Verbindung der roten Farben in 14 und 15 mit Feuer inhaltlich wohl kaum Bedenken erheben; in 12 ist *maṣi* als Brandfarbe bestimmt, bereits nach der Art ihrer Herstellung aus gebrannten Knochen, und wenn nicht durch *ajasra*[18], so doch durch *uṣṇa* im gegebenen Sinne eingeengt.

Mit dem zuvor umschriebenen *kālameha* kann sachlich *nīlameha* verbunden werden. Dies geschieht formell bei Vā und Mā 12/13, wo diese beiden Erkrankungen in einer Verszeile abgehandelt werden (vgl. im *Garuḍapurāna* 159, 24), während sonst jeder der übrigen (18) eine besondere Zeile gewidmet ist. Da ein Einschub unwahrscheinlich ist, so ist die Annahme eines inhaltlichen Zusammenhanges nicht unberechtigt. Dieser „blaue" Harn, wie er bisher ausnahmslos nach seiner Wortwertung angesehen wurde, kann aber doch wohl auf medizinischem Gebiet als ein blaues Wunder gelten. Es baut sich auf *Ca* 13a mit dem Hinweis zu dem Vogel *cāṣa* auf.[19] Nun hat aber die Benennung durch „Tschaascha" doch wohl einen lautnachahmenden Ursprung und deswegen läßt sich von vornherein der Beweis einer blauen Farbe schwerlich erbringen. Auch die Kommentare der Originaltexte helfen mit ihren wörtlichen Wiederholungen oder gelegentlichem Wechselbezug nicht weiter. Wenn auf die prinzipiellen Erläuterungen bei *Ca* zurückgegriffen wird, so erscheint es beachtenswert, daß die zuvor angeführten, sogenannten Farben als *prabhā* charakterisiert werden, d. h. als Ausstrahlungen (*pra* = hervor, *bha* = strahlen). Die hier in Betracht kommende Vorstellung ähnelt also auffallend jener vom Sehakt, wie im *Ṛgveda* erkennbar ist[20], und auch noch später nachgewiesen werden kann[21]. Unter *prabhā* wird aber *nīla* ausdrücklich nicht

---

[18] Im *Ṛgveda* kommt *ajasra* 19 mal vor, davon auf das Feuer bezogen in I, 189, *4*; II, 35, *8*; III, 1, *21*; 26, *7*; 54, *1*; VI, 16, *45*; 48, *3*; VII, 1, *3*, *18*; 5, *4*; VIII, 60, *4*; IX, 113, *7*; X, 6, *2*; 12, *7*; 45, *1*; 139, *1*; 185, *3*. Die beiden übrigen Belegstellen (I, 100, *14*; IV, 55, *2*) enthalten die bezügliche Übertragung auf andere Götter.

[19] In *Ṛgveda* X, 97, *13*, wird *cāṣa* neben *kikividi* genannt und jeder dieser beiden Vögel gilt als der blaue Holzhäher. LUDWIG setzt im Kommentar der Rigvedaübersetzung (Bd. V, 559) unter Verweis auf *Taittirīya-Saṃhitā* I, 1, *cāṣa* parallel dem großen Raubvogel *śyena*, welcher seinen Namen von einer rötlich-weißlichen Farbe haben soll (GRASSMANN, Wörterbuch, *1417*); danach könnte der Bezug auf die Flügel in *Ca* 13a auf *chāya* zielen oder auf das *sauparṇa*, in welcher Legende der Adler den *Soma*, das Himmelsfeuer, raubt.

[20] Vgl. Asia Major 1930, *336*.

[21] Eine bildliche Darstellung der Sehstrahlen, durch A. v. LECOQ in einem Tempel bei Kutscha aus der 2. Hälfte des 1. Jahrtausend gefunden, ist in den Klinischen Monatsblättern für Augenheilkunde 1928, *511–516* veröffentlicht.

genannt, wohl aber unmittelbar zuvor unter *chāyā (indriya-* 7,
7); obwohl sich *chāyā* aus *ci* = sehen, scheinen, gebildet hat,
steht die Bedeutung als Schatten (bzw. Widerschein, Spiegelbild) hier im Gegensatz zu *prabhā*, wie das aus den weiteren
Ausführungen deutlich wird *(indriya-* 7, *11)*. Inwieweit diese
Gegensätzlichkeit mit der alten Feuerlehre zusammenhängt,
kann hierbei unerörtert bleiben. Nach dem Vorgang läßt sich
dort *nīla* (oder bei zugegebener Verbindung auch *kāla*) schwerlich unter *asita* einordnen, sondern die Schatten- und Lichtform
sind gegensätzlich aufgezeigt. Unter den nicht seltenen Belegen
für *nīla* finden sich zuweilen Bezüge, wo *nīla* in eine sogenannte
Farbenskala eingeschlossen ist, aber auch dann in einem
annehmbaren Gegensatz, wie oben aufgestellt.[22]

Der „Gelbwurz"-Harn kann der ausgesprochenen Färbung
entsprechen. Die Beschreibungen bei *Su* 12a und *Vā* wie *Mā* 14c
durch *dah* (verbrennen) läßt sich zwar zwanglos in eine
Geschmackseigenschaft der Gelbwurzzubereitungen einreihen,
weicht aber danach deutlich von dem Begriff der Farbe ab.[23]

Die kurze kritische Skizze über die Färbungen, welche nur für
das Thema ausgearbeitet worden ist, zeigt die Abhängigkeit der
betreffenden Anschauungen von der alten Bewertung des
Feuers. Dieser Umstand ist auch in den übrigbleibenden Eigenschaften der *pitta*-Gruppe erkennbar.

Der Geruch von Blut oder Fleisch, welcher durch *visra* bei *Ca*
14a und 15a, wie bei *Vā* und *Mā* 16a beschrieben wird, entspricht der Sachlage im *Ṛgveda* I, 162, *10*. Dort wird beim Roß-
opfer der Geruch *(gandha)* von „rohem" *(āma)* Blut oder Fleisch
(kravis) erwähnt. Seine Eigenschaft gleicht dem, was die geöff-

---

[22] Etwa im Sinne des Heiligkeitsgrades sind die am Körper verwandelten
Farben; schattendunkel, düster, kupfrig, feurig und hell(glänzend), *Ca indriya-*
1, *5; nīlaśyāmatāmraharitaśuklāśca varṇāḥ śarīre vaikārikā bhavanti.* Nach
welcher Richtung die Bedeutung von *nīla* zu bestimmen ist, zeigt auch eine
Stelle des *Atharvaveda*, wo von einem rohen Gefäß *(āma pātra)* mit den Eigenschaften *nīla* und *lohita* die Rede ist (IV, *17, 4)*. Der Kommentar (zitiert nach
WHITNEY-LANMAN, *180*) erklärt *nīla* mit Rauch und *lohtia* mit Feuer, bewegt
sich also in den althergebrachten Anschauungen, welche auch dadurch noch
beleuchtet werden, daß er das rohe Gefäß des Textes durch ein ungebranntes
(apakva) irdenes Gefäß *(mṛtpātra)* erläutert, also durch die bekannten Zusammenhänge *āma – pakva.*
[23] Die ⟨sachlich verhältnismäßig späte⟩ Bezeichnung *haridrāmeha* verleitet in
Anlehnung an die arische Feuerlehre zur Vermutung, daß ursprünglich der
Krankheitsname einen Einschluß von *haras* oder einem entsprechenden Derivat der schädigenden Flamme enthalten hat; doch läßt sich diese naheliegende
Kombination nicht aus dieser Stelle allein mit beweisender Geltung ableiten.

nete Bauchhöhle „ausstrahlt" *(yad ūvadhyam udarasyāpavāti)*;
dabei beweist das „Strahlen" oder besser verdeutscht „Flam-
men" *(pū)* das Bewußtsein einer Feuerwirkung.[24]

In der wörtlichen Bedeutung von *kṣārameha* ist gleichfalls das
„Verbrennen" *(kṣā)* enthalten.[25] Mit dem *kṣāra* steht im Zusammenhang hauptsächlich *kaṭuka* und *lavaṇa*. Dieser Hinweis in
Ca sutra- 26, 14: *kaṭukalavaṇabhūyiṣṭha-* leitet zu den eigentlichen Geschmackseigenschaften über. Die der *pitta*-Gruppe,
nämlich *amla, lavaṇa* und *kaṭuka*, werden in ihren elementaren
Verbindungen mit Erde, Wasser und Wind jedesmal noch mit
Feuer in Bezug gesetzt.[26] Und bei der Sonderbeschreibung wird
wenigstens bei *amla (Ca sūtra-* 26, 43) und *kaṭuka (Ca sūtra-* 26,
47) das Feuer *(agni)* wörtlich an erster Stelle erwähnt, bei *lavaṇa*
(Ca sūtra- 26, 45) jener Bezug durch „kochen machend" *(pācana)*
umschrieben.

In den vorlaufenden Untersuchungen ist einiges wesentliche
Material zusammengetragen worden, welches über den Ursprung und die – vor allem bei *Ca* – herrschenden Anschauungen von der *pitta*-Gruppe des *prameha* Auskunft gibt. In dem
Nachweis der engen Verbindung dieser Gruppe mit dem Feuer
zeigt sich das einlaufende und auslösende Moment altherge-
brachter Vorstellungen von *agni*, welches eine allgemeine
Bedeutung beansprucht und sich in Bahnen bewegt, die der
bisherigen medizingeschichtlichen Forschung als fremd oder
ungewohnt gelten können. Regelwidrigkeiten beim Anblick des
Harns dürften praktisch den Bezug zum Feuer herangezogen
haben, jedoch keineswegs eine derartige Bewertung etwa erst
ausgelöst haben. Denn erkenntnistheoretisch ist die Vorstellung
vom Feuer der übergeordnete Begriff, welcher nachträglich erst
in seine Anteile (Glanz und Glut) verhältnisgemäß zerlegt wird.
Das zeigen die Anteile der *pitta*-Gruppe, deren Eigenschaften
nicht nach dem Anblick beurteilt werden. Auch die sichtbaren

---

[24] Vgl. *Taittirīyasaṃhitā* IV, 6, *8k* und *Vājasaneyisaṃhitā* XXV, 33.

[25] In der allgemeinen Operationslehre bei *Su sūtra-* 7–14, zu welcher *Ca* kein
Äquivalent bietet, wird *kṣāra* neben *agni* als Ersatz scharfer Instrumente
bezeichnet (8, *9: anuśastrāni)*; vgl. 11, *I*. Die Angliederung von *kṣāra* und *agni*
in 7, *II* (auch hier gemeinsam genannt) an die stumpfen Hilfsinstrumente *(upa-
yantra*, im Gegensatz zu dem scharfen Instrument, d. h. *śastra*, dem schneiden-
den) entspricht zwar einer späteren allgemeinen Einteilung, aber nicht den
ursprünglichen Vorstellungen, welche die zuvor angeführten Quellen durch
ihre Textstellungen betonen.

[26] *Ca sūtra-* 26, 39: *bhūmy (pṛthivy) agnibhūyiṣṭhatvādamalaḥ / toya-(salilā)-
agnibhūyiṣṭhatvāllavaṇaḥ / vāyvagnibhūyiṣṭhatvāt kaṭukaḥ.*

Eigenschaften der Feuerwirkung lassen sich nicht im Sinne moderner Farbenkriterien zerlegen. Hierbei erscheint ein Beispiel beachtenswert, in welchem *pitta* in seiner Verbindung mit *rakta* (Blut) mit *kṛṣṇa* (schwarz), *nīla* und schließlich mit dem Regenbogen verglichen wird *(Ca nidāna- 2, 11; yat kṛṣṇamathavā nīlaṃ yadvā śakradhanuḥprabham).* Es ist aber kein Ergebnis in allen Teilen hier erkennbar – und das kommt zum Thema vor allem in Betracht –, welches irgendeinen Anhaltspunkt für die Annahme einer Zuckerharnruhr bietet.

Die beiden anderen Gruppen des *prameha*, welche durch *śleṣman* und *vāta* verursacht werden, weisen dagegen im Rahmen der hier gestellten Aufgabe eine Zusammengehörigkeit auf, welche durch die Erwähnung von Zucker oder Süßem veranlaßt wird. Es wird sich zeigen, daß noch weitere Bindungen in dieser Hinsicht bestehen.

Zur Übersicht der Eigenschaften des Harns in der *śleṣman*-Gruppe wird die nachfolgende Tabelle aufgestellt. Ihre erste Reihe enthält die Eigenschaften, welche in *Ca vimāna- 8, 83* dem *śleṣman* zugeschrieben werden; die zweite Reihe zählt die *śleṣman*-Eigenschaften auf, welche die sachlich abhängige Stelle in der Beschreibung des *prameha* in *Ca nidāna- 4, 5* birgt[27]; und die dritte Reihe vergleicht die Bezeichnungen der Einzelkrankheiten 1–10 unter Anfügung ihrer hauptsächlichen Eigenschaften, welche dort aufgeführt sind (S. 24).

Wie in der *pitta*-Gruppe fällt in der nachstehenden Übersicht sofort die Störung der Reihenfolge und der Bezeichnungen auf. Hier ist aber noch eine weitere Unregelmäßigkeit zu beobachten: Die des *śleṣman* des *vimāna* hat 12, die des *nidāna* 11[28] und die Krankheitsbezeichnungen nur 10 Anteile.

Überblickt man die erste Reihe, welche den Schleim beschreibt, so finden sich Beschreibungen wie *snigdha, ślakṣṇa,*

---

[27] Der Text in der *Ca*-Ausgabe, Lahore 1828/29 lautet: *śvetaśītamūrtapicchilācchasnigdhaguruprasādamadhurasāndramandaiḥ,* er ist dem Text der großen *Ca*-Ausgabe (Kalkutta 1927 ff.) zweifellos vorzuziehen: *śvetaśītamūrttapicchilācchasnigdhagurumadhurasāndraprasādagandhaiḥ.*

[28] In der großen *Ca*-Editio – vgl. Anm. 28 – sind hier nur 10 Teile genannt, weil für *manda* der *gandha* angefügt ist. Daß dieser Text mit *gandha* nicht zuverlässig erscheint, ist schon gesagt worden. Selbst wenn *gandha* nicht als „Geruch von –", sondern in übertragener Bedeutung als „Spur von –" aufgefaßt wird, so bleibt doch beachtenswert, daß hier die Bezeichnung *gandha* aus einem modern-wissenschaftlichen Gesichtswinkel begrifflich verwaschen erscheint und einen ähnlichen Mangel an Einengung in der Sinnesphysiologie zeigt, wie dies bei *varṇa* zuvor nachgewiesen.

1. *snigdha* (zerschmelzend).	1. *śveta* (hell).	1. *udakameha,* *accha, bahu, sita, śīta, nirgandha. Su 1: śveta.*
2. *ślakṣṇa* (schlüpfrig).	2. *śīta* (kalt).	2. *ikṣumeha,* *atyartha, madhura, sīta, picchila, etc.*
3. *mṛdu* (geschmeidig).	3. *mūrta* (geronnen).	3. *sāndrameha,* *sāndrī.*
4. *madhura* (süß).	4. *picchila* (schleimig).	4. *sāndraprasādameha,* *saṃhan, prasad.*
5. *sāra* (kernig).	5. *accha* (durchsichtig).	5. *śuklameha,* *śukla, piṣṭanibha, etc.*
6. *sāndra* (zäh).	6. *snigdha* (glitschig).	6. *śukrameha,* *śukra etc.*
7. *manda* (träge).	7. *guru* (geschwollen).	7. *śītameha,* *atyartha, madhura, śīta, bhṛśa.*
8. *stimita* (schwer beweglich).	8. *prasāda* (abgeklärt).	8. *sikatāmeha,* *mūrta, doṣa, sikatā.*
9. *guru* (geschwollen).	9. *madhura* (süß).	9. *śanairmeha,* *manda, avega, kṛccha, śanair.*
10. *śīta* (kalt).	10. *sāndra* (zähe).	10. *ālālameha,* *tantubaddha, picchila.*
11. *vijjala* (schmierig).	11. *manda* (träge).	11. –
12. *accha* (durchsichtig).	12. –	12. –

mṛdu, sāndra, manda, stimita, guru, śīta, vijjala, die deutlich sinnfällige Eigenschaften des Schleimes wiedergeben. Zu diesen kann auch *accha* = ohne Schatten oder Widerschein zugerechnet werden, etwa dem modernen Begriff glasig zu vergleichen. Unter *sāra* kann hier eine Anspielung auf einen Fruchtkern angenommen werden, und damit ein Ausdruck, welcher sich den Eigenschaften des Schleimes angleichen läßt. Aus der Reihe fällt vorerst heraus *madhura* = süß. Und wenn die letzte Schleimeigenschaft vorläufig aus der Reihe des *śleṣman* im *nidāna* fortgelassen wird, so würden sich alle übrigen 10 Attribute dem Schleim gleichfalls anpassen lassen.

Erst in den 10 Krankheitsnamen und ihren Beschreibungen treten Schwierigkeiten auf, welche sich nicht ohne weiteres beheben lassen, wenn mit Ausnahme des Süßen die Anzeichen unter dem Begriff des Schleimes vereinigt werden sollen.

Zur Beurteilung der Gruppe des *śleṣman* muß hier die Parallele in *Ca cikitsā* 6, 7 (Ed. Lahore, 1929) herangezogen werden, redaktionell hinsichtlich des Gesamtanteiles jünger, an der betreffenden Stelle aber in seiner gebundenen Form alten Ursprungs. Dort wird der Harn geschildert: Wasser ähnlich oder Süßsaft ähnlich oder niederschlagend, und zwar oben, wieder zur Ruhe gekommen (pw), hell, mit Samen, kühl oder langsam, oder wie Speichel oder mit Sand verbunden *(jalopamaṃ cekṣurasopamaṃ vā ghanaṃ copari viprasannam / śuklaṃ saśukraṃ śiśiraṃ śanairvā lāleva vā vālukayā yutaṃ vā //). Es kann wohl nicht geleugnet werden, daß vielleicht mit dem Anfang auf vedische Vorstellungen angespielt wird. Su sūtra* 45 setzt in dem Sonderkapitel (vgl. S. 7) die Herkunft des Wassers vom Himmel an erste Stelle und ebenso wird entsprechend *Ca sūtra-* 26, *39* verfahren, wenn auch mit anderen Worten. Das Wasser und die damit verbundenen Vorstellungen weisen also nicht von vornherein auf den Harn im absprechenden Sinne hin. Wird bei einer Rücksicht auf die Veden die Herleitung von *prameha* aus *mih* eingehalten, so ergibt sich, daß unter den 23 Belegstellen von *mih* im *Ṛgveda* nur dreimal ein Vorgang auf der Erde (beim Opfer) angenommen werden kann[29], dagegen in der Mehrzahl, 20 mal, ein Bezug zum Makrokosmus, zum Himmel oder seinen Vertretern, den Göttern, und zwar sehr häufig zu der deutlichen Form des Regens[30]. Der Gott harnt auf die Erde[31]; das mag der modernen Vorstellung absonderlich erscheinen, nicht den alten Nomaden des *Ṛgveda*. Und dieser Harn besitzt keine abfällige Bewertung; der Harn des *Rudra* ist heilend *(jalāṣa, -bheṣaja)* und hoch geachtet.[32] Das Heilmittel wird wörtlich als Harn bezeichnet durch *mūtra*[33]. Von diesen Vorstellungen, denen des starken

---

[29] *Ṛgveda* II, 3, *II (ghṛta);* IX, 107, 6; X, 104, *(soma).*

[30] Z. B. *Agni (narāśaṃsa) Ṛgveda* I, 142, *3;* Indra VI, 29, *3;* 34, *4;* VIII, 4, *10; Marut* (die Söhne des *Rudra)* I, 64, *6;* 167, *4;* II, 34, *13; Aśvin VIII,* 10, *2; Dyāva-Pṛthivī* (Himmel und Erde) I, 22, *13; Uṣas* (Morgenröte) I, 48, *16.* Nebenher bemerkt, ist der Regen in den arischen Vorstellungen mit denen des Feuers verbunden, etwa mit den Blitzen im Gewitter, so VII, 20, *4;* VIII, 61, *18 (vajra);* X, 96, *3 (rūpā haritā).*

[31] So in dem Kriegslied *Ṛgveda* X, 102, *5,* wo die Götter den Stier ⟨des Himmels, d. i. *Agni*⟩ mitten in dem Kampf (zugunsten der Stammesgenossen) harnen machten *(amehayan vṛṣabham madhye ājeḥ).*

[32] *Ṛgveda* I, 43, *4;* II, 35, 7; VII, 35, 6; VIII, 29, 5; *Atharvaveda* II, 27, *6;* VI, 57, 2; XIX, 10, 6.

[33] *Atharvaveda* VI, 44, *3.* Das Wort *mūtra* kommt im *Ṛgveda* nicht vor.

Regens, gehen die Eigenschaften bei *udakameha* aus, wenn der Harn hier *accha* (schattenlos, daher durchsichtig)[34], *bahu* (reichlich), *sita* (hell), *śīta* (kalt), *nirgandha* (ohne Sinneswahrnehmung)[35] genannt wird.

An diese Anschauungen, für welche zuvor nur einige Bindungen zu den grundlegenden Vorstellungen gegeben sind, schließt sich offensichtlich *ikṣumeha* an. Wenn in *Ca sūtra-* 26, 39 jene Flüssigkeit des Himmels *avyakta-rasa* (vgl. Anm. 1 auf S. 6), oder in *Su sūtra 45, 1 anirdeśyarasa* (*anirdeśya* = nicht zu bestimmen) genannt wird, und im Sinne von geschmacklos übersetzt wird, wie dies geschehen, so muß bereits an jenen Belegstellen eine solche Deutung wenigstens als verfrüht gelten. Denn diese Wasser werden als *saumyāḥ* bezeichnet und kurz darauf wird gelehrt, daß von diesen 6 *rasa* der süße *rasa* das Übergewicht der Eigenschaften des *soma* habe *(teṣāṃ ṣaṇṇāṃ rasānāṃ somaguṇātirekānmadhuro rasaḥ)*. Auch die ältesten Überlieferungen bieten keine gegenteiligen Anhaltspunkte. Es ist eine ganz auffällige Beobachtung, daß allein bei den oben angezogenen 23 Beispielen aus dem *Ṛgveda* 7 mal *mih* ausdrücklich mit *madhu* verbunden wird.[36] Darin liegt ein Beweis, daß ursprünglich der Ausdruck *madhu* nicht zu einer Einengung im Sinne der Zuckerkrankheit zu benutzen ist. Wenn also bei *ikṣumeha* übermäßig *(atyartha)* süß *(madhura)*, wohl zusammengehörig, und kalt *(śīta)* erwähnt wird, so beziehen sich diese Eigenschaften sicherlich auf altüberkommene Anschauungen, erst mit etwas schleimig *(ıṣat-picchila)* und süßsaft-scheinend *(kāṇḍekṣurasasaṃkāśa)* ist eine, und zwar nachträgliche, Bezugnahme auf die Bereitung des Zuckers aus dem Rohr glaubhaft.[37]

Der angenommene Hinweis auf den Zuckerrohrsaft durch den Schleim ist jedoch nicht gesichert. Denn die eine Belegstelle, von welcher oben ausgegangen wurde, sagt: Die Eigenschaften des *soma* habend, sind sicherlich die Wasser zwischen Himmel und Erde entstanden *(Ca sūtra-* 26, 39: *saumyāḥ khalvāpo'ntarīkṣaprabhavāḥ)*, und ein Zusammenhang zwischen *soma* und *śleṣman, dem Sonder-doṣa* der Gruppe, ist schon anderwärts zuvor nachgewiesen worden (vgl. S. 10). Die gedankliche Verbindung von *soma* mit dem Süßen kann zudem in den Veden fast

---

[34] *accha* = ohne Schatten, ohne Widerschein oder ohne Spiegelbild (vgl. S. 20) und danach sachlich = durchsichtig.
[35] Vgl. S. 21 und Anm. 1 auf S. 23.
[36] *Ṛgveda* I, 22, 3; 34, 3; 47, 4; 157, 4; VI, 70, 5; I, 142, 3; IX, 107, 6.
[37] Über Rohrzuckerarten vgl. U. Ch. Dutt, Materia Medica, *266–268*.

als sprichwörtlich gelten.[38] Somit ist wahrscheinlich, daß wenigstens hier ohne Realbezug zur Zuckerkrankheit herrschende alte
Anschauungen – zumal vom *soma* – auslösend eingelaufen sind.
Unter Anspielung auf das Kennwort *mih* berichtet auch *Ṛgveda*
IX, 74, *4* von den Sturmgöttern *Marut*, welche zwischen Himmel
und Erde weilen, daß sie *soma* „herab harnen" *(ava mehanti)*,
als hita für die Opferer (vgl. Anm. 2, S. 25).

Den Anspielungen auf den *soma* reihen sich bei den drei folgenden Erkrankungen solche auf die *surā* an, eines Rauschtrankes, welcher sich im profanen Leben des alten Inders großer
Beliebtheit erfreute. Seine Bezeichnung im *Atharvaveda* II, 26,
5, als *dhānya rasa* weist auf eine Herstellung aus Getreidekörnern hin. Die *surā* wird gewöhnlich als ein Branntwein angesehen. Wenn es aber an sich schon zweifelhaft ist, ob das Destillieren in der Frühzeit bekannt war, so finden sich in den Bezügen
der alten medizinischen Texte keine Anhaltspunkte hierfür. In
Ca 3–5 erscheinen die drei nacheinander folgenden Stadien
beschrieben, bei *sāndrameha* das Dickflüssig- bzw. Trübwerden
[des Gärungsgemisches], bei *sāndraprasādameha* das Absetzen,
was besonders deutlich *Vā* und *Mā* 4 beschreibt, und bei *śukla-
meha* den schließlichen Erfolg, welcher mit *śukla* oder *sita* als
klare Flüssigkeit umschrieben wird, worauf bei der *surā* die
Inder (wie auch andere Völker) Wert legten. Die Bezeichnung
mit *piṣṭa* kann die mehlartige Form des Absatzes ausmalen, aber
auch auf die Art der Herstellung hinweisen, wie dies aus dem
Arthaśāstra des *Kauṭilya* (42) hervorgeht, welches auch das Vertrautsein der Ärzte mit der *surā*-Bereitung klarstellt.[39] Das
abhikṣṇam kann sich auf das sofortige Abgießen der *surā* nach
Abschluß des Vorganges beziehen und *hṛṣṭa-roma* auf den auslösenden Affekt.

Der Niederschlag bei der Bereitung der *surā* dürfte wohl zu
Vorstellungen vom Samen weitergeführt haben, zumal auch

---

[38] Rdgveda IX, 107, *6: – madhvā yajñam mimiksa nah* ⟨*soma*⟩ begieße unser
Feueropfer mit Süßem.

[39] Edit. by SHAMA SASTRY, *120,8: piṣṭaya; prasad* wird in den Beschreibungen
häufig verwendet, so auch bei dem Setzenlassen des Getränkes im Krug, welches der König trinken soll *(121,10: kumbhīṃ rājapeyāṃ prasādayati).* Dementsprechend ist *prasannā* als Bezeichnung eines Rauschtrankes, etwa nach Art
des Mostes, zu verstehen; und ähnlich *āsavā*, nicht als „Destillat" aufzufassen,
sondern von pressen *(su)* herzuleiten. Der Arzt *(cikitsaka)* wird *120,12* erwähnt.
Vgl. J. J. MEYER, Das altindische Buch vom Welt- und Staatsleben, *186,20,
188,10–22, 186,28.*

außerhalb ärztlicher Kreise als bewertetes Anzeichen bekannt war, daß Samen im Wasser untersinken solle.[40] Mag bei der engen sprachlichen Verwandtschaft von *r* und *l* die Anreihung von *śukra-* an *śukla-* bei *Ca* auf den ersten Blick als ein Wortspiel erscheinen, die ursprünglich inhaltliche Bedeutung des Glanzes und der unterschiedslose Gebrauch beider Formen im *Atharvaveda* zieht die Annahme heran, nach welcher sich eine Zusammengehörigkeit aus den alten Anschauungen über das Feuer, durch *soma, śukra* usw. verkörpert, erhalten hat.[41] Dabei erscheint es aber nicht begründet, in diesen Namen etwa Symbole oder Metaphern zu erblicken. Solche Unterstellungen — mögen sie auch noch so beliebt sein — sind bereits für die alten Zeiten hinfällig, erst recht bei einer Übernahme dieser grundlegenden Anschauungen in die fachmäßige Realistik der Heilkunde. Nur eine Beobachtung bedarf der Erwähnung. Die hier angeführten Feuerformen waren ursprünglich günstige; sie erscheinen in den frühesten Medizintexten aber als ungünstige, d. h. als Krankheitsformen. Dieser Wertwechsel kann durch die einschneidenden Änderungen der Lebensbedingungen im weitesten Ausmaß für die Arier nach ihrem Einmarsch nach Indien zustande gekommen sein; dahinweisende Anzeichen finden sich bereits im *Atharvaveda,* worüber Verfasser an anderer Stelle abhandeln will. Bei einer tatsächlichen Beurteilung muß daher *śukra* wohl als Eiter angesehen werden, welcher aus irgendeinem Teil der Harnwege stammte. Zur Beleuchtung dieser Annahme — nicht etwa zur wechselseitigen Begründung — sei daran erinnert, daß bei uns vor nicht allzulanger Zeit die eitrige Absonderung aus der Harnröhre als Samenfluß betrachtet wurde.

In der kargen Beschreibung des *śītameha* ist kein besonderer Vorgang zu erkennen.

Die drei letzten Erkrankungen der *śleṣman*-Gruppe fallen in einen Gesichtswinkel, welcher *prameha* mit Beschwerden oder Behinderung beim Harnlassen umschließt. Außerhalb der Sondertexte erwähnt diese Verbindung *Ca sūtra-* 23, 6: *mūtrakṛcchaṃ pramehaṃca.* Die mittelbare Grundlage mag in der Furcht

---

[40] *Nāradasmṛti 112, 10* (zitiert nach JOLLY, Medizin *49*). J. J. MEYER, I. c. 305₂₈₋₃₀, übersetzt den Passus als Anmerkung zu einer Anspielung seitens *Kauṭilya* (Ed. *193,₁₇),* wo aber vom Untersinken *(majj)* des Kotes *(viṣṭhā)* die Rede ist.
[41] Einige Ausführungen hierzu in Asia Major 1930, *331–339.* Vgl. auch die Ausgleichung von *somapā* (trinkend), *somasut* (pressend) und *śukrapūtapā* (klargemacht-trinkend) in *Ṛgveda* VIII, 46, *26.*

vor Unterdrückung der Ausscheidungen des menschlichen Körpers und ihren Folgen zu suchen sein; solche Besorgnis erscheint
allenthalben in Schilderungen aus dem indischen Leben, häufig
wird in den ärztlichen Texten darauf Bezug genommen, *Ca* widmet dem Thema ein Sonderkapitel *(sūtra-* 7). Eine Parallele zu
jener Vereinigung kann auch in *Ca śarīra-* 8, *16* erblickt werden.
Dort wird gesagt, daß eine Schwangere bei gewohnheitsgemä-
ßem Genuß von Eidechsenfleisch ein Kind gebiert, welches an
Harngrieß, Blasenstein und Harnhemmungen leidet *(godhā-
māṃsapriyā śārkariṇam śanarmehiṇam cā)*, und – zwei Satzteile
später – bei ständigem Genuß von Süßem ein Kind, welches an
Harnruhr leidet, stumm oder plump ist *(madhuranityā pramehi-
ṇaṃ mūkamatisthūlaṃ vā)*.[42] Aus einem derartigen Vorstel-
lungskreis heraus dürfte die Angliederung der letzten drei
Erkrankungen an die *śleṣman*-Gruppe erfolgt sein. Deshalb muß
aber bei *sikatāmeha* nicht unbedingt ein tatsächlicher, doch
immerhin seltener, Abgang von Harnkonkrementen angenommen werden. Es genügte zur Benennung die gefühlsmäßige
Begründung, wie sie aus der Beschreibung ersichtlich ist und
durch irgendwelche entzündlichen Veränderungen der Harnwege bereits verursacht worden sein kann. Der erfahrungsgemäß dabei auftretende Harndrang würde sachlich die Anfügung
der Erkrankung an *prameha* besonders rechtfertigen. Die gleiche Beurteilung paßt auf die Beschwerden bei *śanairmeha* und
auf die mittelbare oder unmittelbare Schleimabsonderung bei
ālālameha.

Bei der letzten Gruppe des *prameha*, welche durch den *vāta*
ausgelöst wird, ist kurz vor ihrer Beschreibung in Versen die
Bemerkung eingefügt, daß die Besonderheiten ihrer Benennung
mit denen der Eigenschaften des Windes in Zusammenhang
stände *(Ca nidāna-* 4, *9: teṣāmapi vātaguṇaviśeṣenaiva nāmavi-
śeṣā bhavanti)*. Diese Eigenschaften des Windes sind nach der
hauptsächlichen Belegstelle bei *Ca vimāna-* 8, *84: dörrend
(rūkṣa)*, schnell *(laghu)*, unstet *(cala)*, dichtgedrängt *(bahu)*,
rasch *(śīghra)*, kalt *(śīta)*, rauh *(paruṣa)*, klar *(viśada)*. Mit Ausnahme einer einzigen wörtlichen Übereinstimmung in *Ca* 20c,

---

[42] In A. CH. KAVIRATNA, English Translation of Charaka-Samhita, 830 faßt der
eigentliche Übersetzer K. M. GANGULI bei *śārkarin* die Bezeichnung für Kies
oder Grieß *(śarkara)* in der übertragenen Bedeutung von Sandzucker auf und
sieht offenbar diesen ersten Teil der Erkrankung als Diabetes an. Wenn sich
diese Auffassung auch nicht stützen läßt (auch die Textkommentare bieten
hierfür keine Anhaltspunkte), so klingt vielleicht doch die oben umrissene
Sachlage des angenommenen Zusammenhanges hier nach.

wo noch dazu ein anderer Wortsinn wahrscheinlich ist, wird man vergeblich die bei *Ca* angekündigte Übereinstimmung der Eigenschaften des *vāta* mit jener der vier Erkrankungen suchen, welche seinem Einfluß zugeschrieben werden. Von den drei Gruppen des *prameha* ist hier die Unstimmigkeit die krasseste.

Diese auffällige Unregelmäßigkeit dürfte wohl auch den alten indischen Ärzten zum Bewußtsein gekommen sein, wahrscheinlich schon bei der Zusammenstellung oder Überarbeitung der Lehren, welche dem *Agniveśa* zugeschrieben wurden. Denn in der Einleitung des Sonderkapitels vom *prameha* taucht neben der üblichen und meist ausschließlichen Einteilung nach *doṣa* eine bedeutsame Berücksichtigung von *dūṣya* auf.[43] Diese – in

---

[43] Desgl. in der Parallele bei *Ca cikitsā-* 6, 4. Auch *Su nidāna-* 6, 2 hat die Anreihung *doṣa-dūṣya*, ebenso *Vā nidāna-* 10, 7 und *Mā prameha-* 4, 6 wiederholt im *Yogaratnākara*.

Die zuvor bei *Ca* erwähnte, disponierende Ankündigung (in 6, 4) von *doṣa* und *dūṣya* wird bei der allgemeinen Ausführung über die *śleṣman*-Gruppe wieder aufgenommen. Nach einigen Hinweisen über die ursächliche Bedeutung unmäßiger Lebensführung berichtet *Ca nidāna-* 4, 4: *bahudravaḥ śleṣmā doṣaviśeṣaḥ / bahubaddhaṃ medo māṃsaṃ śarīrajakledaḥ śukraṃ śoṇitaṃ vasā majjā lasīkā rasaścauja iti saṃkhyātā dūṣyaviśeṣāḥ /* Hier wird also der Unterschied *(viśeṣa)* von *doṣa* und *dūṣya* klargelegt und zwar durch *drava =* laufend, fließend für *doṣa* und *baddha =* gebunden, stockend für *dūṣya*. Diese beiden Kennzeichen, welche auch im Text durch ihre Stellung betont sind, werden noch durch *bahu* (dicht) verstärkt. Somit steht auf der einen Seite *śleṣman* in flüssiger Form, auf der anderen Seite werden die *dūṣya* gezählt als Fett, Fleisch, aus dem Körper stammende Feuchtigkeit, Samen, Blut, Schmalz, Mark, *lasīkā*, Saft, *ojas,* in einer Form, die sachlich am besten wohl als geronnen hier umschrieben werden kann. – Es folgen darauf weitere Erörterungen über die Verbindung von *śleṣman* und *dūṣya*, zumal dem Fett (sechsmal ausdrücklich genannt) mit dem Ergebnis des Überganges des letztgenannten in den Harn. Diese sachliche Betonung des Fettes im Sinne von *dūṣya* weist auf die *vāta*-Gruppe. Es ist daher sehr wahrscheinlich, daß eine ursprüngliche Einengung von *dūṣya* nach dieser Hinsicht bestanden hat und eine erst spätere Erweiterung auf alle Gruppen, wie sie schon bei *Su nidāna-* 6, 2 deutlich ist. Für diese Beobachtung liefert *Ca nidāna-* 4, 5 einen Beweis; hier, am Abschluß der Erörterung über den Einfluß des *śleṣman*, wird gesagt, daß seine Gruppe nicht zu heilen ist *(asādhya).* Diese Beurteilung entspricht aber nicht nur dem Charakteristikum der *vāta*-Gruppe, sondern steht im Gegensatz zu der richtigen Einschätzung der Heilbarkeit der 10 *śleṣman*-Leiden wenige Sätze später *(te daśa pramehāḥ sādhyāḥ).*

Sachlich ist *dūṣya* mehr oder weniger zu beziehen auf die *dhātu* des Körpers: Saft *(rasa),* Blut *(rakta),* Fleisch *(māṃsa),* Fett *(medas),* Knochen *(asthi),* Mark *(majjā),* Samen *(śukra)* und auch *ojas.* Die Bezeichnung (von *duṣ =* schlechtwerden hergeleitet) kann aber begrifflich nicht unter die *dhātu* eingereiht werden, sondern ist von vornherein ein Krankheitsstoff, wie dies für *doṣa* früher aufgezeigt worden ist.

der medizinischen Nomenklatur nicht gerade seltene – Bezeichnung *dūṣya* bezieht sich auf Stoffe, welche (leicht) der Verderbnis ausgesetzt sind, hier auf das Krankheitsmaterial: *vasā, majjan, lasīkā* und *ojas.*

Nach den Vorstellungen über den Ablauf der Erkrankung läßt
der *vāta,* infolge ungeeigneter Lebensweise des Kranken, sein
Körperfett *(vasā)* zu den harnführenden Strömungen oder Kanä-
len niedersinken *(mūtravahāṇi srotāṃsi pratipadyate),* so daß
vasāmeha entsteht; ähnlich bei dem Mark *(majjan)* und den beiden letzten Anteilen. Die *lasīkā*[44], welche ihrer Sprachform nach
zum Saft *(rasa)* gehört, wird als dicht oder reichlich *(bahu)*
geschildert und mit ihr auf die Brunst *(matta iva)* des Elefanten
angespielt, welcher unermüdlich Harn läßt *(kṣaratyajastra).* Der
Stoff der sogenannten Lebenskraft *(ojas),* welcher selbst süß ist
(madhurasvabhāva), wird durch die dörrende Einwirkung
(raukṣya) des Windes zusammenziehend *(kaṣāya);* mit den letzten Hinweisen sind drei *rasa*-Eigenschaften genannt, welche in
erregendem Wechselbezug zu *vāta* stehen.

Wird vom Verlust von Fett und Mark abgesehen, dessen Sach-
bezug im Harn nach Seiten einer Auswertung unsicher
erscheint, nähert sich *hastimeha* dem Begriff des *Diabetes mellitus,* wenn in seiner Beurteilung nicht das Zeit-, sondern das
Mengenmaß betont wird. Allerdings kann diese kritische Einstellung textlich nicht als gesichert gelten. Die Beschreibung
von *madhumeha* scheint auf die Zuckerharnruhr hinzuweisen
mit ihrer Verbindung zu *ojas,* weil bei letztem die süße Eigenschaft hervorgehoben wird. Es ist aber nicht ohne weiteres
annehmbar, daß eine Erfahrung über den süßen Geschmack des
Harnes rückwirkend zu ihrer Übertragung auf das *ojas* geführt
hätte. Dagegen spricht die Einreihung der Vorstellungen über
ojas in die, welche oben angezeigt wurden. Denn die Erklärun-

---

[44] Unter den Textstellen, welche *dūṣya* erwähnen, sind zwei zu nennen, weil
sie einigen Aufschluß über die Bedeutung geben. Bei der Sonderbeschreibung
der *rasa* in *Ca sūtra-* 26, 49 wird *tikta* bezeichnet, welches Feuchtigkeit, Fett,
Schmalz, *lasīkā,* Ausfluß, Schweiß, Harn, Kot, Galle und Schleim auftrocknet
und dörrend, kalt und leicht ist *(kledamedāvasā-lasīkā-pūyasveda-mūtrapurī-
ṣapittaśleṣmopaśoṣaṇā rukṣaḥ śītā laghuśca).* Der Beleg zeigt, daß *lasīkā* zwischen Fetten und schlecht riechenden Flüssigkeitsabsonderungen gesetzt ist.
Bei *Ca sarīra-* 7, 10, wo von dem Maß der körperlichen Flüssigkeit gesprochen
wird, heißt es, daß *lasīkā* ihren Namen von Ausfluß einer Wunde innerhalb der
Haut erhalten habe *(yat tvagantare vraṇagataṃ lasīkāśabdaṃ labhate).* Sachlich ist daher unter *lasīkā* eine entsprechende Absonderung der Haut zu verstehen; vgl. den obigen Bezug zum brünstigen Elefanten.

gen von *ojas* beginnen in *Su sūtra-* 15, *14* mit einer Ausgleichung an den *soma.*[45]

Die einleitenden Ursachen für jede der drei Hauptgruppen des *prameha,* welche sich auf dem Verhalten und der Lebensweise des Kranken gründen[46], stehen in mannigfachen Bindungen zu Anschauungen über die allgemeine Pathologie und nur in mittelbarem Zusammenhang zum *prameha,* so daß ihre Erörterung hier unterbleibt, um nicht in ungenügend geklärte Gebiete und offene Fragen abzuschweifen. Aus ähnlichen Gründen wird auf die schwierige Aufrollung der betreffenden Heilmaßnahmen verzichtet, welche später nur kurz noch gestreift werden.[47]

Mit anderen Erkrankungen wird *prameha* nicht so selten. zusammengestellt; *Ca nidāna-* 4, *5* enthält nur einen Hinweis, welcher aber durch seine Wiederholung *(12)* in dieser Eigendarstellung über *prameha* betont erscheint. Bei den beiden hier aufgeführten Krankheitsnamen *śarāvikā* und *akachapikā* berechtigt die Anfügung von *ādya* (= usw.) zu Annahme, daß dort auf eine allgemein bekannte Krankheitsgruppe angespielt wird, nämlich auf jene der *piḍakā. Su nidāna-* 6, *9–13* behandelt zehn, *Ca sūtra-* 17, *39–65* sieben Arten dieses Leidens. Auch in dem letzten Sondertext, welcher an die Krankheiten des Kopfes *(śiras)* angegliedert ist, wird der Zusammenhang von *prameha*

---

[45] Zu den komplizierten Ansichten über *ojas,* die JOLLY in seiner Medizin *(42)* sehr kurz behandelt, nur einige Nachweise. Eine ähnliche Verbindung, wie oben bei *Su* zitiert *(somātmakam),* findet sich bei *Ca* in den 10 Krankheitsstätten des sogenannten Lebenshauches *(daśaprāṇāyatāni),* welche Bezeichnung für *sūtra-* 29 als einleitender Schriftsatz dient und worauf in *sārīra-* 7, *7* zurückgegriffen wird. In *Ca sūtra-* 17, *35* wird *ojas* auf das Blut im Herzen *(hṛdi)* bezogen, es ist von gelber Farbe *(sapītakam)* und Schleim *(63),* d. h. im physiologischem Sinne, nicht in dem der *doṣa. Ca sārīra-* 7, *10* schätzt seine Menge auf eine halbe Handvoll. *Ca sūtra-* 30, *2* ff. beschäftigt sich in erweiterter Art mit *ojas,* darunter auch mit seiner Bedeutung für den Embryo, was in *sārīra-* 4, *II* wieder aufgenommen wird. In *Ca sūtra-* 17, *38* findet sich unter anderem auch ein Verweis auf die Verbindung von *vāta* und *ojas* auf die davon abhängige schwere *(kṛcchra)* Form, dem *madhumeha.*

[46] Außerhalb des Kapitels über *prameha* verweist *Ca sūtra-* 28, *6* (in einer kurzen Übersicht von Krankheiten des Fettes) auf die Harnruhr unter Bezug zu körperlichen Anzeichen, welche gesondert im Anfang an *sūtra-* 21 abgehandelt werden und auch sonst erwähnt, z. B. *sūtra-* 28, *9.*

[47] Den Ausgangspunkt für eine Untersuchung über die Therapie kann das zeitlich gesicherte BOWER-Manuskript bilden, dessen Bearbeitung durch HOERNLE wesentliche Hilfen bilden; vgl. die 6 Rezepte (II, 603–608) und die zugehörigen Kommentare.

mit *piḍakā* wiederholt hervorgehoben. Die Bedeutung von *piḍakā* ist Beule, ihr hauptsächliches Auftreten in der Haut als schmerzhafter und eitriger Prozeß läßt an entsprechende entzündliche Komplikationen bei *Diabetes mellitus* denken. Diese moderne kritische Einstellung läßt sich aber nicht in die altindische Medizin übertragen. *Su nidāna-* 6, *8* und *15* knüpft hierbei an Fett und Mark an, und *Ca sūtra* 17, *53* klärt durch das Kennzeichen der *vāta*-Gruppe des *prameha,* durch seinen Hinweis auf verdorbenes Fett *(duṣṭamedas)* eindeutig die grundlegenden Vorstellungen auf.

Endlich ist ein Kardinalbeweis für die Kenntnis der Zuckerkrankheit der alten Inder in dem Verhalten der Insekten gegenüber dem Harn erkannt worden. JOLLY sagt in seiner Medizin, *84:* „Noch jetzt wird Diabetes häufig dadurch entdeckt, daß Fliegen und ganze Züge von großen, schwarzen Ameisen den Nachttopf aufsuchen (CHEVERS, Diseases of India, S. 371 f.)." Diese Beobachtung kann so weit in die Frühzeit zurückverlegt werden, als der Gebrauch vom „Nachttopf" nicht wörtlich genommen wird[48], und das „noch" erst zu beweisen ist.

Den ⟨m. E. ⟩ ältesten Beleg für den Vorgang zeigt *Ca nidāna-* 4, *11,* ein Text, welcher die Ausführungen über *prameha* abschließt: das Eilen nach Körper und Harn des Kranken seitens der Fliegen und Ameisen *(ṣaṭpadapipīlikābhiśca śarīramūtrābhisaraṇam).*[49] Daß die Fliegen und Ameisen dem Süßen außerordentlich zugeneigt sind, sagt *Ca* bei der Besprechung des *madhura rasa (sūtra-* 26, *41: ṣaṭpadapipīlikānāmiṣṭatamaḥ).* Es fragt sich nur, ob in der Beurteilung, welche in *Ca* zum Ausdruck kommt, gerade das Süße des Harnes als auslösendes Moment zu gelten hat. Eine derartige ausdrückliche Erklärung, welche andere ursächliche Möglichkeiten in eindeutiger Form ausschließt, fehlt aber auffälligerweise. Und wenn *Ca* unmittelbar anschließend von den Fehlern des Harnes spricht und bei diesen sachlich den Fleischgeruch hervorhebt *(mūtre ca mūtradoṣān visraṃca śarīragandhaḥ),* so kann danach geschlossen werden, daß das zuvor beschriebene Verhalten der Insekten in der letz-

---

[48] Soweit Rechtsbücher und Berichte volkstümlichen Einschlages eine Beurteilung der Form des Harnens zulassen, muß der Gebrauch eines solchen Utensils zum wenigsten als außergewöhnlich gelten. Das Gefäß *(bhājana)* in *Ca 3* dürfte sich wohl auf die Mostbereitung beziehen.

[49] Die Bezeichnung *ṣaṭpada* (d. h. Sechsfüßer) knüpft an die alte Einteilung des vedischen Ariers in Zweifüßer *(dvipad)* und Vierfüßer *(catuṣpad)* an.

ten Richtung begründet erscheint.[50] Der verhältnismäßig späte Textanteil im *Garuḍapurāṇa* 159, 35 trennt den Umstand, daß die Ameisen den (Erdboden mit dem) Harn überdecken und formell und sachlich von: Durst, dem Süßen im Harnlassen, dem Schleimausfluß bei der Süßkrankheit, sowie den möglichen mannigfachen Krankheitsabarten (– *mūtre 'pi dhāvanti pipīlikaśca [35] tṛṣṇā pramehe prapicchan madhvāmaye syād vividho vikāraḥ).* Nach welcher Richtung die Verbindung der Ansammlung von Insekten bei Harn – und Körper – zu erklären ist, zeigt beispielsweise eine Stelle bei *Su sūtra-* 14, *13,* wo an die unangenehmen Wahrnehmungen und Fleischgeruch *(visra)* beim verdorbenen Blut mit der Beobachtung, daß Ameisen und Fliegen herbeikommen, vereinigt sind (– *visramaniṣṭam pipīlikāmakṣikāṇāmaskandi* ca).[51] Dieser Textbeleg steht in dem Kapitel, welches schon früher (S. 10) zu prinzipiellen Folgerungen benutzt wurde. Und in dieser Hinsicht finden sich auch bei *Ca* ein paar Äußerungen, welche die zugrunde liegenden Anschauungen beleuchten.

Ca vimāna- 4, *5* unterscheidet bei dem *rasa* des Kranken einen schlechten Geschmack, welcher durch das Herankriechen von Läusen an seinen Körper gekennzeichnet ist, und einen süßen durch jenes der Fliegen *(yūkopasarpaṇena tvasya śarīravairasyam makṣikopasarpaṇena śarīramādhuryam).* Bei *Ca indriya –* 2, *9* werden prinzipiell beim Kranken zwei *rasa* hervorgehoben, das Schlechtschmecken *(vairasya* bzw. *virasa)* und das Wohlschmecken oder des Süßes *(svādu),* in beiden Fällen unter Bezug zu Insekten.[52] Diese gedanklichen Verbindungen fließen somit

---

[50] *Su nidāna-* 6, 7 spricht von der Annäherung von Fliegen- oder Bienenschwärmen *(makṣikopasarpaṇamālasyaṃ)* und fährt fort: *sāṃsopacayaḥ;* bei der parallelen Stellung der Texte kann wohl an eine vorlaufende Ausgleichung von *māṃsa* (Fleisch) als *dhātu* und seiner *prameha*-Eigenschaft in der angegebenen Zunahme gedacht werden. *Ca cikitsa-* 6, *12* sagt in der Wiederholung nicht mehr, als zuvor *(mūtre 'bhidhāvanti pipīlikās).* Der Kommentar, die *Carakatātparyaṭīkā,* geht auf diese Stelle nicht weiter ein. Zu dem Hauptbeleg, *Ca nidāna-* 4, *II,* nimmt der Kommentator *Cakrapāṇi* keine Stellung, welche über einen Zusammenhang aufklärt. *Gaṅgādhara* führt nicht weiter: *ṣaṭpateti makṣikā, śarire mūtre ca makṣikāpipīlikānām abhisaraṇamityarthaḥ,* erst in dem Anteil, welcher u. a. auf *visra* Bezug nimmt *(mūtre mūtradoṣān kaphādisaṃ sargajamādhuryādidoṣān)* wird das Süße *(mādhurya)* erwähnt. Darüber später.

[51] Die richtige Erklärung dieser Stelle ist bereits WECKERLING in „Die Tridoṣalehre in der indischen Medizin" *36* und *38–49* zu verdanken; dort auch Bezug zu dem indischen Kommentar. U. CH. DUTT, HOERNLE und BHIṢAGRATNA übersetzen sämtlich unrichtig.

[52] Die Bestimmung von Namen der angeführten Bezeichnungen von Insekten – mit Ausnahme der Ameisen – ist für die Frühzeit sehr schwierig. Die betreffende Zoologie bei *Su kalpa-* 8 dürfte eine späte Angliederung vorstellen.

aus den frühesten Anschauungen der Krankheitsvorstellungen über die *rasa* (vgl. Anm. 2, S. 6).

Schließlich erfordert noch die Systematik der *prameha*-Lehren einen kritischen Überblick, welcher hier auf den Gesichtswinkel der *rasa*-Doktrin beschränkt wird. Die sechs *rasa* zerfallen in zwei Gruppen, welche sich gegenüber den zwei *doṣa*, die die 1. und 3. *prameha*-Gruppe beherrschen, also gegenüber *śleṣman* und *vāta* antagonistisch verhalten. Dieser Wechselbezug wird in *Ca vimāna*- 1, 3 beschrieben: *kaṭu – tikta – kaṣāya* erregen *vāta*, *madhura – amla – lavaṇa* beruhigen *vāta*; der Einfluß auf *śleṣman* ist entgegengesetzt. Es ist beachtenswert, daß in diesem Text *pitta* und seine *rasa*-Einwirkungen gar nicht beschrieben werden. Vgl. die folgende Tabelle A und B.

Werden darunter die gebräuchlichen *rasa*-Bezüge des *pitta* gesetzt (Tabelle, C) und mit den betreffenden Einteilungen bei den sogenannten Elementen verglichen, wie sie *Ca sūtra*-26, 39, schildert, so ergibt sich der einschlägige Zusammenhang zwischen *pitta* und *agni*, welcher bereits auf S. 18–22 aufgezeigt worden ist. Vgl. Tabelle, C und D 3.

	madhura süß	amla sauer	lavaṇa salzig	kaṭu scharf	tikta bitter	kaṣāya zusammenz.
A. *vāta*	–	–	–	+	+	+
B. *śleṣman*	+	+	+	–	–	–
C. *pitta*	–	+	+	+	–	–
D. 1. *soma*	+					
2. *bhūmi* (Erde)		+				+
3. *agni* (Feuer)		+	+	+		
4. *toya* (Wasser)			+			
5. *vāyu* (Wind)				+	+	+
6. *ākāśa*					+	

Die Berücksichtigungen der Reihen A–C und D ist für altindischen Anschauungen nach verschiedenen Richtungen beachtenswert. Zum Thema kommt vor allem in Betracht die Übereinstimmung zwischen *vāta* und *vāyu* und die zwischen *pitta* und *agni*. Die *rasa*-Eigenschaften der zweiten oder *pitta*-Gruppe des *prameha* bei *Ca* sind hier gegründet, auch eine Beleuchtung der Störungen in der Gliederung der Gruppe zwischen *Ca* und *Su*.

Das Material über *prameha* reicht nicht in gesicherter Weise aus für die Entscheidung der Frage, ob die Einteilung nach *doṣa* oder jene nach *rasa* älter ist. Die *doṣa*-Einteilung läßt hierbei eine inhaltliche Gliederung noch erkennen, doch macht die *rasa*-Systematik im allgemeinen einen jüngeren Eindruck. Denn bei *Ca* erscheint die Entwicklung der letzten in Richtung des Geschmackes gerade erst abgeschlossen. Diese Beobachtung entspricht einem – zum wenigstens nach modernen Anschauungen – sehr unbeholfenen Gebrauch von Bezeichnungen sinnlicher Wahrnehmungen und ihrer Registrierung, wenn beispielsweise *kṣāra* (ätzend) mit Hilfe des später gebräuchlichen Ausdruckes für Farbe *(varṇa)* umschrieben wird, der andererseits auch offensichtlich nach Richtung des Geschmackes bei *kṣaudrameha* erscheint.

Sachlich stellen sich mehr oder weniger übersichtlich die 20 Einzelerkrankungen des *prameha* als Abgang von Bestandteilen des menschlichen Körpers *(dhātu)*, welche fallmäßig in Mitleidenschaft gezogen sind. Das spricht *Ca cikitsa-* 6, 6 aus, wonach die drei *doṣa* auf Fett, Blut, Samenflüssigkeit, Schmalz, *lasīka*, Marksaft, *ojas* und Fleisch einwirken, und unter Charakterisierung durch *dūṣya die 20 prameha-*Erkrankungen bei den an ihr Leidenden hervorrufen *(kaphaḥ sapittaḥ pavanaśca doṣa medo 'sraśukrāmbuvasālasīkāḥ / majjārasaujaḥ piśitaṃ ca dūṣyaṃ pramehiṇāṃ viṃśatireva mehāḥ).* Sonst wird dieser Krankheitsablauf so nicht erwähnt. Aber der Schwund *(kṣaya)* in dem Kapitel über *piḍakā* in seiner betonten Verbindung mit *prameha* weist wohl auf diese Grundlage hin, welcher derartige Vorstellungen entwachsen sein dürften *(Ca sūtra-* 27, 39 und entsprechend auch *Ca sūtra-* 29, 4). In diesem Zusammenhang ist es beachtenswert, daß im „Traumschlüssel" *(Svapnacintāmaṇi)* des *Jagaddeva, 2, 31,* die beiden Krankheiten *(prameha* und *kṣaya-roga)* parallel eingesetzt sind.[53] Dieses Lehrbuch über die Träume und ihre Folgen für das Wohlergehen des Menschen ist nur aus einem modernen Gesichtswinkel von der indischen wissenschaftlichen Medizin abzutrennen.[54] Zudem erklärt sein Verfasser, daß er aus medizinischen Quellen schöpfe, und führt an der zitierten Stelle die Harnruhr auf Fettgenuß *(sneha)* ursächlich zurück. Damit knüpft er aber an eine Ätiologie an, welche markant in den alten Medizinlehren hervortritt, an die Auslösung der Erkrankung durch leicht verderbliche Anteile des Kör-

---

[53] Herausgegeben, übersetzt und kommentiert durch J. v. Negelein. Der Traumschlüssel des Jagaddeva, *228.*

[54] Auf die Bewertung der Träume erstreckt sich die bodenständige indische medizinische Fachwissenschaft, so bei *prameha* in *Ca indriya-* 5, *15.*

pers, welche durch *dūṣya* umschrieben werden. Auch in den ärztlich eingeengten Texten ging diese Theorie offensichtlich vom Fett aus, war ursprünglich auf dieses und die anteilige *vāta*-Gruppe im *prameha* beschränkt. Bei *Ca* zeigt sich bereits das Übergreifen der *dūṣya*-Bewertung auf die *śleṣman*-Gruppe, und bei *Su* auch auf die *pitta*-Gruppe. Diese Beachtung bei *prameha* wird danach beibehalten unter einer Verbindung mit den *doṣa*, wie das der *Yogaratnākara* beweist.

Dieser kurze Überblick genügt der Schlußfolgerung, nach welcher die Harnruhr nicht nur wegen der äußeren Gliederung bei dem Sammelnamen *prameha* und der frühzeitig gefestigten Zahl von 20 Einzelkrankheiten als ein längst bekanntes Leiden zu gelten hat,[55] sondern daß die ärztlichen Vorstellungen über den inneren Aufbau bei dieser Erkrankung beträchtlich über jene Zeitgrenze hinaufreichen, welche die eigentlichen Fachüberlieferungen nach oben in den erhaltenen Texten abschließt. In den letzten findet sich *prameha* schon verstreut unter mannigfachen Zusammenstellungen mit anderen Leiden. In diesem Sinne kann vielleicht nach den vorangehenden Beschreibungen eine Anspielung durch *anuṣaṅgin* (anhaftend) erblickt werden in *Ca sūtra-* 25, 22: *prameho 'nuṣaṅgaṇām.* Allerdings kommentiert *Gaṅgādhara* unter Eigenbezug als hochgradig hartnäckige Erkrankung *(prameho 'nuṣaṅgaṇām rogāṇām nityasaṃlagnībhūtānāṃ śreṣṭhatamaḥ).* Die Bedeutung der Harnruhr ist auch in der Laienliteratur nachweisbar. Das *Arthaśāstra* des *Kauṭiliya* ist sicherlich nicht unter einer besonderen Berücksichtigung ärztlichen Fachwissens geschrieben und führt Krankheitsnamen verhältnismäßig selten auf, in seinem 177. *prakarana* aber doch *prameha.*

Wenn aus der weiten Ausdehnung des Krankheitsbegriffes von *prameha* diejenigen Anhaltspunkte herausgelöst werden, welche für eine Kenntnis der Zuckerkrankheit bei den altindischen Ärzten sprechen, so lassen sich nur die Belege benutzen, welche mit irgendeinem Ausdruck den Harn als süß bezeichnen. Denn das andere Kardinalsymptom beim Harn des Diabetikers (auch bei *Diabetes insipidus*), die Steigerung der Harnmenge, ist mit der erforderlichen Sicherheit nicht gesondert den Texten zu

---

[55] Als Beispiel kann hier das Bowermanuskript dienen; wird von den 6 Sonderrezepten in II, 603–608 abgesehen, so wird die Harnruhr noch 15 mal erwähnt, in Gruppen mit anderen Krankheiten, wie dies meist in der Handschrift der Fall ist: I, 41; II, 36, 70, 123, 230, 238, 243, 250, 359, 493, 632, 644, 942, 971, 1019; III, 69.

entnehmen, weil hier – außer einer Erhöhung der Geschmacks-
empfindung – die Steigerung der Harnmenge nicht scharf von
jener der Häufigkeit des Harnlassens geschieden ist. Was
modern also durch Polyurie und Pollakisurie ausgedrückt wird,
erscheint sachlich verwischt. Erst recht nicht sind mehr oder
weniger subjektive Symptome zu verwerten, welche den vielsei-
tigen Beschreibungen im Text entnommen werden könnten.

Der Harn wurde in der arischen Frühzeit als Heilmittel angesehen (vgl. S. 26). Auf dieser Grundlage beruhte seine Einfü-
gung unter die Medikamente der indischen Fachmedizin. Zu
den betreffenden traditionellen 8 Arten rechnet *Ca sūtra-* 1, *38*
und *43,* aber ausschließlich Harn von Tieren, nur *Su* erwähnt im
vorletzten *sūtra*-Kapitel kurz menschlichen Harn, daß er Gift
abwehre *(ix, 12: – mūtraṃ mānuṣaṃ tu viṣāpaham).*[56] Dagegen
warnt *Su* in der Einleitung des gleichen Kapitels vor Wasser,
welches verunreinigt ist und führt hierbei Harn und Kot *(purīṣa)*
nebeneinander auf *(ix, 4).* Es kann natürlich kein Zweifel bestehen, daß der Harn bei *prameha* als etwas Schlechtes und Krankhaftes angesehen wurde. Aber die allgemeine Einstellung zu
seiner Einschätzung ist gespalten geblieben und zeigt deutlich
noch günstige Bewertungen. Dafür nur noch ein Beispiel: *Ca
vimāna-* 8, *115* stellt die Milch *(kṣīra)* neben den Harn in einem
therapeutischen Lehrabschnitt vom Süßen *(madhuraskandha).*

Unter den Möglichkeiten eines Nachweises von Zucker liegt
am nächsten seine Feststellung durch Schmecken mit der Zunge
(rasana). Nach dem Vorgang können derartige gelegentliche
Beobachtungen zweifellos nicht ausgeschlossen werden. Als hier
entscheidende Maßnahme ist aber eine solche Prüfung im
höchsten Grade für die alte Fachüberlieferung unwahrscheinlich. Denn dort wird in den Sonderkapiteln über *prameha* eine
solche Geschmacksuntersuchung nicht genannt, was nach der
Sachlage doch erwartet werden dürfte, und in den übrigen alten
Texten hat Verfasser keine Anhaltspunkte gefunden, welche für
die Konstatierung des Zuckers im Harn durch die Zunge sprä-
chen. Im Gegenteil. *Ca vimāna-* 4, *5* lehrt, daß der Geschmack im
(oder am) Körper des Kranken – obwohl er Gegenstand der Sinneswahrnehmung ist – in einer Schlußfolgerung erkannt werden
soll, weil durch unmittelbare Erkenntnis ⟨Augenschein⟩ das Sin-

---

[56] Das *Arthaśāstra* des *Kauṭiliya* (ed. R. SHAMA SASTRY, *412;* Übersetzung J. J.
MEYER, *641)* gibt einen Trank an, welcher als Rauschmittel *(madanayoga)*
bezeichnet wird; unter seinen Bestandteilen wird Menschenharn *(naramūtra)*
angeführt.

nesorgan nicht erreicht würde; deshalb soll der Kranke befragt werden, damit man sein Eigenempfinden ⟨den Geschmack in seinem Munde⟩ erfahre[57] *(rasaṃtu khalvāturaśariragatamindriyāvaiṣāikamapyanumānādavagacchet / na hyasya pratyakṣeṇa grahaṇamupapadyate / tasmādāturaparipraśnenaiva āturamukharasaṃ vidyāt).* Danach wird – wie bereits S. 35 gezeigt – das Unterscheidungsmerkmal gelehrt, nach welchem die *yūkā* (Laus) das Schlecht- oder Nichtschmecken *(vairasya)*, die *makṣikā* (Fliege oder Biene) die Süßigkeit *(mādhurya)* vom Körper aufsuche. Der Abschnitt schließt mit Kennzeichen für Blutarten aus dem Verhalten von Hund *(svan)* und Krähe *(kāka)*.[58]

Im Gegensatz zu den Beobachtungen mit Hilfe des Gehörs, Gesichts, Geruchs und Tastgefühls, welche in der zitierten Belegstelle *Ca vimāna-* 4, 5 bei dieser Gelegenheit in unmittelbarer Form gefordert werden, tritt also beim Geschmack die mittelbare Schlußfolgerung beherrschend in den Vordergrund. Daß in dieser allgemeinen Lehrvorschrift unter dem Verweis auf das Verhalten der Insekten auch die mittelbare Prüfung des Harns gemeint ist, beweist die praktische Erklärung durch *Ḍallana* in seinem *Nibandhasaṃgraha* zu *Su sūtra-* 10, 4, wo unter anderem von den Unterscheidungsmerkmalen des *rasa* die Rede ist, welche bei den *prameha*-Arten wahrnehmbar sind *(rasanendriyavijñeyāḥ pramehādiṣu rasaviśeṣāḥ).*[59]

---

[57] Dieses subjektive Symptom, das der Süßigkeit im Mund, wird auch in der Zusammenfassung bei *Ca nidāna-* 4, II erwähnt *(mādhuryamāsyaya* bzw. *mādhuryasmāsye).*

[58] Die Erwähnung von Hund und Krähe kann die Berücksichtigung der Frühzeit begründen; es sei nur an die Bedeutung des Hundes in der iranischen Tradition erinnert; die in der indischen ist bis jetzt noch unübersichtlich. Daß alte Anschauungen in Betracht kommen, zeigt sich aus der Textform: *svakākabhakṣaṇād dhārilohitam abhakṣaṇāllohitapittamityanumātavyam* (wenn ⟨das Blut⟩ von Hund und Krähe genossen wird, soll es als *dhārin*-Blut anerkannt werden, wenn es nicht genossen wird, als Blutgalle. Der letztgenannte Krankheitsbegriff *(lohita-pitta* oder *rakta-pitta),* welcher seitens *Cakrapāṇi* nur kurz durch *duṣṭa* (verdorben, schädlich) erläutert wird, steht im Gegensatz zu *dhāri-* (tragend, haltend), wobei jedoch das Objekt fehlt. Das wird von den Kommentatoren anscheinend aus der Systematik *Ca sūtra-* 1, 16 *(śarīra-indryasattva-ātman* zu *dhāri-jīvita-nityaga-anubandha)* ergänzt und durch *jīvana* (belebend) und *jīvita* (Leben oder belebt) umschrieben; dabei wäre aber der Wechselbezug der Anordnung nicht eingehalten.

[59] Zitiert nach der *Su*-Übersetzung durch HOERNLE, Bibliotheca indica, N. S. Nr. 911, *58:* „explains that this does not refer to the sense of taste of the physician, but of bees, ants, and similar insects who are attracted by urine."

Wenn also angenommen worden ist, daß nach seinen frühesten fachmäßigen Berichten der altindische Arzt zum ersten Male in der Weltarzneikunde den Zuckergehalt des Urins bei der Zuckerharnruhr diagnostiziert hätte, so kann zwar die Möglichkeit einer solchen Beobachtung nicht geleugnet werden, ein exakter Beweis einer solchen ärztlichen Erkenntnis ist jedoch bisher nicht erbracht worden und auch die vorliegende Untersuchung kann ihn nicht beibringen.

Eine wesentliche inhaltliche Ursache für dieses Fehlerergebnis bildet der Unterschied zwischen der Entwicklung der indischen Medizin und jener in Europa; es kann hierbei sogar von einer Gegensätzlichkeit gesprochen werden. Die Entdeckung des süßen Geschmackes im Harn durch WILLIS in der Mitte des 17. Jahrhunderts bedeutete zwar noch nicht den tatsächlichen Nachweis des Zuckers und eine restlose Klärung der Erkrankung. Seine Beobachtung schloß aber entscheidend eine lange Entwicklung der Forschung über die Harnruhr ab. Hingegen tritt bei *prameha* die Bewertung durch süß bereits in den frühesten Fachberichten mehrfach und ausgebildet auf, und zwar unter Anzeichen, welche diese Harneigenschaft aus ursprünglich günstigen Vorgängen von beträchtlicher Breite und Häufigkeit im Leben des alten Inders ableitete. Es ist nicht vollkommen übersichtlich, durch welche Umstände der Übergang zum Krankheitsbegriff erzwungen wurde. Ein Bezug zu Erfahrungen bei Opfergelagen[60] oder Veränderungen in der Lebensweise aus äußeren Ursachen können deshalb nur als Vermutungen gelten, aber doch als recht naheliegende.

Die Schwierigkeit bei der Entwicklung der Krankheitsvorstellungen lag nicht in der unerwarteten Beobachtung eines Harns, welcher süß war oder als solcher gewertet wurde, sondern darin, daß die ursprüngliche Vorstellung vom Süßen, Günstigen oder Angenehmen in einem Krankheitsbegriff überpflanzt wurde. Unter einem solchen Gesichtswinkel muß das vielseitige und vielgliedrige Krankheitsbild des *prameha* betrachtet werden, in welches süß unter mehrfacher Staffelung eingefügt ist, bei der

---

[60] Hier und da finden sich Anspielungen auf die Opfergelage, z. B. in *Ca nidāna*- 8, *II: haviḥprāsāt pramehakuṣṭhānāṃ*, wo der übermäßige Genuß von *havis*, d. h. der Opfergabe, also *soma*, Milch, Fette (was als *madhu* bezeichnet wurde) zu den Erkrankungen *prameha* und *kuṣṭha* führte. Wenn in *Ca sūtra*-25, *II (ikṣumūtrajananānām)* angeführt wird, daß *ikṣu* den Harn hochgradig erzeuge, so kann nicht ausschließlich an Zuckerrohrsaft gedacht werden, sondern entsprechend dem Vorgang auch an einen Rauschtrank (surā oder dergleichen), welcher häufig gesüßt wurde.

doch unsicheren Diagnostik mit Hilfe von Insekten. Die indische Wertbetonung der Regelwidrigkeit lag nach diesem Vorgang nicht auf dem süßen Geschmack, sondern auf dem Zustand des Leidens. Damit steht im Einklang der Mangel an Berichten, daß europäische Ärzte bei ihrer Berührung mit Indern von der Zukkerharnruhr etwas gehört hatten.[61] Danach muß die Frage offen bleiben, ob die alten indischen Ärzte bei einzelnen Arten des *prameha* einen krankhaften Zuckerharn erkannt haben. Sogar die Ablehnung einer derartigen Annahme kann nicht sicher bestritten werden. Auch empirische Erfahrungen sind wenig wahrscheinlich bei einer bejahenden Vermutung, denn sonst könnte nicht der Honig oder Zucker als Heilmittel für *prameha* hervorgehoben werden.[62]

Aus: *Sudhoff's Archiv für Geschichte der Medizin 25 (1932) 1–42.*

---

[61] SALOMON bereits führt in seiner Monographie (Geschichte der Glykosurie, Dtsch. Archiv für klin. Medizin VIII, 1871, *520–521)* diesen bedingten Einwand an, daß „JAMES BONTIUS (um 1629) in seinem Werke über die Krankheiten, Naturgeschichte und Arzneimittel Ostindiens die Zuckerharnruhr gar nicht erwähnt. Auch später sind keine entsprechenden bejahenden Berichte bekannt geworden, obwohl nach den Unterlagen *prameha* keine seltene Erkrankung in der medizinischen Medizinlehre gewesen ist. Auch CHRISTIE (l. c., *287)* gibt nicht an, daß sein kranker Arzt mit der von sich aus gestellten Diagnose zu ihm kam, was doch erwähnenswert gewesen wäre.

[62] *Su sūtra-* 45, *vi,* 6 und 9, wo vom Bienen- und pflanzlichem Honig abgehandelt wird. Auch den Heilmitteln im Bowermanuskript sind in größerem und geringerem Umfang Honig, Zucker usw. beigefügt (z. B. II, 493, 603, 604, 605, 607, 1019; III, 67).

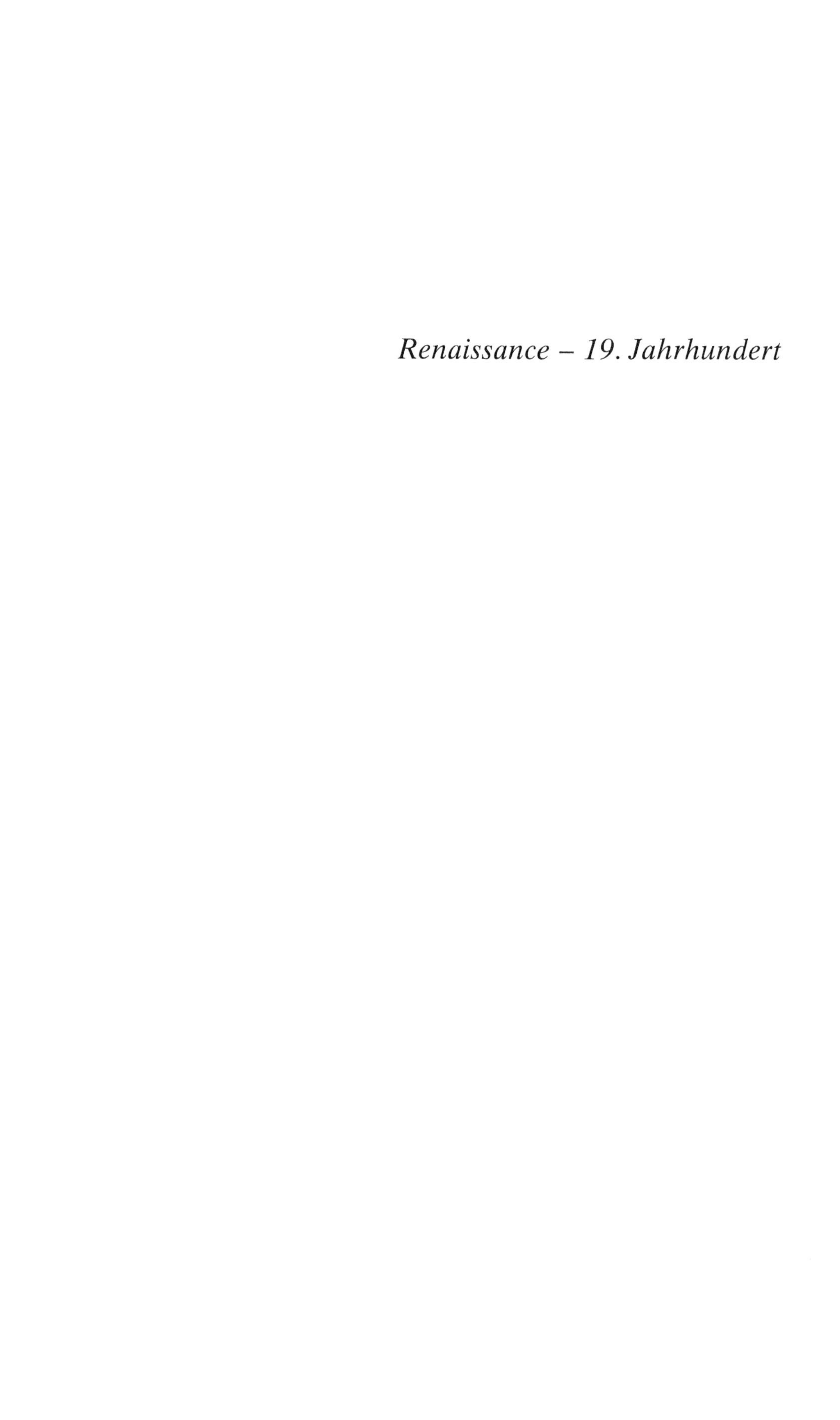

Renaissance – 19. Jahrhundert

Paracelsus und die Zuckerkrankheit

von Hans Schadewaldt

In Karl Sudhoffs (1853–1938) Paracelsus-Gesamtausgabe [17] erscheint an vier Stellen der Terminus technicus „Diabetes", und das Adjektiv „diabeticus" bzw. „diabetica", etwa in der Verbindung mit „passio diabetica", taucht noch sehr viel häufiger auf, wobei im Registerband zu Sudhoffs Paracelsus-Gesamtausgabe [13], der 1960, von Martin Müller (1878–1960) bearbeitet, herausgegeben wurde, mindestens ein weiterer Topos in Band 5, Seite 145 noch nicht enthalten ist (siehe auch Meindl [12], Schadewaldt [20]). Paracelsus (1493–1541) hat sich also verhältnismäßig oft mit einem zu seiner Zeit immer noch als relativ seltene Krankheit geltenden Leiden auseinandergesetzt. Dennoch bedeutet dies in jener Zeit nichts Besonderes; da der Diabetes auch in den Galenschen Opera Erwähnung fand [8], ist er stets auch von den byzantinischen Autoren und sowohl von mittelalterlichen Ärzten, wie Johannes Actuarius (gest. 1283) [11], als auch den meisten islamischen Ärzten, wie Rhazes (um 850–923) [18], Avicenna (980–1037) [3] und Avenzoar (um 1092–1162) [2], um nur die wichtigsten zu nennen, ebenso diskutiert worden wie von den Ärzten der Renaissancezeit und des Humanismus, der Ära, in der auch Paracelsus lebte. Einer der Historiker der Diabetesforschung, Ernst Seckendorf [23], hat z. B. für die Zeit von 1500 bis 1670 allein 100 Autoren angegeben, die sich auch mit dem Diabetes beschäftigen, und in dem umfangreichen älteren klassischen Werk zur Diabetesgeschichte von Max Salomon (1837–1912) von 1871 [19] ist eine ganze Anzahl dieser Humanistenautoren zum Teil recht ausführlich zitiert und sind ihre Anschauungen diskutiert worden.

Dennoch spielt Paracelsus in der Geschichte des Diabetes eine besondere Rolle, weil er zum erstenmal vom Galenschen Schema auch bei der Erörterung der Ursache des Diabetes abwich und eine neue, für seine Zeit zweifelsohne originelle Theorie vortrug.

Den Namen „Diabetes" hatte er, wie seine abend- und morgenländischen Vorgänger, von der altgriechischen Terminologie

übernommen. Eine erste authentische Nachricht über diesen
Krankheitsbegriff findet sich, wenn man davon ausgeht, daß der
griechische Arzt Aretaios [1] einige Jahrzehnte früher gelebt hat
als Galen (129–199 n. Chr.), im Werk eben dieses ärztlichen
Schriftstellers, wo er darauf hinwies:

„Und daher hat auch, wie ich glaube, die Krankheit den Namen Diabetes
erhalten, als wenn sie ein Weinheber (Siphon) wäre, weil nämlich die Flüssigkeit nicht im Körper bleibt, sondern den Menschen wie eine Röhre benutzt,
durch welche sie abfließen kann."

Doch nach einer byzantinischen Überlieferung des Arztes
Caelius Aurelianus [5] aus dem 5. nachchristlichen Jahrhundert
soll bereits vor Aretaios von dem im 3. vorchristlichen Jahrhundert lebenden Demetrios von Apamaia zur Unterscheidung
zweier Formen von Wassersucht diejenige, die durch die Unfähigkeit, Wasser zurückzuhalten, gekennzeichnet sei,

„so daß, was der Patient auch immer trinkt, dies unmittelbar, als wenn es ein
Rohr passiere, ausgeschieden wird",

– im Gegensatz zum Hydrops – Diabetes genannt worden sein,
offensichtlich abgeleitet von dem griechischen Verb „diabainein", das übertragen so viel wie „durchgehen" bedeutet. Das
entsprach tatsächlich auch der Galenschen Vorstellung, daß es
sich dabei um eine Art Nierenatonie handeln müsse, wodurch
das soeben Getrunkene in gleicher Qualität den Körper schnell-
stens verlassen würde. Die von Galen neben dem Begriff „Diabetes" ebenfalls gebrauchten Termini „Dipsakos" (Durstkrankheit), „Hyderos eis amída" (Nachttopfwassersucht) oder „Diarr-
hoía eis oúra" (Harnruhr) unterstreichen deutlich diese
weitgehend mechanisch erklärte Vorstellung, wobei hervorzu-
heben ist, daß die antiken Autoren, ich erwähnte dies schon, den
Diabetes für eine seltene Krankheit hielten, wie etwa Aretaios
[1] in seiner glänzenden klinischen Krankheitsbeschreibung es
einleitend bemerkte:

„Eine rätselhafte Krankheit ist der Diabetes und nicht sehr häufig bei den
Menschen."

Galen selbst hatte nur zwei Diabetiker gesehen, bei denen
ihm in erster Linie der maßlose Durst aufgefallen war. Einer
trank ganze Krüge voll Wasser leer, ohne auch nur im geringsten
seinen Durst damit löschen zu können. Beim anderen war ihm
aufgefallen, daß er ebenso gierig trank und in kurzer Zeit wieder
die gesamte Flüssigkeitsmenge mit dem Urin ausschied. Diese
Erklärung einer pathologischen Veränderung der harnbereiten-

den Organe hat dann auch um 47 n. Chr., dem Zeitpunkt, in dem sein Werk über die Medizin niedergeschrieben worden sein dürfte, Cassius Felix [6] vertreten, wenn er schrieb:

„Die Krankheit wird von den Griechen Diabetes genannt, da ja tatsächlich alsbald nach dem Trinken die Flüssigkeit wegen der Porosität der inneren Organe durch die Harnwege wieder entleert wird, so als ob sie durch einen leeren Raum stürze."

Tatsächlich dürfte der den Griechen wohlbekannte „Horror vacui" bei der Erläuterung der merkwürdigen, klinisch durchaus exakt beobachteten Phänomene der Polydipsie und Polyurie eine große Rolle gespielt haben.

Auch wenn andere antike Autoren, wie der römische Arzt Scribonius Largus [22] in seinen etwa im Jahre 17 n. Chr. entstandenen „Compositiones medicamentorum", den Diabetes mit einer Magenkrankheit in Verbindung brachten, bei der die Säfte des Magens austrocknen würden, was die Kranken zwänge, ganze Krüge voll Wasser zu leeren, ohne auch nur im geringsten damit ihren Durst löschen zu können, und daher neben den schon erwähnten Synonymen der Begriff „Dipsakos" („Durstkrankheit") aufkam, hat sich im Mittelalter die These von Galen, daß der Diabetes eine Nierenkrankheit sei, durchgesetzt und ist auch ohne Einschränkung von Paracelsus übernommen worden. Galen hat im übrigen für seine These noch eine geistvolle, aber, wie sich erst später herausstellen sollte, völliq falsche Analogie aufgestellt. Er meinte nämlich, daß die merkwürdige Krankheit, die er im übrigen auch „Leiouria" nannte, was nichts anderes als Harnruhr bedeutet, der bei Magen- und Darmatonie zu beobachtenden Leienteria gleichen würde, und ebenso wie sich bei der Magen-Darm-Erkrankung häufig Heißhunger einstellte, würde bei der Nierenerkrankung, eben wegen des „Horror vacui", ein außerordentlich starkes Durstgefühl auftreten, das aber wegen des schnellen Durchtretens der getrunkenen Flüssigkeit durch die Nieren durch zusätzliches Trinken kaum gestillt werden könnte.

Die islamische Medizin brachte hier kaum neue Erkenntnisse, mit der einzigen Ausnahme, daß Avicenna [3] anstelle des im übrigen auch im Griechischen relativ ungewöhnlichen Begriffs „Diabetes" für den zweischenkeligen Weinheber, ursprünglich abgeleitet von dem breitbeinig vor dem Feind stehenden Krieger und im übertragenen Sinne dann auf den zweischenkeligen Zirkel der Mathematiker bezogen – die übliche Fachbezeichnung lautete ja Siphon –, den Begriff „Aldulab" einführte, was soviel wie „Wasserrad" bedeutet, und im übrigen zwischen einer – ich zitiere die lateinischen Übersetzungen – „Lubricitas renum", dem eigentlichen Diabetes der Griechen, und einer einfachen, nach ihm harmlosen „Multitudo urinae" unterschied und damit vielleicht das erste Mal die Differentialdiagnose zwischen Diabetes mellitus und Diabetes insipidus hat andeuten wollen.

Man darf nämlich nicht vergessen, daß der Diabetes als eine schwere, ja sogar als eine zum baldigen Tode führende Krankheit von den antiken Ärzten betrachtet wurde, wie es z. B. der römische Nichtarzt und Enzyklopädist Aulus Cornelius Celsus (25 v. Chr.–50 n. Chr.) [7] betonte, der zwar den griechischen Begriff „Diabetes" nicht verwandte, aber bei „profusio urinae" davon sprach, daß dann, wenn der Urin das Getrunkene übersteige und schmerzlos gelassen werden könne, Auszehrung und Gefahr bevorstehe. Ganz ähnlich äußerte sich Galen, der der Auffassung war, daß beim Diabetes nicht nur das Getrunkene sofort wieder durch die Niere den Körper verließe, sondern eine Ansicht vertrat, wie dies auch Aretaios [1] nachdrücklich betonte, der meinte, daß

„Fleisch und Bein im Urin zusammenschmelze, Feuchtigkeit und Kälte ist die Voraussetzung wie bei der Wassersucht, aber die Flüssigkeit geht auf dem gewohnten Weg durch Nieren und die Blase ab. Die Kranken hören nie auf, Harn zu lassen, sondern wie aus geöffneten Schläuchen rinnt es unaufhörlich. Über die Entstehung und Entwicklung der Krankheit dauert es einige Zeit, aber sind die Symptome erst vollkommen ausgebildet, so befindet sich auch der Mensch nahe am Ende seiner Tage, denn dann nimmt die Abzehrung rasch überhand, und nach einem elenden und schmerzvollen Leben erfolgt der schnelle Tod. Die Kranken haben einen unauslöschlichen Durst und trinken und harnen sehr viel. Indessen übersteigt die Quantität des gelassenen Harns doch noch die des Getränks."

Bei Aretaios [1] jedoch findet sich bereits ein Hinweis auf ein ätiologisches Moment, das dann ausführlicher und präziser Paracelsus beschreiben sollte. Es heißt dort nämlich in dem an sich glänzenden klinischen Bericht:

„Nicht unwahrscheinlich ist auch, daß eine giftige Materie sich in der Blase und den Nieren festsetzt und dazu Veranlassung gibt",

nachdem vorher davon die Rede war, daß die Krise der Krankheit durch einen unbemerkt im Körper zurückgebliebenen schädlichen Stoff verursacht werden könnte.

Diesen Stoff nun sah Paracelsus in einem seiner drei Principia, dem „Sal". Am ausführlichsten hat er sich über die „Diabetica passio" in seiner Vorlesung von 1527/28 über die „tartarischen Krankheiten" ausgelassen, die in Band 5 der gesammelten

Werke [17], Editio Sudhoff, Seite 103 ff., zu finden ist. Dort ist davon die Rede, daß ein trockenes Salz (sal siccum) den Durst des Diabetikers verursachen würde, das als „sal urinae" zu den Nieren gelangen, sich dort wie der Weinstein in einem Gefäß an die Nieren „hängen" würde und in die Nieren „hineinschleufe" „et facit di renes durstig". Ausdrücklich heißt es dort unter „Diabetica passio", S. 104:

„inde est, quod spiritus salis renibus insidet und versalzt sie."

und an anderer Stelle:

„nam sitis semper venn ex sale, na hoc sal macht die renes versalzen."

Diese neue pathogenetische Erklärung der Entstehung des Diabetes durch „Versalzen der Niere" erscheint auch im Paracelsischen Opus oder in den späteren Niederschriften seiner Hörer an verschiedenen anderen Stellen, so in Band 5, S. 75, 145 und 454; Band 3, S. 21.

Es sei jedoch auch nicht verschwiegen, daß Paracelsus an einer Stelle auch noch kurz die andere antike Version vom Sitz des diabetischen Übels im Magen aufnahm. So ist in Band 2, S. 353, davon die Rede, daß die Salzverstopfung der Magenvenen Diabetes auslösen könne. Doch ist die Echtheit dieses Passus umstritten. Neben Temkin [24] und Goldammer [9] haben zuletzt Walter Pagel (geb. 1898) [14, 15] und Heinrich Schipperges (geb. 1918) [21] noch einmal die Schwierigkeit der exakten Definition dieses Paracelsischen „sal" herausgestellt.

Paracelsus hat ja die offensichtlich von dem Neuplatonismus, der Hermetik und der christlichen Trinitätslehre beeinflußten drei Principia Sulphur, Mercurius und Sal den inkorporiert antiken vier Elementen gegenübergestellt. Wenn man davon ausgeht und das paracelsische Denkmodell von der Holzverbrennung zugrunde legt, das kürzlich Schipperges wieder diskutierte, dann bedeutet Sulphur, der Schwefel, das brennbare, als Flamme symbolisierte Agens, Mercurius, Quecksilber, würde der beim Verbrennungsprozeß entstehende Rauch sein, und Sal, das Salz, der unverbrennbare, bei der Holzverbrennung als Asche imponierende Rückstand. Die Betonung der Analogie mit dem „Tartarus", dem Weinstein im Faß, macht deutlich, daß „Sal" hier nicht wie an anderen Stellen als Prinzip der Fäulniserregung anzusehen ist, sondern ein offensichtlich im gesamten Organismus entstehender Stoff sein muß, der, in der Niere deponiert, das ungewöhnliche Durstgefühl überhaupt erst auslöst. Interessant ist ferner, daß Paracelsus im Urin von Diabetikern

offensichtlich Kristalle „eckicht wie Salpeter" entdeckt hatte
und man annehmen kann, daß es sich dabei um Oktaederkristalle gehandelt haben dürfte. Das Ausfallen dieser Substanzen
führte Paracelsus auf das Versagen eines Lebensregulators, des
sogenannten „Archaeus", zurück; die Ablagerung des Salzes in
der Niere sei ein irreversibler Vorgang, da Sal als Rückstand in
der Regel nicht mehr löslich sei.

Interessant ist, daß Paracelsus auch von einer „dulcedo urinae" sprach. Darunter darf man sich aber nicht etwa bereits eine
Vorahnung des Zuckergehalts im Harn von Diabetikern vorstellen, sondern dieser Begriff dürfte im Sinne der Alchimisten jener
Tage eher die Tatsache umschreiben, daß der Urin nicht scharf
oder gar sauer roch. Es bleibt jedoch merkwürdig, daß Paracelsus, der an anderer Stelle seiner Schriften durchaus den Rat gab,
den Urin mit der Zunge zu kosten, bei seinen Diabetesfällen
davon keinen Gebrauch gemacht hat oder zumindest keine Mitteilung davon gab. Auf keinen Fall jedoch darf man den Begriff
„dulcedo" einfach als „Süße des Harns" übernehmen und Paracelsus damit als Vorläufer von Thomas Willis (1621 bis 1675) [25]
in Anspruch nehmen, der ausdrücklich 1674 auf den honigartigen Geschmack des Diabetikerharns hingewiesen hatte: „Quasi
melle aut saccharo unbutam" und damit das nachfolgende Wort
„dulcescere" eindeutig definierte, so daß Willis als der erste
angesehen werden muß, der dieses dritte wichtige Symptom
neben der Polydipsie und Polyurie erkannte hatte. Immerhin ist
festzustellen, daß Paracelsus detailliert darüber berichtet haben
muß, daß er aus einem Harnglas von Diabetikerurin acht Lot, d.
s. vier Unzen, eines Salzes gewinnen konnte, so etwa in Band 5,
S. 179, in der lateinischen Nachschrift eines Studenten:

„Diabetica passio sitim provocat maximam urina eine Mass dat 8 Lot Salz urina
destillata gibet zapfen wie sal petrae."

Geht man davon aus, daß die damaligen Urinale zwischen 750
und 1000 Milliliter Inhalt faßten und daß vier Unzen etwa 120 g
entsprochen haben dürften, so wäre diese interessante Tatsache
durchaus ein Hinweis auf eine mögliche Glykosurie, wie dies der
griechische Diabetologe Nikos S. Papaspyros [16] 1952 in seiner
„History of Diabetes mellitus" behauptet hatte. Dafür lassen sich
aus den Schriften des Paracelsus selbst aber keine klaren
Beweise erbringen.

Unter den Symptomen der Krankheit rangierten für Paracelsus
an erster Stelle der bemerkenswerte Durst, die überschießende
Urinproduktion und eine Tachykardie, dazu gesellten sich für

ihn merkwürdigerweise Rückenschmerzen und Fußschwellungen, und gerade letztere erwecken den Verdacht, daß Paracelsus, wie übrigens auch viele seiner Vorgänger, manchmal doch nicht klar zwischen „Wassersucht", einen Ausdruck, den er besonders gern in seiner deutschen Form benutzte, und „Diabetes" unterschieden hat. In Band 5, S. 103, heißt es z. B.:

„Diabetica passio est sal siccum resolutum. Signa: sitis cum chronico tempore (an anderer Stelle: sitis abundans, sine requie), dolor spinae. tumores in pedibus acquales, urina multa, pulsus velox",

und der schlechten Prognose eingedenk, fügte er in Band 5, S. 145, hinzu:

„et in fine ad mortem".

Daß Paracelsus übrigens beim „Durstigwerden der Nieren" an die antike Horror-vacui-Theorie anschloß, darauf läßt sein Hinweis in Band 5, S. 106, schließen:

„Illa autem --- per vim attractivam attrahunt humidi -".

Abschließend darf festgestellt werden, daß die neue Theorie des Paracelsus die weitere Forschung ganz wesentlich beeinflußt und die Niere als den Ort der Entstehung der Krankheit gegenüber einer anderen Vorstellung von einer allgemeinen Stoffwechselerkrankung, die erst sekundär die Niere in Mitleidenschaft ziehen würde, abgelöst hat. Diese neue Ansicht, daß der Diabetes eine allgemeine Erkrankung, eventuell des Blutes, sei, haben dann der Paracelsist Johann Baptist van Helmont (1578–1644) [10] und der Iatrochemiker Franciscus de le Boe Sylvius (1614–1672) [4] energischer vertreten. Helmont nahm ein sogenanntes „Sal volatile" aus einer Diskordanz der Säftemischung des Körpers an. Ähnlich äußerte sich de le Boe, und noch Willis [25], dem wir doch den ersten klaren Hinweis auf den süßen Geschmack des Diabetikerurins verdanken, diskutierte die Theorie, ob der honigartige Geschmack nicht auf eine Ausfällung von Sal und Sulphur im Blut beruhe, wodurch dieses korrumpiert werde und die in dasselbe einströmenden Flüssigkeitsmengen nicht mehr dort festhalten könne.
So darf man doch wohl mit Fug und Recht behaupten, daß die originelle und neuartige Vorstellung des Paracelsus, daß ein bestimmter Rückstand, das „Sal", sich in der Niere festsetzen und damit die Funktionsbeeinträchtigung des Organs bedingen würde und die Verlagerung der Diskussion von der anatomischen Läsion zu einer Stoffwechselstörung, die sich im Gesamt-

organismus abspielen würde, durchaus einen echten Fortschritt in der Entwicklung der Erkenntnisse über den Diabetes bedeutete, und man darf feststellen, daß sich Paracelsus als einer der ersten bereits mit chemischen Untersuchungen von Diabetikerharn befaßt hat und dabei in der Tat Rückstände entdeckte, die er im Urin von Nichtdiabetikern nicht nachweisen konnte.

Leider gelingt es wegen der Unklarheit der beiden von Paracelsus benutzten Begriffe „Sal" und „Dulcedo" nicht, eindeutige Hinweise auf die Natur des betreffenden Abscheidungsprodukts zu gewinnen oder etwa gar exakt nachweisen zu können, daß Paracelsus nach den Sanskrit-Autoren, die bereits mit großer Wahrscheinlichkeit die Süße des Diabetikerharns erkannt hatten, als erster abendländischer Autor dieses wichtige diagnostische Symptom der Glykosurie festgestellt hätte.

Literatur

1. Aretaios: Opera omnia. In: C. Hude: Corpus medicorum graecorum, Bd. 2, 2. Aufl., S. 65 ff. Berlin 1958.
2. Avenzoar: Opera, Lib. 2, Tract. 2, Cap. 6, fol. 25. Venedig 1490.
3. Avicenna: Liber canonis, Lib. 3, Fen. 19, Tract. 2, Cap. 17 f., fol. 684 ff. Basel 1556.
4. De le Boe-Sylvius, F.: Praxcos medica appendix. In: Opera medica, Cap. 5, S. 724 ff. Amsterdam 1680.
5. Caelius Aurelianus: On acute diseases and on chronic diseases (lateinisch u. englisch). Hrsg. v. I.E. Drabkin, Chronic diseases: Buch 3, Kap. 7, S. 776 f. Chicago 1950.
6. Cassius Felix: In: V. Rose: De Medicina ex Graecis Logicae Sectae Auctoribus Liber, § 46, S. 116. Leipzig 1879.
7. Celsus, A. C.: De medicina. In: F. Marx: Corpus medicorum latinorum, Bd. 1, Lib. 4, Cap. 20, 27, 2, S. 181 f. Leipzig 1915. Deutsche Übersetzung von E. Scheller, hrsg. von W. Frieboes: Aulus Cornelius Celsus über die Arzneiwissenschaft, 2. Aufl., S. 204 f. Braunschweig 1906.
8. Galen: Opera. in: E. Littré: Corpus medicorum graecorum, Bd. 1, S. 781. Leipzig 1821: Bd. 3, S. 344. Leipzig 1822; S. 394, Leipzig 1824.
9. Goldammer, K.: Die Paracelsische Kosmologie und Materietheorie in ihrer wissenschaftsgeschichtlichen Stellung und Eigenart. Med.-hist. J. 6 (1971), 5–35.
10. Helmont, J.B. van: Opera omnia, S. 589. Frankfurt/Main 1682.
11. Johannes Actuarios: De urinis libri VII, S. 125, 174 u. 236. Basel 1529.
12. Meindl, R.: Zur Geschichte der Zuckerharnruhr. Med. Diss., Göttingen 1948.
13. Müller, M.: Registerband zu Sudhoffs Paracelsusausgabe. Einsiedeln 1960 (Nova Acta Paracelsica Suppl. 1960).
14. Pagel, W.: An introduction to philosophical medicine in the era of the renaissance. New York 1958.
15. Pagel, W.: Das medizinische Weltbild des Paracelsus. Wiesbaden 1962.

16. Papaspyros, N.S.: The history of diabetes mellitus, 2. Aufl. Stuttgart 1964.
17. Paracelsus, B.T.: Sämtliche Werke, Bde. 1–14, Hrsg. v. K. Sudhoff, München–Berlin 1929–1933.
18. Rhazes: Opera, Lib. 9, Cap. 78, S. 263 f. Basel 1544.
19. Salomon, M.: Geschichte der Glycosurie von Hippokrates bis zum Anfange des 19. Jahrhunderts. Dtsch. Arch. klin. Med. 8 (1871), 489–582.
20. Schadewaldt, H.: Geschichte des Diabetes mellitus, S. 27 f. Berlin–Heidelberg–New York 1975.
21. Schipperges, H.: Paracelsus, S. 101. Stuttgart 1974.
22. Seribonius Largus: Compositiones medicamentorum. Deutsche Übersetzung, hrsg. von F. Rinne: Das Rezeptbuch des Scribonius Largus. Hist. Stud. Pharmak. Inst. Dorpat 5 (1896), 1.
23. Seckendorf, E.: Kurze Geschichte des Diabetes mellitus. Med. Welt 5 (1931), 1443–1445.
24. Temkin, O.: The elusiveness of Paracelsus. Bull. Hist. Med. 26 (1952), 201–217.
25. Willis, T.: Therapeutice rationalis, Sect. 4, Cap. 3, S. 113 f. London 1674.

Aus: *Medizinische Klinik 72 (1977) 875–878.*

Vortrag auf dem Jubiläumskongreß der Internationalen Paracelsusgesellschaft in Salzburg am 10. Oktober 1976.

Die erste Beschreibung von Symptomen des experimentellen Pankreas-Diabetes durch den Schweizer Johann Conrad Brunner (1653–1727)[1]

von OLE CHRISTIAN ZIMMERMANN

Einleitung

Durch Exstirpation des Hundepankreas haben von *Mering* und *Minkowski* im Jahre 1889 den endgültigen Beweis für die Rolle des Pankreas in der Diabetesgenese erbracht. Doch hat bereits 200 Jahre vor ihnen *Johann Conrad Brunner*, ein Schweizer Arzt und Forscher – von einer ganz anderen Fragestellung ausgehend – ebenfalls bei Hunden das Pankreas exstirpiert. Bei der Beschreibung des Verhaltens seiner Versuchstiere hat er eine Reihe von wichtigen Symptomen aufgeführt, ohne zu ahnen, was er hierbei gefunden hatte: nämlich die klinischen Symptome des experimentellen Pankreasdiabetes; ja, durch seine Versuche wurde Brunner, wenn auch unbewußt, der eigentliche Entdecker dieser experimentellen Diabetesform.

   Angaben[2] hierzu finden wir in:
1. Joh. Conrad Brunner, Experimenta nova circa Pancreas, accedit Diatribe de Lympha et genuino pancreatis usu, Amstelaedami, 1683.
2. Joh. Conrad Brunner, De Experimentis circa Pancreas novis confirmatis. Miscellanea curiosa sive Ephemeridum Medico – Physicarum Germanicarum Acad. Imp. Leopold. Natur. Curios. Dec. II Annus VII 1688, Norimbergae 1689. pag. 243/248.

---

[1] Die Arbeit wurde auf Veranlassung und unter Leitung von Prof. Dr. med. et phil. G. Wolf-Heidegger ausgeführt.

[2] Nach *Brunner* und *v. Muralt* (1919 p. 120) enthalten auch einige Briefe *Brunners* aus den 80er Jahren des 17. Jahrhunderts Angaben über seine Pankreasversuche. Leider sind jedoch diese Briefe nach unseren Feststellungen zur Zeit nicht erhältlich.

Leben und Wirken Brunners[3]

Johann Conrad Brunner wurde 1653 in Dießenhofen, Kt. Thurgau, als Sohn des Schultheißen Erhard Brunner, geboren. Früh erkannten seine Eltern die geistigen Fähigkeiten des Knaben, und auf Anraten des berühmten Arztes *Johann Jakob Wepfer* besuchte er die Medizinschule zu Straßburg von 1669–1672. Nach eifrigen anatomischen und chirurgischen Studien in Paris, London, Oxford, Leyden und Amsterdam errang er sich 1675 in Straßburg den Doktortitel und kehrte nun in sein Heimatstädtchen Dießenhofen zurück, wo er sich als Arzt und Helfer mit denkbar größtem Erfolg niederließ. Hier im stillen Schweizer Landstädtchen war es, wo er seine überaus interessanten Untersuchungen über das Pankreas anstellte und teilweise auch seine hochwichtigen Werke hierüber verfaßte, u. a. «Experimenta nova circa Pancreas» (1683, Amsterdam); «De Experimentis circa Pancreas novis confirmatis» (1689, Nürnberg). Von unschätzbarem Wert sind auch seine zahlreichen Briefe aus dieser Zeit, in denen er irgendwie Stellung nimmt zu den das Pankreas betreffenden Experimenten.

Bald führte ihn sein Beruf als Arzt in aller Herren Länder. Kaiser und Könige, Bischöfe und Kurfürsten, Grafen und Fürsten suchten seinen Rat; 1686 wurde er auf den Lehrstuhl für Anatomie und Physiologie an der Universität Heidelberg berufen.

Aus seiner Antrittsrede in Heidelberg leuchtet uns der Wahlspruch seines Lebens entgegen: «Freund seye mir Hippokrates und Aristoteles, und Cartesius und jeder andere; aber die Wahrheit seye mir über alles, und diese gestattet niemalen, daß wir auf die Sprüche irgendeines Orakels schwören.» –

1711 wurde er als *Freiherr von Brunn zu Hammerstein* in den Adelsstand erhoben, und 1720 schenkte Schaffhausen ihm und seiner Familie das Bürgerrecht. Am 2. Oktober 1727 beschloß dieser größte Praktiker seiner Zeit sein rastloses Leben.

«Brunners Forschungsarbeit galt insbesondere anatomisch-physiologischen Problemen. In der Schrift «De glandulis in duodeno intestino hominis detectis» veröffentlichte er 1687 die Entdeckung der Zwölffingerdarmdrüsen, die als *Brunner'sche Drüsen* seinem Namen Unsterblichkeit verliehen haben. Neben weiteren anatomischen und physiologischen Abhandlungen

---

[3] Nach den älteren und ausführlicheren Berichten von *J. J. Scheuchzer* (1733); *M. Aepli* (1787); *C. Brunner* (1888); *C. Brunner* und *W. v. Muralt* (1919); *G. Wolf-Heidegger* (1939).

verfaßte er Arbeiten pathologisch-anatomischen und physikalischen Inhaltes. Auch galt er als hervorragender Kenner der Botanik und Philosophie.

Für den Arzt Brunner sind Vernunft und Erfahrung die Hauptstützen der Heilkunst. Er glaubt, daß es ein spezifisches Heilmittel für jede Krankheit gibt. Neben chemischen und pflanzlichen Arzneimitteln schätzt er den Aderlaß und die Diätetik. Auch war er einer der Ersten, welche die Bedeutung der Chinarinde als Fiebermittel erkannten.»[4] Er hat «seinem ganzen Vaterland so viel Ehre gemacht, als je ein Arzt seinem Vaterlande hat machen können».[5]

Stand der Pankreasforschung bis zu den Experimentalstudien Brunners

Bevor wir die Forschungen Brunners über das Pankreas und über die Folgeerscheinungen seiner Exstirpation untersuchen, sei kurz der Stand der Pankreasforschung bis zu Brunners Experimentalstudien klargelegt.

Geschichtlich gesehen[6] findet sich erstmalig der Begriff «Pankreas» bei *Hippokrates* (460–377 v. Chr.). Wenn auch für ihn und noch für seine Schule sowohl die Anatomie als auch die Physiologie des Pankreas zweifelhaft waren, so verdankt doch die Wissenschaft ihm den noch heute geltenden Organnamen «Pankreas».[7]

Erst fünf Jahrhunderte später, bei dem das ganze Mittelalter medizinisch beherrschenden Arzte *Galenus* (zirka 130–200 n. Chr.) wird dem Pankreas eine bestimmte Bedeutung für den menschlichen Körper beigemessen. *Galen* sieht im Pankreas einen mechanischen Schutz für die in dessen Nähe gelegenen Gefäße und Nerven sowie den Gallengang. Diesen Zweck kann es nach *Galen* erfüllen, da es «ein weicher, leicht nachgiebiger Körper» ist (corpus molle et mediocriter cedens). Daneben

---

[4] Aus *Wolf-Heideggers* Ausführungen über J. C. Brunner in «Große Schweizer Forscher», 1939, pag. 84/85.

[5] *Aepli, M.* 1727.

[6] Wir folgen hierbei den interessanten Ausführungen in der Inauguraldissertation von *Schirmer, M. A.* «Beitrag zur Geschichte und Anatomie des Pankreas», Basel 1893.

[7] Ursprünglich wurden alle Drüsen als «ganz aus Fleisch» bestehend $\pi\tilde{\alpha}\nu$ $\varkappa\varrho\acute{\epsilon}\alpha\varsigma$ angesehen. Dann blieb die Bezeichnung Pankreas nur noch für die Bauchspeicheldrüse.

spricht *Galen* auch andeutungsweise bereits von einer «zähen Flüssigkeit, die dem Speichel sehr ähnlich ist» (lenta humiditas, salivae perquam similis). Diese kommt nicht wie der Gallensaft aus der Leber, sondern aus gewissen anderen Drüsen (ex glandulis item quibusdam aliis). Wahrscheinlich dürfte *Galen* mit diesen Drüsen das Pankreas gemeint haben. (?)

An der Schwelle vom Mittelalter zur Neuzeit steht die machtvolle Gestalt des Begründers der neuen Anatomie, Vesalius (1514–1564). Ihm ist die genaue anatomische Lage des Pankreas bekannt, wenn er sagt, es sei «unter dem Magen fest mit dem Duodenum verwachsen» und liege «retroperitonaeal an der hinteren Wand der hinteren Netzplatte», und zwar in der Gestalt und Funktion des Galen'schen Kissens. Nach *Vesal* hat das Pankreas nicht die Funktion eines Verschlußmechanismus für den Pylorus, wie seine Zeit behauptete.

Im darauffolgenden Jahrhundert haben wohl bedeutende Forscher viel beigetragen zur genaueren Kenntnis der Pankreas-Anatomie (wir erinnern besonders an *Wirsung, Vesling* und *Swalwe*), die eigentliche Pankreas-Funktion hingegen blieb unklar.

Erst *Regner de Graaf* aus Schoonhoven, ein Zeitgenosse J. C. Brunner's hat in seinem Werk «Tractatus anatomico-medicus de succi pancreatici natura et usu» auf die große physiologische Bedeutung des Pankreas für den Verdauungsvorgang hingewiesen.

Seine Zeitgenossen jedoch haben die Bedeutung des Pankreassaftes als eines wesentlichen Faktors im Ablauf der Verdauungstätigkeit wohl etwas überschätzt, wenn wir bei «*Theophil Bonet*» lesen können[8] «succus pancreatis plurimos morbos facit». –

Brunners Fragestellung und Zweck seiner Versuche

Einem solchen Stand der Pankreasforschung findet sich J. C. Brunner gegenüber. Es liegt ihm fern, die bisherigen Ergebnisse als unumstößlich hinzunehmen. Getreu seinem Wahlspruch «die Wahrheit seye mir über alles», und beseelt von einem unbändigen Forscherdrang, unternimmt er in den Jahren 1673–1683 als erster seine Versuche, am lebenden Tier die Pankreasdrüse zu exstirpieren.

---

[8] *Bonet, Theophile* «Sepulchretum sive anatomia practica» 1679 pag. 626.

Aus seinen Ausführungen, insbesondere aus seinem Werk «Experimenta nova circa Pancreas, accedit Diatribe de Lympha et genuino pancreatis usu», 1683, geht hervor, daß Brunner bei seinen Untersuchungen von der folgenden Fragestellung ausgegangen ist: Hat das Pankreas wirklich jene Bedeutung, die die Zeitgenossen ihm für das Leben beimessen? Ist der lebensnotwendige Verdauungsablauf wirklich gebunden an «das Aufwallen der Galle mit Pankreassaft», wie die Gegner immer wieder behaupteten? («Effervescentia bilis cum succo pancreatis»). Oder kann nicht vielmehr der tierische Organismus weiterleben, wenn ihm das Pankreas fehlt, sei es, daß es ihm künstlich exstirpiert wird, sei es, daß ihm sein Ausführungsgang unterbunden ist? –

Gibt es nicht vielleicht einen funktionellen Ersatz in Gestalt anderer Drüsen, die für den Ausfall der Pankreasfunktion eintreten könnten?[9] – Lassen sich für diesen Fall irgendwelche Veränderungen im Sinne einer funktionellen Anpassung feststellen, etwa an den dem Ausführungsgang des Pankreas zunächst gelegenen und nach Brunner benannten Duodenaldrüsen?

Die Versuche aus den Jahren 1673–1683, niedergelegt in diesen soeben erwähnten «Experimenta nova circa Pancreas», gaben dem Forscher selbst die Antwort hierauf:

Seine des Pankreas beraubten Hunde lebten weiter. Hierauf zog Brunner die Schlußfolgerung, daß das Pankreas also doch nicht die vitale Bedeutung haben könne, die man ihm bisher zugesprochen hatte. Der succus pancreatis erschien unserem Forscher als nicht unbedingt spezifisch, sondern ungefähr von derselben Art wie der Saft der anderen Drüsen («eiusdem fere cum aliarum glandularum liquore prosapiae»); sonst wären seine Versuchstiere nach der Pankreasexstirpation nicht lebhaft und schnell geblieben («agiles atque veloces permansissent»), hätten auch nicht gefressen wie früher «nec ut antea comedissent») oder wären nicht im Besitze ihrer Kraft und Regsamkeit geblieben («vigore atque alacritate»).[10]

Auf Grund dieser Erkenntnis schließt er weiter, daß der Saft des Pankreas keine Säure enthält und durch den Saft anderer

---

[9] Zu einer ähnlichen Ansicht gelangte übrigens Martinotti, G., daß nämlich die Funktionen des Pankreas durch eine vermehrte Tätigkeit der Lieberkühn'schen Drüsen ersetzt werden könnten, da sich nach der Pankreasexstirpation eine erhebliche Vermehrung der Kernteilungsfiguren in denselben nachweisen lasse! (Sulla estirpazione del pancreas, Giornale della R. Academia di medicina di Torino, 1888. Nachtrag.)

[10] *Brunner,* I. C. in Experimenta nova circa Pancreas, 1683, pag. 119 f.

Drüsen ersetzt zu werden scheint («natura ipsa conglobatarum [– Pankreas-Drüsen!] officium iis deficientibus, in conglommeratas [– übrige Darmdrüsen! –] transferre videtur»).[11]

Der Ausfall des Pankreas-Saftes wird wettgemacht dadurch, daß bei den zu einer Mehrarbeit beanspruchten anderen Filtern (Drüsen?) («alia filtra») sich der latex reichlicher und flüssiger («uberius ac fusius») ansammelt, damit auf diese Weise das gleiche wichtige Gut für die Speisemasse aus einer anderen Quelle zur Verfügung gestellt werde («ut idem bonum ciborum massae aliunde resultet»).[12]

Hiermit widerlegt Brunner die Anschauung seiner Gegner (z. B. *Franz de la Boe,* bekannt unter dem Namen *Sylvius*), daß der Verdauungsakt auf Gärung zurückzuführen sei. Die Auflösung der Speisen geschieht nach Brunner durch den Magensaft, welcher allein sauer sei.

Für Brunner waren diese Erkenntnisse als Resultat seiner Versuche gewiß von großer Bedeutung. Sie bestätigten ihm die Lebensfähigkeit von Hunden trotz ausgeschalteter Pankreasfunktion.

Wir jedoch lenken unser Augenmerk – und das ist der Zweck der vorliegenden Arbeit – mehr auf die *postoperativen sichtbaren Veränderungen im Verhalten des pankreasexstirpierten Hundes* und stellen nun aus Experimenten des gleichen Werkes (exp. nova circa P. 1683) besonders wichtige Einzelheiten hierzu zusammen.

So lesen wir im:

Experimentum VI. (19. Juli 1679?)[13]

urinam reddidit durante et post experimentum ... sitiit, er rivulo per oppidum decurrente bibit *impense,* ... comedit adhinc lac cum pulticula avenacea, ... dedi panis frustula aliquot quae *avide* devoravit, ... in prandio comedit panem, carnes aliaque edulia. ... *noctu itidem* ossa dentibus confregit ac devoravit.

er urinierte während des Experimentes und nach demselben ... er hatte Durst, aus einem durch die Stadt fließenden Bächlein trank er *unmäßig* ... seitdem fraß er Milch mit Haferbrei, ... ich gab ihm einige Brotbrocken, die er *gierig* verschlang, ... beim Frühstück fraß er Brot, Fleisch und anderes Eßbares ... und ebenso zerbiß er in der Nacht Knochen und verschlang sie.

---

[11] ibid. pag. 114.
[12] ibid. pag. 119.
[13] *Brunner,* I. C. in Experimenta nova circa Pancreas (1683) pag. 37–40.

Experimentum VII. (23. 3. 1683)[14]

... sitiit, bibitque oblatam lacte temperatam *avide* ...	... er hatte Durst, und *gierig* trank er mit Milch angemachten Brei.

Dieses immer wiederkehrende, und sich stets wiederholende gleichartige Verhalten der Versuchstiere, in dem wir einen ganz bestimmten Symptomenkomplex erkennen, wollen wir schon jetzt als wichtig für unser Thema herausstellen. Daß Brunner diese an sich *typischen Symptome* nicht als die Polydipsie, die Polyurie und die Polyphagie erkannte, wie sie zum Symptomenbild eines Diabetes gehören, sondern in ihnen *lediglich postoperative Folgezustände* sah, darf uns nicht hindern, in *Brunner den eigentlichen Entdecker des experimentellen Pankreas-Diabetes* zu erkennen.

Man sollte glauben, daß – nach all' diesen Befundberichten – Brunners Zeitgenossen seinen Ansichten über das Pankreas zugestimmt hätten. Aber unablässig bekämpften sie nach wie vor seine experimentell-physiologischen Erkenntnisse. Brunner bemerkt einmal in einer Niederschrift: «über das Schauspiel, das mir der pankreaslose Hund drei Monate hindurch gewährte, wirst Du Dich wundern, andere allerdings werden sich vielleicht ärgern.»[15]

Und so sah sich Brunner – die Motivierung hierzu – lesen wir im Vorwort der betr. Darstellung – siehe den nachfolgenden Text – veranlaßt, durch einen weiteren Versuch die Richtigkeit seiner oben geschilderten Befunde und den daraus gezogenen Schlußfolgerungen zu bestätigen:

Observatio CXXXII. D. Joh. Conradi Brunneri[16]

Etsi experimentis luculentis negotium jam olim confecisse, et ingeniosam quorundam de usu Pancreatis sententiam satis superque refutasse, probabilemque aliam, eamque experientiae et veritati magis consentaneam inde elicuisse videri poteram; dantur ta-	Zwar konnte ich glauben, durch einleuchtende Versuche schon längst meine Aufgabe erledigt und die geistreiche Ansicht mancher Leute über die Funktion des Pankreas mehr als genug zurückgewiesen und eine andere annehmbare und mit der Wahr-

---

[14] ibid. pag. 56.

[15] ibid. pag. 12.

[16] De Experimentis circa Pancreas novis confirmatis. Miscellanea curiosa sive Ephemeridum Medico-Physicarum German. Ann VII, 1689. pag. 243.

men et qui de experimentorum meorum certitudine dubitant et qui decantatam bilis cum succo pancreatico effervescentiam subinde in suis scriptis crepant et a carie revocant. Multa laudabiliter inventa tempore interciderunt iterum, seu minus culta a posteris, seu studio et opera aliorum sepulta et oblivioni tradita, quae tamen nosse magni referret. Ne eadem fata experirentur, quae olim magno studio exantlavi circa pancreas experimenta neve veritas, quam eniti conabar, in ipso ortu iterum occideret, laboranti manus porrigere et dicta experimenta novis suffulcire mearum partium esse existimavi, ne penderent animis diutius alii, aut ego verba dedisse et publico imposuisse viderer; eoque magis, quod neminem novi, qui eadem et cum successu imitando me a falsitatis (quam impingere mihi conati fuerunt nonnulli) suspicione vindicarit, et rem extra omnem dubitationis aleam, etiam apud alios collocarit, quod tamen sequens experimentum haut obscure praestiturum confido.

heit und der Erfahrung mehr übereinstimmende Ansicht entwickelt zu haben, aber dennoch finden sich Leute, die an der Zuverlässigkeit meiner Versuche zweifeln und das abgeleierte «Aufwallen der Galle mit dem Pankreassaft» in ihren Schriften in einem fort predigen und es so vor der Vergessenheit (Fäulnis) zu bewahren suchen. Viel rühmlich Gefundenes geht mit der Zeit wieder unter, sei es, daß es von der Nachwelt weniger gepflegt wird, sei es, daß es durch die wissenschaftliche Betätigung und Bemühungen anderer begraben und der Vergessenheit überliefert wird, und doch wäre es von großer Bedeutung, es zu kennen. Daß nicht dasselbe Schicksal die Versuche über das Pankreas erleiden, die ich einst mit heißem Bemühen angestellt habe, und damit die Wahrheit, die ich herauszustellen versuchte, nicht schon bei ihrem Aufgang wieder untergeht, so glaubte ich, es sei meine Pflicht, ihr in ihrer Bedrängnis die Hand zu reichen und die genannten Versuche mit neuen zu stützen, auf daß andere nicht länger im Ungewissen seien, und ich nicht den Eindruck erwecke, nur leere Worte gemacht zu haben, und das um so mehr, weil ich niemand kenne, der dasselbe und zwar mit Erfolg nachmachend, mich vom Verdacht der Fälschung – diesen haben einige mir anzuhängen gewagt – befreit hätte und die Frage als über allen Zweifel erhaben auch vor anderen hingestellt hätte, und doch wird, wie ich fest glaube, der folgende Versuch das klar bestätigen.

Wir legen Brunners Beschreibung dieses Experiments unserer Arbeit als Hauptquelle zugrunde. Gibt doch gerade sie uns schönste Gelegenheit, unsere Leser über das Sachlich-Wichtige hinaus einmal einen Blick tun zu lassen in die Werkstatt und in die menschlich fesselnde Schaffensweise eines unserer größten Schweizer Forscher.

Brunners Versuch aus dem Jahre 1685

Nun beobachten wir den Forscher in seinem operativen Vorgehen, wobei wir uns vorhalten, daß dieser Meister seines Faches nachfolgendes Experiment vor mehr als 250 Jahren anzustellen wußte. Er sagt:[17]

Die VI. octobr. 1685 molossum apte ligavi et supra mensam ita composui, ut dextrum hypochondrium commode occurreret secanti. Resectis forfice pilis, cultrum iuxta limbum costarum notharum adegi fortiter, et vulnus congruae magnitudinis excitavi. E patefacto ita abdomine pancreas auspicato emicuit, quod dextre prehensum digitis per vulnus prolicui, et in apricum produxi floridum atque prolixum: quod dum praestiti diligenter cavi, aliorum ministerio, ne ventriculus aut intestina prorumperent, graviori utique patientis noxa. Partem inferiorem pancreatis omento undique annexam separavi, et arteriae ramum, ejus extremitatem subeuntem filo constrictum abscidi. In ductum eo loci, quo in intestinum penetrat inquisivi, et in superiorem ejus ramum primo incidi, mox utriusque conjunctionem assecutus, vulnusculum inflixi, et adaptato tubulo flatum immisi ita, ut partim in intestina mearit, partim remearit, et per ductum inferiorem evaserit eo loci, ubi arteria detruncata fuit; id quod ex bullis, quas excitavit et stridore perspicuum fuit. Quae quidem omnia notavi tanto diligentius, quanto magis omnem erroris suspicionem a me amoliri satagebam. Abhinc ductum prope exitum arcte ligavi, superioremque primo ejus ramum detruncavi et ablata portione decurtavi studio, nec deinceps excusso, quod alias contigit, vinculo iterum coalescere posset: modo inferiorem quoque una cum substantia pancreatis (unde secundarius lateralis et exilis ductus

Am 6. Oktober 1685 fesselte ich einen Jagdhund gehörig und legte ihn so auf den Tisch, daß das rechte Hypochondrium zum Schneiden bequem dalag. Mit einer Schere schnitt ich die Haare weg, setzte das Messer neben dem Rande der falschen Rippen kräftig ein und rief eine Wunde von passender Größe hervor. Aus dem so geöffneten Abdomen schimmerte das Pankreas glücklicherweise gleich hervor, ich ergriff es geschickt mit den Fingern, zog es durch die Wunde heraus und brachte es ans Licht, voll entwickelt und lang und breit. Solange ich das tat, gab ich sorgfältig acht mit Beihilfe anderer, daß nicht der Magen oder die Därme herausbrächen zu größerem Schaden des Patienten.

Den unteren, überall am Netz anhängenden Teil des Pankreas, legte ich frei und schnürte einen Arterienast, der unter seinem Ende verlief, mit einem Faden zusammen und schnitt ihn ab. Ich suchte nach dem Kanal, wo er in den Darm hineingeht, und schnitt zuerst in den oberen Teil seines Astes, dann erreichte ich die Verbindungsstelle beider. Ich machte eine kleine Wunde, verpaßte ein Röhrchen und blies so hinein, daß die Luft teils in den Darm ging, teils zurückkam und durch den unteren Teil des Kanals dort entwich, wo die Arterie vom Stamm abgetrennt war. Das war an den hervorgerufenen Blasen und dem Zischen ersichtlich.

All das habe ich umso sorgfältiger verzeichnet, je mehr ich mich bemühte, jeden Verdacht des Irrtums

---

[17] pag. 243/244.

ad meatum bilis ducit, vide Icon. lit. k. k. k. k. k.).

Partem superiorem pancreatis rescindere tum intestini cum eo coalitus, tum vasorum sanguiferorum frequentia, tum locus ibi reconditur remotior, quam ut cultro attingi queat, vetant; nec opus est. Ratus igitur omne pancreaticum intestinis commercium ademptum et commeatus viam interclusam esse partes saucias adipe porcino liquefacto calide perfusas unxi, et abdomini reddidi, quantum quidem potui delicatissime: vulnus rite consui, et eodem unguine perfudi: canem tandem vinculis solutum missum feci.

von mir abzuhalten. – Dann band ich den Kanal am Ausgang fest ab und trennte zuerst den oberen Teil seines Astes vom Stamme ab, nahm ein Stück weg und verkürzte ihn bedachtsam, damit er später nach Abstoßung des Bandes nicht wieder zusammenwachsen könne, was sonst immer passiert ist. Dann (trennte ich ab) auch den unteren Teil zugleich mit der Substanz des Pankreas, von wo ein sekundärer, seitlicher und winziger Gang zum Gallengang führt (siehe Abbildung Buchstaben k. k. k.).

Den oberen Teil des Pankreas abzuschneiden verbieten einmal die inneren Zusammenhänge mit dem Darm, dann die Häufigkeit blutführender Gefäße, dann die schwer zugängliche Stelle, wo es sich birgt – zu entlegen, als daß man es mit dem Messer berühren könnte. Es tut auch nicht not.

Ich konnte also der Meinung sein, daß dem Pankreas jede Verbindung mit den Därmen genommen und der Verbindungsweg unterbrochen sei; das Wundgebiet übergoß ich noch mit warmem flüssigem Schweineschmalz, strich es damit ein und reponierte es möglichst sorgfältig ins Abdomen. Die Wunde vernähte ich und übergoß sie mit derselben Salbe. Den Hund befreite ich endlich von seinen Fesseln und ließ ihn los.–

Wir rekapitulieren noch einmal kurz zum besseren Verständnis die Art und den Umfang der Brunnerschen Operation am Pankreas:

Die *pars caudalis* wird vom Netz befreit und exstirpiert. Die *pars duodenalis* bleibt zurück, wegen der Exstirpations-Schwierigkeiten.

Vom *ductus pancreatis* wird der *ramus inferior* gleichzeitig mit der pars caudalis abgeschnitten. Der *ramus superior* dagegen bleibt zurück, wird aber nahe am Ende unterbunden, durchtrennt und durch Resektion verkürzt.

Brunner hatte mit dieser Operation seinen Zweck erreicht: nämlich vollkommene Unterbrechung des Verbindungsweges des Pankreassaftes mit dem Duodenum. Er bewirkte hiermit also eine völlige Ausschaltung des exkretorischen Anteils der Pankreas-Sekretion. Die Resektion am oberen Ast des Ausführungsganges bürgte ihm auch dafür, daß sich die beiden Ductusenden nicht wieder vereinigten (wie bei früheren Versuchen).

Welchen Leser dieser ins Einzelne gehenden Darstellung dünkt das operative Vorgehen Brunners nicht erstaunlich? Wieviel mehr werden und müssen sich seine Assistenten und Chirurgen gewundert haben, als sie während der Operation voller Verwunderung auf das Werk ihres Meisters blickten. Brunner selbst berichtet darüber, wie «die Chirurgen, die bereitwillig mir zur Hand waren, sich wundernd, zuschauten und den Vorgang gleichsam mit den Augen sich aneigneten» (intuentibus et rem quasi oculis usurpantibus, qui manus mihi commodarunt Chirurgis).

Brunners Befundbericht[18]

Über das weitere Verhalten des losgelassenen, seines Pankreas beraubten Hundes lesen wir, daß dieser sich eifrig seine Wunde leckte und ins Freie eilte. Der Anatom Brunner betrachtete indessen den exstirpierten Teil des Pankreas; er war «sieben Daumen lang und eineinhalb breit». Als der Hund nach zwei bis drei Stunden wieder eingefangen war, der «mit großer Anstrengung harte klumpige und kompakte Kotmassen abgesondert hatte», ging es ihm den ganzen Tag noch gut; aber «abends erbracht er schwärzliche Stücke, vermischt mit anderem Bauchinhalt».

Es folgen nun die tagebuchartig geführten Berichte Brunners in Form einer regelrechten Krankengeschichte über den Verlauf des postoperativen Zustandes:

Die VII. Octobris in aream domus procurrit, urinam redditurus, et insignem terrae tractum inundavit: redux lac aqua temperatum comedit: adipe porcino vulnus mane ac vesperi calide perfudi, et reliquam curam, de diaeta solicitus, cani commisi. Circa tertiam pomeridianam vomuit biliosa: noctu nihil comedit: nexus aliquot vulneris pro effluvio puris solvi.

Die VIII. Octobris vulnus curiose deligavi et nihil omisi eorum, quae ad

Am 7. Oktober lief er in den Hofraum, um zu urinieren, und er bewässerte eine ansehnliche Erdfläche. Zurückgekehrt nahm er mit Wasser vermischte Milch zu sich. – Mit warmem Schweineschmalz übergoß ich morgens und abends die Wunde, die übrige Krankenpflege überließ ich dem Hunde, wobei ich nur für seine Diät sorgte. Um 3 Uhr nachmittags erbrach er Galle, in der Nacht fraß er nichts. Einige Wundknoten löste ich,

---

[18] pag. 245/246.

experimenti successum facerent: nihil ciborum admisit, sed sitibundes bibit aquam: vomuit liquida flaventia; vesperi nonnihil jusculi sorbillavit.

Die IX. Octobris mane satis compositum inveni; scybala compacta durissima, muco tenaci incrustata magna vi et contentione excrevit: appetitus gliscebat, jusculum carnis frigidum (calida enim plerumque aversantur), abhinc pulticulam ex lacte et farina, quales tenellulis nostris in cunis offerimus, comedit; noctu esuriit et cibum sollicitavit; concessi viscerum vitulinorum coctorum, et potus quantum sat erat; sic probe pastus quievit.

Die X. Octobris perbelle sese habuit, famelicus cibum sollicitavit, vulnus elegans, et omnes secundi successus notas prae se tulit.

Die XI. Octobris sanus aufugit, et ad herum suum rediit: miratus is vulnus horrendum, pessime mihi imprecatus est: canem, cum per alium poposci, sese carnifici, si interfectum vellet, non medico traditurum respondit.

Per dimidium abhinc annum et quod excurrit domus custos fuit strenuus, fortis atque robustus, cursu saltuque velox, idem qui pridem, nec quicquam mutatus ab illo.

um den Eiter abfließen zu lassen.

Am 8. Oktober verband ich die Wunde sorgfältig und unterließ nichts von dem, was für den Erfolg des Versuches von Bedeutung war. Er nahm keinerlei Futter zu sich, aber durstig trank er Wasser; er erbrach gelbe Flüssigkeit, abends schlürfte er etwas Suppe.

Am 9. Oktober morgens fand ich ihn ziemlich guter Verfassung; kompakte, sehr harte Kotmassen, außen mit einer sehr zähen Schleimschicht überzogen, entleerte er mit großer Gewalt und Anstrengung. Der Appetit nahm zu; er fraß kalte Fleischsuppe (warme Speisen werden zumeist abgelehnt), darauf Brei aus Milch und Mehl, wie man so etwas den Kleinen in der Wiege gibt; in der Nacht wurde er hungrig und verlangte Nahrung, ich bewilligte gekochte Kalbskaldaunen und Getränk, soviel bis es genug war. So schlief er wohlgenährt.

Am 10. Oktober ging es ihm sehr gut, hungrig verlangte er Nahrung, die Wunde war in guter Ordnung und zeigte alle Zeichen eines guten Erfolges.

Am 11. Oktober flüchtete er gesund und kehrte zu seinem Herrn zurück. Der erstaunte über die schreckliche Wunde und verwünschte mich aufs übelste. Als ich durch einen Dritten um die Auslieferung des Hundes bat, antwortete er, er werde den Hund, wenn er ihn getötet wissen wollte, einem Schinder, nicht einem Arzt übergeben.

Ein halbes Jahr von da ab und darüber hinaus war er der Wächter des Hauses, wacker, mutig und stark, schnell im Laufen und Springen, ebenso wie früher und völlig unverändert.

Um dem Leser den Zusammenhang des Brunnerschen Experiments und seiner Darstellung nicht zu stören, fügen wir jetzt den

Bericht bei, den Brunner über die Ausführung der notwendigen Sektion auf seine bisherige Schilderung folgen läßt.[19]

Tandem vero, ne experimenti jacturam facerem, et interiora perlustrandi voluptate privarer, omni arte et ingenio annixus fui, ut cane potirer; canicula proin cuius amore libidinosus incensus flagravit pellectum furtim mecum domum abduxi, philosophiae experimentali immolandum.

Schließlich aber, damit ich nicht um das Experiment geprellt und nicht des Vergnügens, das Innere zu mustern, beraubt würde, suchte ich mit aller Kunst und allem Kniff, den Hund in meine Hand zu bekommen. Ich lockte ihn daher mit einer Hündin an, zu der er lüstern in Liebe entflammt war und brachte ihn so heimlich mit mir in mein Haus, um ihn der Experimental-Philosophie zu opfern.

Canis pancreate spoliati anatome.[20]

Perlustratis his oculos ad se rapuit, et rapuit merito *experimenti successus,* cuius gratia caetera acciderunt. Omentum cicatrici et hepar contiguo duodeno annexum fuit.

Pars inferior pancreatis, quam caudam eius appellare liceat, plane *defuit,* vide lit c. c. c. c., quippe resectus olim; *superior* autem *emarcuit et exaruit,* nonnisi (quod mirum) medium digitum longa, vix minimum seu auricularem *lata,* et calamum meum, quo hac exaro crassa; lit d. d. d. d., caeterum *indurata* et *grandinosa,* ceu olim quoque in experimentorum meorum tertio annotavi. Osculum ductus pancreatici stylum ex intestino ad transversi digiti distantiam admisit, lit f. (scilicet ante ligaturam in experimento olim factam *ubi sani nonnihil nucis juglandis magnitudine* superfuit: lit. e. e. e.) ulterius nec stylum nec flatum adigere potui. *Ductum* investigavi in arido, seu potius pancreatis cadavere; *caecum* autem inveni, induratum, *solito crassiorem et impervium,* lit. g. g. g. g. praesertim eo in loco, ubi ligatura olim facta fuit; callus etenim firmissimus ibidem ferrum

Anatomie des pankreas-exstirpierten Hundes
. . . als ich dies überblickt hatte (nämlich den Situs viscerum) lenkte sich mein Augenmerk begreiflicherweise auf den *Erfolg des Versuches,* durch den veranlaßt, das Übrige geschehen war. An der Narbe hing Netz und an dem berührenden Zwölffingerdarm die Leber.

Der *untere Teil des Pankreas,* den man seinen Schwanz nennen möchte, *fehlte ganz* (siehe Buchstaben c. c. c.), da er ja seinerzeit abgeschnitten worden war. Der *obere Teil* war aber *verwelkt* und *vertrocknet,* seltsamerweise nur einen Mittelfinger lang, kaum den kleinen, (den «Ohrenfinger») breit und meinen Federhalter, mit dem ich dies schreibe, dick (Buchstaben d. d. d.), im übrigen aber *verhärtet und granuliert,* wie ich auch früher beim dritten meiner Versuche bemerkt habe. –

Die Mündung des Ductus pancreatis ließ einen Stift aus dem Darm bis zum Abstand eines querliegenden Fingers Eingang finden (Buchstabe f.), nämlich vor der beim Versuch früher gemachten Unterbindung an der Stelle, wo *etwas Gesundes von der*

---

[19] pag. 246/248.

[20] Wir lassen einen Absatz der Originalfassung Brunners über einige Versuche bei der Tötung fort, der für unser Thema nicht von Interesse ist.

pene elusit, lit. h. Singula haec quum monstrari melius quam describi queant, rem emnem icone ante oculos posuisse juvabit.[21]

Größe einer Walnuß vorhanden war (Buchstaben e. e. e.), weiter konnte ich weder Stift noch Blasluft hineinbringen.

Den *Ductus pancreatis* suchte ich aufzuspüren in dem vertrockneten Stück oder besser in dem Kadaver des Pankreas, ich fand ihn aber *blind verhärtet, ungewöhnlich dick und undurchdringlich* (Buchstaben g. g. g.) besonders an der Stelle, wo einst die Unterbindung gemacht war. Eine sehr starke Schwiele nämlich hätte fast das Messer zum Bersten gebracht (Buchstabe h.). Da aber diese Einzelheiten besser im Bilde gezeigt als beschrieben werden können, so wird es nützlich sein, die ganze Sache bildlich darzustellen.

... Vesica turgida fuit et lotio distenta, etsi paulo ante obitum hanc exonerarit, rutilabat quoque impense. In hepate nihil vitii apparuit, neque in liene; vesicula fellis naturalis fuit.

... Die Blase war strotzend und von Urin gespannt, obwohl der Hund sie kurz vor seinem Ende entlastet hatte, sie war auch übermäßig rot. In der Leber zeigte sich nichts Fehlerhaftes, auch nicht in der Milz. Die Gallenblase war natürlich ...
(Siehe unsere Ausführungen betreffs Operationsumfang auf Seite 116/117).

Brunner als unbewußter Entdecker wichtiger Diabetes-Symptome

Stellen wir nun unter dem Gesichtspunkt klinischer Diabetes-Erscheinungen die von Brunner beschriebenen Symptome in die drei Hauptgruppen von Diabetessymptomen zusammen, nämlich in *Polydipsie, Polyurie* und *Polyphagie,* so ergibt sich einwandfrei und mit zwingender Klarheit ganz offen zu Tage tretend, ein *geschlossenes Bild des typischen Diabetes-Symptomenkomplexes.*

Wie der Kranke in den meisten Fällen durch das gesteigerte Durstgefühl bei Beginn seiner Erkrankung besonders beunruhigt, und der Arzt gleich auf den Verdacht eines Diabetes

---

[21] Ebenso übergehen wir einige Stellen in dem Sektionsbericht, die für unsere Arbeit hier belanglos sind.

gelenkt wird, so fällt auch uns in dem Verhalten sämtlicher Versuchstiere Brunners das übermäßige Durstgefühl auf, sowie die dadurch bedingte Polyurie. In engstem Zusammenhang mit dem Ausfall der Pankreas-Funktion tritt auch an den pankreasexstirpierten Hunden (wie beim Diabetiker) ein gesteigertes Hungergefühl und somit die Polyphagie auf.

Wir zitieren der Gründlichkeit halber noch einmal im Zusammenhang alle jene Stellen der Brunnerschen Schriften,[22] die für diese drei Hauptsymptome besonders deutlich sprechen:

1. Polydipsie

1. sitiit, ex rivulo per oppidum decurrente bibit *impense*.[23]

er hatte Durst, aus einem durch die Stadt fließenden Bächlein trank er *unmäßig*.[22]

2. sitiit, bibitque oblatam lacte temperatam *avide*.

er hatte Durst und *gierig* trank er mit Milch angemachten Brei.

3. *sitibundus* bibit aquam.

Durstig trank er Wasser.

2. Polyurie

4. urinam reddidit durante et post experimentum.

er urinierte während des Experimentes und nach demselben.

5. in aream domus procurrit, urinam redditurus, et *insignem* terrae tractum inundavit.

er lief in den Hofraum um zu urinieren und bewässerte eine *beträchtliche* Erdfläche.

6. vesica *turgida* fuit et lotio distenta, etsi paulo ante obitum hanc exonerarit.

die Blase war *strotzend* und von Urin gespannt, obwohl er sie kurz vor seinem Ende entlastet hatte.

---

[22] Aus: Experimenta nova circa Pancreas, 1683:
   1. pag. 38 experimentum VI.
   2. pag. 56 experimentum VII.
   4. pag. 37 experimentum VI.
   7. u. 8. pag. 24 experimentum IV.
   9. u. 10. pag. 38 experimentum VI.
   11. u. 12. pag. 39 experimentum VI.
   13. pag. 41 experimentum VI.
   Aus: De Experimentis circa Pancreas novis confirmatis, 1689:
   3. 5. 14. pag. 245.
   6. pag. 248.
[23] Von uns kursiv gedruckt, ebenso die Kursivstellen in No. 2–14.

3. Polyphagie

<table>
<tr><td>

7. panem, carnes aliaque edulia *devoravit avide.*

8. oblata *quaevis avide devoravit,* pultes, panem, carnes, ossa aliaque.

9. comedit lac cum pulticula avenacea . . . vesperi *iterum* comedit.

10. dedi panis frustula aliquot, quae *avide devoravit.*

11. in prandio comedit panem, carnes aliaque edulia.

12. . . . *noctu itidem* ossa dentibus confregit ac *devoravit.*

13. . . . *magis famelicus* exstitit atque *vorax,* gallinas venatus, earum *aliquot* praeda captas *devoravit.*

14. nihil ciborum admisit, sed *sitibundus bibit* aquam . . . vesperi nonnihil jusculi sorbillavit . . . *appetitus gliscebat,* jusculum carnis frigidum, abhinc pulticulum ex lacte et farina . . . comedit; noctu *esuriit* et cibum solicitavit; concessi viscerum vitulinorum coctorum, et potus quantum sat erat; . . .

</td><td>

gierig verschlang er Brot, Fleisch und anderes Eßbares.

was man ihm vorwarf, verschlang er gierig, dicke Breie, Brot, Fleisch, Knochen und anderes.

er fraß Milch mit Haferbrei . . . abends fraß er *wiederum.*

ich gab dem Hund einige Brotbrokken, die er *gierig verschlang.*

beim Frühstück fraß er Brot, Fleisch und anderes Eßbares.

. . . ebenso zerbiß er in der Nacht Knochen und *verschlang* sie.

. . . er wurde *hungriger* und *gefräßiger,* jagte Hühner, von denen er *einige* als seine Beute *verschlang.*

zunächst nahm er keinerlei Futter zu sich, aber *durstig trank er* Wasser . . . abends schlürfte er etwas Suppe . . . der *Appetit nahm zu;* er fraß kalte Fleischsuppe, darauf Brei aus Milch und Mehl, in der Nacht wurde er *wieder hungrig* und verlangte Nahrung, ich gab ihm gekochte Kalbskaldaunen und Getränk, bis er genug hatte.

</td></tr>
</table>

Der Leser dieser Befundberichte, die sich noch durch viele ähnlich lautende mühelos ergänzen lassen, kommt nunmehr unweigerlich zur Erkenntnis dessen, was *Wolf-Heidegger 1939* gelegentlich einer eingehenden Bearbeitung von Brunners Schriften zu biographischen Zwecken feststellen konnte, daß nämlich *Brunner,* wenn auch *unbewußt der eigentliche Entdekker pathologisch-physiologischer Zusammenhänge ist, die mit ihren Symptomen die Brücke schlagen zwischen dem Diabetes und dem Pankreas.*

Kritische Bewertung der Brunnerschen Untersuchungen

Aus seinen früheren und späteren Arbeiten ergibt sich also, daß Brunner wichtige Diabetes-Symptome beschrieben hat.

Warum, so fragen wir uns, hat Brunner aus all' diesen wichtigen zusammengetragenen Symptomen nicht an die Diagnose «Diabetes» gedacht?

Der Diabetes war ja, – und das wußte Brunner als gelehrter Forscher und Arzt – bereits im Altertum bekannt. Schon Galen und seine Schule hatten das Wesen dieser Krankheit in auftretender Kachexe, verursacht durch gewaltige Urinmengen gesehen.[24]

An seinem pankreas-exstirpierten Hunden hatte Brunner allerdings eine Kachexie nicht feststellen können, wohl aber beobachtete er die Polyurie. Diese allein hat Brunner aber merkwürdigerweise nicht auf die Vermutung eines Diabetes gebracht.

Und doch waren gerade in jenem Jahrzehnt durch *Thomas Willis* (1674) neue Diabetes-Forschungen bekannt geworden (Feststellung zweier Kategorien von Diabetes-Erscheinungen: Diabetes mellitus und Diabetes insipidus).[25]

Zur Rechtfertigung Brunners müssen wir jedoch nochmals betonen, daß er dem von ihm entdeckten *Symptomenkomplex*[26] nur insoweit Beachtung schenkte, als er in ihm die *zeitlichen Folgen seiner Operation* als solcher sah.

Brunner mußte die Symptome der Polydipsie, Polyurie und Polyphagie als *temporäre Operationsfolgen* ansehen, *da sie sich verloren,* und da seine Versuchstiere sich nach einem gewissen Zeitraum wieder erholten, das Krankheitsbild sich also abschwächte, bis überhaupt keine sichtbaren Symptome mehr vorhanden waren. Es trat also eine *vollständige Gesundung* der Hunde ein. –

Wie erging es denn seinen Versuchstieren? Er selbst berichtet an vielen Stellen, daß sie nach Verlauf eines gewissen Zeitraumes ihren bisherigen Lebensgewohnheiten nachgingen, wie vor der Operation. Wir greifen aus Berichten früherer Versuche einige Stellen heraus, wo es heißt:[27]

1. . . . *ut antea,* comedit, bibit, excrementa rite constituta dejecit, urinam reddidit: reliqua vitae munia vegete obiit; excurrit alacris, et ut	. . . *wie vorher,* er aß, trank, gab normal zusammengesetzten Stuhl von sich und löste Urin: den sonstigen Lebensgewohnheiten ging er lebhaft

---

[24] *Grafe, E.* «Diabetes mellitus» in «Neue Deutsche Klinik», 1928 Bd. II. pag. 640 und Lehrbuch der Inneren Medizin, 1936, Bd. II. pag. 134.
[25] In Handwörterbuch der gesamten Medizin 1891 Bd. II. pag. 1012.
[26] Bei dem die Kachexie fehlte!
[27] Aus: Experimenta nova circa Pancreas, 1683.
  1. pag. 12/13 exper. I.
  2. pag. 14/15 exper. II.
  3. pag. 18 exper. III.
  4. Aus: Experimentis circa Pancreas novis confirmatis, pag. 246, 1689.

verbo dicam..*nihil novi nec immutati* animadvertere licuit.

2. Interea sensim convaluit canis, . . . comedit, bibit, alvi faeces et urinam, *ut antea* excrevit, reliquas caeterum vitae functiones *uti prior* rite obiit.

3. Postridie appetitus melior et ipse canis fuit vegetior, tandem vorax, mordax, cursu ac saltu velox, alios canes adortus plerumque victor recessit. ὅλως ἱε εἰπεῖν, vitae functiones *ut antea* obiit.

nach, und um es mit einem Wort zu sagen, man konnte *nichts Neues und keinerlei Veränderungen* bemerken. Inzwischen wurde der Hund allmählich wieder gesund, . . . er aß, trank und gab Stuhl und Urin *wie vorher* von sich, im übrigen ging er den sonstigen Lebensfunktionen *wie früher* gewohnheitsmäß nach.

Am nächsten Tag war der Appetit noch besser, und der Hund selbst war lebhafter: endlich wurde er gefräßig und bissig, schnell im Laufen und Springen, griff andere Hunde an und kehrte meistens als Sieger zurück. Um es kurz zu sagen, er ging seinen Lebensgewohnheiten *wie vorher* nach.

Oder wir erinnern an das postoperative Verhalten des pankreasexstirpierten Hundes in dem oben eingehend wiedergegebenen Experimente aus dem Jahre 1685, von dem wir gelesen haben:

4. . . . am 6. Tage «flüchtete er gesund und kehrte zu seinem Herrn zurück . . . Ein halbes Jahr lang von da ab und darüber hinaus war er der Wächter des Hauses, wacker, mutig und stark, schnell im Laufen und Springen, *ebenso wie früher und völlig unverändert.*».

Es erhebt sich jetzt die Frage: warum genasen die pankreasexstirpierten Versuchstiere Brunners und blieben am Leben, warum gingen dagegen diejenigen späterer Experimental-Physiologen nach der Pankreasexstirpation zumeist ein? Um es in Kürze vorwegzunehmen: Bei den Brunnerschen Versuchstieren fand eine Regeneration bei der Operation zurückgelassener Pankreasreste und speziell deren innersekretorischen Anteile statt, nicht so bei den Versuchstieren der späteren Experimental-Physiologen, da diese das Pankreas total exstirpierten (wir kommen weiter unten ausführlicher hierauf zurück).

Abgesehen davon, daß man sich wundern muß, wenn es einem Arzt des 17. Jahrhunderts überhaupt möglich war, mit den damals zur Verfügung stehenden für uns Heutige primitiv anmutenden äußeren Cautelen eine derart schwierige Operation vornehmen zu können, ohne peritonaeale entzündliche Folgeerscheinungen mit mehr oder weniger zu erwartendem Exitus letalis, so liegt selbstverständlich die Todesursache nicht an den eventuellen äußeren Operationsfolgen, sondern, wie soeben kurz erwähnt, in dem wesentlichen Unterschied des Operationsumfanges.

Brunner wußte, daß eine *sichere* Ausschaltung sämtlicher Pankreas-Funktionen (selbstverständlich kannte er nur den exkretorischen Anteil des Pankreas) nur durch eine totale Exstirpation zu erreichen sei. Wenn ihm diese vollständige Exstirpation auch nicht gelang, so erreichte er doch immerhin die vollkommene Unterbrechung der Verbindung des Pankreas-Saftes zum Duodenum (siehe Brunners operatives Vorgehen, S. 116/117).

Brunner exstirpierte also nur partiell, wie obiger Bericht mit Reproduktion der Brunnerschen Handzeichnungen klarlegt. Aus dieser Art seines operativen Vorgehens kommen wir zu zweierlei Schlußfolgerungen: einmal zur Tatsache des Auftretens von Diabetessymptomen als Folge der *Exstirpation,* andererseits zur Möglichkeit einer Regeneration, als Folge der *nur partiellen* Exstirpation.

Die Diabetes-Symptome mußten primär an den Hunden nach der Exstirpation des Pankreas auftreten, da Brunner bei seinen Untersuchungen, wie wir auch im oben wiedergegebenen Versuch hörten (vergleiche pag. 6, den aus dorsalem Anlagematerial hervorgehenden Teil des Pankreas ganz exstirpiert hat, während von dem Derivat der Ventralanlage ein Organrest zurückblieb.

Nach embryologischen Forschungen[28] enthält nun die aus der dorsalen Anlage entstehende pars caudalis sehr reichlich Inselzellen, wohingegen die aus der ventralen hervorgehende pars duodenalis relativ arm an endokrinem Gewebe ist. Wenn also bei den Brunnerschen Exstirpationen der Schwanzteil mit seinem reichhaltigen Inselgewebe durch die Exstirpation in seiner Funktion als Insulinspender in Fortfall kommt, der Kopfteil, der zurückbleibt, aber nur wenig Inselzellen hat, so muß es zunächst – primär – zu Diabeteserscheinungen kommen. Tatsächlich wissen wir aus der Experimentalliteratur[29] über den Verlauf und den Umfang eines experimentellen Pankreas-Diabetes, daß kleinste Reste von zurückgebliebenem Pankreasgewebe ausreichen, damit der auftretende Diabetes milde und abortiv verläuft. Es sollen bereits Reste von 1/10 bis 1/20 des Pankreas zum Zustandekommen eines solchen «Sandmeyer-Diabetes», der eine baldige Genesungsmöglichkeit aufweist, genügen.

---

[28] Siehe *Wolf-Heidegger, G.* «Zur Genese der Langerhansschen Inseln des Pankreas». 1936.

[29] Besonders *Grafe, E.* «Diabetes mellitus» in Neue deutsche Klinik. 1928. Band II. pag. 637.

Die nur geringe Zahl von Inselzellen im zurückbleibenden Teil aber reicht nicht zur vollständigen Regulierung des Kohlehydrat-Stoffwechsels aus, sodaß die Diabetes-Symptome zunächst einmal auftreten müssen.

Wie, fragen wir uns weiter, kann der Hund mit seiner zunächst auftretenden Diabetes-Erkrankung allmählich diese Symptome wieder verlieren? Wieso ist sogar seine vollständige Wiedergenesung möglich, wo doch gerade derjenige Teil des Pankreas fehlt, der den Zuckerstoffwechsel zur Hauptsache reguliert?

Nach unseren Kenntnissen über die *Regenerationsfähigkeit des Pankreasgewebes*[30] können wir folgendes annehmen:

Das wenige Inselgewebe in jenem kleinen gesunden Teil, der bei der Sektion[31] walnußgroß aufgefunden wurde, muß hypertrophiert sein und den Platz des infolge der Gangunterbindung zugrunde gegangenen exokrinen Parenchyms eingenommen haben.[32]

Nach Gangunterbindung ist die Inselhypertrophie sogar verstärkt, wie uns der klassische Abbindungsversuch *Bantings* und *Bests*[33] gezeigt hat, deren Versuchsanordnung *Brunners* Vorgehen hinsichtlich des zurückgelassenen Pankreasteiles durchaus entspricht.

---

[30] Wie wir heute wissen, ist eine Regeneration des inkretorischen Anteils des Pankreas sehr wohl möglich — immer einen gewissen Zeitraum vorausgesetzt (siehe u. a. die Arbeiten von Martinotti 1888, Ukai 1926, Grauer 1926, Shaw und Latimer 1926, Cameron 1927, Tschassownikow 1928, Canger 1938).

Nach *Kyrle* (1908) und *Weichselbaum* (1909), können sogar beide Gewebsarten, *Parenchym und Inseln regenerieren*. Zunächst bildet sich neues gleichartiges Gewebe von ihrem jeweiligen eigenen epithelialen Zellbestand aus. Ist aber diese Regenerationsquelle unzulänglich und nicht hinreichend, so werden auch die *kleinen Ausführungsgänge* zur Mitarbeit an der Bildung neuen Gewebes herangezogen.

Auch nach Laguesse (1927), der von einem *Balancement* beider Gewebsarten spricht und hierunter die Möglichkeit einer gegenseitigen Umwandlung von Acini in Inseln und umgekehrt versteht, kann eine Neubildung von Inseln aus Epithel der kleinen Ausführungsgänge erfolgen.

[31] Siehe Seite 121 unserer Arbeit.

[32] Eine ausgleichende Vergrößerung und Vermehrung der Langerhansschen Inseln kann auch beim Menschen vorkommen. Wir erinnern hierbei an einen Fall, den *Christlieb* (1933) beobachten konnte: bei einer 69jährigen Frau wurde das Fehlen des Pankreasschwanzes und eines dem Körperteil zugehörigen Abschnittes festgestellt. In dem vorhandenen Pankreasteil fand sich eine beträchtliche Vermehrung und Vergrößerung der Inseln, was als kompensatorische Hypertrophie aufgefaßt werden muß.

[33] (Toronto, 1921).

Wir möchten somit abschließend feststellen: Bei den von Brunner pankreasexstirpierten Hunden kam es wegen einer nur partiellen Exstirpation zunächst zu Diabetes-Erscheinungen. Wegen des bei den Operationen verbleibenden Restes von Pankreasgewebe konnte es zur Regeneration von Inselzellen kommen, auf Grund deren die zunächst aufgetretenen Diabetes-Symptome sich wieder verloren. Unseres Erachtens wird daher diese Diabetes-Form, die erstmalig von Brunner erzeugt wurde, am treffendsten als *temporärer Experimental-Diabetes* bezeichnet.

Wenn auch Brunner in Folge all der oben angeführten Gründe und Umstände nicht zur Diagnose eines Diabetes gekommen ist und auch nicht kommen konnte, so wollen wir ihm, dem wir auf anatomisch-physiologischem Gebiet so viele wertvolle Erkenntnisse verdanken, auch in der Diabetes-Forschung den ruhmvollen Platz zuerkennen, der dem großen Anatomen und Arzt gebührt.

Brunner leitet sein Werk «Experimenta nova circa Pancreas» aus Achtung vor den Leistungen und Errungenschaften seiner Vorgänger mit den Worten *Senecas* ein: «Multum egerunt, qui ante nos fuerunt». Wir wollen diese Abhandlung über die erste Beschreibung von Symptomen des experimentellen Pankreas-Diabetes mit den gleichen Worten schließen und dabei des vorbildlichen Forschers und Menschen Johann Conrad Brunner gedenken: «Multum egerunt, qui ante nos fuerunt».

Zusammenfassung

An Hand von Berichten des Schweizers Johann Conrad Brunner (1653–1727) über seine Pankreasexstirpationsversuche beim Hunde wird gezeigt, daß Brunner bei seinen Versuchstieren rund 200 Jahre vor *v. Mering* und *Minkowski* die wichtigsten klinischen Symptome des experimentellen Pankreas-Diabetes in objektiv-klarer Weise beschrieben hat.

Literaturverzeichnis[34]

Aepli, J. M.: Dr. Johann Conrad Brunner, Arch. gemeinnützig. phys. und med. Kenntn. I, 2, Zürich 1787.

Banting, F. G. and Best, C. H.: Journal of labor. and clin. med. 7, 1922.

Best, C. H.: Die innere Sekretion des Pankreas, in: Die Drüsen mit innerer Sekretion. Wien–Leipzig 1937. (Übersetzung von Glandular Physiology and Therapy).

Bonet, Th.: Sepulchretum sive anatomia practica. S. 626, 1679.

Brunner, C.: Dr. Johannes Conrad Brunner, in Virchow und v. Holtzendorff. Gemeinverst. Vorträge, N.F. Ser. 3, 62, Hamburg 1888.

Brunner, C. und v. Muralt, W.: Aus den Briefen hervorragender Schweizer Ärzte des 17. Jhdts, Schwabe, Basel 1919.

Brunner, J. C.: Experimenta circa Pancreas, accedit Diatribe de Lympha et genuino pancreatis usu, Amstelodaemi 1683.

– De Experimentis circa Pancreas novis confirmatis. Miscellanea curiosa sive Ephemeridum Medico – Physicarum German. Acad. imp. Leopold Natur. Curios. Dec. II. Annus VI 1688, S. 243–248. Norimbergae 1689.

– Glandulae duodeni seu pancreas secundarium, Frankfurt–Heidelberg 1715.

Cameron, G. R.: Journal of Pathol. and Bacteriol. 29, 1926, ibid. 30, 1927.

Canger, G.: Arch. ital. Chir. 51, S. 41–53, 1938.

Christlieb: Virchows Arch. f. path. Anat. Bd. 289, S. 244–246, 1933.

Galen: zitiert in Schirmer, M. A. und Grafe, E.

Graaf, Regner de: zitiert in Schirmer, M. A.

Grafe, E.: Pankreasdiabetes in Handbuch der inneren Medizin, Bd. II, S. 134. J. Springer Berlin, 1936/37.

– Diabetes mellitus, in Neue Deutsche Klinik, Bd. II. S. 631 u. 640, Urban und Schwarzenberg, Berlin und Wien, 1928.

Grauer, Th.: Amer. Journal of Anat., 38, S. 233–253, 1926.

Hippokrates: zitiert in Schirmer, M. A.

Kyrle, J.: Zentralbl. f. Physiologie Bd. 21, 1907.

– Archiv f. mikr. Anat. und Entwicklungsgesch. Bd. 72, S. 141. 1908.

Kyrle, J. und Weichselbaum, A.: Archiv f. mikr. Anat. Bd. 74, S. 223, 1908.

Laguesse, E.: Journal physiol. et pathol. gén. 1. Jan. 1911. Bull. d'histol. appliquée 4, 1927.
    ferner zitiert in Biedl. A. Handwörterbuch der Nat.-Wissenschaften, 2. Aufl. Bd. VIII. S. 1237. Fischer Jena, 1933.
    ferner zitiert in Herxheimer, G. und Carpentier, E. Beitr. path. Anat. Bd. 76, 1927.

Latimer, E. O.: siehe Shaw, J. W. und Latimer, E. O.

---

[34] Nach Fertigstellung der vorliegenden Arbeit erhielten wir aus einer Literaturübersicht im *Gesnerus* (Bd. 1, Heft 2, 1944) Kenntnis vom Erscheinen einer amerikanischen Arbeit über *Brunners* Pankreasversuche (*R. H. Major: Johann Conrad Brunner* and his experiments on the pancreas, Annals of Medical History 3, 91–100, 1941). Leider war es uns trotz aller Bemühungen nicht möglich, diese Arbeit zu erhalten.

Martinotti, G.: Giornale della R. Academia di Medizina di Torino Anno LI, Vol. 36, S. 348 ff. 1888. Ibidem S. 383 ff.

v. Mering, J. und Minkowski, O.: Arch. f. exp. Pathol. und Pharmakol. Br. 26, S. 371, 1889.

Minkowski, O.: Berliner klin. Wchschr. No. 54, 1924. Arch. f. exp. Pathol. und Pharmakol. Bd. 31, 1893.

Scheuchzer, J. J.: Bibliotheca Helvetica, Zürich, 1733.

Schirmer, M. A.: Beitrag zur Geschichte und Anatomie des Pankreas, Inauguraldissertation Basel, 1893.

Shaw, J. W. und Latimer, E. O.: Amer. Journ. of physiology, Bd. 76, S. 49–53, 1926.

Swalwe: zitiert in Schirmer, M. A.

Sylvius: zitiert in Brunner, C.

Tschassownikow, N.: Anat. Anz. 65, S. 17–27, 1928.

Ukai, S.: Morphologie und Biologie des Pankreas.
   I. Mttlg. allg. Pathol., pathol. Anat. Japan, 3, S. 1–25, 1926
   II. ibidem S. 27–64, 1926
   III. ibidem S. 65–87, 1926
   IV. ibidem S. 89–170, 1926
   V. ibidem S. 173–188, 1926.

Vesalius: zitiert in Schirmer, M. A.

Vesling: zitiert in Schirmer, M. A.

Weichselbaum, A.: siehe Kyrle, J. und Weichselbaum, A.

Willis, Th.: zitiert in Villaret, A. Handwörterbuch der ges. Med. Bd. II. S. 1012. Stuttgart, 1891.

Wirsung: zitiert in Schirmer, M. A.

Wolf-Heidegger, G.: Zur Genese der Langerhans'schen Inseln des Pankreas, Med. Diss. Bonn 1936.

– Johann Conrad Brunner, in: Große Schweizer Forscher, S. 84/85, Atlantis-Verlag Zürich, 1939.

Aus: *Gesnerus 2 (1945) 109–130.*

John Rollo

Von ALEXANDER MARBLE

Im Jahre 1797 wurde in England ein Buch mit dem Titel *An Account of Two Cases of the Diabetes* veröffentlicht. Darin berichtete John Rollo, M.D., ein Chirurg der Königlichen Artillerie, im Detail über seine Beobachtungen zu dem Verlauf des Diabetes bei zwei Patienten, die mit Hilfe einer Spezialdiät behandelt worden waren. In der Folge wurden seine Therapiemethoden und Ideen bezüglich des Ursprungs des Diabetes in England und auf dem Kontinent vieldiskutiert, wobei einige diese annahmen, andere zurückwiesen. Rollo wurde als der erste oder sicherlich als einer der ersten angesehen, die den Plan zu einer definitiven Diät für Diabetiker aufstellten.

Rollo wurde in Schottland geboren und erhielt seine medizinische Ausbildung in Edinburgh. Er wurde Chirurg bei der Englischen Armee im Jahre 1776 und diente in Westindien, wo er 1778 und 1779 auf der Insel St. Lucia und 1791 auf Barbados stationiert war. Er scheint ein Mann mit Forschergeist, mit Talent und Energie gewesen zu sein. Als Militärarzt war sein Interesse an der Krankheit allgemeiner Natur. Sein Beitrag mit dem Titel *Observations on the Diseases in the Army on St. Lucia* wurde 1781 veröffentlicht. Danach folgte 1785 *Remarks on the Disease lately described by Dr. Hendy* (jene *Form der Elephantiasis*, die so häufig war, daß sie als „Barbados-Bein" bekannt wurde) und 1786 *Observations on the Acute Dysentery*. Er wurde 1794 zum Generalstabsarzt befördert. Im Jahre 1801 erschienen sein *Short Account of the Royal Artillery Hospital at Woolwich* und der *Medical Report on Cases of Inoculation* im Jahre 1804, im dem er die Ansichten von Jenner unterstützte. Rollo starb 1809 in Woolwich, dem Sitz der Royal Artillery Academy, heute ein Stadtteil von London [1].

Eine zweite Ausgabe des Buches über Diabetes kam 1798 [2] und eine dritte 1806 heraus. Rollo wurde häufig zu Diabetesfällen konsultiert, und sein Buch lieferte Notizen und Mitteilungen bezüglich der Patienten, die von anderen Ärzten gesehen wor-

den waren, die seine Behandlungsmethode angewandt und ihm
zu den Ergebnissen geschrieben hatten. Bei seiner Arbeit unterstützte ihn ein Mitarbeiter, William Cruickshank, Artilleriearzt,
Chemiker und Apotheker, der Untersuchungen über die Menge
und die Natur des Zuckers im Urin durchführte.

Rollos Bericht über die Umstände, unter denen er an der
Behandlung des Diabetes Interesse gefaßt hatte, lautet im Aus-
zug folgendermaßen:[2]

„Im Jahre 1777 sah ich einen Fall von Diabetes mellitus bei
einem Weber aus Edinburgh. Er war wenigstens vier Monate
lang im Royal Infirmary gewesen, ohne irgendeinen Fortschritt
erzielt zu haben, und war hauptsächlich unter der Pflege des
verstorbenen Dr. Hope, Professor für Botanik, gewesen. Als der
Patient entlassen wurde, hielten ihn Mr. Johnstone, damals Student der Physik, und ich für einige Tage zurück und zahlten
seine Auslagen, um ihn zur Ader zu lassen und etwas von seinem Urin zu gewinnen, um so das Erscheinungsbild und spontane Veränderungen zu sichern. Ich erinnere mich gut daran,
daß das Blut und der Urin das Bild boten, das von Dr. Dobson
beschrieben worden war, doch die Unterlagen und ein Teil des
Saccharinextraktes, die ich zum Ausland mitnahm, gingen im
Hurrikan auf Barbados 1789 verloren."

„Von der Zeit an war ich nicht wieder auf einen Fall von
Diabetes getroffen, obwohl ich eine außerordentlich große Reihe
von Krankheiten bis 1796 in Amerika, in Westindien und in England beobachtet hatte."

„Meinen Bekannten Captain Meredith von der Royal Artillery
sah ich sehr oft, bevor er im Jahre 1794 zum Dienst im Felde
auszog, doch damals litt er unter keiner Krankheit; jedoch hat er
mir immer, da er eine große, korpulente Person war, den Eindruck vermittelt, daß es nicht unwahrscheinlich war, daß er sich
eine Krankheit zuziehen würde." *(Herausgeber: Ein weiteres
Beispiel für Rollos klinischen Scharfblick.)*

„Am 12. Juni 1796 besuchte er mich, und, obwohl ich sogleich
durch die Abnahme seines Umfangs bei doch zur gleichen Zeit
rötlichen Gesichtsfarbe überrascht war, gewann ich nicht den
Eindruck, daß er etwas anderes als gesund sein könnte; ein
Augenblick der Konversation aber überzeugte mich vom Gegenteil . . ."

„Er klagte über großen Durst und einen heftigen Appetit;
seine Haut war heiß, trocken und borkig; sein Puls war flach und
schnell. Er erzählte mir, daß man seine Klagen einer alten
Krankheit und einer Leberaffektion zugeschrieben hätte. Der

Durst, die trockene Haut und der rasche Puls, die einen febrilen Status verdeutlichten, wahrscheinlich abhängig von einigen lokalen Umständen, und diese verbunden mit dem großen Appetit, ließen mich sofort an Diabetes denken. Ich fragte nach dem Zustand seines Urins, der mir in Quantität und Farbe charakteristisch für die Krankheit schien; zur gleichen Zeit war ich sehr überrascht, daß in den zwei bis drei Monaten, in denen er sich in der Betreuung eines Arztes und eines Chirurgen befand, diesen der Umstand des vermehrten Urins unbekannt geblieben war. Der Patient erzählte mir, daß ihm die Urinmenge, da er so viel trank, als notwendige Konsequenz erschienen sei, und natürlich machte er, da man ihn nie befragt hatte, keine Angaben darüber. Ich trug ihm auf, den Urin beim nächsten Wasserlassen aufzubewahren, und, bei der Untersuchung, erwies sich dieser als süß; folglich war die Krankheit ausreichend bestätigt worden."

An einem anderen Punkt des Fallberichts bemerkte Rollo, daß Captain Meredith 34 Jahre alt und 71 3/4 Zoll (ca. 179 cm) groß war. Bei Beginn der spezifischen Behandlung waren die Symptome des Diabetes sieben Monate oder länger vorhanden gewesen, dabei hatte sich sein Gewicht von 232 auf 162 Pfund reduziert.

Eine von einigen Menschen damals geteilte Ansicht lautete, daß der Diabetes eine primäre Erkrankung der Nieren sei. Rollo entwickelte jedoch die Idee, daß die Krankheit „eine primäre und besondere Erkrankung" des Magens sei, bei der, aufgrund einiger krankhafter Veränderungen der „natürlichen Verdauungs- und Assimilationskräfte" Zucker oder Saccharin, hauptsächlich aus vegetarischen Stoffen, in jenem Organ gebildet wurde. Auf dieser Grundlage vertrat er den Einsatz einer tierischen Kost mit einer bestimmten Begleitmedikation, die den überaktiven Magen beruhigen und den Appetit mindern sollte. Im Anschluß an anfängliche Aderlasse stellt sich Rollos Behandlung des Captain Meredith wie folgt dar:

1. Die Diät sollte prinzipiell aus tierischer Kost bestehen und sollte so aufgeteilt sein:

Frühstück: 1 1/2 Glas Milch und 1/2 Glas Kalkmilch gemischt; Brot und Butter.

Mittagsimbiß: Reine Blutpuddings, hergestellt lediglich aus Blut und Talg.

Hauptmahlzeit: Wild oder altes Fleisch, das gut abgehangen ist; soweit es der Magen vertragen kann, Fett und ranziges altes Fleisch, wie Schweinefleisch. Mäßige Mengen essen.

Abendessen: wie Frühstück.

2. 1,772 g (Apothekergewicht, Drachme) Kali sulphuratum (geschwefeltes Salzkraut), gelöst in 4/4 gekochten Wassers, als tägliche Trinkmenge.

Neben den aufgeführten sind keine anderen Dinge, eßbar oder trinkbar erlaubt.

3. Die Haut wird jeden Morgen mit Schweineschmalz behandelt. Direkt auf der Haut sollte Flanell getragen werden. Nur die vorsichtigste Körperbetätigung ist erlaubt, doch sollte Bettruhe bevorzugt werden.

4. Ein Schluck von zwanzig Tropfen mit Weinsäure versetzten Antimonwein und fünfundzwanzig einer Opiumtinktur zur Schlafenszeit; die Mengen werden allmählich gesteigert. Mit Tabak und Fingerhut sollte man zurückhaltend sein, da diese Substanzen die Wirkung vermindern.

5. Eine Geschwürsbildung, etwa von der Größe einer halben Krone, sollte erzeugt und äußerlich erhalten werden, direkt über jeder Niere. Und:

6. Eine Pille mit gleichen Teilen Aloe und Seife, um die Därme regelmäßig offen zu halten.

Captain Meredith begann mit der obigen Therapie am 19. Oktober 1796. Zwei Tage später fiel die 24-h-Urinmenge von 7/4 oder 8/4 auf 6/4. Am 1. November überstieg die Menge nicht 4/4, und am 4. November „trank er nur drei Gläser Wasser und ließ nur 2/4 Urin, der ihm und seinen Dienern (die es gewöhnt waren, seinen Urin aus Neugier zu kosten) nicht süß erschien". Mit fortschreitender Zeit setzte man das Opium zur Schlafenszeit ab und ließ das Einreiben mit Schweineschmalz fort. Letzteres sah man als einen „lästigen und unerfreulichen" Teil der Behandlung an. Rollo entschied, die Therapie zu vereinfachen und nur jene Punkte hineinzunehmen, die als wirklich wesentlich anzusehen waren: tierische Kost, Ruhe und Beschränkung der Aktivität und hepatisiertes Ammoniak. Das hepatisierte Ammoniak (Ammoniumsulfid) wurde anstelle des ursprünglich beschriebenen „kali sulphuratum" eingesetzt, und zwar mit dem Gedanken, daß es „für den Magen und zur Abschwächung seiner Aktion eine sicherere und wirksamere Medizin als die andere sei."

Captain Meredith wurde angeleitet, sich zu seinen Symptomen, zur Kost, Medikation und Fortschreiten der Krankheit Notizen zu machen. Er tat dies recht gewissenhaft und zeichnete seine Überschreitungen sowie seine Kooperationsbemühungen auf. Wenn er gelegentlich in Äpfeln, Brot und Bier schwelgte, fand Rollo es notwendig, „mit schärferer Sprache das Unvernünftige solcher Entgleisungen aufzuzeigen". Am 30. Dezember war der Patient von dem abnormen Durst und der Polyurie befreit, er nahm wieder etwas von seinem verlorenen Gewicht zu und fühlte sich wohl. Es wurde die Fortsetzung der Behandlung mit einer etwas freieren Führung, bei der Brot auf dem Speiseplan erlaubt war, verschrieben.

Rollos zweiter Fall war ein namentlich nicht bekannter „Offizier" im Alter von 57 Jahren mit Diabetessymptomen, die seit wenigstens 3 Jahren bestanden hatten. Seine Primärerkrankung war durch andere Veränderungen kompliziert, und er war nicht annähernd so kooperativ wie Captain Meredith. Er verstarb neunzehn Monate nach der Erstuntersuchung, wobei er weniger als zwei Monate unter der direkten Aufsicht von Rollo stand. Während der letzten drei Monate seines Lebens war er zu einer uneingeschränkten Kost mit Apfelpudding, gezuckertem Tee und Wein zurückgekehrt.

Rollo nahm mit Hilfe von Cruickshank Laboruntersuchungen bei seinen Patienten vor, um die Resultate der Behandlung sicherzustellen und die Natur des Diabetes zu erhellen. Es wurden die Flüssigkeitsaufnahme, die Urinausscheidung und das Körpergewicht bestimmt. Der Urin wurde abgeschmeckt zum Nachweis von Zucker und vor und nach Verdampfung Versuchen unterzogen, um seine chemische Zusammensetzung und den Zuckergehalt zu bestimmen. Zu Behandlungsbeginn, als Captain Meredith bis zu 12/4 Urin in 24 Stunden ausschied, wurden die folgenden Notizen niedergeschrieben:

„Herr Cruickshank nahm 36 Unzen (31,1 g = 1 Unze) Troygewicht Urin, der heute ausgeschieden worden war, und er erhielt durch Verdampfen 3 Unzen und 1 Drachme Saccharinextrakt mit dem Erscheinungsbild von Melasse, jedoch dicker, der fast die Konsistenz von Wachs hatte und etwas zäh war. Wenn man den gesamten Tagesurin verdampft hätte, hätte man daher etwa 29 Unzen Troygewicht erhalten, eine erstaunliche Menge, die von dem System gebildet und abgeschieden wird. Beim Stehen an der Luft wird es feucht und erhält fast die Konsistenz, den Geruch und die Erscheinung von Sirup."

„Indem er etwas von diesem Extrakt mit Salpetersäure behandelte, produzierte er Saccharin oder Oxalsäure; bei einer kleineren Menge der Säure bildete sich eine Substanz, die in der Ähnlichkeit und Geruch nicht von Honig unterschieden werden konnte."

Aus Studien an Blut schlossen Rollo und Cruickshank, daß Zucker, ohne nach dem Geschmack feststellbar zu sein, vorhanden sein könnte, und daß man, wenn man zwei oder drei Unzen Serum vom Blut eines Diabetikers zu einer angemessenen Zeit nach dem Essen entnehmen würde, wahrscheinlich Saccharinmaterial gewinnen könnte. Nach solchen Studien und nach dem Befund an normal erscheinenden Nieren bei der Autopsie von Diabetikern argumentierte Rollo gegen die Idee, daß Diabetes primär eine Nierenerkrankung sei. Stattdessen faßte er den Prozeß wie folgt auf:

„Daß das Serum aus dem Blut offenbar weniger Saccharinsubstanz als der Urin enthält, mag von der Kraft der Nieren abhängen, mit der sie diese gemeinsam mit den anderen Salzsubstanzen des Blutes separieren; aber wenn man beweisen würde, daß ein neuer und eigentümlicher Stimulus existiert, dann ist ihre Wirkung verstärkt und die Saccharinsubstanz trennt sich rasch proportional zu ihrer Bildung im Magen ab."

Rollos Beiträge zusammenfassend und auswertend finden wir unter seinen irrigen Ideen und bizarren Behandlungen vieles, was gut war. Er faßt den Diabetes als eine Krankheit des Magens auf mit Überaktivität des Organs und mit der Sekretion eines anomalen Magensaftes und der Bildung von Zucker im Magen hauptsächlich aus Nahrungsmitteln vegetarischen im Gegensatz zu denjenigen tierischen Ursprungs. Daher mußte die Quelle des im Magen gebildeten Zuckers verkleinert werden, indem man eine bei Protein und Fett uneingeschränkte, bei Kohlenhydraten eingeschränkte Diät einsetzte (obwohl Milch einstweilen unter tierische Nahrung fiel). Um den Magen zu beruhigen und den Appetit zu reduzieren, gab man Arzneimittel, die Anorexie und Übelkeit verursachen sollten. Dazu gehörte Kaliumsulfat (später Ammoniumsulfid), Antimon, Opium, Tabak und Digitalis.

„Fett und ranziges altes Fleisch" verdarb ebenfalls den Appetit. Das Endresultat des Behandlungsplans nach Rollo war eine insgesamte Einschränkung der Kalorien, insbesondere derjenigen, die aus Kohlenhydraten stammten. In diesem Zusammenhang ist es lehrreich zu bemerken, daß Rollo, als sich Captain Meredith gebessert hatte und man dachte, daß die Glykosurie verschwunden war, ihn bei der Lockerung der Diät anhielt, mit „Kohl, oder Gemüsen ähnlicher Art, gekochten Zwiebeln oder Salat ohne säurehaltige Sauce zu beginnen; auch Senf, Meerrettich und üblicher Rettich, wenn die Saison da ist".

Obgleich Rollos Behandlungsmethode vielverwendet und oft, zumindest in Teilen von vielen Ärzten begeistert übernommen wurde, wurde sie niemals generell in einem anderen Land außer vielleicht in England angenommen. Sogar dort fand ein gradueller Abfall der Popularität statt, was man „der Grobheit und fehlenden Ausreifung der Methode an sich zuschrieb, ihrer sorglosen und falschen Anwendung durch die meisten Ärzte, der Rebellion der Patienten – die allgemein früher oder später, heimlich oder offen, die unerträglichen Diätvorschriften übertraten und rückfällig wurden – dem Versagen der Methode bei der Eindämmung der schwersten Fälle und den häufig schlechten Ergebnissen . . . wenn plötzlich Diabetiker von einer gemischten Kost auf ein strenges Protein-Fett-Schema gesetzt wurden" [3].

Trotzdem war Rollos Beitrag zur Entwicklung des Wissens über Diabetes und seine Therapie bedeutend und hat ihm fortdauernde Anerkennung eingebracht.

Literatur

1. Moore, N.: Sketch of John Rollo in Dictionary of National Biography, New York, Macmillan Co., 17:69–70, 1909.
2. Rollo, John: Cases of the Diabetes Mellitus, with the Results of the Trials of Certain Acids, and other Substances, in the Cure of the Lues Venerea, 2nd ed., London. T. Giller for C. Dilly, 1798.
3. Allen, Frederick M., Stillman, Edgar, and Fitz, Reginald: Total Dietary Regulation in the Treatment of Diabetes. New York, The Rockefeller Institute for Medical Research, Monograph No. 11, 1919, pages 14–20.

Aus: *Diabetes 5 (1956) 325–327.*

Matthew Dobson (1735–1784)

Der klinische Erforscher des Diabetes mellitus

Der in Yorkshire geborene Matthew Dobson hatte als Sohn eines Pfarrers der Nonkonformisten früher einmal geplant, seinem Vater auf seinem beruflichen Wege zu folgen [1]. Als er sich zur Medizin entschloß, wurde er Student an der Universität von Edinburgh; dort graduierte er 1756 durch Vorlage einer Dissertation über die Menstruation. Dobson begann seine praktische Tätigkeit in Liverpool, gehörte dem Personal des Liverpool Infirmary an und wurde 1770 zum Arzt ernannt, eine Position, die er ein Jahrzehnt lang hielt, bis ihn seine angegriffene Gesundheit zwang, sich nach Bath zurückzuziehen, wo er starb. Die Unsicherheit bei Dobsons Geburtsdatum paßt auch zu der mangelnden Information bezüglich vieler Einzelheiten aus seinem privaten und öffentlichen Leben. Er ist als ein Naturphilosoph beschrieben worden, ein experimenteller Physiologe und als ein geschickter klinischer Beobachter. A Medical Commentary on Fixed Air (carbon dioxide) (Ein medizinischer Kommentar über fixierte Luft (Kohlendioxid), der William Cullen gewidmet war, blieb das einzige Thema, das von ihm in einer Monographie behandelt wurde. Seine Versuche über physiologischen Streß, den Menschen bei kritisch hoher Temperatur empfinden, und Beobachtungen über die Versteinerungseigenschaften von Wasser in Matlock wurden über Dr. Fothergill der Royal Society of London mitgeteilt, deren Mitglieder beide waren, und wurden in deren *Philosophical Transactions* veröffentlicht. Dobsons klinische Studie, zu denen auch die Behandlung des Hydrocephalus internus mit großen Dosen von Quecksilbersalzen gehörte, erschien in *Medical Observations and Inquiries,* dem Organ der Society of Physicians in London. Dobsons bedeutendstes Werk waren seine Beobachtungen und Versuche an Patienten mit Diabetes mellitus. Er beschrieb die Extraktion einer süßen Substanz aus dem Urin und Serum eines Patienten, eines 33jährigen Mannes, der unter klinisch manifestem Diabetes mellitus litt. Zu den auch gegenwärtig als charakteristisch anerkannten Symptomen gehörten Polydipsie, Polyphagie, Polyurie, Gewichtsverlust, trockene Haut und paroxysmales Fieber. Er beschrieb fünf Experimente und schloß mit acht Beobachtungen und Fragen ab. Bei diesen ahnte er den metabolischen Mangel bei der Diskussion der Ätiologie und schlug die verstärkte Assimilation der Nahrungsstoffe durch den in der Behandlung befindlichen Körper vor. Der Bericht wurde von Dr. Fothergill vorgelegt; im folgenden finden sich Auszüge daraus [2].

Experiment II.

Acht Unzen Blut aus dem Arm dieses Patienten zeigten nach Stehen an der Luft für eine angemessen lange Zeit folgende Erscheinungen . . . Das *Serum* war opaque und ähnelte üblicher Käsemolke; es war süßlich, doch ich glaube, nicht so süßlich wie der Urin.

Experiment V.

Zwei Viertel dieses Urins wurden bei vorsichtigem Erhitzen unter Aufsicht von Herrn Poole, dem Apotheker des Hospitals, und Herrn Walthall, einem der Hauslehrlinge, bis zur Trockenheit verdampft. Es verblieb nach der Verdampfung ein weißer Kuchen, der . . . granuliert war und leicht zwischen den Fingern zerbröckelte; er roch süß wie brauner Zucker, auch konnte er durch den Geschmack nicht von Zucker unterschieden werden, außer daß die Süße ein leichtes Gefühl von Kühle am Gaumen hinterließ.

Diese Experimente lassen folgendes vermuten:

Beobachtungen und Fragen
1. daß die Flüssigkeit, die durch die Nieren des Patienten ausgeschieden worden war, sehr wenig von der Natur oder den empfindlichen Eigenschaften des Urins hatten, sondern eine Substanz enthielt, die rasch die weinsaure, essigsaure und die Fäulnisgärung durchlief.
3. Nach Experiment V. scheint es, daß eine beträchtliche Menge der Saccharinsubstanz in diesem Fall von Diabetes, und wahrscheinlich in jedem Fall dieser Krankheit, bei der der Urin einen süßen Geschmack besitzt, von den Nieren abgegeben wurde. Nach Experiment II. scheint es weiterhin, daß diese Saccharinsubstanz nicht im sekretorischen Organ gebildet wurde, sondern zuvor bereits im Blutserum existierte.

5. Diese Auffassung von der Krankheit erklärt auch gut ihre auszehrenden Effekte, da ein so großer Anteil der Nahrungsstoffe durch die Nieren entzogen wird, bevor sie vollständig assimiliert werden und dem Zweck der Ernährung zugeführt werden. Der *Diabetes* zeigt in einigen Fällen eine sehr rasche Schwindsucht: Ich kenne Fälle, in denen er nach weniger als 5 Wochen tödlich endete. In anderen wurde er zu einem chronischen Leiden.

8. Diese Ansicht von der Natur des *Diabetes* weist klarer und explizit auf die Heilmethode hin. Denn falls es eine Erkrankung des Systems allgemein ist, wenn man sie als eine Abart unvollkommener Verdauung und Assimilation ansehen sollte, so sind die offensichtlichen Indikationen der Heilung, die Verdauungskräfte zu stärken, eine vernünftige Blutbildung und eine vollkommene Assimilation über das gesamte ökonomische System zu erreichen.

Literatur

1. Williams, O.T.: Matthew Dobson, Physician to the Liverpool Infirmary, 1770–1780: One Who Extended the Confines of Knowledge, *Liverpool Medicochir 4 32:245–254, 1912.*
2. *Dobson, M.: Experiments and Observations on the Urine in a Diabetes, Med Obs Inq 5:298–316, 1776.*

Aus: *JAMA 205 (1968) 108.*

Einst und jetzt: 100 Jahre Diabetes mellitus

Von Horst und Joseph Schumacher

Zusammenfassung: Ausgehend von der Tatsache, daß der Diabetes mellitus auch heute noch nicht viel mehr als die glänzende Hülle eines Begriffes ohne sicher feststellbaren Inhalt ist, und daß andererseits die Fülle der Veröffentlichungen geradezu ins unermeßliche gewachsen ist, will die Abhandlung in ihrer Gesamtheit einen Überblick über den Wandel des Krankheitsbildes auf dem Boden der verschiedenen endokrinen, humoralen und zentralnervösen Kausalmechanismen geben, indem sie das Werden der so verschiedenen Vorstellungen während der letzten hundert Jahre in kritisch-historischer Darstellung und in ihrer Abhängigkeit von den jeweils vorherrschenden Theorien vor Augen führt.

Kapitel I bringt die vier Entwicklungslinien – die physiologisch-chemische, die des physiologisch-pathologischen Experimentes, die der pathologischen Anatomie und die endokrinologische – bis zur Entdeckung des Insulins; Kapitel II die Ära des Insulins (Altinsulin-, Hagedorn-, Best-Ära) und Kapitel III die Entwicklung der neueren Ansichten.

Das vorgesetzte Ziel ist, es auch dem Nicht-Fachvertreter der immer zahlreicher gewordenen Teilgebiete des intermediären Stoffwechsels und der Endokrinologie zu ermöglichen, die Ergebnisse moderner Forschung in synoptischer Zusammenfassung zu sehen und überdies die jeweils neuen Veröffentlichungen (z. B. die Diskussion über die Wirkungsweise bzw. den Angriffspunkt der z. Z. in Erprobung stehenden Heilmittel aus dem Kreise der Sulfonamide, über die Pathogenese, Prophylaxe und Therapie der gefürchteten diabetischen Angiopathien usw.) wenigstens im Grundsätzlichen zu verstehen.

I

Der **„Diabetes mellitus"** (D. m.) ist auch heute noch nicht viel mehr als die glänzende Hülle eines Begriffs ohne sicher feststellbaren Inhalt. Wir brauchen den Namen, um uns zu verständigen. Ein Anspruch jenseits seines Zuständigkeitsbereiches macht es unvermeidlich, daß der Krankheitsname über seine Aufgabe als schematisches Hilfsmittel hinaus Macht gewinnt und schließlich zum schematischen Handeln am Patienten selbst führt. Besonders leicht erliegt dieser Gefahr der Arzt, der sich anhand eines „kurzgefaßten Leitfadens" über die Behandlung des „Diabetes" informieren möchte: er wird die Problematik, vor die ihn jeder einzelne Fall tatsächlich stellt, gar nicht sehen. Andererseits ist die Gesamtliteratur so umfangreich – die letzten Jahrzehnte erbrachten Zehntausende von Veröffentlichungen – und dabei so widersprüchlich, daß sogar Spezialisten darauf verzichten, alle neuen Anregungen und Ansichten auf ihren Wert zu prüfen. Wir können heute noch gar nicht wissen, welche von den vielen Einzelentdeckungen einmal als Marksteine auf dem Weg zum Ziel in die Geschichte der Nosologie des D. m. eingehen werden. Gerade deswegen mag vielleicht ein kurzer historischer Überblick über das Werden der Problematik des D. m. der beste Weg sein, diese selbst in ihrer Eigenartigkeit zu sehen.

Den **Beginn der systematischen Erforschung** des D. m. können wir ziemlich genau für die Mitte des vorigen Jahrhunderts ansetzen. Die planmäßige Anwendung des biologischen Experimentes und quantitativ analysierender Methoden auf die neue „Zoochemie" hatte eine unerwartete Fülle neuer Einsichten in den chemischen Aufbau pflanzlicher und tierischer Substanzen, in den Prozeß ihrer Dissimilation, Resorption und Assimilation und über die Funktion im lebenden Organismus vermittelt, die nun auch für die Erforschung des „Rätsels Melliturie" fruchtbar werden konnten. Von diesem Zeitpunkt an lassen sich zumindest vier nebeneinanderlaufende Entwicklungslinien verfolgen, die in gegenseitiger Kritik und Anregung das wechselnde Bild der Diabetestheorie und -therapie bis zum Einsetzen der Insulinära gestaltet haben.

Die folgenden Angaben aus einer größeren Arbeit der Verfasser dienen dem historischen Verstehen der Neuentwicklung. Um 1800 galt der D. m. noch als ein sehr selten gesehenes Leiden. Doch haben wir Grund zur Annahme, daß die meisten Diabetiker interkurrenten Krankheiten erlagen, ohne daß das Grundleiden diagnostiziert worden war.

Die **Beschreibung der klinischen Symptome** nannte, wie die heutige, den eigentümlichen Pruritus, die Gingivitis, die Lockerung der Zähne, das Malum perforans, die Furunkulose, starkes Durst- und Hungergefühl, zunehmende Mattigkeit, Potenzstörungen usw. Darüber hinaus kannte man gewisse Veränderungen der Stimme, psychische Alterationen und zahlreiche andere Symptome, die von der feinen Beobachtung der damaligen Ärzte zeugen. Man kannte den qualitativen Nachweis „zuckerähnlicher Substanz" im Harn. D o b s o n, C u l l e n, R o l l o, F r a n k und Z i p p erschlossen die Gegenwart von Zucker auch im Blut auf Grund des süßlichen Geschmacks des Speichels, des Schweißes oder auch des Blutes selbst. Versuche des chemischen Nachweises von Blutzucker blieben mangels geeigneter Methoden zunächst ohne Erfolg.

Autoptisch fand man Veränderungen der Leber, der Milz, der Nieren, eine besondere Schlaffheit der Muskeln, des Herzens usw. (Zusammenfassung bei A. W. v. S t o s c h, Versuch einer Pathologie und Therapie des D. m., Berlin 1828); die Unbeständigkeit der anatomisch-pathologischen Befunde, besonders ihr des öfteren festgestelltes völliges Fehlen bei sicher vorhandener Harnruhr, ließ schon damals den Gedanken auftauchen, daß es sich dabei nicht um die Ursache, sondern um die mehr oder weniger zufälligen Auswirkungen der diabetischen Diathese handle.

Bezüglich der **Ätiologie** unterschied man nach damaliger Gepflogenheit die „prädisponierende" und die „auslösende" Ursache (Erkältung, Gicht, Skrofulose, psychische Insulte, Exzesse in der Lebensführung, Schwangerschaft usw.). Die prädisponierende lag je nach den bevorzugten Anschauungen über die Krankheit in der „Struktur", in der „Mischung der Säfte" oder in bestimmten chemischen oder physikalischen Zuständen des Organismus.

Erbliche Disposition wurde angenommen von R o n d o l e t, T h o m a s, B r i s b a n e, P r o u t, P e t e r F r a n k, von anderen Autoren jedoch als nicht erwiesen abgelehnt. Als eine der wichtigsten Ursachen galt die Übersäuerung des ganzen Organismus, die also nicht an das Ende, sondern an den Beginn der Krankheit gesetzt wurde. H a a s e u. a. sahen, fußend auf den physiologisch-chemischen Anschauungen des ausgehenden 18. Jahrhunderts, die Grundursache in einer „Hyperoxydation der Magen- und Darmsäfte". Die überschüssige Säure bewirke die Entwicklung einer „übermäßigen Menge von Zuckerstoff aus den vegetabilischen Nahrungsmitteln", analog dem bekannten chemischen Vorgang der Entwicklung von Zucker aus Amylum durch Einwirkung von Wärme und Säure in der Retorte. H u f e l a n d verlegte diesen Vorgang in die Nieren, wo durch Azidität des Urins aus dem Chylus Zucker produziert werde (Journ. d. prakt. Heilk., Bd. 65, I, S. 39).

Folgenträchtig war u. a. auch die **Theorie von v. Stosch.** Er unterschied einen positiven und einen negativen Faktor des autonomen Nervensystems. Die Folgen der Lähmung des negativen Faktors, der die „Chylifikation" der Nahrung bewirke, seien eine unvollständige Animalisation und Hyperoxydation des Chylus, der nunmehr als „roher excrementieller Stoff" durch die Nieren ausgeschieden werde und so das Vorkommen von nicht in Blut verwandeltem Zucker im Urin, aber auch die folgende Abzehrung und Kachexie erkläre. Also die klassische Überproduktionstheorie längst vor v. Noorden und die Nichtverwertungstheorie vor Seegen, Minkowski und Fr. v. Müller.

Von besonderem Interesse sind die **Theorien einer Therapie des Diabetes,** einmal für den Historiker, der in ihnen die Wandlung der bis dahin geltenden allgemeinen Heilsysteme sich vollziehen sieht, dann für den Praktiker, der mit Erstaunen immer wieder feststellen kann, wie so manche der heute noch – von „Außenseitern" und „Naturheilkundigen" – angewandten Maßnahmen auf anderthalb Jahrhunderte alte Vorstellungen zurückgehen.

Der Leitgedanke aller Therapie gründete in dem alten hippokratischen Grundsatz, daß die Krankheit durch „das ihr Entgegengesetzte" geheilt werde. Die Anzahl der „Enantiosen" (Entgegensetzungen) steigerte sich während der ersten fünfzig Jahre des vorigen Jahrhunderts, entsprechend der wachsenden Zahl der Krankheitstheorien ins Unübersehbare. Die älteren Anschauungen berücksichtigten vorzüglich die qualitativen Veränderungen und suchten z. B. durch eine „möglichst azotreiche Ernährung" die Verluste des „Süßen" (= des Wertvollsten in der Nahrung) wieder auszugleichen und die „richtige Mischung" wiederherzustellen. John R o l l o – der übrigens dem Diabetes mellitus den Namen gab – sprach dem Diabetiker auf Grund seiner Unfähigkeit zur „Chylification", „Sanguification" und „Animalisation" der Nahrung einen „vorwiegend vegetabilischen Charakter" zu (An account of two cases of the Diabetes mellitus . . ., London 1797, 387 ff.) und verordnete deswegen animalische Diät. Gegen die „Versäuerung" gab man Aqua calcaria, Kohle und alle Arten von Alkalien. Weit wichtiger wurde ein zweites Heilsystem, das als „naturwissenschaftliches" die quantitativen Veränderungen zu korrigieren suchte und in mancherlei Variationen bis zur Insulin-Ära in Anwendung blieb. Der Grundgedanke war Herabsetzung der Se- und Exkretionen durch nerval, chemisch oder mechanisch wirkende Medikamente: die Beschränkung der Ausscheidung von Verdauungssäften sollte sowohl das Bedürfnis nach Nahrung mindern als auch die Umsetzung der Nahrung in Zucker, die Dämpfung der Nierenfunktion die vermehrte Ausscheidung von Zucker verhindern. Die „sedative Methode" – besonders in Frankreich ausgebildet – bediente sich zu diesem Zweck der verschiedensten Narkotika, besonders des Opiums mit angeblich besten Erfolgen. Die chemische Methode verwandte die verschiedensten Styptika und Adstringentia, um örtliche Kontraktion der Gefäße und dadurch Verminderung der Sekretion zu bewirken. Neben den Adstringentia waren Medikamente beliebt, die nach Schönlein „einen heftigen Gefäßreiz und einen an Entzündung grenzenden Zustand setzen und so ebenfalls die Sekretion beschränken", z. B. Canthariden in steigenden Gaben, „bis die Kranken die ersten Erscheinungen von Nephritis bekommen". Das „Lehrbuch der speziellen Heilmittellehre" des Freiburgers J. A. W e r b e r gibt Hunderte von Medikamenten an, die in dieser oder jener Weise die Ausscheidung von Zucker verhüten sollten. Eine dritte Methode bediente sich zum selben Zweck der „Derivantia": Ausscheidung der Verdauungssäfte durch Salivation („Ekelkur"), Erbrechen, Durchfall; „Ableitung auf die Haut" durch äußerliche Anwendung der Terebinthina, Copaivabalsame, Canthariden und heiße Bäder usw.

Da der Begriff der „Nierenschwelle" für Zucker noch unbekannt war, konnte der Glaube an Heilerfolge durch die angegebenen Medikamentationen sich erhalten, bis der exakte Nachweis des Blutzuckers die Täuschung aufdeckte und die Forschung in neue Bahnen lenkte.

Die physiologisch-chemische Richtung

Die Inauguration der neuen Epoche der Diabetesforschung stand zunächst und am eindrucksvollsten unter dem Zeichen der „Tierchemie" bzw. der **„physiologischen Chemie"**, wie sie bald genannt wurde. Vor allem die deutsche Physiologie hatte sich nach Überwindung des „romantischen Zwischenspiels" mit seinen allbiologistischen Spekulationen weitgehend allmechanistischen bzw. -chemistischen Auffassungen zugewandt, deren stetige Entwicklung der französischen Forschung bis dahin einen großen Vorsprung gesichert hatte. Von Marcelin B e r t h e l o t

übernahm sie die Zielsetzung, „das Leben aus allen Erklärungen, die die organische Chemie betreffen, zu verbannen".

Bei Otto F u n k e , dem Freiburger Physiologen, können wir
nachlesen (1), wie die „tierische Materie" überhaupt nicht
mehr als „lebendig" galt, vielmehr nur „lebe" durch die „fortwährend en physikalischen und chemischen Veränderungen
und Bewegungen, die mit ihr nach gewissen Gesetzen vor sich
gehen", und die ihrerseits bedingt seien „durch die Zufuhr
gewisser Stoffe", die mit der Nahrung aufgenommen werden.
Selbst Rudolf V i r c h o w sah in der Chemie die eigentliche
Grundlage der physiologischen und pathologischen Vorgänge.
Diese wissenschaftstheoretische − um nicht zu sagen weltan-
schauliche − Verankerung in der physiologischen Chemie
erklärt den eigentümlichen Weg, den die Theorie und Therapie des Diabetes bis zu den fundamentalen Entdeckungen von
v. M e r i n g und M i n k o w s k i gegangen sind. Die Veröffentlichungen L i e b i g s über die Anwendungsmöglichkeiten der
Chemie auf Agrikultur, Physiologie und Pathologie aus den
Jahren 1840 und 1842 haben maßgeblich zur Ausgestaltung
dieser Forschungsrichtung beigetragen. Für die Diabetesforschung bedeutsam wurden vor allem seine Analysen der
Exspirationsluft und der Restsubstanzen in den Exkrementen
und die wichtige Feststellung, daß die Nahrung Eiweiß (als
„plastischen Aufbaustoff"), Fett und Kohlehydrate (als „respiratorische Stoffe") in bestimmten Mindestmengen enthalten
müsse. F r e r i c h s , L e h m a n n , B i d d e r , C a r l S c h m i d t ,
L i m p e r t , F a l c k , V o i t , P e t t e n k o f e r u. a. vervollkomm-
neten die Methoden Liebigs und stellten manche anfängliche
Irrtümer richtig. F r e r i c h s z. B. traf schon 1849 durch Ernährung von Hunden mit reiner Fleischkost den Beweis, daß auch
Eiweiß als „respiratorischer" Stoff dienen könne; noch wichtiger wurde die Feststellung, daß Eiweiß im Übermaß zugeführt,
ebenfalls verbrannt werde (Carl S c h m i d t , L e h m a n n ,
B i d d e r) und daß der Organismus im Hungerzustand und
beim schweren Diabetes auch auf körpereigenes Eiweiß
zurückgreife. Damit erhielt die therapeutische Anwendung der
Fleischdiät des Diabetikers eine ganz neue theoretische
Begründung.

Das besondere Interesse der Diabetesforschung wandte sich
der Frage der die Verdauung bewirkenden **Fermente** zu, die
nunmehr, in Fortsetzung französischer Arbeiten, in Anwendung
exakt-chemischer und physikalischer Technik auch in Deutschland aufgenommen wurden. Man untersuchte die physikali-

schen und chemischen Eigenschaften des Speichels – dessen diagnostische Fähigkeit Erhard Fr. L e u c h s schon 1831 nachgewiesen hatte –, analysierte die Einzelbestandteile, beobachtete ihre Veränderungen bei verschiedenen physiologischen und pathologischen Zuständen, probierte in vitro die Wirkung auf die verschiedenen Amylazeen in rohem und gekochtem Zustande, im sauren und alkalischen Milieu und in Gegenwart der verschiedensten Ingredienzien. Man machte dabei die Beobachtung, daß die als „Zuckerbildner" bezeichneten Fermente des Speichels, des Pankreas- und Dünndarmsaftes unter bestimmten Bedingungen ihre diastatische Fähigkeit verlieren. Man glaubte damit nunmehr wenigstens von einer Seite der Lösung des Diabetesproblems nähergekommen zu sein, das sich für die Forscher aller Richtungen um die Mitte des 18. Jahrhunderts nach E. F. v. G o r u p - B e s a n e z etwa so formulierte: entweder sei beim Diabetes die Zuckerproduktion des Organismus so sehr gesteigert, daß die für seine weiteren Umsetzungen gegebenen Bedingungen nicht ausreichen, oder aber der Organismus sei unfähig, den in normaler Menge zugeführten Zucker physiologisch zu verwerten (2). Man gab deswegen „antifermentativ" wirkende Mittel, z. B. Karbolsäure, salizylsaures Natron, Jodoform und vor allem kohlensaures Natron in großen Dosen, um den wesentlich gesteigerten oder beschleunigten Umsatz der Stärkestoffe in Zucker herabzusetzen. Diesen Theorien wurden jedoch sehr bald die Grundlagen entzogen, einmal durch die klinische Beobachtung, daß auch bei völligem Entzug aller Amylazeen sich eine Glykämie einstellen konnte, und zweitens durch den exakten Nachweis durch T r o m m e r u.a. , daß auch der gesunde Organismus aufgenommene Stärke restlos in Zucker umsetze.

Historisch interessant ist in diesem Zusammenhang ein Satz aus dem schon erwähnten Lehrbuch von F u n k e : „Als man die schnelle Oxydation des Zuckers in alkalischen Lösungen erfahren hatte, war man sogleich mit der Hypothese bei der Hand (M i a l k e , 1839), daß die Anhäufung des Blutzuckers ... im Diabetes auf einer Verminderung der Blutalkalien beruhe." Dieser Satz zeugt von der kritischen Einstellung des „exaktwissenschaftlichen Denkens", das Irrtümer meist schnell überwand. L e h m a n n , U h l e , P o g g i a l e , J e a n n e l und P a v y injizierten „große Mengen von ätzenden oder kohlensauren Alkalien" und fanden, daß sie weder den Zucker- noch den Säuregehalt des diabetischen Harns herabzusetzen vermochten.

Selbst auf das Grundsätzliche erstreckte sich diese Kritik. Liebig u. a. hatten in den 40er Jahren noch mit Lavoisier angenommen, daß es sich beim Abbau der „respiratorischen Stoffe" um einen einfachen Oxydationsprozeß (in der Lunge) handle, der sich im Organismus „nicht anders vollziehe, als in der Flasche" (daher u. a. die Begründung der Anschauung, daß für den Diabetiker der Aufenthalt in sauerstoffreicher Luft bei körperlicher Anstrengung vorteilhaft sei). 1867 machte E. F. v. Gorup-Besanez bereits auf die Gefahr aufmerksam, daß die physiologische Chemie zur „chemischen Physiologie" werde. Obwohl Gegner des Vitalismus, vertrat er dennoch den Standpunkt, daß der Organismus in „seinem Bau und seiner Entwicklung in der unbelebten Natur kein Analogon habe und seiner Eigenartigkeit wegen auch eine eigenartige Untersuchungsmethode beanspruche". Die historische Auswirkung dieses von ihm und vielen andern deutschen Forschern vertretenen Standpunktes war die, daß die Resultate anderer Forschungsrichtungen in die physiologisch-chemische Denkweise mit hineingenommen wurden, wie wir weiter unten sehen werden.

Der wichtigste und auch für die Diabetesforschung bedeutungsvolle Fortschritt der physiologischen Chemie dieser Jahre liegt in der Erkenntnis, daß die bloße Aufstellung der Bilanz zwischen Stoffeinnahmen und -ausgaben zwar über das Endergebnis des Stoffwechselvorgangs manche wertvolle Auskunft gibt, daß sie aber nichts besagt über die Vorgänge des sog. **intermediären Stoffwechsels.** Die auf Lavoisier zurückgehende Auffassung des Abbaus der aufgenommenen Nahrung als eines Verbrennungsprozesses wird für den Gesamtvorgang zwar beibehalten; aber einerseits wird dieser Abbau in das Blut und dann in das Gewebe verlegt (Hoppe-Seyler, J. J. Müller, Schönbein u. a.) und zweitens gilt für immer mehr Forscher als „selbstverständlich, daß die Kohlensäure ... kein unmittelbares Verbrennungsprodukt der Blutbestandteile" ist, „sondern nur das Endglied einer Reihe intermediärer Oxydations- und chemischer Prozesse überhaupt". Gorup-Besanez stellte 1867 in seiner „chemischen Biostatik" Reihen von theoretisch möglichen Zwischenprodukten auf, die „das Herabsteigen der organischen Bestandteile des Tierkörpers von den zusammengesetzten zu den einfachsten Formen veranschaulichen" (3) sollten, z. B. Olein, Oleinsäure, Kapronsäure, Buttersäure, Essigsäure, Ameisensäure; Zucker, Bernsteinsäure, Milchsäure, Oxalsäure. Ebenso theoretisch war zunächst auch die Annahme, daß einige Zwischenprodukte, z. B. die Bernsteinsäure, Oxalsäure usw., sich der chemischen Struktur nach sowohl aus den Albuminaten als auch aus den Fetten und Kohlehydraten ableiten ließen.

Wir wissen heute genauer, daß diese Theorien im Grunde richtig, in Einzelheiten aber durchaus irrig waren; damals aber leiteten sie unvermerkt sowohl auf dem Gebiete der Therapie als auch besonders auf dem der Durchdringung des intermediären Stoffwechsels in eine neue Epoche der Diabetesforschung ein. Die teils vermeintliche, teils wirkliche Bestätigung dieser Hypothesen durch immer raffinierter ausgeklügelte Stoffwechseluntersuchungen führte unmittelbar zu einer Reihe von Konsequenzen: Erstens, wenn gewisse **Abbauprodukte der Glukose auch aus Eiweiß** sich bilden konnten, dann verlor die strenge Eiweiß-Fett-Therapie mit Ausschluß aller Vegetabilien ihre Grundlage; des weiteren ergaben Fütterungsversuche, daß insbesondere das aus Eiweiß gebildete Glykogen mit dem aus Kohlehydraten stammenden chemisch übereinstimmte; sie bestätigten damit die klinische Beobachtung, daß beim schweren Diabetes die Entziehung von KH die Melliturie nicht verhinderte.

Eine zweite Folgerung führte zur (vorläufigen) Lösung der Frage nach der **Herkunft der Ketokörper.** Die neuen Vorstellungen vom Zwischenstoffwechsel legten den Gedanken nahe, die beim schweren Diabetes, besonders in seinen Endzuständen, beobachtete Intoxikation entweder auf das Stehenbleiben des Stoffabbaus auf einer bestimmten Stufe oder auf das Entstehen neuer, pathogen wirksamer Zwischenprodukte zurückzuführen. Wilhelm P e t e r s gelang es 1857, in der Exspirationsluft und im Harn einer im diabetischen Koma liegenden Frau Azeton festzustellen; er glaubte, damit das gesuchte Toxin gefunden zu haben. 1860 gab Joseph K a u l i c h eine genauere Analyse des Azetons und beschrieb seine Wirkungen auf den Organismus. A. K u ß m a u l , der sich an Hand mehrerer Fälle eingehend mit dem „terminalen Symptomenkomplex der Zuckerkrankheit" („Kußmaulsche Atmung" – „Coma diabeticum") befaßte, bestätigte 1874 die Tatsache der Azetonämie, fand aber, daß Dosen von 6 g beim Menschen keine krankhafte Erscheinung, beim Kaninchen nur Symptome der Berauschung verursachten. Ähnliche Befunde hatten B u h l, T a p p e i n e r, A l b e r t o n i. F r e r i c h s , der die Dosis ohne Schäden bis auf 12 g erhöhen konnte, sprach daraufhin dem Azeton eine pathologische Bedeutung ab.

Die Aufklärung gelang dem Altmeister der Diabetesforschung Bernhard N a u n y n und seiner Schule. Schon 1865 hatte G e r-

h a r d t im Diabetikerharn zugleich mit Azeton auch Äthyldia-
zetsäure (oder „Azetessigäther") gefunden, aus der sich das
Azeton leicht ableiten ließ. T o l l e n s sprach 1881 die Vermutung aus, daß die Azetessigsäure als Muttersubstanz zu betrachten sei, eine Annahme, die 1883 von J a k s c h bestätigt werden
konnte. 1877 veröffentlichte Friedrich W a l t e r eine neue Methode zur Feststellung von Blutsäuren an Hand des Ammoniak-
gehaltes des Harns. Bernhard N a u n y n und sein Mitarbeiter
Eugen H a l l e r v o r d e n fanden mit dieser Methode die starke
Übersäuerung („Azidosis") des Organismus beim schweren Diabetes. Oskar M i n k o w s k i, ein Schüler Naunyns, und gleichzeitig mit ihm Rudolf E. K ü l z, fanden 1884 als schuldige Substanz die Oxybuttersäure, die sie als Vorstufe der Azetessigsäure
und des Azetons auffaßten.

Der Ort und der Vorgang der Bildung des Azetons bzw. seiner
Muttersubstanzen waren lange umstritten. C a n t a n i dachte an
Verdauungsstörungen, P e t t e r s und K a u l i c h an abnorme
Gärungsvorgänge im Darm, M a r k o w n i k o w an die Wirksamkeit eines eigenen „Azetonfermentes". Als selbstverständlich
galt die Abkunft aus dem Zucker, und seitdem man um ihre
Entstehung im Blut bzw. im Gewebe wußte, hielt man sie allge-
mein für Produkte einer unvollständigen Überführung der Glu-
kose zu CO_2 und H_2O. 1885 erbrachte Georg R o s e n f e l d den
von Felix H i r s c h f e l d und Hans Chr. G e e l m u y d e n (1897)
bestätigten Nachweis, daß Azetonurie gerade bei Mangel an
Kohlehydraten auftrete und oft durch Gaben von Stärke oder
Zucker behoben werden könne. Die Beobachtung G e e l m u y -
d e n s über die Größenbeziehung zwischen Fettaufnahme und
Azetonurie wurde ebenso in Zweifel gezogen wie die direkte
Angabe von M a g n u s - L e v y, daß die Azetonkörper aus dem
Fett abzuleiten seien. Die Begründung der Ablehnung kenn-
zeichnet treffend die damals vorherrschende physiologische
Chemie: es gebe für eine solche Ableitung in der Chemie kein
Modell!

Die Lösung der für die Aufstellung eines Diabetikerregimes so
wichtigen Frage schien unmöglich, da die Abkunft der Azetonkörper aus dem Eiweiß aus ähnlichen Gründen ebenfalls abgelehnt wurde. Die zu überwindende Schwierigkeit gründete nicht
nur in der Tatsache, daß Intermediärprodukte nur in sehr geringen Mengen aufzutreten pflegen und die meisten Ab- und Um-
baustufen meist rasch durchlaufen werden, sondern vor allem
auch in der irrigen bzw. fehlenden Vorstellung, besonders von
den nichtaeroben Vorgängen der „ersten Phase" und dem mehr-

maligen Ab- und Aufbau der Endprodukte. Darum bedeuteten die Untersuchungen von Knoop (1905 und später), Embden (1906, 1908) einen großen Fortschritt. F. Knoop [4] verfütterte eine Reihe von phenylsubstituierten Fettsäuren an Hunde und kam zu der „klassischen Regel" von der β-Oxydation, wonach gesättigte Fettsäuren stetig am β-C-Atom oxydieren, zwischen dem α- und β-C-Atom aufgespalten und – unter fortwährender Abgabe von schnell verschwindender Essigsäure – zu einer jeweils um 2-C-Atome ärmeren Fettsäure abgebaut werden, aus der bei gestörtem KH-Stoffwechsel Azeton entsteht. 1908 fanden G. Embden und A. Marx [5] bei Durchströmungsversuchen an der überlebenden Leber die Theorie von der Bildung der Azetessigsäure aus Fettsäuren mit gerader C-Atom-Zahl bestätigt.

Auch die Entstehung von Azetonkörpern aus Eiweiß konnte im Leberdurchströmungsversuch mit bestimmten „ketoplastischen" Aminosäuren (Leucin, Phenylalanin und Tyrosin) durch Embden, H. Salomon und F. Schmidt [6] am phlorrhizinvergifteten Hund durch A. J. Ringer und G. Lusk (1910) [7] nachgewiesen werden. Mit diesen Feststellungen – deren Weiterentwicklung wir hier nicht weiter verfolgen – begann für die Diabetestherapie ein neuer Abschnitt. Die medikamentösen Verordnungen zielten einmal auf Beseitigung der Azidosis und zweitens auf einen Ersatz des Zuckers durch die vermuteteten Zwischenprodukte oder andere leicht odydierbare Substanzen. Zu Anfang der 80er Jahre qalt die These Mialhes als uberwunden und die Verordnung von Alkalien als zwecklos. Nun aber erhielt die Forderung Stadelmanns, „den Organismus energisch zu entsäuern", eine neue theoretische Grundlage, zumal Minkowski (1888) beim „schweren" Diabetes und im Koma eine gleichzeitige Verminderung der Blutalkalireserve nachweisen konnte. Als Ersatz des Zuckers rühmte Cantani Milchsäure (5,0–10,0 auf 250,0 Wasser in Verbindung mit Natron. bicarbonic. 5,0 pro die), von der u. a. auch Förster, Balfour und Pawlinow gute Erfolge angeben. Schultzen empfahl Glyzerin, Senator Fettsäuren in Form von Seifenpillen (Sapon. med. 9,0, Mucilg. gutt. nonnull. m. f. pil. Nr. 60, 3 × tgl. 4–5 Stück). Stadelmann gab u. a. bei drohendem Koma: Natrii carbonici 10,0, Aceti 75,0, Aq. destillat. ad 500,0 in 24 St.; bei Koma: Natrii chlorati 4,0–6,0, Natrii carbonici 1,0–3,0, Aq. destillat. ad 100,0 zur intravenösen Injektion. Die Wiener Kliniken verordneten um 1897 „bei beginnender Azidosis" 30,0–40,0 Natrium. bicarbon. Berichte über Erfolge sind in der Gesamtdiabetesliteratur sehr spärlich.

Anders war es auf dem Gebiet der **Diätetik**. Hier wirkten sich die neuen Erkenntnisse geradezu revolutionierend aus. Es kam – wenn wir von zahlreichen Modifikationen absehen – zur Entwicklung von vier neuen Kostformen. Die erste – die „Schul"-Form – gründete in der schon früher vermuteten Tatsache, daß auch das Eiweiß als Zuckerbildner auftreten könne und in der Feststellung, daß es selbst im gesunden Organismus zur Ausbildung einer Azidose komme, wenn von den umgesetzten Kalorien weniger als 10 % auf Kohlehydrate entfallen. Die „Schul"-Form hielt die strengen Diätschemata – von Dickinson, Cantani, Dujardin-Beaumetz, Pavy, Seegen usw. – bei, einmal als Kurdiät mit dem Zweck der „Entzuckerung", zweitens als „Grunddiät" bei der Dauerbehandlung, aber mit individuell verschiedenen Zulagen von Brot, Kartoffeln usw., unter ständiger Kontrolle des Blut- bzw. Harnzuckers. Die meisten Autoren vertraten den Standpunkt, dabei lieber eine geringe Zuckerausscheidung in Kauf zu nehmen, als auf Kosten des Gesamtkräftezustandes das Aufhören der Melliturie zu erzwingen, zumal Külz und Troje gefunden hatten, daß Steigerung der KH-Gaben nicht im selben Maße auch Steigerung des Harnzuckers bedinge.

Die Entwicklung von besonderen **„Kohlehydratregimen"** geht zurück auf v. Düring und Rudolf E. Külz. Düring verordnete neben 250 g Fleisch pro Tag 80–120 g Reis, Grieß, Graupen oder Buchweizengrütze bei beliebiger Aufnahme von altbackenem Weißbrot und wollte damit erstaunliche Heilungserfolge erzielt haben. Külz veröffentlichte in seinen „Beiträgen zur Pathologie und Therapie des D. m." (Marburg 1874 und 1875) seine Beobachtungen über schädliche und unschädliche Kohlehydrate und rechnet zu den letzteren Lävulose, Inulin, Inosit, Mannit, Quercit und den individuell verschieden wirkenden Milchzucker. Die Folge war, daß auf dem Diabetikerspeisezettel nunmehr auch bisher wegen ihres KH-Gehaltes verpönte Gemüse und Knollenfrüchte zu finden waren: Topinambur, Schwarzwurz, Sellerie, Schoten usw. Winternitz gründete auf diesen Erkenntnissen seine Milchkur, Donkin seine Empfehlung der Milch von Eselinnen. Auch Alkohol in kleinen Mengen wurde empfohlen (C. A. Ewald u. a.). Aber erst die „Haferkur" von Carl v. Noorden und die „Mehl-Früchte-Kur" seines Schülers Wilhelm Falta fanden allgemeine Anerkennung und blieben mit bestimmten Modifikationen auch nach der Entdeckung des Insulins bei bestimmten Magen-Darm-Störungen der Zuckerkranken in Gebrauch.

Eine zweite Sonderkostform knüpft an die Namen N e w - b u r g h - M a r s h und P e t r é n an. Die Bezeichnung dieser Diät als „besonders fettreich" ist nur richtig in Relation zur Allenschen „Hungerkur". In den 80er und 90er Jahren empfahlen noch viele Autoren, gerade Fett „zur Deckung des Ausfalls im C der Kohlehydrate und zur Einschränkung des gesteigerten Eiweißzerfalls in so großer Menge zu reichen, wie es nur verdaut werden kann", wie wir z. B. in M u n c k und U f f e l m a n n , „Ernährung des gesunden und kranken Menschen" (Wien und Leipzig 1895 [3], S. 549 f.), nachlesen können. Selbst die Haferkur von v. Noorden kannte, wenigstens anfänglich, Fettgaben, die der Menge nach denen der **Petrén**schen Kostform gleichkamen. Die Besonderheit der letzteren bestand vielmehr in der äußersten Beschränkung sowohl der Kohlehydrate als auch des Eiweißes. In Deutschland hat sie trotz angeblich guter Erfolge keinen Eingang gefunden.

Die dritte Sonderkostform charakterisiert sich durch Herabsetzung aller drei Grundstoffe auf ein Minimum. Auch sie geht zurück auf die Diät, wie sie v. D ü r i n g und außerdem besonders auch die Naturheilkundigen anwandten. N a u n y n war es, der die **„strenge Kost"** als Heildiät – mit Einschaltung einzelner „Hungertage"– auf wissenschaftliche Grundlage gestellt hat. Guglielmo G u e l p a , der den Diabetes auf Autointoxikation zurückführte, verschärfte die Nahrungsentziehung durch Abführkuren (1910 und 1917); A l l e n führte sie in noch strengerer Form vor allem in Amerika ein. Die Bedeutung der „Hungerdiät" erhellt aus der Tatsache, das J o s l i n die Zeit vor der Entdeckung des Insulins in eine „Naunyn-Ära" (1898–1914) und eine „Allen-Ära" (1914–1922) einteilt. Wenn man will, kann man die Naunynschen und Allenschen Entziehungskuren als erfolgreich bezeichnen. Die allgemeine Lebenserwartung stieg, die Todesfälle im Koma sanken angeblich bis auf 40 %; dafür aber starben – worauf E. G r a f e mit Recht hinweist – die bis zum Skelett abgemagerten Kranken den furchtbaren „death on inanition".

II

Bei der zweiten großen Entwicklungslinie stand im Vordergrunde

das physiologische Experiment.

Die beste Charakterisierung dieser Richtung gab wohl für seine Zeit gerade ein Vertreter der physiologischen Chemie, der

schon öfter genannte G o r u p - B e s a n e z , der in seinem Lehr-
buch 1867 (a. a. O., S. 2) die Zielsetzung des physiologischen
Experimentes definiert: „Es dient dazu, die Bedeutung einzelner
Teile des Organismus für das Ganze zu ermitteln, teils durch
Feststellung ihres Verhaltens gegen bestimmte Reize und Ein-
wirkungen, teils aus der Wirkung, welche ihre Entfernung, ihre
Verletzung oder ihre pathologische Veränderung auf den
Gesamtorganismus oder auf bestimmte Organe desselben aus-
übt."

Ihr Prototyp ist C l a u d e B e r n a r d , der Schüler, Mitarbeiter
und Nachfolger von François M a g e n d i e , dem „Wortführer
und Inaugurator der modernen experimentellen Richtung in der
Physiologie und Medizin", wie ihn R o t h s c h u h mit Recht
genannt hat.

B e r n a r d verknüpfte die Ergebnisse exakt-physikalischer
und chemischer Forschung mit der der morphologisch-biologi-
schen zu immer neuen fruchtbaren Fragestellungen. Das Prinzip
der gleichsam nur von außen und nach allgemein chemischen
und physikalischen Gesetzen bewirkten Funktion des Blutes
und des Gewebes ergänzte er durch den – erst in den letzten
Jahren in seiner ganzen Fruchtbarkeit erkannten – Begriff des
„milieu intérieur" mit seiner ihm eigenen biologischen Gesetz-
mäßigkeit.

Deswegen war für ihn auch hinsichtlich der Problematik der
Zuckerkrankheit die wichtigste Frage die nach dem blutzucker-
bildenden Organ und die nächste die nach dem Regulationsme-
chanismus, dessen Störung für die Mehrbildung von Zucker im
Diabetikerblut verantwortlich sein mußte. Er injizierte in die
Vene von Kaninchen Zuckerlösungen und fand (1843), daß diese
unverändert im Harn wieder erscheinen. Durch Katheterismus
der verschiedensten Körpervenen bei Hunden – am 9. Januar
1855 sogar durch regelrecht während einer Vorlesungsdemonstration ausgeführten „cathéterisme cardiaque" – versuchte er
nachzuweisen, daß im strömenden Blut unter bestimmten Bedingungen immer „zwischen Leber und Lunge" Zucker zu finden
sei. Der Unterschied zwischen dem (geringen oder fehlenden)
Zuckergehalt in der Pfortader und dem (reichlichen) in den
Lebervenen und der Nachweis von Zucker in der Leber selbst
führte ihn dann zu der von L e h m a n n bestätigten Entdekkung, daß die Leber der Herd einer ständigen Zuckerbildung sei
(gegen F i g u e r , C o l i n , L o n g e t , B é r a r d u. a., deren
Ansichten durch die sorgfältigen Untersuchungen Lehmanns
und Meißners widerlegt wurden). Es zeigte sich weiter, daß der

Zuckergehalt des Lebervenenblutes von der Art der Nahrung – ob vegetarisch oder animalisch – weitgehend unabhängig war. Auf der Suche nach der Substanz, aus der die Leber den Zucker produziert, fand er eine geruch- und geschmacklose, stickstoff-freie Materie, die sich durch Jod blau färbte und die er durch die Fermente des Speichels oder des Pankreas und durch Mineral-säuren in Zucker überführen konnte. Bald darauf fand H e n - s e n dieselbe Substanz mit den von Bernard angegebenen Eigenschaften (8), P e l o u z e bestimmte sie 1857 (fälschlich) als $C_{12}H_{12}O_{12}$; 1858 bzw. 1859 gelang B e r n a r d und dem Physio-logen Moritz S c h i f f (ebenfalls einem Schüler Magendies) der mikroskopische Nachweis (9). Wegen ihrer Ähnlichkeit mit der vegetabilischen Stärke bezeichnete sie Bernard als „tierisches Amylum" (amidon animale) und auf Grund ihrer Funktion als Zuckerbildner „substance glycogène". B e r n a r d und H e n - s e n gelang es, auch in der Leber und teils auch im Pfortader-blut ein Enzym nachzuweisen, das G l y k o g e n energisch zu spalten vermochte. Die Frage, ob es sich dabei um diastatische Fermente des Speichels oder des Pankreassaftes handle, die der Leber mit dem durch die Pfortader strömenden Blut zugeführt würden, oder aber um ein eigenes, noch unbekanntes Ferment, blieb ungelöst, da man es mit damaligen Hilfsmitteln nicht zu isolieren vermochte. Die Feststellung, daß die Zuckerbildung auch beim hungernden Tier (P o g g i a l e) und während des Winterschlafes nicht ganz aufhörte (V a l e n t i n), ja daß es bei Fröschen im Winter zu einer Anhäufung von Leberglykogen komme (S c h i f f), nahm man als Beweis für die Richtigkeit der These, daß die Muttersubstanz des Glykogens nicht unmittelbar in den aufgenommenen Nahrungsstoffen zu suchen sei, sondern vielmehr in den „Blutelementen", die in der Leber zum „natur-gemäßen Verfall" kommen, und von denen der eine Teil zu Glykogen – und möglicherweise zu Fett – aufgebaut, der andere Teil als Galle usw. ausgeschieden werde.

Somit schien das für die Entstehung des Diabetes verantwort-liche Organ gefunden und ebenso die schwerwiegende und in der Therapie noch lange sich auswirkende Ansicht Cl. Bernards und seiner Schule begründet, daß eine Beschränkung der Koh-lehydrate in der Ernährung des Zuckerkranken eine unnötige Grausamkeit sei.

Die Weiterentwicklung in ihrer eigenen Richtung zeigt aber auch hier wieder die wissenschaftstheoretisch interessierende Tatsache, wie selbst sog. exakt-naturwissenschaftliche Metho-den in Fragestellung und Beantwortung bzw. in der Deutung

„objektiver" experimenteller Befunde abhängig sind von den jeweiligen historischen Gegebenheiten und von den herrschenden Theorien. Schon der nächste von Cl. Bernard unternommene Schritt, die berühmt gewordene **„Piqûre"**, vor allem aber die daraus abgeleitete Vorstellung von der „neuropathischen Zukker-Harn-Ruhr" zeigt das mit aller Deutlichkeit.

1840 hatte der Chirurg und Anatom Benedikt S t i l l i n g , ebenfalls ein Mitarbeiter Magendies und Bernards, mit seinen Aufsehen erregenden „Physiologisch-pathologischen Untersuchungen über die Spinal-Irritation" (Leipzig) den Begriff der „vasomotorischen Nerven" eingeführt. 1851 begann B e r n a r d seine Untersuchungen über die Innervationsverhältnisse der Gefäße. Bei der Durchschneidung des Halssympathikus fand er regelmäßig Dilatation, stärkere Durchblutung und höhere Temperatur des gleichseitigen Kaninchenohres. In der Absicht, die Folgen einer Durchschneidung, Verletzung, Reizung der Vasomotoren auf die Durchblutungsverhältnisse der Lebergefäße nachzuweisen, gelangte er durch anatomisches und experimentelles Vorgehen zunächst bis zur ala cinerea, in der er die Ursprungsstelle der Vagi vermutete; als er schließlich, beim lebenden Tier zwischen Kleinhirn und medulla oblongata in den vierten Ventrikel eingehend, bestimmte Stellen am Boden des unteren Teiles der Rautengrube verletzte, begann das Tier nach kurzer Zeit einen reichlichen, sauer reagierenden, zuckerhaltigen Harn abzuscheiden (10). Bei Eröffnung des Abdomens fand er die Leber im Zustand ausgesprochener Kongestion und auch post mortem noch stark hyperämisch.

U h l e (1852), S c h r a d e r (1852), v. B e c k e r, W. K ü h n e (1858) und vor allem Moritz S c h i f f bestätigten in zunächst nur leicht modifizierten Experimenten die Beobachtungen Bernards. Die Epoche der Versuche, Glykosurie artefiziell zu erzeugen – durch Zerstörung oder Reizung der verschiedensten Nervenbahnen (S c h i f f, P a v y, E c k a r d, K l e b s, M u n c k, H e n s e n, G r ä f e), durch Einwirkung verschiedenster Gifte (Curare, Chloroform, Äther, Amylnitrit, Schwefelkohlenstoff) und durch psychische Insulte (z. B. bloße Fesselung bei Katze und Kaninchen) – hatte begonnen.

Die Medizingeschichte pflegt die Piqûre als „einzigartigen Erfolg exaktnaturwissenschaftlichen Denkens" zu registrieren. Doch wird sie damit weder deren Eigenart noch vor allem der verhängnisvollen Auswirkung auf die Theorienbildung und auf die praktische Diagnostik und Therapie des D. m. gerecht. Wir wissen heute, daß die „Ergebnisse" der verschiedenen Arten der Piqûre auf vermehrte Adrenalinausschüttung – wie sie jeder

Chirurg kennt – bzw. auf eine Reizung der zentripetalen und -fugalen Leitungsbahnen des in Wirklichkeit im Höhlengrau des III. Ventrikels gelegenen „Zuckerzentrums" zurückzuführen sind. Überdies fand man schon damals, daß die 6- bis höchstens 24stündige artefizielle Glykosurie mit dem echten D. m. nur wenig Gemeinsames hatte. Entscheidend für die ganze Richtung wurden vielmehr gerade die Ausfallreaktionen nach Ausschaltung bestimmter Nerven oder des Leberglykogens oder der Leber selbst. 1856 beobachtete S c h i f f , daß die Glykosurie ausblieb, wenn er bei Fröschen vor der Piqûre die Gefäße der Leber unterband. B e r n a r d sah dieselbe Folge nach Durchtrennen der Vagi oder des Rückenmarks an bestimmter Stelle und zog aus dem alsbald erfolgenden Tode der Versuchstiere die überaus wichtige, von A b e l e s noch 1875 und von C o h n h e i m noch 1880 angezweifelte Folgerung, in der Leber und ihrem Glykogengehalt eine Quelle des physiologischen Blutzuckers anzunehmen (12). Die Glykosurie blieb ebenso aus, wenn die Leber durch protrahiertes Hungern, Fieber, angestrengte Muskeltätigkeit, Krämpfe oder hochgradige Verfettung infolge von Phosphor- oder Arsenikvergiftung glykogenfrei geworden war. Besonders eindrucksvoll war das völlige Schwinden des physiologischen Blutzuckers nach Exstirpation der Leber – nach Angabe von B o c k und H o f f m a n n innerhalb von 45 Minuten (13) – oder nach ihrer „Umschaltung" durch die einfache oder umgekehrte „Ecksche Fistel" (1877).

Damit schien die These vom **„angioneurotischen Diabetes"** erwiesen, die sich nach B e r n a r d , S c h i f f , L a n d o i s u. a. kurz folgendermaßen darstellte: Die Leber bildet aus Nahrungs- (und körpereigenen) Stoffen Glykogen, das sich unter dem Einfluß eines Fermentes in Blutzucker umwandelt und in physiologisch notwendiger Menge an das Blut abgegeben wird. Die Lebergefäße stehen ihrerseits unter dem Einfluß der Vasomotoren, die in ihnen einen „mittleren Tonus" erzeugen, wie er zur Bildung der physiologischen Blutzuckermenge gerade notwendig und ausreichend ist; werden sie durch gewisse toxische, nosologische, traumatische, psychische usw. Einwirkungen gelähmt – oder gar die Vasodilatotoren gereizt –, dann erweitern sich die Gefäße der Leber, das aus zerfallenen Blutkörperchen entstehende Ferment wirkt intensiver auf das Glykogen und bewirkt so die Hyperglykämie; als Folge dieser kommt es zur Glykosurie und den übrigen bekannten Erscheinungen der Zuckerkrankheit.

Trotz mancher Widersprüche in Einzelheiten, auf die wir hier nicht näher eingehen, hat sich diese Ansicht über den D. m. in einer Weise auswirken können, wie es in der Geschichte der Nosologie wohl einzigartig dasteht. Pathologische Anatomie und Histochemie fahndeten eifrigst nach Tumoren, Sklerosen und allen möglichen Gewebeveränderungen in der Leber einerseits und in der Oblongata, dem Kleinhirn und zuleitenden Nerven andererseits. Die Klinik sah in zahlreichen nervösen Erscheinungen – Sensibilitäts- und Motalitätsstörungen, Reflexanomalien, Okzipital- und Trigeminusneuralgien, körperlicher und geistiger Müdigkeit, häufigen Depressionen usw. – echte Manifestationen eines im Sinne der Theorie gestörten Nervensystems. Selbst das diabetische Koma wurde u. a. von A. S t r ü m p e l l – um ein besonders bezeichnendes Beispiel anzuführen – noch um 1897, also nach den wichtigen Untersuchungsergebnissen von K u ß - m a u l , N a u n y n , v . J a k s c h , S t a d e l m a n n , M i n - k o w s k y usw. – als „die wichtigste Erscheinung von seiten des Nervensystems" bezeichnet (14).

Die medikamentöse Behandlung wechselte mit dem – gerade in der zweiten Hälfte des 18. Jahrhunderts sich vollziehenden – mehrfachen Wandel der Anschauungen über das Wesen nervöser Störungen überhaupt. Viele Kliniker, die in ihnen mit G r i e s i n - g e r (1844) die Auswirkung einer Zerebralirritation oder mit B e a r d die einer Spinalirritation sahen, verordneten „beruhigende" Mittel, darunter vor allem Opium in hohen Dosen; andere, die die Störung von einer angeborenen oder (z. B. auf Grund unzureichender oder unangemessener Ernährung oder als Folge von Exzessen aller Art) erworbenen Nervenschwäche ableiteten, verwarfen alle Narkotika und Hypnotika (mit Ausnahme der Bromide), besonders aber gerade das Opium und seine Derivate. Empfohlen wurde dagegen Eisen, Arsen, Kupfer, Phosphor und Chinin in den verschiedensten Bereitungen. Daneben legte man großen Wert auf psychische Behandlung, Entlastung von Berufspflichten, Badekuren und – seitdem man durch T r o u s - s e a u , Z i m m e r , B o u c h a r d o t und K ü l z den günstigen Einfluß wohldosierter Muskelarbeit kannte – auf entsprechende körperliche Betätigung.

In zweifacher Hinsicht ist die Lehre vom „angioneurotischen Diabetes" historisch verhängnisvoll geworden. Die Anschauung von der Bedeutung der Leber bei der Entstehung des Diabetes minderte das Interesse an Minkowskis Versuchen am Pankreas und ist, wie wir heute rückblickend annehmen müssen, sicher mitschuldig an der merkwürdigen Tatsache, daß dessen Entdeckung noch weit bis in die 30er Jahre hinein um ihre allgemeine Anerkennung kämpfen mußte. Die Ansicht von der Rolle der nervalen Regulation des Blutzucker-Spiegels hat wiederum ihre eigene Geschichte. 1892 begründete T h i r o l o i x in Paris seine eigene Theorie vom „Diabète nerveuse", die dann E. P f l ü g e r weiter ausbaute, um, auf sie gestützt, die Pankreastheorie zu bekämpfen (15). Den von M i n k o w s k i erzeugten artefiziellen Diabetes führte er nicht auf die Exstirpation des Pankreas zurück, sondern auf die Läsion eines „im Duodenum gelegenen antidiabetischen nervösen Zentralorgans" (16), dessen Reizung für die Entstehung von Glykosurie verantwortlich sei.

Inwieweit die Lehre vom angioneurotischen Diabetes den Weg zum Insulin verlegt hat, ist natürlich heute nicht auszumachen. Es liegt jedoch sehr nahe, manche noch heute gebräuchliche Vorstellungen in der Diabetestherapie auf ihren Einfluß zurückzuführen; z. B. die im Anfang der Insulinära noch allgemein, heute allerdings schon weniger üblichen Ansichten über Insulin-„kur", Fast- oder Gemüsetage usw., „um das aufgeregte Pankreassystem zu beruhigen".

Im übrigen vollzog sich die Weiterentwicklung der ganzen Richtung teils auf dem Boden eigener Untersuchungen, teils durch die Initiative namhafter Kliniker, die auch die Ergebnisse der übrigen Forschungsrichtungen mitverwerteten und vielfach auch anregten.

Noch Cl. B e r n a r d selbst hatte die Feststellung machen können, daß beim echten Diabetes die Fähigkeit der Leber gemindert sei, Glykose zu Glykogen zu polymerisieren und als solches zu speichern. K u l z u. a. fanden in zahlreichen exakten Untersuchungen an leichten und schweren Fällen von D. m., daß die Mehrproduktion an Zucker durch die Leber nicht so sehr ins Gewicht falle, daß vielmehr der Diabetiker weniger an Blutzucker bis zum Endprozeß abzubauen vermöge. So wurde auch auf dem Wege des physiologischen Experimentes immer stärker die vorerst noch hypothetische Vorstellung nahegelegt, daß dem Blute des Diabetikers ein Ferment fehle, das unter physiologischen Verhältnissen die Zersetzung bzw. Verwertung der Blutglykose gewährleistet.

Die pathologisch-anatomische Richtung

Die dritte Entwicklungslinie der Diabetesforschung ist gekennzeichnet durch die unablässige Bemühung, die Erkenntnisse der pathologischen Anatomie, insbesondere auch die der Anatomie bzw. der Histologie des Pankreas zur Aufklärung der rätselhaften Symptome der Zuckerkrankheit heranzuziehen. Bei der Sektion fand man die Milz meist normal groß, selten atrophisch, Magen- und Darmkanal ohne wesentliche Veränderungen, die Nieren waren öfter auffallend groß, noch öfter sah man die von E h r l i c h entdeckte glykogene Degeneration der Henleschen Schleifen, in den Epithelien Glykogen in Form von Schollen und Kügelchen. Unter dem Einfluß der Lehren Bernards und seiner Schule galt der Leber und dem Nervensystem die besondere Aufmerksamkeit. Man fand aber nur gelegentlich Tumoren oder Sklerosen im Kleinhirn oder in der Oblongata. Die sog. Lindauschen Tumoren im Kleinhirn zeigten sich bemerkenswerterweise oft in Verbindung mit gleichzeitiger Angiomatosis retinae und Zystenbildung im Pankreas. Frerichs sah mikroskopisch kapillare Hämorrhagien und myelitische Veränderungen in der Oblongata. In der Leber war der einzige öfter wiederkehrende Befund die geringe Menge von „Glykogenkörperchen". Verhältnismäßig häufig fand man Atrophie des Pankreas, besonders im höheren Alter und bei Marasmus, meist ohne feststellbare Strukturänderung, gelegentlich Anämie, Hyperämie und Hämorrhagie, selten Konkrementbildungen, bisweilen Zysten, Lipomatose, Hyalinose, Amyloidose, Gewebsnekrosen und Neubildungen, besonders Zirrhose. Diese Befunde sah man aber auch bei Nichtdiabetikern, während bei sicher diabetischen Patienten Auffälliges nicht festgestellt werden konnte.

Die **erste Beschreibung der Drüsenzellen des Pankreas** stammt von Claude B e r n a r d , der in ihnen ein Gegenstück zur Glandula submaxillaris und sublingualis sehen wollte. Im Jahre 1869 beschrieb der damals 22jährige Virchow-Schüler Paul L a n g e r - h a n s in seinem „Beiträge zur mikroskopischen Anatomie der Bauchspeicheldrüse" (Diss., Berlin 1869), die inselförmigen Zellanhäufungen im Gewebe des Pankreas, die Gustave Edouard L a n g u e s s e 1893 zu Ehren des Entdeckers „Langerhanssche Inseln" genannt hat. In der Pathologie fand die Entdeckung keine nennenswerte Berücksichtigung. Überhaupt wurde von der Zellularpathologie das Pankreas kaum in den Kreis der Betrachtungen gezogen, weil es alle charakterischen Zellveränderungen vermissen ließ. Allerdings fanden O p i e (1900), W e i c h s e l - b a u m und S t a n g e l (1901), H e r z o g (1902) und H e i b e r g (1906) bei Diabetikern häufiger hydropische oder hyaline Degeneration bzw. Atrophie der Inseln. Doch waren die Veränderungen nicht spezifisch und kamen auch bei Nichtdiabetikern vor.

Für die Therapie hat sich die Kenntnis der verhältnismäßig seltenen anatomisch-pathologischen Veränderungen, wie überhaupt die herrschende Zellularpathologie, als wenig fruchtbar erwiesen. Theoretisch nahm man an, daß der Diabetes – wie die Fettsucht und die Gicht – auf einer Degeneration der Körperzellen beruhe (Verlust der „oxydativen" Kraft der Zellen mit der Folge arteriosklerotischer Veränderungen), daher Verbot des Alkohols und anderer Noxen, von denen man annahm, daß sie die Degeneration der Zellen fördern könnten, Anwendung von Jod-Kali-Präparaten und Verordnung physikalischer Maßnahmen (insbesondere Bäder, Massage, Muskelarbeit), denen man günstige Wirkung auf das Zelleben zuschrieb.

Erst um die Jahrhundertwende gelangen mit den wesentlich verfeinerten Methoden der Histologie wichtige Feststellungen über die Rolle des Pankreas beim Diabetes. E. L. Opie fand, daß einzelne Zellkerne innerhalb der Langerhansschen Inseln sich durch ihre Größe von den übrigen unterschieden (1900) (17). Lane (1907) und Bensley (1911) machten durch Färbung mit Gentianaviolettorange die (von ihnen so benannten) α-Zellen sichtbar. Nach Fixation mit Kaliumbichromat-Sublimat wiesen dann die β-Zellen violette Körnchen auf, während die α-Zellen diffus gelblich gefärbt waren. Aus diesem färberischen Verhalten schloß Lane auf chemisch verschiedene Substanzen mit unterschiedener Funktion. Bensley sah überdies die „clear-celles" regelmäßig zahlenmäßig überwiegen.

Auch diese Feststellungen blieben jahrzehntelang fast völlig unbeachtet.

Die vierte Entwicklungslinie war bestimmt durch die Erkenntnis der

Endokrinologie des Pankreas

Die Geschichte des Diabetes weist zahlreiche Namen auf – z. B. Chopart, Bright, Bouchardat, Griesinger, v. Recklinghausen, Lancereaux usw. –, die diese Krankheit mit dem Pankreas in Verbindung gebracht haben. Die nähere Untersuchung läßt jedoch immer wieder klar erkennen, daß die Autoren Veränderungen des Chemismus des Nervengefäßsystems oder der Zelle gemeint haben und daß die Autoren an die vierte Möglichkeit der Regulation des „consensus partuum" überhaupt nicht gedacht haben.[1] Da diese Untersuchungen Gegenstand einer Son-

---

[1] Auch J. v. Mering und Minkowski, beide damals in Straßburg, kamen gewissermaßen „zufällig" zur Erkenntnis der Folgen der Pankreasexstirpation. J. v. Mering hatte sich jedoch schon jahrelang mit dem Problem des KH-Stoffwechsels befaßt; 1886 gelang ihm die Auslösung einer länger dauernden Glykosurie durch Gaben von Phlorrhizin.

derarbeit sein werden, sei hier nur das Wichtigste, gewissermaßen in Tabellenform, angeführt.

Die Geschichte der Entdeckung des Pankreas-Diabetes im Jahre 1889 hat Minkowski selbst in dieser Zeitschrift (76 [1929], 8, S. 311–315) ausführlich dargestellt. Zu dem dort erwähnten Prioritätsstreit um die Einführung des Begriffs der „inneren Sekretion" zwischen ihm und Lépine muß ergänzend gesagt werden, daß der Terminus schon von Bernard, wenn auch in etwas anderem Sinne, angewandt wurde, und daß er in seiner heutigen Bedeutung erst im Jahre 1905 von Ernest Henry Starling in einer Vorlesung über „Chemical Correlation of the Functions of the Body" – durch die Einführung des Hormonbegriffs – geprägt worden ist.

Ausschlaggebend für die Versuchsergebnisse Minkowskis war erstens das Gelingen einer restlosen Exstirpation des Pankreas, die der operationsgewandte Bernard für unmöglich gehalten hatte; zweitens die Erzeugung eines Diabetes, der dem nosologischen in mancher Beziehung nahekam, und drittens der durch Minkowski und Hédon geführte Nachweis, daß der Diabetes durch Implantation von Pankreasstückchen unter der Haut verhindert bzw. wieder rückgängig gemacht werden konnte.

Die Versuche, das wirksame „Ferment" rein darzustellen und in seiner Wirkung auf den KH-Stoffwechsel zu studieren, scheiterten an der damals nicht bekannten Tatsache, daß es als Proteohormon vom Pankreastrypsin schnell zerstört wurde. Erst um die Wende des Jahrhunderts konnte Diamare das schon 1846 bei Knorpelfischen gefundene und als „Blutdrüse" bezeichnete Organ als ein den Langerhansschen Inseln entsprechendes von Pankreas jedoch getrenntes, identifizieren, ohne daß man entsprechende Folgerungen gezogen hätte.

Im einzelnen seien folgende Daten angeführt:

1893 Minkowski (18) injizierte mit physiologischer Kochsalzlösung extrahierten Pankreassaft diabetisch gemachten Hunden. Schwere Nekrosen.

1893 Battistini berichtete über Erfolge in 2 Fällen.

1894 Goldscheider, Fürbringer machten denselben Versuch mit Glyzerinextrakt. Kein Erfolg (19).

1898 Blumenthal versetzte Pankreassaft mit Alkohol und inaktivierte damit ohne Absicht des Trypsin. Bei der Injektion Nekrosebildung. Seine Versuche fanden keine Nachahmer (20).

1903 –1906 unternahm Cohnheim zahlreiche Versuche; er erhitzte Pankreaspreßsaft, versetzte ihn mit Alkohol und sah im Muskelpreßsaft oft 100%ige Glykolyse. Sein Verfahren wurde zum Patent angemeldet, aber nicht weiter verfolgt (21).

1908 Z u e l z e r und Mitarbeiter verarbeiteten Kälberpankreas, behandelten den Extrakt mit Alkohol und konnten damit den artefiziellen Diabetes eines Hundes erheblich bessern (22). F o r s c h b a c h an der Minkowskischen Klinik, dem er das Präparat zur Überprüfung einsandte, konnte den Rückgang der Glykosurie und Ketonausscheidung bestätigen. Bei Patienten zeigten sich jedoch Schüttelfrost, Fieber, jagender Puls und Schweißausbruch.

Weitere Autoren, die mit nach modifizierten Verfahren gewonnenen Extrakten günstige Erfolge hatten, sind u. a. G l e y (1905), R e n n i e und F r a s e r (1907), E. S c o t t (1910/11), M u r l i n und K r a m e r (1913–1916), K l e i n e r und M e l t z e r (1915), P a u l e s c o (1921). Erwähnenswert sind vor allem auch Ergebnisse von Camille R e u t e r, einem Mitarbeiter A b d e r - h a l d e n s, dem wahrscheinlich die Herstellung eines schon sehr reinen Präparates gelang. Z u e l z e r, der 1923 darüber berichtet (23), meint wohl mit Recht, daß die durch das Reutersche Präparat hervorgerufenen Krämpfe auf zu hohe Dosierung bzw. die dadurch hervorgerufene Hypoglykämie zurückgeführt werden müssen, die damals sonst nicht unbekannt war. So sei denn das gefundene Präparat durch einen tragischen Zufall an seiner guten Qualität gescheitert.

Nachdem die Mißerfolge – und vielleicht auch die gewichtige Stellungnahme P f l ü g e r s – schon zu einer gewissen Resignation geführt hatten, gelang Frederich Grant B a n t i n g und Charles Herbert B e s t unter M a c l e o d in Toronto endlich der entscheidende Schritt. Durch eine Veröffentlichung von O. M. B a r r i n g (1920) waren sie auf die Untersuchungen von W. S c h u l z e (1900) (24) und besonders von L. W. S s o b o l e w (1902) (25) aufmerksam geworden; diese hatten festgestellt, daß nach Unterbindung des Ausführungsganges des Pankreas das fermentbildende Drüsenparenchym verkümmerte, daß die Tiere aber dennoch nicht diabetisch wurden, solange die Inseln intakt blieben. Damit war – worauf Ssobolew selbst schon hingewiesen hatte – ein Weg gegeben, die glykolytisch wirkende Substanz rein zu gewinnen. Außerdem hatte I b r a h i m (1909) festgestellt, daß bei Kälberembryonen im vierten Monat wohl schon die Inseln, nicht aber die Azini in Funktion waren. B a n t i n g und B e s t gingen beide Wege. Überdies gelang es ihnen, auch aus dem Preßsaft des normalen Pankreas und aus dem getrennt liegenden Inselapparat von Selachiern ein Präparat zu gewinnen, das bei diabetischen Hunden sowohl die Glykosurie als auch die Ketonurie zu mindern vermochte. Sie nannten es nach dem Vorgang von J. de Meyer „Insulin".

III

Die Ära das Insulins

C. v. Noorden hatte 1921 auf der Tagung der Deutschen Gesellschaft für innere Medizin in einem „Referat über den jetzigen Stand der Diabetesforschung" die bisherigen Versuche einer medikamentösen bzw. organtherapeutischen Behandlung der Zuckerkrankheit als gescheitert bezeichnet.

Wenig später, anfangs 1922, konnten Banting und Best von den ersten therapeutischen Erfolgen ihres „Insulin" berichten (26). Die ersten Resultate betrafen die Feststellung, daß nach Darreichen des von ihnen gewonnenen Stoffes beim pankreaslosen Tier eine von der Höhe der Dosis abhängige Senkung des Blutzucker-Spiegels erreicht werden konnte, der nach einigen Stunden wieder auf den vorherigen Stand zurückkehrte. Des weiteren fand man Zunahme des Glykogens in der Leber unter gleichzeitigem Rückgang ihres Fettgehaltes, der Lipämie, Verschwinden der Keto-Körper mit erheblicher Besserung des Allgemeinbefindens, Hebung des Körpergewichtes und der Leistungsfähigkeit. In weiteren Untersuchungen, die außer durch Macleod, von Collip und Noble vollzogen wurden, lernte man, den Zustand des **Koma von der „hypoglykämischen Reaktion" unterscheiden** und letztere durch Dextrose- und Adrenalinzufuhr zu beseitigen.

Die hypoglykämische Wirkung des Insulins diente dann auch zur Festsetzung der „Toronto"-Einheit und in der Praxis zur exakten Dosierung. Für die Therapie des D. m. bedeutete die Einführung des Insulins zunächst noch durchaus nicht die „gewaltige Umwälzung", als die sie gelegentlich dargestellt wird. Am ehesten kann man von einer solchen in Amerika z. Z. der sogenannten „wilden Insulin-Ära" sprechen, in der die Behandlung nach dem vereinfachenden Grundsatz erfolgte: „So viel Kohlehydrate, daß keine Ketonurie, so viel Insulin, daß keine Glykosurie entsteht." Einen vorzüglichen Einblick in den Stand der Therapie während der von Joslin als „erste Insulinära" bezeichneten Periode (1922–1925) gibt eine kleine Broschüre von C. v. Noorden und S. Isaak (Berlin 1925) mit dem bezeichnenden Titel

„Hausärztliche und Insulinbehandlung der Zuckerkrankheit". C. v. N o o r d e n – und mit „ihm zahlreiche andere Autoren – betonten immer wieder, daß die Therapie nunmehr nicht einfacher, sondern sehr viel komplizierter geworden sei, und daß die Beurteilung und Behandlung eines Falles jeweils individuell modifiziert werden müsse. Insulinbehandlung der „leichten" und weitgehend auch der „mittelschweren" Fälle wurde abgelehnt. Die Ablehnung war begründet einmal wegen der Gefahr der Komplikationen (infolge „Unreinheit" der zunächst noch meist aus Schwein-Pankreas gewonnenen Präparate), dann aus Furcht vor dem hypoglykämischen Schock und der Notwendigkeit, wegen der kurzen Wirkungsdauer des damals zur Verfügung stehenden Insulins mehrmals täglich zu injizieren. Als notwendige Voraussetzung der bestmöglichen Behandlung galt die Feststellung der individuellen **Kohlehydrattoleranz**, d. h. der Menge an KH, bei welcher der Harn eben noch zuckerfrei bleibt. Man begann entweder mit einem Hungertag oder völlig kh-freier Kost, dann Wiederaufbau der Ernährung mit einer an allen Grundstoffen armen Kost. Zulagen von 2 zu 2 Tagen, Unterbrechung der Kur zweimal wöchentlich mit einem kohlehydratfreien oder Gemüsetag. Bei Auftreten von Zucker Insulininjektion, beginnend mit Dosen von 5–15 Einheiten. Injiziert wurde wenigstens 2mal täglich, vor den Hauptmahlzeiten, in insulinrefraktären Fällen 6–7mal. Bei Fortbestehen der Azetonurie wurden 1–3 Hafertage (v. N o o r d e n) oder F a l t asche Mehltage eingelegt. Hypoglykämie wurde mit Dextrose bekämpft. Für die „ E i n s t e l l u n g s z e i t " wurden bis zu 6 Monaten Klinikbehandlung gefordert.

Die Normalkost für Diabetiker sollte möglichst nahe am Nahrungsminimum liegen, gemäß dem immer wieder angeführten Grundsatz von B o u c h a r d a t „manger le moins possible". Dabei traten die meisten Kliniker in den ersten Jahren der Insulinära für stärkste Beschränkung der KH-Zufuhr ein. Zum Ausgleich der Kalorienbilanz gab man Fett (nach Petrén und Newburgh-Marsh) in Mengen bis zu 300 g oder Eiweiß. Andere bevorzugten das „Zweinährstoffsystem" oder legten in kurzen Zwischenräumen Gemüsetage, Hafertage, Mehlfrüchtetage oder Obsttage ein mit dem Prinzip der Schonung und Erholung des Inselsystems. Andere (z. B. die Kliniker P o r g e s und A d l e r s - b u r g in Wien, S a n s u m und G e y e l i n in Amerika) forderten umgekehrt eine möglichst kohlehydratreiche Kost mit reichlich Fett- (Adlersburg-Porges) oder Eiweißzusatz. Leitendes Prinzip war, durch Peitschenwirkung die Insulineigenproduktion zu fördern und zugleich Azidosen zu verhüten. Dabei verlangte

Sansum weitgehende Abdeckung der Hyperglykämie durch –
wenn notwendig auch extrem – hohe Insulingaben.

Bertram, Katsch, Himsworth u. a. gaben eine möglichst kh-reiche Kost – ohne ins Extrem zu fallen – bei mittleren Eiweißmengen und starker Fettbeschränkung und nahmen
dabei, nach Beseitigung etwaiger Ketonurie durch Insulin oder
Schonkost, Zuckerwerte von 0,16–0,18 % und Glykosurie von
10–30 g in Kauf, weil dabei die Kranken subjektiv Wohlbefinden
und objektiv größte Leistungsfähigkeit zeigten („Neue Schule").
Damit standen sie in scharfem Gegensatz zur „Alten Schule" –
in Deutschland vor allem vertreten durch Grafe, in Amerika
durch Joslin und seine Schule –, die die KH-Werte auf ein
Minimum beschränkt wissen wollten.

Ihre großen Triumphe feierte die Insulinbehandlung bei der
Überwindung des früher fast immer tödlichen Komas. Außer
dem auch früher angewandten Alkohol gab man Insulin in „sehr
großen Gaben", wie v. Noorden, Brugsch u. a. schreiben,
nämlich 120–300 Einheiten auf 8–15 Dosen verteilt. Gleichzeitig
verabreichten die meisten je 10 g Lävulose oder Oxanthin (eine
Triose) und oft auch bis zu 100 g Natr. bicarb.

Eine wesentliche Erleichterung für Arzt und Patient brachte
die Einführung von Insulinpräparaten mit Depotwir-
kung, die Hagedorn und Mitarbeiter nach mühseligen Versuchen durch Zusatz von Protamin aus dem Sperma des Salmo
irideus gelang. Hier ist vor allem auch Bertram zu erwähnen,
der diesen Versuchen einen Großteil seiner Bemühungen gewidmet hat.

Die neueren Auffassungen

des D. m. zeigen den großen Wandel, der sich in der Beurteilung
der Zuckerkrankheit in den letzten 30 Jahren vollzogen hat. Im
Handbuch der Inneren Medizin, Bd. VII, 2, 1954, 99, stellt J.
Kühnau als gesichertes Resultat der Forschung und als Ausgangspunkt aller diagnostisch-therapeutischen Überlegungen
die Tatsache hin, daß es einen Diabetes mellitus als Krankheit
sui generis nicht gebe. „Das gleiche, aus langdauernder
Hyperglykämie und Glykosurie bestehende, von Störungen der
Fett- und Eiweißsynthese, N-Verlusten und Neigung zu Anhäufung von Ketokörpern begleitete Krankheitsbild kann sich auf
dem Boden ganz verschiedener endokriner, humoraler und zen-
tralvenöser Kausalmechanismen entwickeln, unter denen der

Insulinmangel nur ein, wenn auch besonders wichtiger Faktor ist." Auch die Verfechter der Theorie von der unbedingten Zentralstellung des Pankreas im intermediären Stoffwechsel wissen um die Tatsache, daß der Diabetes nicht mehr als bloße, durch Mangel an Insulin bewirkte Störung des KH-Stoffwechsels angesehen werden kann, sondern als komplexe, durch eine uns noch unübersehbare Anzahl von Effektoren bestimmte, allgemeine Stoffwechselstörung aufgefaßt werden muß.

Der Weg zu dieser Auffassung ist vor allem gekennzeichnet durch die Entwicklung der allgemeinen Endokrinologie.

Ein endokrines Organ nach dem andern konnte mit dem intermediären Stoffwechsel und dann auch mit dem D. m. in Verbindung gebracht werden. 1930 fanden Bernardo A. H o u s s e y und Alfredo B i a s o t t i das von ihnen so genannte **diabetogene Prinzip der Hypophyse.** Der Diabetes des Minkowski-Hundes konnte durch Ausschaltung des Hypohpysenvorderlappens weitgehend gebessert werden; Injektion von HVL-Extrakten bewirkten beim normalen Versuchstier (H o u s s e y – B i a s o t t i – R i l t e i) und beim Menschen (L a s s e n – H a n s e n) einen temporären Diabetes („idiohypophysical diabetes" nach F. G. Y o u n g, Lancet, 1936/II, 297). 1937 gelang es Young zum erstenmal nach der Entdeckung des Pankreasexstirpationsdiabetes durch protrahierte tägliche Injektionen von HVL-Extrakten einen permanenten Diabetes („metahypophysical diabetes", Lancet, 1937, II, 372) zu erzeugen, der sich als auffallend insulinempfindlich erwies, im Gegensatz zum „idiophysical", der fast völlig insulinresistent war. Die Erscheinungen bleiben bestehen (Polyurie, Polydipsie, Glykosurie und Hyperglykämie), auch wenn kein HVL-Extrakt mehr zugeführt wurde (Young-Hund). Damit war eine äußerst interessante Analogie gegeben zum klinisch schon bekannten „asthenischen", insulinempfindlichen Diabetes und zum „stenischen", relativ insulinunempfindlichen Altersdiabetes. Histologisch fanden H. F e r n e r Involution der α-Zellen und D o h a n - F i s h - L u k e n s , Y o u n g , R i c h a r d s o n eine Degeneration der β-Zellen des Pankreas unter Vakuolenbildung.

Einen wesentlichen Fortschritt für die Untersuchung der diabetogenen Effekte des HVL bedeutete die **„Rein"darstellung des somatotropen Hormons** (STH) durch L i – E v a n s – S i m p s o n (1945). Als Chondotropin oder Wachstumshormon schon seit 1921 bekannt, hat es zu einer unübersehbaren Anzahl von Versuchen Anlaß gegeben mit immer wieder sehr widersprüchlichen Ergebnissen. Wahrscheinlich sind auch die „Rein"darstellungen dieses Proteinkörpers vom Molekulargewicht 45000 noch immer recht hohe Substanzen. STH bewirkt bei jungen Hunden und Katzen beschleunigtes Wachstum und erst, wenn sie ausgewachsen sind, einen permanenten Diabetes; bei Ratten – die in gewissem Sinne immer im Wachstum sind – und bei Schwangerschaft und Laktation hat es keine diabetogene Wirkung. Bei der Entstehung der Akromegalie ist es sicher, wenn auch in einem noch nicht bestimmbaren Maße mitbeteiligt. 40% aller Akromegalien sind gepaart mit Glykosurie, teils mit, teils ohne sonstige diabetische Symptome. Oft findet sich Vergrößerung der Sella turcica, fast immer Überfunktion der eosinophilen Zellen des HVL.

Die experimentellen Ergebnisse am Young-Tier und die klinische Betrachtung der – wenn auch seltenen – Akromegalie veranlaßten die Frage, ob und wie die HVL-Hormone, insbesondere das STH am Zustandekommen des gewöhnlichen Diabetes beteiligt seien. Ausgeschlossen erschien ein ursächlicher Zusammenhang mit der Zuckerkrankheit der Kinder und Jugendlichen, die fast allgemein als echter Pankreasdiabetes auf Grund ererbter Minderwertigkeit der Inseln angesprochen wurde. White – Pincus (31) wiesen auf die Tatsache hin, daß der Manifestation des Diabetes meist die Symptome einer Überfunktion des HVL vorangehen, 86 % der diabetischen Kinder seien bei Ausbruch der Krankheit deutlich größer und schwerer als ihre stoffwechselgesunden Altersgenossen, eine deutliche Analogie zum Young-Diabetes. Im weiteren Verlauf zeigt sich dann an Stelle der erwarteten Symptome des hypophysären Diabetes das klassische Bild der Insulinmangelkrankheit.

Eine imponierende Erklärung dieser Tatsache glaubte H. Ferner erbracht zu haben (32). Er nahm an, daß der „alphazytotrope Faktor der Hypophyse" – der wahrscheinlich mit Wachstumshormon identisch sei – eine Vermehrung der α-Zellen und sekundär ein Überwiegen des Glucagonsystems über das Insulinsystem erzeuge. Gerade bei kindlichen Diabetesfällen – die fast immer die anatomisch-pathologischen Veränderungen des Pankreas im Sinne der Zellularpathologie Weichselbaums (1910) vermissen lassen – sei die Verschiebung der α-β-Relation am stärksten ausgeprägt, da die α-Zellen oft 75 % (gegenüber 20 % beim Gesunden) aller Inselzellen ausmachen.

H. Ferner stützt seine Überlegungen auf die Tatsache, daß Hypophysektomie nach einigen Monaten zur Atrophie und numerischen Verminderung der α-Zellen führt, das Wachstum durch STH aber schnell wieder stimuliert werde. Kracht u. a. konnten dieses Ergebnis bestätigen, sahen jedoch keine stimulierende Wirkung des STH auf die α-Zellen des Normaltieres (33). Andere Autoren lehnen deswegen einen diabetogenen Einfluß des STH ab oder suchen ihn durch die Auswirkungen des Wachstumshormons auf die Peripherie zu erklären: STH kompensiere die Wachstumshemmung des Thymus, wirke „myoglykostatisch" (Russel–Wilhelmi), muskelglykogenerhaltend, auf das Hungertier und weiter in Richtung einer verstärkten Eiweißkörperbildung aus Fett usw. Für alle diese Funktionen – wahrscheinlich kann man gewisse Auswirkungen auf die verschiedenen Stufen des Abbaus und Aufbaus der KH und der Eiweiße, sei es direkt oder indirekt, in Betracht ziehen – bedarf es der Gegenwart von Insulin, ohne welches es zu Hyperglykämie und Ketonkörperbildung kommt (Bennet–Kreis–Li–Evans, Simpson–Bennet–Laundrie). Dadurch kommt es – bei angeborener Minderwertigkeit des Inselsystems oder aber durch stete „Peitschen"-Wirkung – zu einem Krankheitsbild, das nunmehr als echter Pankreasdiabetes imponiert, obwohl er durch „Gegenregulation" entstand (Bertram).

Mit- und Gegenspieler des STH ist das adrenokortikotrope Hormon der Hypophyse, ACTH oder Corticotropin. ACTH allein führt kaum zum Diabetes (J. J. Bookman, 1953). Reich fand jedoch im Tierexperiment, daß es die diabetogene Wirkung von STH erhöht. Es ist Steuerorgan für die Nebennierenrinde, und seine Wirkung geht über diese; beidseitige Epinephrektomie führt zur Atrophie der basophilen Zellen des HVL, umgekehrt bewirkt das Fehlen des ACTH Atrophie der Nebennierenrinde. ACTH steuert vor allem die Synthese und Abgabe von Corticosteron (Compound B [Kendall]), 11-Desoxycorticosteron (Elektrolystoffwechselhormon, Verbindung Q [Reichstein]), 17-Oxycorticosteron (Verbindung S [Reichstein]), 11-Dehydrocorticosteron (Compound A [Kendall]). Diese Hormone wirken hemmend auf Fettabbau und Glykogenolyse, positiv auf Fettbildung und Glykoneogenie. Ihr Mangel bewirkt überdies Ausfall der Phosphorylierungsvorgänge im Haushalt der Kohlehydrate, der Glykogenbestand in der Leber und in den Muskeln geht zurück (Adynamie), die Resynthese der Fette ist gestört, ebenso wie die Phosphoryllierung des Lactoflavins; dadurch Abnahme an gelbem Atmungsferment, Sinken des Grundumsatzes und der Körperwärme unter gleichzeitiger Zunahme des Rest-N, des Cholesterin und der K- und Mg-Werte. Gaben von Desoxycorticosteron vermögen diese Erscheinungen rückgängig zu machen, während die übrigen Hormone der NNR viel weniger wirksam sind.

Überdies aber wirkt das ACTH über die Nebenrinde noch in ganz anderer Weise auf den KH-Haushalt ein und ist wahrscheinlich – durch höchst komplizierte Vorgänge – verantwortlich für die verschiedenen Formen des D. m.

Ist die Produktion des ergotropen ACTH über die Norm gesteigert, dann sind auch die Glukokortikoide vermehrt. Da diese die Gegenspieler des Glucagon sind, werden nicht nur auf die oben beschriebene Weise die β-Zellen, sondern auch die α-Zellen des Inselsystems belastet. Ihre Erschöpfung aber bewirkt all die Symptome, die wir beim Altersdiabetes wahrnehmen: Störungen des Lipoidstoffwechsels, Verfettung von Leber und Gefäßen, Fettsucht. Dieser Steroiddiabetes ist als „Regulationsdiabetes" gegen Insulin weitgehend resistent, spricht jedoch oft prompt an auf Gaben von Testosteron (als einem „Hypophysenzügler"), und fast immer auf – oft zu ganz andern Zwecken verabreichtes – Desoxycorticosteronazetat.

Von demselben ACTH führten aber auch Wege zur Erklärung des in vielen Symptomen ganz anders gearteten insulinempfindlichen, regelmäßig mit Ketokörperbildung einhergehenden juvenilen Diabetes, weiter des Mauriacsyndroms (Diabetes, Hepatomegalie, Infantilismus), aber vor allem auch der Störung der Phosphatidsynthese in der Leber, des Phosphatidgehaltes in den peripheren Nerven bei schwerem Diabetes und der Arteriosklerose und der gefürchteten diabetischen Angiopathien, wie sie jetzt Max Bürger als spezifisch beschreibt (Angiopathia diabetica, Stuttgart 1954). Doch berühren wir damit schon Teilgebiete der Physiologie und Pathologie (der Resorption der Nahrungsstoffe, der Steuerung des Stoffwechsels, der hormonalen und nervalen Korrelationen, der Bedeutung der Mineralien, der Vitamine, der Enzyme usw.), von denen jedes seine eigene Geschichte, Arbeitsweise und Problematik hat. Erst die Kenntnis des Standes der Arbeiten auf jedem dieser Teilgebiete wird die Kenntnis des „Jetzt der Diabetesforschung" vermitteln können. Wenn Verfasser wenigstens zu einzelnen Kapiteln noch Stellung nehmen wollen, dann sind sie sich der Schwierigkeiten wohl bewußt. Jeden Tag erscheinen Veröffentlichungen neuer Ergebnisse, die antiquieren, was gestern noch als Neuestes galt, die miteinander oftmals in Widerspruch stehen und die – was das schlimmste ist – als Teilergebnisse einer Teildisziplin meist weder in direkter Korrelation zur klinischen Sicht des Diabetesproblems gesehen werden, noch ohne weiteres als „wichtig" oder „unwichtig" zu unterscheiden sind.

Und doch erscheint die Kenntnisnahme des „Jetzt" des Standes der Teildisziplinen notwendig für jeden Arzt, der aus eigener physiologischer Sicht zu den akuten Fragen der Diabetestheorie (z. B. Prophylaxe und Therapie der gefürchteten Komplikationen des D. m., Diät usw.) im Einzelfall Stellung nehmen möchte, der m. a. W. das Schema vermeiden will. Denn noch immer gilt das Wort, das Theodor B r u g s c h (30) in der Zeit des ersten Triumphes der Insulinära ausgesprochen hat: „Der Diabetes ist eine personale Erkrankung, und von der richtigen Einstellung auf das personale Moment hängt der Erfolg der Therapie ab, auch wenn allem Anschein nach organizistisch das Pankreas der Sitz der Läsion ist."   DK 616.379-008.64

Schrifttum

1. Lehrbuch der Physiol. Bd. 1, Leipz. (1860), S. 1.
2. Gorup-Besanez, E. F. v., Lehrbuch d. physiol. Chemie, 2. Aufl., Braunschweig (1867), S. 201 f.
3. Gorup-Besanez a. a. O. 42 f.
4. Knoop, F., Hofmeisters Beitr., 6 (1905), S. 150.
5. Embden, G. u. Marx, A., Hofmeisters Beitr., 11 (1908), S. 318.
6. Embden, G. u. Salomon, H. u. Schmidt, F., Hofmeisters Beitr. 8 (1906), S. 129.
7. Ringer, A. J. u. Lusk, G., ebd. 66 (1910), S. 106.
8. Verh. d. Würzb. phys.-med. Ges., 7 (1856), S. 219.
9. Compt. rend. T XLVIII 18 (1859), S. 880.
10. Gaz. med. Paris 5 (1852), S. 72.
11. Eckhard, E., Beitr. Anat., 4 (1867), 6 (1872), 8 (1977).
12. Bernard, Cl., Leç. de la phys. et path. du syst. nerv. T. I, S. 432.
13. Experimentalstudien über Diabetes, Berlin (1874)
14. Strümpell, A., Lehrbuch d. spez. Path. u. Ther. d. inneren Krankh. II, 11. Aufl., Leipz. (1897), S. 575 f.
15. Pflüger, E., Über die Natur d. Kräfte, durch welche das Duodenum den Kohlehydratstoffwechsel beeinflußt, Pflügers Arch. Physiol., 110 (1907), S. 227.
16. Diese Zschr., 76 (1929), S. 313.
17. Opie, E. L., On the histology of the islands of Langerhans of the pancreas. Bull. Hopkins, 11 (1900), S. 205–209.
18. Arch. f. exper. Path. u. Pharmac., Leipz., 31 (1893), S. 85.
19. Dtsch. med. Wschr., 20 (1894), S. 293, 376.
20. Zschr. diät.-phys. Therap., 1 (1898), S. 250.
21. Zschr. physiol. Chem., 39 (1903), S. 336; 42 (1904), S. 401; 43 (1905), S. 547; 47 (1906), S. 253.
22. Dtsch. med. Wschr., 34 (1908), S. 1880.
23. Ebd., 19 (1923), S. 1551.
24. Arch. mikrosk. Anat., 56 (1900), S. 491.
25. Ebd. 168 (1902), S. 91.
26. J. laborat. clin. Med., 7 (1922), S. 251, S. 464; Canad. Med. Ass. J., 12 (1922), S. 141.
27. in: Joslin, E. P. u. Mitarb., The Treatment of diabetes m., 8. Aufl., Philadelphia (1946), S. 56.

28. Klin. Wschr. (1951), S. 397; vgl. ebd. (1950), S. 388 u. Ferner, H., Das
    Inselsystem d. Pankreas, Stuttgart (1952).
29. Naturwissenschaften, 40 (1953), S. 607.
30. Zschr. ärztl. Fortbild., 19 (1924), S. 586.

Summary: The author points out that diabetes mellitus is still not much more
than the glittering shell of a notion without precisely established content. As
an immense number of works have been published concerning this subject, the
author attempts to give a general extensive survey on the development of the
present conception of this disease. Various theories on causal mechanisms
based on endocrine humoral and central-nervous processes are discussed, as
they were developed by scientific research during the last century.

Chapter 1 reports on the four fields which contributed to knowledge until the
discovery of insulin. These fields are: physiological chemistry, physiological
pathology based on experiment, pathological anatomy, and endocrinology.

Chapter 2 describes the era of insulin (including old-insulin, Hagedorn, and
Best).

Chapter 3 reports on the development of newer conceptions. The aim of this
work is to make it possible for the non specialised doctor to understand the
results of modern research, including special fields such as intermediary metabolism and endocrinology, and to help him also, to comprehend the-latest
publications (for instance discussion of the new remedies based on sulphonami-
des, pathogenesis, prophylaxis, and therapy of the dreaded diabetic angiopa-
thias etc.).

Résumé: A l'heure actuelle on peut considérer encore le diabète sucré
comme la coque brillante d'un concept sans contenu parfaitement bien définis-
sable. D'autre part la quantité des publications parues sur le diabète s'est
multipliée à foison. Le présent travail a pour but de donner une vue d'ensemble
sur l'évolution de l'image pathologique en se basant sur les différents mécanis-
mes hormonaux, humoraux et nerveux centraux. On décrit ainsi les différentes
conceptions qu'on s'est fait sur cette maladie durant la dernière centaine d'an-
nées d'une façon critique historique et en rapport avec les théories actuellement en cours.

Dans le premier chapitre on montre les quatre grandes directions qu'ont
prises nos connaissances sur le diabète: la voie chimico-physiologique, la voie
physio-pathologique expérimentale, la voie anatomo-pathologique et la voie
endocrinologique, jusqu'à la découverte de l'insuline. Le chapitre suivant
donne une description de l'époque de l'insuline (les périodes de l'ancienne
insuline, de Hagedorn et de Best). Dans le troisième chapitre on décrit le
développement des nouveaux points de vue.

En écrivant cet article on a eu pour but de permettre également aux méde-
cins non spécialisés dans les domaines de plus en plus nombreux et touffus du
métabolisme intermédiaire et de l'endocrinologie de se faire une idée synopti-
que résumée des résultats des recherches modernes dans ce domaine et de
comprendre plus ou moins les principes exposés dans les publications récentes
(par exemple la discussion sur le mode d'action et du point d'attaque des
médicaments appartenant au groupe des sulfamidés utilisés actuellement ou
encore, sur la pathogénie, la prophylaxie et le traitement des angiopathies
diabétiques tellement redoutées, etc.).

Aus: *Münchener Medizinische Wochenschrift 98 (1956) 517–521,
581–585, 601–604*

Zur Entwicklung der anatomischen Erforschung des Pankreas von VESAL bis BICHAT

I. Mitteilung: Von VESAL *bis* KERCKRING

Von Hans-Michael DITTRICH und HERWIG HAHN VON DORSCHE

Da die Wissenschaftswissenschaft für jede prognostische Arbeit auch die historische Analyse jeder Aufgabenstellung fordert, ist es notwendig, auch den Prozeß der Erforschung des Pankreas zu analysieren.

Auch im wissenschaftlichen Bereich erfolgte im 15. Jahrhundert eine Orientierung auf die Anwendung der Ergebnisse des Naturstudiums und auf die Wiederbelebung der klassischen griechisch-römischen Kultur. Mit der Verdrängung des metaphysischen Weltbildes rückte der Mensch an die Spitze der Seins-Hierarchie. Diese Tendenz erhielt durch den Platonismus als Reaktion auf den bisher betonten Aristotelismus eine besondere Verstärkung. Damit bildete sich der Renaissance-Humanismus heraus, der die Würde, Freiheit und Selbständigkeit des Menschen auf dessen Vernunft und Wissen über sich selbst zurückführte.

1. Stand der Anatomie in der Renaissance

In der Renaissance-Medizin war die Anatomie mit der Physiologie noch untrennbar verbunden. Die gesamte Heilkunde sah ihre Aufgabe darin, die antiken Vorstellungen von HIPPOKRATES (460–377 v. u. Z.) und GALEN (129–199) zu tradieren. Alle zeitgenössischen Mediziner waren von diesen Autoritäten voreingenommen und standen unter dem Einfluß vieler spekulativer spätscholastischer Theorien. In der Medizin spielte bei dieser Tradierung des antiken Wissens der Typus der sog. „philologischen Mediziner" eine große Rolle. Diese überschätzten allerdings die deduktive Methode und standen dem Experiment völlig fremd gegenüber. Daher konnte die Praxis von dieser Richtung keine entscheidenden Ergebnisse erwarten.

Das neue Menschenbild veränderte auch die Forschungsaufgaben in der Medizin. Mit der Orientierung der Kunst auf die Darstellung des menschlichen Körpers erwuchs zugleich die

Notwendigkeit, genauere anatomische Kenntnisse zu erwerben. Gegen Ende des 15. Jahrhunderts wurden die fast tausend Jahre alten schematischen Illustrationen in den Anatomiebüchern durch neue realistische Abbildungen ersetzt. Die Erfindung des Buchdrucks mittels beweglicher Metalltypen durch JOHANN GUTENBERG (1400–1468) leitete eine neue Epoche der Wissensspeicherung ein, die sich revolutionierend auf alle Gebiete der Wissenschaften auswirkte. Dabei lag der Abbildungstechnik der Holzschnitt zugrunde.

Es ist kein Zufall, daß der in Salerno begonnene praktische Anatomieunterricht über Tierzergliederungen zur Untersuchung menschlicher Leichen hinführte (Bologna um 1300), was nun zur Herausdifferenzierung der A n a t o m i e als Basis der Medizin drängte. Bereits im 14. und 15. Jahrhundert waren im Ergebnis der durchgeführten Sektionen neue Fakten über den Bau des menschlichen Körpers bekannt geworden. Die bedeutendsten Fortschritte erfolgten in dem damals ökonomisch hochentwikkelten Italien. So hatte u. a. ALESSANDRO ACHILLINI (1463–1512) erfolgreich die Anatomie der Schädelknochen studiert, in diesem Zusammenhang die Gehörknöchelchen bearbeitet und die Einmündung des Ductus choledochus in das Duodenum entdeckt.

Auf Grund von mehr als 100 Sektionen gab BERENGARIO DA CARPI (1470–1550) gute Beschreibungen der Kehlkopfknorpel, des Tränenapparates und des Herzens heraus und vermittelte überdies ein anschauliches Bild vom Blinddarm und vom Leberkreislauf. ALESSANDRO BENEDETTI († 1512) entdeckte die Ausführungsgänge der später nach BARTHOLIN benannten Drüsen am Eingang des weiblichen Genitale. Nach GUIDO GUIDI († 1569) wurde der **Canalis** VIDIANUS in der knöchernen Schädelbasis benannt. Der führende Leitfaden der Anatomie dieser Zeit stammte aber immer noch von MONDINO DEI LUZZI († 1326) aus dem Jahre 1316. Er wurde bis zur Herausgabe der „Fabrica" durch VESAL in erster Linie benutzt.

In die Zeit der Herausdifferenzierung der Anatomie fallen auch die Anfänge der pathologischen Anatomie. JEAN FERNEL (1506–1558) maß der Kenntnis der Anatomie für den Arzt die gleiche Bedeutung bei wie der Kenntnis des geographischen Schauplatzes für den Historiker. VOLCHER KOYTER (1534–1590) verlangte bereits bei unklaren Todesfällen eine Sektion.

Auf Grund der zeitbedingten Situation war die vorvesalische Anatomie noch mehr auf die Entdeckung anatomischer Details orientiert, erfreute sich oft an entdeckten Kuriositäten, aber vermochte keine größeren Zusammenhänge im menschlichen Körper aufzuspüren. Erst mit ANDREAS VESALIUS (1514–1564) wurde die moderne Anatomie begründet.

2. Die Pankreasforschung von VESAL bis WIRSUNG

Die kritiklose Weitergabe der galenischen Lehre wurde durch ANDREAS VESALIUS (1514–1564) unterbrochen. Er selbst führte zahlreiche Sektionen an menschlichen Leichen durch und kam somit induktiv zu Schlußfolgerungen, die eine prinzipielle Unzulänglichkeit der teleologisch fundierten galenischen Anatomie demonstrierten. In seinem Werk „De humani corporis fabrica libri septem" (1543) behandelt er vorwiegend im Kapitel über Magen, Duodenum und Omentum (Lib. V, Cap. 3; Lib. V, Cap. 5 und Lib. V, Cap. 4) das Pankreas und stellt es als 2 voneinander unabhängige Drüsenanteile dar, die dem Caput einerseits, dem Corpus mit der Cauda andererseits entsprechen. Er beschreibt es auf Seite 497 wie folgt:

> „Außer dem Fette, welches den Häuten des Netzes gemeinsam ist, erfordert dessen untere Membran, die dem hinteren Teile des Magens unterschoben ist, für sich einen gar großen drüsenartigen Körper. Weil derselbe bei Hunden rötlich ist und die Farbe des gewöhnlichen Fleisches hat, wird er von den Griechen καλλίκρεας und πάγκρεας genannt. Beim Menschen ist dieser Körper mehr weiß als rot und reicht bis zur Pfortader und den sich dort befindenden Ästchen der Arterien und Nerven, so daß sie in ihrer weiten Ausdehnung, nur durch die untere Haut des Netzes unterstützt, desto sicherer seien, und auch dem Magen eine Stütze gewähre, worauf er ruhe. So ist das Organ und die Substanz, welche unter dem Zwölffingerdarme liegt, beschaffen, von der man bisher fälschlich geglaubt hat, daß sie die untere Öffnung des Magens verschließe (damit nicht etwas Unverdautes herausfließe)." (Übers. SCHIRMER, 1893, S. 8/9.)

Der Greifswalder Medizinhistoriker HEINRICH HAESER (1881) schätzte die Leistung von VESAL wie folgt ein:

> „Dem ‚Pankreas' dagegen, unter welchem aber nicht unsere Bauchspeicheldrüse, welche erst später entdeckt wurde, sondern ein im Mittelpunkt des Gekröses liegendes Convolut von Drüsen zu verstehen ist, wird ebenfalls nur die Bedeutung zugeschrieben, als Stütze für die Gefäße zu dienen."

Diesem Urteil kann man sich nur bedingt anschließen. Man muß dabei berücksichtigen, daß VESAL weniger die Bauchspeicheldrüse des Menschen als vielmehr die des Hundes untersuchte, von der er selbst sagte, daß sie sehr groß und durch die Farbe des Fleisches gut erkennbar sei. Aus diesem Grunde unterscheiden sich nach N. BROCKSTEDT (1968) der beschriebene Bau und die geschilderte Funktion des Pankreas in manchem von den tatsächlichen anatomischen Verhältnissen beim Menschen. Hinsichtlich der Pankreasforschung blieb VESAL somit bei den Ergebnissen seiner zoologischen Untersuchungen stehen. Seine Kenntnisse über das Pankreas sind noch widerspruchsvoll:

– Auf der einen Seite schließt er sich nicht GALEN und dessen Anhängern an, die meinten, daß der Pylorus ein eigenes „drüsiges Fleisch" (glandosa carnis) besitze, das kontraktile Eigenschaften habe, da er keine Muskelfasern wie an der Blase beobachtete.
– Auf der anderen Seite vertritt er neben der Auffassung von der Stützfunktion des Pankreas die Vorstellung, daß dieses Organ zusätzlich die Aufgabe habe, das Lumen des gesamten Darmes zu befruchten, um es vor Austrocknung zu bewahren.

VESAL löst sich somit nicht von der Tradition, auch wenn er die Verwachsung des Pankreas mit dem Duodenum deutlich betont. Er erkennt noch nicht die Sekretionsfähigkeit der Drüse. Seine gedanklichen Experimente kommen dadurch zum Ausdruck, daß er – wie BROCKSTEDT (1968) hervorhebt – den Pankreassaft als „lentus humor" bezeichnet, obwohl das Sekret äußerst dünnflüssig ist.

VESALS Zeitgenossen wichen kaum von ihm ab. Der in Paris geborene CHARLES ESTIENNE (1504–1564) vertrat ebenfalls in seinem Werk „La dissection des Parties du corps humain" (Paris 1564) die Ansicht, daß das Pankreas eine Schutzfunktion für Gefäße und Gallengänge hat und dem Ventriculus als fulcimentum (Stütze) oder pulvinarium (Kissen) gegenüber der harten Wirbelsäule dient. Eine ähnliche Auffassung finden wir bei REALDO COLOMBO (1516–1559), der in Padua als Nachfolger von VESAL wirkte. In seiner „De re anatomica" (1559) schreibt er über die Grundfunktion des Pankreas:

„Es ist dess Kröses Ampt, und sein vornembstes Officium beruhet in dem, damit es die Därme innhalte, damit sie nicht freffentlich verwickelt und verwirret würden, oder abwarts fallen." (Übers. SCHENK, 1609.)

COLOMBO sah neben der Stützfunktion die Aufgabe der Verhinderung eines Volvulus und einer Darminkarzeration. Der Verehrer von VESAL, GABRIELE FALLOPPIO (1523–1562), interessierte sich ebenfalls für das Pankreas. Er stellte erstmals die fast zum Dogma erstarrte Auffassung von der mechanischen Schutzfunktion des Pankreas in Frage, da ihm seine Beobachtungen an

Tieren zeigten, daß eine solche bei den horizontal gelagerten Körpern der Vierbeiner sinnlos wäre. Er führt in seinen „Observationes anatomices" (1562) aus:

> „Etwas anderes nicht weniger Ungewisses fügen die Anatomen hinzu, indem sie behaupten, daß die genannte Drüse (Pankreas) wegen der Stütze des Magens gemacht sei. Wenn das wahr wäre, würde dieser Körper bei Tieren, die vorn übergeneigt dahergehen, als durchaus unbrauchbar gefunden werden. Da ja das Pankreas bei diesen oberhalb des Magens liegt, nicht unter dem Magen: der wahre Gebrauch desselben aber ist, daß es einen eingeschnittenen Kanal hat, durch den jene hervorstehende Vene, welche von den Leberpforten zu der Milz zieht, sicher geleitet wird. Über diese nämlich breitet sich gewissermaßen ein Polster und schützt es vor allen zusammendrückenden Einflüssen."

Mit dem „insculptum canalem" bezeichnet er die Rinne, durch welche die Vena lienalis zur Vena portae gelangt.

In dieser Periode der morphologischen Pankreasforschung vertrat neben AMBROISE PARÉ (1510–1590) auch der Schweizer FELIX PLATTER (1563–1633) als Anhänger von VESAL die Auffassung von der Stützfunktion des Pankreas. In seinem Werk „De corporis humani structura et usu tabulis methodice explicati, iconibus acute illustrati (Basel 1583)" führte er dazu aus:

> „Ein drüsenartiger Körper, unter dem Magen und dem Duodenum an der unteren Seite gelegen, Pankreas genannt, mit wichtigen Ästen dort zur Verstärkung am Kopfe befestigt und den Magen, damit er nicht jene Gefäße drücke, unterstütze; dies ist seine eigentliche Bestimmung vielmehr, als daß er dem Magen als Stütze diene."

In seinen 1586 erschienenen „Anatomicae praelectiones" schlug ARCHANGELO PICCOLOMINI (1526–1609), ein jüngerer Zeitgenosse VESALS, eine Korrektur des Begriffes „Pankreas" in „Pandenon" vor. Wegen der weißen Farbe und der weichen Struktur nannten es einige Autoren – so z. B. JACOB DE BACK – „Lastes". Diese Termini haben sich jedoch nicht durchgesetzt.

Den fleischigen Drüsencharakter hob auch der Anatom GEORGI BERTINI in seiner „Campani medicina" (1587) hervor, indem er schrieb:

> „Pancreas vero et caro glandulosa, plurimis glandulis scatens, vasorum divisionem solidiorem ac securiorem efficiens, simulque fulciens."

Der Anatom und Botaniker CASPAR BAUHIN (1560–1624) stützte sich fast ausschließlich auf VESAL, übernahm sogar eine schlechte Wiedergabe von dessen Abbildung und beschrieb das Pankreas in dem Werk „De corporis humani fabrica" (Basel 1590) wie folgt:

„Es ist ein drüsenartiger Körper dem Magenboden unterschoben, dem Duodenum angeheftet, beim Menschen weißlich, bei Hunden rötlich. Seine
Bestimmung ist 1. die Venen, Arterien und Nerven, wie Galen behauptet, die
in zarten Ästchen verstreut sind, unverletzt und unbeschädigt zu erhalten; 2.
damit der Magen durch die Berührung mit dem Rückgrat nicht verletzt werde;
3. damit die Arterie nicht übermäßig vom Magen zusammengedrückt werde;
schließlich damit er den leeren Raum zwischen Magen und Leber ausfülle."

(Übers. SCHIRMER, 1893, S. 11).

BAUHIN entwickelte die „Fulcimentum"-Lehre insofern weiter,
als er das Pankreas als „vesica fellea lienis" (Gallenblase der
Milz) auffaßte und diese als eine Art Speicherorgan für den
schwarzen Milzsaft (melancholia) ansah. Hier lebt deutlich die
alte Humoralpathologie in der Pankreasforschung auf. Er
glaubte weiterhin, daß von dieser Drüse „infiniti vapores humidi
et calidi" ausgehen und damit den Magen mit einer Art „Was-
serbad" umgeben würden. Diese Auffassung vertrat er sogar
noch in seinem 19 Jahre später herausgegebenen Werk „Institutiones anatomicae virilis et muliebris historiam exhibentes"
(1609).
Überblicken wir die bisherigen Untersuchungen und Publikationen über das Pankreas, so können wir feststellen, daß sich das
galenische Dogma von der Stützfunktion der Bauchspeicheldrüse nur allmählich verdrängen läßt. Die Anatomen konzentrierten sich ausschließlich auf die Darstellung des Fleischkör-
pers, ohne den Zusammenhang zwischen dem Pankreas und
dem Duodenum zu erkennen, geschweige denn die eigentliche
Drüsenfunktion zu erahnen. Es bedeutete schon einen großen
Fortschritt, daß das Pankreas in Verbindung mit dem Digestions-
trakt – Pankreas-Magen-Beziehung bei VESAL – und als Saftspei-
cherorgan bei BAUHIN gesehen wurde. Die anatomische Forschungsrichtung wurde überwiegend vom morphologischen
Strukturdenken beherrscht.
Wenn SCHIRMER (1893) behauptete, daß „bis zum Jahre 1641
überhaupt nichts in der ganzen Literatur, was von irgend einem
Interesse wäre" (S. 11), aufzufinden ist, so trifft das nicht zu. Der
Entdecker der Chylusgefäße, GASPARRE ASELLI aus Cremona (um
1581 bis 1626), bezeichnete 1627 als „Pankreas" auch gewisse
Mesenterialdrüsenconglomerate. Da er seinem „Pankreas"
Lymphdrüsenfunktion zuerkannte, wurde damit auch dem
eigentlichen Pankreas eine derartige Funktion zugeschrieben.
Er betrachtete die Bauchspeicheldrüse als einen Schwamm zum
Aufsaugen von Chylus, der zu Leber und Milz weitergegeben
werde. Dieser Irrtum wurde jedoch zu keinem unwesentlichen

Stimulans für die Erforschung der Funktion des Pankreas. Die Untersuchung desselben war jedoch den Iatrochemikern vorbehalten. Zuvor mußte allerdings erst die Verbindung zwischen dem Pankreas und dem Duodenum entdeckt werden.

Der erste konkrete Hinweis, daß der D u c t u s p a n c r e a t i c u s einen Verbindungsgang zwischen der Bauchspeicheldrüse und dem Dünndarm darstellt, kam von dem Anatomen und Botaniker MORITZ HOF(F)MANN (1621 bzw. 1622–1698). Er fand ihn 1642 in Padua bei einem Truthahn. Auf diese Entdeckung legte er solchen Wert, daß er in Altdorf testamentarisch bestimmte, daß derjenige Anatomieprofessor einen Gulden erhalten sollte, der alljährlich bei der Demonstration des pankreatischen Ganges seines Namens gedenke. Zu diesem sonderbaren Schritt wurde er durch die Entdeckung des Ductus pancreaticus beim Menschen durch JOHANN GEORG WIRSUNG (auch WIRSÜNG, 1600–1643) gedrängt. HOF(F)MANN hatte nämlich in der Freude über seine Entdeckung WIRSUNG davon Mitteilung gemacht. Bald darauf wies dieser in Gegenwart des damals jungen THOMAS BARTHOLINUS (1616–1680) im März 1642 mit äußerst geschickter Messerführung den Ausführungsgang auch beim Menschen nach und ließ von seiner Entdeckung eine Kupferplatte stechen, mit der er aber wahrscheinlich nur wenige Abbildungen herstellen ließ. Nach L. CHOULANT (1858) waren nur 2 Exemplare bekannt (Basel, Padua). Erst nach Auffinden des Originalstokkes in Padua wurden weitere Abzüge hergestellt. Die Neuigkeit von der Entdeckung des Ductus pancreaticus verbreitete sich schnell in ganz Europa. Nach ALBRECHT VON HALLER wurde in Altdorf alljährlich ein Gastmahl zur Erinnerung an dieses Ereignis gefeiert.

Die wesentlichsten Leistungen von WIRSUNG sind:

– die Entdeckung des Ductus pancreaticus beim Menschen,
– die erste Feststellung eines doppelten Ausführungsganges (er erkennt ihn jedoch noch nicht als regelmäßigen Bestandteil),
– die erste Beschreibung des Pankreassaftes.

WIRSUNG war jedoch vom bisherigen galenischen Denken so beeinflußt, daß er selbst die große Entdeckung mit ihren Konsequenzen nicht ermessen konnte. Er wandte sich deshalb in großer Bescheidenheit mit einem Brief vom 7. Juli 1643 an seinen ehemaligen Lehrer JOHANNES RIOLAN d. J. (1580–1657) mit der Bitte um Überprüfung dieser erregenden Befunde. WIRSUNG legte auch eine Kupfertafel bei und schrieb:

„Auch in der Ferne erneuert die Erinnerung ehrfurchtsvolle Freundschaft; so geht es mir, berühmter und hochgestellter Mann, ehemals auch mein Lehrer, von mir allezeit in Ehren zu halten; obgleich ich 23 Jahre hindurch Deiner Gegenwart beraubt bin, und Du mich zuerst in die Anatomie eingeführt hast, so kann ich doch nicht anders, als immer Deiner ehrfurchtsvoll eingedenk zu sein und besonders jener Zeit, als ich durch Deine Lehren und Deinen sehr klaren Vortrag unterrichtet und eingeführt wurde, sowie auch der vielen Wohltaten gedenke, die Du mir erwiesen hast und Dir unendlichen Dank zu sagen; und zugleich das Andenken Deiner Treue, das in meinem Geiste eingeprägt ist, zu erneuern. Das wird Dir bezeugen der berühmte Mann, der ehemals mein Lehrer war, CASPAR HOFFMANN, Professor in Altdorf. Auf seine Aufmunterung hin möchte ich Dich mit diesem Wenigen, wie ich es früher tat, zu belästigen wagen. Ebenso der berühmte und mir befreundete PAUL MARQUARD SLEGEL, Professor in Jena, und Jeder, der aus Eurer Pariser Schule an unsere Patavische kam, wie der gelehrte Ueberbringer dieser Zeilen bezeugen kann. Ich habe nämlich den berühmten HOFMANN um seine Ansicht über den Nutzen und die Thätigkeit eines neulich im Pankreas entdeckten Ganges ersucht und ihn gebeten, es auch selbst bei Dir zu thun; da ich aber weder von ihm noch von Dir etwas erhalten habe, schreibe ich dieses nur der weiteren Entfernung und der Schwierigkeit Briefe zu übermitteln zu. Weil sich nun aber mir eine gar günstige Gelegenheit bietet, wiederhole ich durch Ueberbringer dieses demütig meine Bitte, und nehme, wie ehemals, so auch jetzt zur wahren Quelle, meinem ersten Lehrer, meine Zuflucht. Mit dem genannten Gange, dessen Abbildung beiliegt, verhält es sich also: Die Öffnung oder Anfang, wenn man den Anfang da setzen darf, wo sich der größere Stamm befindet, liegt bemerkenswert im Duodenum neben dem Gallengange. Die Sonde kann man vom Darm aus gegen das Pankreas nur schwer, von diesem aber zum Darme leicht einführen und geht durch die Mitte des ganzen Pankreas, der Länge nach gegen die Milz hin, hat unzählige Verästelungen und endlich ganz kleine Zweiglein bis an die Wand hin, oberhalb, unten und unterhalb der Milzgefäße, schickt von sich durch das Pankreas selbst geschlängelte (Aestchen) aus, tritt aber nicht in die Milz ein. Zuweilen habe ich sowohl beim Menschen als bei Tieren einen doppelten gefunden, einen kurzen am gewöhnlichsten Orte, und einen langen etwas tiefer. Ebenso fand ich ihn nicht bloß in menschlichen Körpern Erwachsener, Neugeborener und noch nicht Geborener, sondern auch in Affen, Hunden, Katzen, Schweinen, Hühnern, Mäusen, Fröschen, kurz in allen, die ich gründlich untersucht habe. Soll ich ihn eine Arterie oder Vene nennen? Blut fand ich nie in demselben, sondern einen trüben Saft, der auf die silberne Sonde wie eine ätzende Flüssigkeit wirkte. Dies ist Thatsache; aber da ich nicht weiß, was er ist und welchen Nutzen und Thätigkeit er hat, so unterwerfe ich es demütig Deiner Prüfung und Deinem Urteil, hoffend, daß, wenn Du ein sicheres Urteil Dir erworben hast, Du es in Deiner gewohnten Freundlichkeit und Güte mir mitteilst, teils, damit die Wahrheit, die Du immer unerschrocken vorgetragen hast, ans Tageslicht gelange, teils, damit ich dadurch den Ruhm Deines Namens noch vermehren kann; dieses gelobe ich zu thun, so lange meine Hände, welche durch Dich gebildet sind, Messer führen können. Mehr schreibe ich nicht, um nicht lästig zu werden; lebe wohl und höre nicht auf, Deinen ehemaligen Schüler wieder zu lieben.

Padua, 7. Juli 1643.
          Deiner Hoheit ganz ergebenster   IO. GEOR. WIRSÜNG."
(Übers. SCHIRMER, 1893, S. 12–14.)

Zwischen HOF(F)MANN und WIRSÜNG kam es zu einem Prioritätsstreit. Historisch bedeutsam ist eine Mitteilung von BARTHOLINUS,
der als Zeuge der Entdeckung des Ductus pancreaticus in seiner
„Anatomia reformata" (1651) schreibt:

> „Der Pancreasausführungsgang, bisher noch von niemandem beschrieben,
> wurde zuerst in Padua in meiner Gegenwart Anfang März 1642 durch JOHAN-
> NES GEORG WIRSUNG, einem äußerst umsichtigen Anatomen, entdeckt, dessen
> Leben von einem grausamen Geschick ausgelöscht wurde."

Die Diskussion über den Ductus pancreaticus eröffneten die
Lehrer von WIRSUNG: JOHANNES RIOLAN und JOHANNES VESLING.

RIOLAN veröffentlichte sein Antwortschreiben in seinen „Opera
anatomica" (1649) und sprach von einer „bewunderungswürdi-
gen Entdeckung", die ihn wieder zu neuen anatomischen Studien auffordere. Er selbst vermochte jedoch den in der Abbildung dargestellten Gang wegen „Mangels an Erhängten" nicht
zu finden. Er vertraute jedoch WIRSÜNG und vertrat die Ansicht,
daß das Pankreas eine Art Filter der Leber und der Milz sei, in
welchem der Chylus gereinigt werde, falls dies noch nicht durch
die Drüsen des Mesenteriums geschehen ist. RIOLAN verneinte
eindeutig, daß das Pankreas ein Kissen für den Magen oder eine
Stütze für die Venen sei.

JOHANNES VESLING (1598–1649), Professor der Anatomie und
Botanik in Padua, erwähnte bereits 1647 in seinem Werk
„Syntagma anatomicum", daß WIRSUNG einen Gang im Pankreas
mit Venenstruktur beschrieben hätte, der mit dem Ductus chole-
dochus gemeinsam in den Zwölffingerdarm einmünden würde.
Für VESLING war es besonders interessant, daß es sich dabei
zuweilen um einen doppelten Gang handelte. Er veröffentlichte
auch eine Darstellung seiner Befunde und sprach die Vermutung
aus, daß eine Verstopfung des Ductus zu schweren Schäden der
Milz und der Leber führen müßte. Man war nämlich vielfach der
Ansicht, daß der Ausführungsgang ein großes Chylusgefäß wäre.
So vertrat auch VESLING diese Auffassung von der Filtration des
Chylus im Pankreas und der Retention von Rückständen. Die
Anatomen sahen in dem Gang ein von ASELLI (1627) entdecktes
Chylusgefäß und im „Pankreas Asellii" ein Drüsenkonvolut mit
Lymphgefäßen.

Mit der Entdeckung des Ductus pancreaticus stürzte das anatomische Dogma vom Pankreas als Stütz- und Füllorgan. Gleichzeitig wurde ein jahrzehntelanger Streit um die Frage nach der
Aufgabe dieses Ganges ausgelöst. An diesem Streit beteiligten
sich Anatomen und Physiologen.

3. Die Forschungsergebnisse bis zur Begründung der mikroskopischen Anatomie

Der Kopenhagener Anatom THOMAS BARTHOLIN (1616–1690) setzte sich als einer der ersten für die Anerkennung der Entdekkung von WIRSUNG ein. Er hatte – wie bereits oben angeführt – den Augenblick der Erstentdeckung des „Ductus Wirsungianus" als Student selbst erlebt. BARTHOLIN teilte in seiner berühmten „Anatomia reformata" (1651) die Entdeckungsgeschichte des Pankreasganges und seine Forschungsergebnisse darüber mit:

„Außer diesen (Gefäßen) hat es (das Pankreas) noch einen anderen, membranartigen Gang, eigenartig je nach Länge des Pankreas bald quer, bald transversal ausgedehnt, der bisher von Niemandem beschrieben und zuerst in Padua, als wir dort im Jahre 1642 studierten, von JOH. GEORG WIRSUNG, einem thätigen Anatom, aber durch eine blutige Tat ums Leben kam, entdeckt wurde; von ausgezeichneter Fülle und mit kräftigen Wänden. Daß FALLOPIUS ihn gekannt, glaube ich nicht. Er spricht zwar von kleinen Gängen, die im Pankreas und in der Nähe der Drüsen enden; aber da dieser Gang nur ein einziger ist, so sah er vielmehr dunkel milchartige Venen, die im Pankreas des Mesenterium und den übrigen Drüsen verstreut sind. Es ist meistens nur einer, obgleich er von demselben doppelt beobachtet sein soll, parallel nebeneinanderlaufend. Kurz ist er am gewöhnlichen Orte und unter diesem breiter. Seine Mündung geht weit geöffnet in den Zwölffingerdarm bei dem Eintritt des Gallenganges, mit dem er zuweilen in derselben Öffnung verbunden ist; häufiger jedoch, was ich mit dem Entdecker selbst wahrnahm, in verschiedener aber naheliegender Öffnung verbunden. Die Klappe, welche vor dem Ausgange liegt und nach außen blickt, läßt eine Sonde vom Duodenum aus eingeführt in den neuen Gang nicht zu; deshalb tritt, in einem lebenden Tiere eine Unterbindung angelegt in der Nähe des Darmes, eine Schwellung ein; noch tiefer angelegt, stirbt das Tier, wenn wir JAK. BACCIUS glauben sollen, weil dieser Versuch sehr schwer ist; denn bevor dieser behinderte Gang getrennt wird, der gebunden werden soll, stirbt das Tier. Von da durchkriecht er den ganzen Körper des Pankreas, nach beiden Seiten hin unzählige Ästchen sendend, bis er sich in engen, aber geordneten Zweiglein und in grader Richtung allmählich gegen die Milz hin verliert. In diese tritt er jedoch nicht ein, obgleich FOLIUS mir gegenüber behauptet, es gesehen zu haben. Vielleicht war dies außergewöhnlich und es hätte nicht sein sollen, weil die Äste, bevor sie die Milz berührten, durch eine gewöhnliche Schwäche verwuchsen und die Höhlung gegen den Darm zu aufhörte. In diesem Behälter ist kein sichtbarer Saft, nur wird die Sonde meistens mit gelblichem Gallensafte benetzt, und die Wände desselben sind mit derselben Flüssigkeit bedeckt, so daß hier die Galle nach dem gewöhnlichen Naturgesetz festgehalten zu werden scheint; dies hat auch bei gefüllter Gallenblase bei der Gelbsucht unser Freund JOH. VON HORN mit eigenen Augen in Venedig gesehen."
(Übers. SCHIRMER, 1893, S. 20–22.)

BARTHOLINUS wies nach eingehenden Studien über das Pankreas den Irrtum zurück, daß der „Ductus Wirsungianus" ein großes Chylusgefäß sei. Wissenschaftshistorisch ist interessant, daß bei ihm bereits der Begriff „fermentatio" verwendet wird. Diese klare Darstellung vom Pankreas und seinem Ductus pancreaticus bringt in dieser Zeit der Oxforder Freund HARVEYS, NATHANAEL HIGHMORE (1613 bis 1684) in seiner „Corporis humani disquisitio anatomica" (HAGAE 1651). Sie bietet vom anatomischen und künstlerischen Standpunkt her gesehen eine der besten Pankreasabbildungen dieser Zeit.

Die Diskussion über die Rolle des Pankreas als Chylusgefäß führte auch der Rotterdamer JACOB DE BACK (Lebensdaten unbekannt, Promotion 1617) fort. In seiner „Dissertatio de corde" (Ed. 3, Rotterdam 1660) schrieb er:

> „Zu welchem Zweck, so frage ich, wird der Milchsaft herbeigeführt? Doch nicht etwa, damit er dem Pankreas zur Nahrung gelangt? Ganz und gar nicht: Es ist nämlich diese Flüssigkeit zum Ernähren ungeeignet: Ferner hat das Pankreas aus dem Ramus coeliacus für diese Verrichtung angepaßte Arterien, die viel größer sind als dessen kleine Masse erfordert."

Im gleichen Jahre (1660) unterbreitete der vielseitige Mediziner FRANS DE LE BOE, genannt SYLVIUS (1614–1672), in seiner Schrift „De Lienis et Glandularum usu" eine Untergliederung der Drüsen in 2 Hauptteile: Glandulae conglomeratae und Glandulae conglobatae. Das Pankreas zählte er zu den ersteren. Auf seine Bedeutung für die Physiologie des Pankreas kommen wir noch im Kapitel Iatrochemie zu sprechen. Seine Drüseneinteilung übernahm auch der Polyhistor NIELS STENSEN (1638 bis 1696) in seiner Schrift „De musculis et glandulis observationem specimen" (Amsterdam 1664). Er bedauerte besonders, daß die Drüsen die bisher vernachlässigten Organe in der Anatomie wären, das „Summum conditoris artificium". Er bereicherte als vergleichender Anatom die Kenntnisse über das Pankreas und schrieb im Kapitel „Ductus Wirsungianus".

> „Zur Illustrierung des Ductus Wirsungianus dient eine bei den Vögeln gemachte Beobachtung, die auch den Gebrauch der Leber klarer macht. Bei verschiedenen Vogelarten nämlich, die zu eröffnen gestattet war, habe ich einen doppelten Pankreasgang gesehen, der ebenfalls dem Gallengang ähnlich sah."

Der Zeit entsprechend betrachtete er die Drüsen als „Siebe", durch die kraft der Wärme das Blut durch die Poren in die Kapillargefäße der Lymphgänge getrieben wird. Die Drüsensekrete stammen aus dem arteriellen Blut.

> „Alle Lymphgänge, die den Haufendrüsen benachbart sind, ergießen ihren Inhalt in gewisse Körperhöhlen." (Übers. SCHÖNWETTER, 1968, S. 17.)

Eine spezielle Arbeit mit dem Titel „Pancreas Pancrene adornante sive pancreatis et succi ex eo profluentis commentum succinctum" (Amsterdam 1667) von BERNHARD SWALWE († 1680) behandelte eingehender die Anatomie des Ganges:

> „Die Öffnung dieses Ganges zur Rechten des Pankreas ist ziemlich groß. Aber nur, wenn er in den Gallengang eingetreten ist und so den gewöhnlichen Eintritt in den Darm, ungefähr vier Finger breit unter dem Pylorus, vollendet hat. Meistens hat dieser Gang und der Ductus choledochus nach ihrer bald erfolgten Vereinigung nur eine Öffnung und nur eine Einmündung in den Zwölffingerdarm, sei es nun, daß man den unteren Teil des Duodenum oder den oberen des Jejunum berücksichtigt; immer ist er getrennt und verschieden, zuweilen doppelt; bald von der Papille des Gallenganges entfernt, bald ihm nahe, bald mit ihm vereint . . ." (Übers. SCHIRMER, 1893, S. 23.)

Eines der künstlerisch vollendetsten anatomischen Tafelwerke des Pankreas stammt von GODEFRIDI BIDLOO (1649–1713) in seiner „Anatomia humani corporis" (1685). Er begründete im Jahre 1706 das Militärhospital in Moskau, die erste medizinisch-chirurgische Schule im damaligen Rußland. Die Abbildung des menschlichen Pankreas mit dem Ausführungsgang zeichnete der niederländische Maler GÉRARD DE LAIRESSE.

Im 17. Jahrhundert wurden verschiedene Spicilegien (Spiciligium-Ährenlese) herausgegeben, die überwiegend oder fast ausschließlich der pathologischen Anatomie gewidmet sind. So berichtete THEODOR KERCKRINGIUS (1640–1693) in seinem „Spicilegium anatomicum" (1670) über den „Ductus pancreaticus foetus parenchymate denudatus" (p. 149). Die Pathologie, die sich in dieser Zeit aus der Anatomie als selbständige Disziplin herausdifferenzierte, lieferte nun zusätzlich verschiedene Erkenntnisse über das Pankreas. Im Rahmen unserer Thematik kann jedoch das umfangreiche Material der pathologischen Untersuchungen des 17. Jahrhunderts nicht näher behandelt werden.

Mit der Begründung der mikroskopischen Anatomie durch den Bologner Anatomen MARCELLO MALPIGHI (1628–1694) wurde eine neue Epoche in der Erforschung der Anatomie und Physiologie der Drüsen eingeleitet. Während die bisherigen Mikroskopiker in ihrer Freude an den Entdeckungen in einer bisher nicht sichtbaren Welt ihre Befunde ohne irgend ein System mitteilten, veröffentlichte MALPIGHI im Jahre 1666 unter dem Titel „De structura viscerum" seine Ansichten über den Bau und die Funktion der Drüsen (erschienen in „Opera omnia", Leiden 1687). Nach MALPIGHI sind

> „. . . die Haufendrüsen, wie am Beispiel des Pankreas und des Thymus bewiesen werden kann, eingeteilt in Stückchen und kleine Teilchen, die selber

zusammengesetzt sind zum Drüsenläppchen, wie ich sie am Thymus des Ochsen beobachtet habe. Von diesen Drüsenläppchen aus nimmt ein ansehnliches Gefäß seinen Ursprung, welches einen bestimmten von der kleinsten Bauzelle der Drüsen ausgeschiedenen Saft in einen eigentümlichen Hohlraum zu speziellem Zweck entleert." (Übers. SCHÖNWETTER, 1968, S. 12.)

Diese bedeutungsvolle Aussage gibt die ersten histologischen Befunde über das Pankreas wieder und ist somit von wissenschaftshistorischem Wert. MALPIGHI wollte sogar – wie SWAMMERDAM – bei den Insekten ein pankreasähnliches Organ gesehen haben.

Mit solchen Diskussionen über das Pankreas begann sich seit der Entdeckung des Blutkreislaufs durch HARVEY (1628) neben der morphologischen Forschungsrichtung, die bis zur Mikroskopie vorstieß, auch eine mehr physiologische herauszubilden. Die Anatomia animata erklärte seit der Entdeckung des Ductus das Pankreas zu einem Organ der Blutbildung. Damit zeigt sich auch hier der fließende Übergang der galenischen Medizin mit der Vorstellung der Leber als blutbildendes Organ, in welches ASELLI die Chylusgefäße münden ließ. Es begann nun zusätzlich die Erforschung physiologischer Aspekte.

Zusammenfassung

Es wird über die historische Entwicklung der morphologischen Erforschung des Pankreas von VESAL bis KERCKRING berichtet. Ausgehend von einer Skizzierung des Wissenschaftsbildes der Renaissance wird zunächst die Auffassung von ANDREAS VESAL über das Pankreas untersucht. Es wird festgestellt, daß seine Ansicht über dieses Organ noch von GALEN her geprägt ist. VESAL, der Begründer der modernen Anatomie, hat keinen eigenen Beitrag zur Aufklärung des Pankreas geliefert.

In dem Jahrhundert nach dem Erscheinen von VESALs „Fabrica" gibt es keinen entscheidenden Fortschritt in der Aufklärung des Pankreas. Erst durch die Entdeckung des Ductus pancreaticus (major et minor) beim Menschen durch WIRSUNG im Jahre 1642 gelangt dieser zur Erkenntnis der Drüsenfunktion dieses Organs, indem er auch den Pankreassaft entdeckt. Diese Erkenntnisse können sich allerdings nur allmählich durchsetzen. THOMAS BARTHOLIN benutzt als erster in seiner „Anatomica reformata" von 1651 den Begriff „Fermentatio" im Zusammenhang mit der Beschreibung des Pankreas und des „Ductus Wirsungianus".

Die Kenntnisse über die vergleichende Anatomie des Pankreas auf der Grundlage der Entdeckung von WIRSUNG werden insbesondere durch NIELS STENSEN (1664) erweitert. Er zergliederte hierfür vorwiegend Vögel.

SWALWE beschreibt 1667 die gemeinsame Einmündung von Ductus pancreaticus und Ductus choledochus in das Duodenum, während KERCKRING (1670) über den Ductus pancreaticus beim menschlichen Feten berichtet. Weitere entscheidende Fortschritte in der Erkenntnis des Baues und der Funktion des Pankreas geschehen jedoch vorerst nicht.

Der Durchbruch geschieht durch die Entdeckung WIRSUNGs, durch die die Auffassung GALENs von der Stützfunktion dieses Organs für den Magen überwunden wird.

Literatur

ASELLI, G., De lactibus seu lacteis venis, quarto vasorum mesaraicorum genere, novo invento dissertatio, Mailand 1627 und Leiden 1640.

BACK, I. DE, Dissertatio de corde. Roterodami 1660, Vol. 3.

BARTHOLINUS, TH., Anatomia reformata. LUGDUNI Batavorum 1651.

– Anatome. Ex omnium veterum recentiorumque observationibus. Lugduni Batavorum 1673.

BAUHIN, C., Institutiones anatomicae virilis et mulierbris historiam exhibentes. Basel 1609.

BERTINI, G., Campani medicina. Basileae 1587.

BIDLOO, G., Anatomia humani corporis centum a quinque tabulis per artificios. Amstelodami 1685.

BOE, F. DE LE, Disputatio medica de spirituum animalium in cerebro cerebelloque confectione per nervos distributione atque usu vario. Leidae 1660.

– De lienis et glandularum usu. Leidae 1660.

BROCKSTEDT, H., Vesals Anschauungen über die Drüsen. Inaug.-Diss., Kiel 1968.

CARPI, B. DA, Commentaria super anatomia Mundini, Bologna 1521.

CHOULANT, L., Graphische Incunabeln für Naturgeschichte und Medizin. Leipzig 1858.

COLOMBO, R., Anatomia, das ist sinnreiche, künstliche begründete Aufschneidung. Deutsch. Übers. von I. A. SCHENK, Frankfurt/M. 1609.

ESTIENNE, CH., La dissection des parties du corps humain. Paris 1546.

FALLOPPIO, G., Observationes anatomicae. Coloniae 1562.

GALENUS, C., De usu partium corporis humani. Venetiae 1565.

HAESER, H., Lehrbuch der Geschichte der Medizin und der epidemischen Krankheiten. 3 Bde. Jena 1875/82.

HALLER, A. VON, Elementa physiologiae corporis humani. Tom. 1–5, Lausanne 1757/63, Tom. 6–8, Bern 1764/66.

HIGMORE, N., Corporis humani disquisitio anatomica, Hagae Comitis Oxon 1651.

KERCKRINGIUS, TH., Spicilegium anatomicum. Amstelodami 1670.

MALPIGHI, M., Opera omnia. Leiden 1687.

PICCOLOMINI, A., Anatomicae praelectiones. Rom 1586.

PLATTER, F., De corporis humani structura et usu, tabulis methodice explicati, iconibus acute illustrati, Basel 1583.

RIOLANUS, J., Opera anatomica. Paris 1649.

SCHIRMER, A. M., Beitrag zur Geschichte und Anatomie des Pankreas. Diss., Basel 1893.

SCHÖNWETTER, H. P., Zur Vorgeschichte der Endokrinologie. Med. Diss., Zürich 1968.

STENONIS, N., De musculis et glandulis observationem specimen cum epistolis duabus anatomicis. Amstelodami 1664.

SWALWE, B., Pankreas pancrene, sive pancreatis et succi ex eo profluentis commentum succinetum. Amstelodami 1667.
VESALIUS, A., De humani corporis fabrica libri septem. Basileae 1543.
VESLING, J., Syntagma anatomicum. Patavii 1647.

Aus: *Anatomischer Anzeiger 138, Jena (1975) 11–25.*

Zur Entwicklung der anatomischen Erforschung des Pankreas von VESAL bis BICHAT

II. Mitteilung: Von BORELLI bis BICHAT

Von HANS-MICHAEL DITTRICH und HERWIG HAHN VON DORSCHE

Abstract

This investigation contains the knowledge of the pancreas from the 17th to the 19th century. – A boundary-stone are the investigations of BRUNNER (1689). He has in pancreatectomized dogs the symptoms of diabetes mellitus described but not the diagnosis. An other culminating point is the system of tissues, described by BICHAT (1800). In the other hand the knowledge of histology of pancreas is in this period very small.

Einleitung

Nach BERNAL (1967) zeigte die Wissenschaft des 17. Jahrhunderts eine „Einheitlichkeit, die eine dreifache Wurzel hatte: Persönlichkeiten, Vorstellungen und Anwendungen". Die Anatomen dieser Zeit waren im wahrsten Sinne des Wortes „Virtuosi", d. h., sie vollbrachten auf verschiedenen Gebieten der Wissenschaft schöpferische Leistungen. Eine grundlegende Einheit in den Vorstellungen der Mediziner bestand in der Arbeitsmethode, die ihrem Wesen nach betont mathematisch war. Es gab sogar solche Auffassungen, wonach die Wirkung der verschiedenen Drüsen des Körpers durch das relative Moment ihrer Teilchen erklärbar sei, das von den Winkeln abhängen sollte, unter denen ihre Sekrete abgesondert werden. Weiterhin war es typisch, daß sich die Anatomen den technischen Problemen ihrer Zeit zuwandten. Mit diesen drei Charakteristika vollzog die Wissenschaft des 17. Jahrhunderts mit der Tradition einen radikalen Bruch.

In der Medizin wandte man sich im 17. Jahrhundert neuen Problemen über die Auffassung des Lebens zu. Im Prinzip standen sich wie zur Zeit der Alexandrinischen Schule zwei Grundauffassungen gegenüber: die biophysikalisch betonte Iatrophysik und die biochemisch betonte Iatrochemie.

1. Beiträge der Iatrophysik zur Pankreasforschung

Die biophysikalisch orientierte Iatrophysik, die sich mit experimentellen quantitativen Methoden physiologischen Prozessen zuwandte und alle Lebensvorgänge rein mechanisch zu erklären versuchte, bereicherte in der für sie spezifischen Weise die Erkenntnisse über die Funktion des Pankreas. Damit wurde die galenische Lehre von den „digestiones" überwunden. Mit Hilfe des korpuskulär-physikalischen Denkens stellte man sich die Lymph- und Blutgefäße als ein feines System von Röhren und eingeschalteten Filtern vor. Die Iatrophysik war vor allem in Italien beheimatet und beschäftigte sich vielfach mit Fragen der Verdauung und der Atmung, ferner der Gehirn- und Nervenphysiologie. Die Tätigkeit der Knochen, Muskeln und Gelenke wurde nach mathematisch-physikalischen Gesichtspunkten unter Anwendung der Hebelgesetze studiert.

Der italienische Mathematiker, Physiker und Physiologe GIOVANNI ALFONSO BORELLI (1608–1679) untersuchte als Mechaniker Struktur und Funktion der Drüsen. In seinem physiologischen Hauptwerk „De motu animalium" (bereits 1662 verfaßt) schrieb er darüber:

> „Es kann nicht geleugnet werden, daß einige Drüsen Bildungsstätten von gewissen fermentativen Säften sind, die dem tierischen Haushalt bei der Verdauung der Speisen, der Bildung des Chylus, des Blutes und des Spiritus dienen. Daß hingegen alle Drüsen Speicher und Bildungsstätten fermentativer Säfte seien, scheint nicht glaubhaft zu sein, weil die Drüsenläppchen denselben Zweck zu haben scheinen wie die Erdschollen, in denen die Wurzelkapillaren der Pflanzen ausgebreitet sind und die von ihnen eng umfaßt werden . . ." (Übers. SCHÖNWETTER I 1968, S. 13.)

Die Iatrophysiker sahen in den Drüsen und damit auch im Pankreas eine Art „Sieb". Die wesentlichste Bedeutung dieser Richtung bestand jedoch darin, daß sie das Experiment als Grundlage der Naturforschung forderten und praktizierten. Damit schufen sie für die Drüsenforschung wichtige Grundlagen und halfen, spekulative Überlegungen zu verdrängen. Die technischen Voraussetzungen waren zwar vielfach unzureichend, dennoch wurde in der zweiten Hälfte des 17. Jahrhunderts Grundlegendes über den feineren Bau der Drüsen aufgedeckt.

2. Beiträge der Iatrochemie zur Pankreasforschung

Der verabsolutierenden Richtung der Iatrophysik stand die Iatrochemie gegenüber, die sich das Ziel setzte, die alte Säftelehre wissenschaftlich zu vertiefen. Die chemischen Umwandlungen im Körper faßte sie in Analogie mit dem Gärungsvorgang als „Fermentatio" auf. Untersuchungen über den Verdauungsvorgang durch genaue Beobachtungen und Experimente führten zu einem tieferen Eindringen in die Lebensprozesse.

Die Pankreasforschung im Spiegel der Iatrochemie zeigt ein typisches Gepräge und wird durch das Interesse an den Drüsen sehr gefördert. Über deren Funktion bestanden schon seit der Antike zutreffende Aussagen. GALEN sprach bereits von Darmdrüsen, die einen speichelähnlichen Saft abgeben (De semine, Lib. II). VESAL charakterisierte sie nach den Bereichen: Stützfunktion, Füll-, Schutzfunktion und Sekretionsfunktion. Mit dem Begriff „fleischig" wollte er mehr die Gewebebeschaffenheit beschreiben. Die Gefäße seien das eigentliche Substrat ihres Aufbaues. Die völlige Revolutionierung der Anatomie durch VESAL und die Entdeckung des Blutkreislaufs durch HARVEY führten seit der Mitte des 17. Jahrhunderts zu einer systematischen Erforschung der Drüsen.

Im Jahre 1654 erschien in London von FRANCIS GLISSON (1597–1677) die „Anatomia hepatis", in der er seine Ansichten über die Drüsen und ihre Funktion entwickelte. Da er sich als erster um eine sinnvolle Einteilung der verschiedenen Drüsenarten bemühte, unterliefen ihm noch einige spekulative Elemente. Dennoch erkannte er bereits richtig die Sekretionstätigkeit:

„Das eine ist sicher: Alle Drüsen haben eine gemeinsame Aufgabe, irgend eine Sekretion vorzunehmen."

Aus den Vorlesungen über das Thema „Glandularum totius corporis examinatio" (1652) ging die „Adenographie" (1695) von THOMAS WARTON (1614–1673) als erstes größeres Werk über die Drüsen hervor. Ihre Hauptfunktion sah er in einem engen Zusammenhang mit den Nerven:

„Die Drüsen dienen nicht so sehr dem Blute als den Nerven."

Damit sollte die seit der Entdeckung des Ductus pancreaticus vielfach verbreitete Auffassung von der Blutbildungsfunktion verdrängt werden. Sein Werk enthält eine ausführliche Beschreibung der verschiedenen Drüsen, darunter auch die des Pankreas. Er deutete es als Depotorgan für Nervenflüssigkeit und sprach bereits die Vermutung aus, daß neben dem Hauptgang des Pankreas noch mehrere Nebengänge existieren könnten, die ebenfalls in das Duodenum einmünden.

Im Jahre 1660 behandelte FRANZ DE LA BOË SIVE SYLVIUS, der Begründer der iatrochemischen Richtung, in der ersten und zweiten „Disputatio medica" die physiologischen Vorgänge im

Darmtrakt. Darin wies er gewissen sauren und alkalischen Teilchen beim Abbau der Speisen durch die Verdauungssäfte – auch die des Pankreas – größte Bedeutung zu und schrieb,

„Daß sich der natürliche Pankreassaft in nichts oder sehr wenig vom Speichel unterscheidet".

Damit hielt er den succus pancreaticus für säuerlich. Der Pankreassaft kämpfe im Duodenum mit der Galle und scheide dadurch den Unrat von dem Chylus ab. SYLVIUS schilderte bereits krankhafte Zustände des Pankreassaftes und setzte ihn in Beziehung zu der im Magen und Darm angenommenen Fermentation. Sein Schüler REGNIER DE GRAAF (1641–1673) hatte bereits als Student den „Tractatus anatomicomedicus de succi pancreatici natura et usu" (Leidae 1663) verfaßt und schrieb darin: „succus noster, a nobis prima detectus" (unser Saft, von uns zuerst entdeckt). Im Jahre 1664 griff er in seiner „Disputatio medica de natura et usu succi pancreaticis" noch einmal die Frage nach der Funktion des Pankreas auf und begann mit iatrochemischen Experimenten. Mit Hilfe von Pankreasfisteln, die er bei lebenden Hunden anlegte, die lange zuvor nichts gefressen hatten, wollte er die Theorie seines Lehrers SYLVIUS von der Mischung des „sauren Pankreassaftes" mit dem „alkalischen Gallensaft" beweisen. DE GRAAF fand bei einem plötzlich verstorbenen Matrosen, den er noch warm öffnete, den Pankreassaft so „angenehm sauer schmeckend", wie er ihn bei Hunden nie gefunden hatte. Er führte im gleichen Jahr (1664) einen Federkiel in die Papille des Pankreas ein, die aber erst 1720 von ABRAHAM VATER (1684–1751) beschrieben wurde.

3. Die Pankreas-Diabetes-Experimente von
JOHANN CONRAD BRUNNER

Als der pathologische Anatom THÉOPHILE BONET (1620–1689) in seinem „Sepulchretum anatomicum sive anatomica practica" (Genf 1679) den Gedanken aussprach: „Succus pancreatis plurimos morbos facit", dachte er wohl nicht an den engen Zusammenhang zwischen dem Pankreas und dem Diabetes mellitus. Die Diskussionen über die Bedeutung des Pankreassaftes konzentrierten sich damals zu sehr auf den lebensnotwendigen Verdauungsablauf und erklärten diesen gelegentlich als ein „Aufwallen der Galle mit Pankreassaft". Es gab Autoren, die der Auffassung waren, daß bei Ausfall der Pankreasfunktion ein anderes Organ diese mit übernehmen könne. Unter derartigen Voraussetzungen begann der Gegner der Iatrochemie, JOHANN CONRAD BRUNNER (1653–1727), in den Jahren 1673 bis 1683 an lebenden Hunden Pankreasexstirpationen vorzunehmen. Da die Versuchstiere weiterlebten, schlußfolgerte er zunächst, daß dem Pankreas nicht die ihm zugemessene vitale Bedeutung zukommen könne. Er sah darin sogar eine Widerlegung der Lehre von der Gärungsfunktion, wie sie SYLVIUS ausgesprochen hatte. Da viele Zeitgenossen BRUNNER nicht zustimmten, vielmehr seine experimentell-physiologischen Experimente sogar bekämpften, sah er sich veranlaßt, weitere Versuche mit lebenden Hunden durchzuführen. Am 6. Oktober 1685 entnahm er einem Jagdhund das Pankreas und schrieb über diesen Versuch in seiner Schrift „De Experimentis circos Pankreas novis confirmatis":

„. . . Dann band ich den Kanal am Ausgang fest ab und trennte zuerst den oberen Teil seines Astes vom Stamme ab, nahm ein Stück weg und verkürzte ihn bedachtsam, damit er später nach Abstoßung des Bandes nicht wieder zusammenwachsen könne, was sonst immer passiert ist. Dann (trennte ich ab) auch den unteren Teil zugleich mit der Substanz des Pankreas, von wo ein sekundärer, seitlicher und winziger Gang zum Gallengang führt.

Den oberen Teil des Pankreas abzuschneiden verbieten einmal die inneren Zusammenhänge mit dem Darm, dann die Häufigkeit blutführender Gefäße, dann die schwer zugängliche Stelle, wo es sich birgt zu entlegen, als daß man es mit dem Messer berühren könnte. Es tut auch nicht not.

Ich konnte also der Meinung sein, daß dem Pankreas jede Verbindung mit den Därmen genommen und der Verbindungsweg unterbrochen sei; das Wundgebiet übergoß ich noch mit warmem flüssigen Schweineschmalz, strich es damit ein und reponierte es möglichst sorgfältig ins Abdomen. Die Wunde vernähte ich und übergoß sie mit derselben Salbe. Den Hund befreite ich endlich von seinen Fesseln und ließ ihn los."
(Übers. ZIMMERMANN 1944, S. 117.)

Mit diesem Experiment erreichte BRUNNER eine völlige Ausschaltung des exokrinen Anteils des Pankreas. Der exstirpierte Teil des Pankreas war „sieben Daumen lang und eineinhalb breit". Er fixierte tagebuchartig in Form einer Krankengeschichte den Verlauf des postoperativen Zustandes und fand unbewußt die drei Kardinalsymptome des Diabetes mellitus: Polydipsie, Polyurie und Polyphagie. WOLF-HEIDEGGER (1939) nennt ihn daher den „eigentlichen Entdecker pathologisch-physiologischer Zusammenhänge . . . die mit ihren Symptomen die Brücke schlagen zwischen dem Diabetes und dem Pankreas".

Uns interessieren hier jedoch mehr seine anatomischen Befunde am Pankreasexstirpierten Hund. Darüber schreibt BRUNNER folgendes:

„Der untere Teil des Pankreas, den man seinen Schwanz nennen möchte, fehlte ganz (siehe Buchstaben c. c. c.), da er ja seinerzeit abgeschnitten worden war. Der obere Teil aber war verwelkt und vertrocknet, seltsamerweise nur einen Mittelfinger lang, kaum den kleinen (den ‚Ohrenfinger') breit und meinen Federhalter, mit dem ich dies schreibe, dick (Buchstaben d. d. d.), im übrigen aber verhärtet und granuliert, wie ich auch früher beim dritten meiner Versuche bemerkt habe.

Die Mündung des Ductus pancreatis ließ einen Stift aus dem Darm bis zum Abstand eines querliegenden Fingers Eingang finden (Buchstabe f.), nämlich vor der beim Versuch früher gemachten Unterbindung an der Stelle, wo etwas Gesundes von der Größe einer Walnuß vorhanden war (Buchstaben e. e. e.), weiter konnte ich weder Stift noch Blasluft hineinbringen.

Den Ductus pancreatis suchte ich aufzuspüren in dem vertrockneten Stück oder besser in dem Kadaver des Pankreas, ich fand ihn aber blind verhärtet, ungewöhnlich dick und undurchdringlich (Buchstaben g. g. g.) besonders an der Stelle, wo einst die Unterbindung gemacht war. Eine sehr starke Schwiele nämlich hätte fast das Messer zum Bersten gebracht (Buchstabe h.). Da aber diese Einzelheiten besser im Bilde gezeigt als beschrieben werden können, so wird es nützlich sein, die ganze Sache bildlich darzustellen."
(Übers. ZIMMERMANN 1944, S. 120/121.)

Überblicken wir die Forschungsepoche der Anatomia animata, dann können wir feststellen, daß bei allen Befunden die Einheit von Form und Funktion der Organe besser erkannt wurde. Das gilt auch für das Pankreas. Die Iatrophysik und -chemie verstärkten die Anwendung induktiver Methoden und führten mehr das quantitativ Meßbare in die Forschung ein. Dadurch wurden die bisherigen morphologischen Befunde bedeutend bereichert. Diese wissenschaftlichen Fortschritte gingen eindeutig mit der Entwicklung des Instrumentariums und der Verfeinerung der Untersuchungstechnik einher. Dennoch blieben tiefere Einblicke in den Bau und die Funktion des Pankreas nach wie vor verschlossen. Es waren noch wichtige Schritte zur Verbesserung der Voraussetzungen für eine systematische Untersuchung auch des menschlichen Körpers erforderlich.

4. Ziele und Ergebnisse der Pankreasforschung im 18. Jahrhundert

4.1. Die Entwicklung der Untersuchungstechnik

Die Anatomen des 18. Jahrhunderts, die sich eingehender mit dem Pankreas beschäftigten, wandten makroskopische und mikroskopische Untersuchungsmethoden an, um tiefer in den Bau und die Funktion dieses Organes eindringen zu können. Im Bereich der *makroskopischen Methoden* wurde die Injektionstechnik weiterentwickelt. Im Barock, der für bizarre Formen besonders ansprechbar war, fand diese Darstellungsmethode eine weite Verbreitung. WILLIAM HUNTER (1716–1783) führte zur Konservierung des Materials Flüssigkeiten in das Blutgefäßsystem ein. Auf diese Weise hat er die heute allgemein geübte Methode der Konservierung inauguriert. Er verwendete dafür Terpentinöl, das für diesen Zweck allerdings weniger geeignet ist (SCHMEIDEL 1938). Zur Konservierung des Materials bemühte man sich im 18.Jahrhundert um die Auffindung von billigen, in Wasser löslichen Konservierungsmitteln. Hierzu verwendete man besonders das Sublimat und das Chlorzink. Der Pariser Anatom PIERRE AUGUSTIN BECLARD (1785–1825) machte von der von seinem Landsmann FRANCOIS CHAUSSIER (1746–1828) entdeckten konservierenden Wirkung des Sublimats erstmals bei Leichen Gebrauch. Seit BOYLE spielte vorrangig der Alkohol als Konservierungsmittel für Organpräparate eine Rolle.

Im Bereich der *mikroskopischen Methoden* war die Entwicklung von der Vervollkommnung der Mikroskopiertechnik abhängig. Im 18. Jahrhundert stießen die großen Anfangserfolge der Mikroskopiker bald auf jene Grenzen, die ihnen der Entwicklungsstand der optischen Geräte setzte. Da in der Anatomie die Gefäßinjektions- und Infusionstechnik mit gefärbten Flüssigkeiten, Luft, Quecksilber und Tusche offensichtlich mehr Befunde als die Mikroskopie lieferte, wurde diese allgemein nur zur „Augenergötzung" gepflegt. Dennoch brachte dieses Jahrhundert auch einige Verbesserungen in der Mikroskopiertechnik. Hierunter zählen der Beleuchtungsspiegel von HERTEL (1712) und der drehbare Bügel. Allgemein verwendete man damals sowohl das durchfallende als auch das auffallende Licht. Im Jahre 1757 erfand der Pariser Optiker CHARLES CHEVALLIER achromatische Systeme. Auf Grund dieses Entwicklungsstandes der Technik ist im 18. Jahrhundert eine Stagnation in der Mikroskopiertechnik festzustellen. Ihre Überwindung konnte erst im 19.Jahrhundert erfolgen, als – abgesehen von einer Verbesserung der Optik – die Schnitt- und Färbetechnik als entscheidende Voraussetzung für effektive histologische Studien eingeführt wurde (DITTRICH 1971).

4.2. Die Pankreasforschung im 18. Jahrhundert

Da die Forschung im 18. Jahrhundert infolge des Stagnierens der Mikroskopie keine grundlegenden neuen Erkenntnisse brachte, behandelten die Medizinhistoriker diesen Zeitraum bisher zu wenig. So finden wir bei SCHIRMER (1893) und SCHADEWALDT (1964) nur wenige diesbezügliche Hinweise. Untersuchen wir jedoch systematisch die medizinischen Werke dieser Zeit, so können wir in der Pankreasforschung zwei sich anbahnende Entwicklungstendenzen unterscheiden: 1. Den Weg zur Verfeinerung der Morphologie und die Herausbildung der Histologie und 2. Differenzierte Untersuchungen zur Physiologie des Pankreassaftes in Verbindung mit dem Verdauungsprozeß.

Im Hinblick auf unsere Thematik konzentrieren wir uns dabei mehr auf die morphologisch-histologischen Untersuchungen der Bauchspeicheldrüse. Einen bedeutenden Beitrag zur *Morphologie* des Pankreas lieferte zu Beginn des 18. Jahrhunderts der italienische Arzt JOHANN MARIA LANCISI (1654–1720) in seinem Werk „Tabulae anatomicae Bartolommei Eustachii" (Romae 1714). Er publizierte dort eine Abbildung von Eustachius und knüpfte damit bewußt an die Traditionen der Anatomie des 16. Jahrhunderts an. Diese Arbeit trägt auch für seine Zeit mehr wissenschaftshistorischen Charakter. Ihre Bedeutung liegt darin, daß sie das Interesse für die Pankreasforschung weiter aufrecht erhält. Einen ähnlichen Charakter hat das Werk „Theatrum anatomicum" (1717) des Genfer Arztes JEAN JACQUES MANGET (1652 bis 1742), der sich darin im wesentlichen auf die Erkenntnisse von DE GRAAF und BRUNNER stützt. Der Wittenberger Professor der Anatomie ABRAHAM VATER (1684–1751) beschrieb in seiner „Dissertatio anatomica" (1720) erstmals die Papilla duodeni major, wo in der Regel der große Ausführungsgang des Pankreas gemeinsam mit dem Ductus choledochus in den Zwölffingerdarm einmündet. Damit wird erst nach über einem dreiviertel Jahrhundert seit der Entdeckung des Ductus pancreaticus durch WIRSUNG die Einmündungsstelle eingehend abgehandelt, obwohl sich in der Zwischenzeit bereits eine Vielzahl von Anatomen und Physiologen ausführlicher mit dem Pankreas beschäftigt hatten.

Der erste hervorragende Anatom zu Löwen war PHILIP VERHEYEN (1648–1710). Sein Biograph, van Raemdoncke, nennt ihn den „Vesal des Landes von Waes". In einer „Anatomie oder Zerlegung des menschlichen Leibes" (1699) behandelte er im XIII. Capitel „Von dem Rücklein" (S. 115–118) auch die Anatomie des Pankreas. Bezüglich der Anatomie dieses Organs vermerkte er folgendes:

„Dieses rücklein wird aus unzehlichen drüßlein zusammengesetzt, deren jedes so hart und feste ist, daß es, wenn es abgesondert worden, gestalt behält, weil sie aber sich gar zu dichte zusammen geordnet sind, so ist das rücklein, welches daraus entsteht, weicher und weiter, als viel andere drüßlein.

Es halten aber diese drüßlein zusammen, erstlich, durch gefäße, darnach auch, nach R. de Graaf zeugniß, durch sonderliche häutlein, damit jedwedes begabt ist. Diese alle umgiebet eine ziemlich starcke haut, so vom darmfell entspringet, dadurch das gantze rücklein an seinem ort fest gemacht wird."

Hinsichtlich der Aufgabe des Pankreas (Officium pancreatis) vertrat VERHEYEN im wesentlichen aber noch die alte Vesalsche Ansicht von der Polsterfunktion dieser „zusammengesetzten" Drüse:

„Die verrichtung des rückleins, welchem jener gang, als ein theil einverleibt wird, ist, daß es durch seine drüßlein gedachte feuchtigkeit vom blut absondere, und solche durch seinen eigenen ganz in die gedärme abschicke. Man meinet auch, daß das rücklein dem magen an statt eines hauptfüßleins diene, und mache, daß der magen, wenn er zu sehr ausgedehnt wird, nicht zu hart auf den würbeln liege."

An Hand eigener Beobachtungen stellte er fest, daß der Geschmack des Drüsensekretes eine „angenehme säure" habe, „am allermeisten aber, wie ein sauer saltz". Außerdem schloß er sich der Mitteilung von DE GRAAF an, wonach der Ausführungsgang beim Menschen und bei mehreren Tieren ein doppelter, bisweilen sogar 3facher Ductus sei.

Eine bedeutende Bereicherung der Pankreasforschung war die erste Erwähnung des Divertikels und vielleicht auch des Nebenpankreas durch den Anatomen JOHANN HEINRICH SCHULZE (1687–1744). In seinem Sektionsbericht, der in den „Acta naturae curiosorum" der Deutschen Akademie der Natuforscher „Leopoldina" (Halle 1727, Tom I) veröffentlicht wurde, heißt es:

„Im Magen und in der Milz habe ich, außer daß sie etwas aus der Lage gezogen war, nichts besonderes bemerkt; auch nicht in den Eingeweiden, außer das das Ileum vier Daumenbreite vor dem Coecum einen außergewöhnlichen Anhang hatte, in seiner Länge dem äußersten Gliede des Ringfingers gleich, in der Basis zwei Mal größer als die Breite des Därmchens selbst, aber sofort sich zuspitzend, dessen Scheitel gewissermaßen eine drüsenartige Papille krönt."
(Übers. SCHIRMER 1893, S. 69.)

Der bedeutendste Anatom des 18. Jahrhunderts in Frankreich und einer der einflußreichsten überhaupt, JACQUES BENINGUE WINSLOW (1669–1760), ein Großneffe von Niels Stensen, behandelte das Pankreas in seinem Werke „Exposition anatomique de la structure du corps humain" (Paris 1732) und prägte hier den Begriff des „petit pancreas" (Nebenpankreas = Pankreas accessorium). In der deutschen Übersetzung (Berlin 1733) heißt es hierzu:

„Ich habe seit vielen Jahren bey Menschen gefunden, daß das dicke Ende
der Gekrösdrüse an dem Orte, wo selbige an der Krümme des Zwölffingerdar-
mes befestiget wird, eine Art von Verlängerung macht, die unten auf dem
folgenden Stücke des Darmes sich anleget. Bey der Untersuchung habe ich
daselbst einen absonderlichen Gekrösdrüsengang angetroffen, der sich ebenso
wie der große Gang in Zweige vertheilete, und sich gegen das Ende des großen
lenckete, sich mit demselben creutzete und darauf den Zwölffingerdarm
durchborete und in das Ende des großen Ganges sich ergoß. Ich nenne dieses
Stück das kleine Pancreas."

In dem Werk „Anatomische Tabellen mit 27 Kupfern", (Leipzig 1741, 4. Aufl.) von Johann Adam Kulmus (1689–1745) finden
wir einen Kupferstich vom Pankreas, das bezüglich der Darstellung der von Verheyen ähnelt. In seiner kurz gefaßten Erläuterung verwertete er im wesentlichen nur die bisherigen Kenntnisse über das Pankreas. Das gilt besonders für die Anatomie.
Den „succus pancreaticus" erklärte er „aus dem Geblüte abgesondert" (S. 100). Die Drüse gleiche einer „Hundezunge" (vgl.
Winslow). Ihren prinzipiellen Aufbau erläuterte er als „aus sehr
vielen kleinen Drüsen, Röhren und Adern" bestehend.
In dieser Zeit wurde auch das Werk „Anatomici summi septemdecim tabulae" von Michael Girardi (1731–1797), dem
Lieblingsschüler von Morgagni, im Jahre 1775 herausgegeben. Die prachtvollen Tafeln waren bereits in den Jahren
1722 bis 1728 mit Hilfe des bedeutenden Malers Johann Baptist Piazzetta geschaffen worden, aber infolge des frühzeiti-
gen Todes von Santorini nicht veröffentlicht worden. Santorini erkannte, daß der Nebengang des Pankreas als ein konstantes Attribut dieser Drüse anzusehen ist. Damit wurden
die bisherigen Vermutungen früherer Forscher zur Tatsache
erhärtet. Da Santorinis Publikation nicht bekannt war, finden
wir bei den Anatomen des 18. Jahrhunderts nur Andeutungen
darüber. Der Anatom Justus Christian von Loder (1753–1832),
der seit 1809 in Moskau tätig war, hielt die entsprechende
Abbildung für so wertvoll, daß er sie in seine „Tabulae anatomicae quas ad illustrandam humani corporis fabricam" (1803)
aufnahm, ein Werk, in dem die bis dahin bekannten anatomischen Abbildungen, soweit sie die tatsächlichen Verhältnisse
wiedergeben, gesammelt und systematisch geordnet wurden.
Santorini (1681 bis 1737) schrieb über den Nebengang u. a.
folgendes:

„Dieser zweite Pankreasgang begibt sich, da er fast quer gelegen ist und
sein freier Ursprung aus dem queren Teile hervorgeht, durch viele Ästchen
noch vermehrt zu dem Hauptgange und mündet in ihn."
(Übers. Schirmer 1893, S. 31.)

Diese Entdeckung blieb dennoch von den Anatomen seiner Zeit unbeachtet. Erst im Jahre 1851 wurde durch den Pariser Chirurgen ARISTIDE AUGUSTE VERNEUIL (1823–1895) und im Jahre 1856 durch den französischen Physiologen CLAUDE BERNARD (1813–1876) das Vorhandensein von 2 Gängen endgültig bewiesen.

Der Berliner Anatom und Botaniker JOHANN CHRISTIAN MAYER (1747 bis 1801) behandelte in seiner „Beschreibung des ganzen menschlichen Körpers" (1783/1794) aus anatomischer, histologischer und physiologischer Sicht den Stand der Erkenntnisse über das Pankreas. Dabei verglich er die Drüse mit einer Pyramide und schrieb über deren strukturellen Aufbau:

„Die Drüse besteht nehmlich aus abgetheilten Stücken oder Körnern, welche durch festes Zellgewebe verbunden sind und durch das anatomische Messer, noch mehr aber durch die Mazeration in kleinere und kleinere Körner aufgelöset werden können. Die Ausspritzung zeigt in den kleinsten Körnern eine wundervolle Verwickelung von Blutgefäßen, von denen es aber schwer zu bestimmen ist, ob sie bloß die Oberfläche des Kornes einnehmen, oder ob sie bis in das Innerste desselben dringen und also gar keine Hülle übrig lassen. Aus jedem Körnchen, es sei auch noch so klein, geht dann ein feines kleines Ausführungsgefäß hervor, welches den in ihm abgesonderten Saft aufgenommen hat, mehrere dergleichen Gefäße vereinigen sich, bilden immer größer und größer werdende Zweige und endigen sich endlich alle in den Ausführungsgang des Pankreas, der von Wirsung benannt wird."

J. C. A. MAYER fand bei seinen histologischen Untersuchungen die „vollkommenste Ähnlichkeit mit den Speicheldrüsen" und betonte gleichzeitig die Ähnlichkeit des Sekretes mit dem des Speichels, indem er schrieb: „Der Saft des Pankreas ist Speichel." Eine Darstellung des Pankreas veröffentlichte er in seinem Werk „Anatomische Kupfertafeln nebst dazugehörigen Erklärungen" (Heft 3, 1783–1788) und fügte sogar ein Schema des Drüsenaufbaus bei.

Überblicken wir die Leistungen der Anatomie bei der Erforschung des Pankreas im 18. Jahrhundert, so müssen wir feststellen, daß innerhalb dieses Zeitraums keine wesentlichen Einsichten gewonnen wurden. Dies darf jedoch den Medizinhistoriker nicht dazu verführen, das gesamte Jahrhundert zu einem Zeitalter der Stagnation zu erklären. Wie die in dieser Untersuchung vorgeführten Beispiele zeigen, sind trotz aller Tradierungen der Pankreasdarstellungen in den anatomischen Werken dennoch vereinzelte neue Befunde erhoben worden. Damit ist bewiesen, daß zweifelsohne eine gewisse Kontinuität in der Pankreasforschung besteht. Die bedeutendsten Leistungen beruhen auf der verfeinerten anatomischen Darstellung und den entwicklungsgeschichtlichen Untersuchungen.

In enger Verbindung mit den anatomischen Untersuchungen lieferte das 18. Jahrhundert auch hinsichtlich der *Physiologie* des Pankreas besondere Beiträge. Die Physiologie begann allmählich zu einem selbständigen Gebiet heranzuwachsen. Die entscheidendsten Anregungen hierzu gingen von der Physik und Chemie aus. Allerdings waren die allgemeinbiologischen Auffassungen noch sehr von vitalistischen Vorstellungen durchsetzt, ein Zustand, der erst im 19. Jahrhundert überwunden werden konnte. Den Höhepunkt der physiologischen Erkenntnisse finden wir bei dem größten medizinischen Polyhistor ALBRECHT VON HALLER (1708–1777) in dessen „Elementa physiologiae corporis humani" (Tom. 1–5, Lausanne 1757/63, Tom. 6–8, Bern 1764/66). In seiner Abhandlung über die Verdauung maß er dem Speichel eine große Bedeutung bei. Nach seiner Meinung unterstützt der Pankreassaft, ähnlich wie der Speichel, den Zerfall der Speisen. SAMUEL THOMAS SÖMMERRING (1755–1830) übersetzte dieses Werk und führte 1798 den Namen „Bauchspeicheldrüse" ein, der sich bis heute in unserer Literatur behauptet hat. HALLER erblickte Parallelen hinsichtlich der Struktur der Mundspeichel- und Bauchspeicheldrüse. Als Ursache für die Saftabsonderung sah man – wie z. B. auch J. C. A. MAYER (1786) – den Umlauf des Blutes, Nervenkräfte, den Druck des Magens und den des bewegten Zwölffingerdarms an.

Wenn wir den Stand der damaligen physiologischen Kenntnisse charakterisieren wollen, dann können wir uns der Einschätzung des Anatomen und Physiologen FRIEDRICH HILDEBRANDT (1764–1816) anschließen, der darüber folgendes schrieb:

„Es gibt einige Organe . . ., deren Zweck uns gänzlich unbekannt ist; andere, bei denen wir zwar den entfernten besonderen Zweck zu bestimmen im Stande sind, aber im Zweifel über ihren nächsten und darüber bleiben wie sie jenen diesen erreichen. Zu diesen dürfen wir ungeachtet alles dessen was im 17. Jahrhundert darüber ist behauptet worden auch noch das Pankreas zählen. Es mögte vielleicht Zeit seyn das von den Physiologen seit jener Zeit wenig beachtete Organ einmal wieder ins Auge zu fassen seit dem die Chemie ihr Gebiet so beträchtlich erweitert und sich so fruchtbar auf die Physik des Organismus angewendet hat."

5. Zum Stand der Histologie zur Zeit von BICHAT

In der Wissenschaftsgeschichte wird allgemein MARIE FRANÇOIS XAVER BICHAT (1771–1802) als der Begründer der Gewebelehre gewürdigt. Mit seinen Werken „Traité des membranes en général et de diverses membranes en particulier" (Paris 1800), und „Anatomie générale appliquée à la physiologie et à la médecine (Paris 1801) wurden zum ersten Mal die Gestalt, die physikalischen und physiologischen Eigenschaften aller Gewebe des menschlichen Körpers – sogar unter Berücksichtigung ihres Verhaltens – in den verschiedenen Lebensaltern dargestellt. BICHAT wandte für seine Studien verschiedene Methoden an. Neben dem Sezieren wendete er das Kochen, Mazerieren, Trocknen sowie die Behandlung mit Säuren, Alkalien und Alkohol an. Seinen Schülern sagt er: „Mehrere Sektionen geben Ihnen mehr Licht als zwanzig Jahre Beobachtungen von Symptomen." Er benutzte jedoch nie ein Mikroskop, weil er die Meinung vertrat, daß es angeblich nur falsche Bilder vortäuschen würde. BICHAT sah es als „quantité négligeable" an und äußerte sich über die Anwendung der Mikroskopie wie folgt:

> „Ueberhaupt scheint es mir als ob Physiologie und Anatomie durch Microskope noch keine besondere Bereicherungen erhalten hätten; denn wenn man im Dunkeln beobachtet, so sieht jeder nach seiner Art, und je nachdem er eingenommen ist."

Wir finden außerdem in seinen Werken keine Abbildungen, weil auch sie nach seiner Meinung die Tatsachen nur irreführend wiedergeben würden.

Die Histologie war wegen der unzureichenden Stärke und des großen Fokus der ersten Objektive immer noch weit entfernt vom tatsächlichen Eindringen in die Elemente des tierischen bzw. menschlichen Organismus. Dennoch entwickelte sich unter derartigen Bedingungen die Histologie zu einer eigenen biologisch-medizinischen Disziplin. AUGUST FRANZ JOSEF KARL MAYER (1787–1865) prägte im Jahre 1819 den Begriff „Histologie". Ihre weitere Entwicklung war vor allem von der Verbesserung der optischen Ausrüstung der Mikroskope sowie der Schnitt- und Färbetechnik abhängig.

Untersuchen wir die Werke von BICHAT, um Elemente der Pankreasforschung aufzufinden, so stellen wir fest, daß er keine eigenen Kapitel oder Abhandlungen der Bauchspeicheldrüse widmet. In seinem Werk „Traité des membranes ..." (1800) behandelte er zwar aus physiologisch-anatomischer Sicht die Schleimhäute des menschlichen Körpers, kam dabei zur Darstellung der sezernierenden Organe (Magen, Galle, Darm), erwähnte aber in keiner Weise das Pankreas. Dennoch bleibt das Werk von BICHAT ein Meilenstein in der Geschichte der Histologie. Jede wissenschaftshistorische Analyse von anatomischen und histologischen Fragen wird daher die Befunde vor und nach BICHAT untersuchen und vergleichen müssen.

BICHAT selbst war Vitalist und hatte engen Kontakt mit der Physiologie gesucht. Während GIOVANNI BATTISTA MORGAGNI (1682–1771) den Sitz der Krankheit in die einzelnen Organe verlegt hatte, suchte BICHAT diesen jetzt in den Geweben. Er unterschied 21 verschiedene Gewebe im menschlichen Körper, und zwar 8 „allgemeine" Gewebe und 13 „besondere". Da diese einerseits einen Teil ein und desselben Organs zusammen und andererseits in verschiedenen Organen vorkommen, konnte er mit dieser Systematik einen bedeutenden Grundstein zum Verhältnis der Systemerkrankungen legen. Dabei verstand er es in hohem Maße, das Beste von seinen Vorgängern, wie C. F. WOLFF, G. STAHL oder BUFFON, zu übernehmen und seine eigenen Forschungen darauf zu gründen. Bis in die 30er Jahre des 19. Jahrhunderts galt in der Zoologie und in der Medizin die mehr oder weniger modifizierte Gewebelehre von BICHAT. Die idealistischen Elemente seines Vitalismus wurden von FRANÇOIS MAGENDIE (1785 bis 1855) und von CLAUDE BERNARD (1818–1878) überwunden. Seine Gewebseinteilung erfuhr jedoch eine Weiterentwicklung durch I. A. M. FR. COMTE (1798–1857), der ebenfalls in den Strukturen das für einen lebenden Organismus Wesentliche erblickte. Der Anatom KARL ASMUND RUDOLPHI (1771–1832), der von 1793 bis 1820 in Greifswald wirkte, um dann einem Ruf an die neugegründete Universität Berlin zu folgen, bewirkte mit seiner übersichtlichen Gewebeeinteilung einen großen Fortschritt, ebenso JACOB HENLE (1809–1885), obwohl dessen System der Einteilung der Gewebe schwerfällig ist.

Literatur

BERNAL, J. D., Die Wissenschaft in der Geschichte. 3. Aufl. Dt. Verl. d. Wiss., Berlin 1967.

BICHAT, M. F. X., Traité des membranes en général et de diverses membranes en particulier. Paris 1800.

– Abhandlung über die Häute. Aus dem Französischen übersetzt von C. F. Dorner, Tübingen 1802.

– Anatomie générale, appliquée à la physiologie et à la médecine. Tom. I, II, Paris 1801. Deutsch von C. H. Pfaff. Leipzig 1802.

BOË, F. DE LA (SYLVIUS), Disputatio medica de spirituum animalium in cerebro cerebelloque confectione per nervos distributione atque usu vario. Leidae 1660.

BONET, TH., Sepulchretum anatomicum sive anatomica practica. Genf 1679.

BORELLI, G. A., De motu animalium. Pars II. Lugduni Batavorum 1717.

BRUNNER, J. C., De experimentis circa pancreas novis confirmatis. Miscellanea curiosa sive Ephemeridum Medico-Physicarum Germanicarum Acad. Imp. Leopold. Natur. Curios. Dec. II, Annus VII, 1688. Norimbergae 1689.

DITTRICH, M., Hauptetappen der mikroskopischen Forschung. Jenaer Rdsch., Halle (Saale) 16, 211–216 (1971).

GIRARDI, M., Jo. Dominici Santorini anatomici summi septemdecim tabulae quas nunc primum editatque explicat iisque alias addit destructura mammarum et de tunica testis vaginali Michael Girardi. Parma 1775.

GLISSON, F., Anatomia hepatis. London 1654.

GRAAF, R. DE, Tractatus anatomico-medicus de succi pancreatici natura et usu. Lugduni Batavorum 1663.

– Disputatio medica de natura et usu succi pancreatici. Leidae 1664.

HALLER A. VON, Elementa physiologiae corporis humani. Tom. 1–5, Lausanne 1757/63, Tom. 6–8, Bern 1764/66.

HILDEBRANDT, F., Über den Zweck des Pankreas. In: Abhandlungen der Physikalisch-Medicinischen Societät zu Erlangen. 1. Band. Frankfurt am Mayn 1810.

KULMUS, J. A., Anatomische Tabellen mit 27 Kupfern. Leipzig 1741.

LANCISI, G. M., Tabulae anatomicae Bartolommei Eustachii, Tom. 10. Rom 1714.

LODER, J. CH. von, Tabulae anatomicae quas ad illustrandam humani corporis fabricam. Vimariae 1803.

MAYER, J. C. A., Anatomische Kupfertafeln nebst dazugehörigen Erklärungen. Berlin, Leipzig, Heft 1–4, 1783–1788, Heft 5–6, 1794.

– Beschreibung des ganzen menschlichen Körpers, mit den wichtigsten neueren anatomischen Entdeckungen bereichert, nebst physiologischen Erläuterungen. Berlin, Leipzig 1783/94.

MORGAGNI, G. B., De sedibus et causis morborum per anatomen indagatis. Libri quinque. 1761 (Leipzig 1827/29).

SANTORINI, J. D., Anatomici summi septemdecim tabulae. Hrsg. von M. GIRARDI. Parma 1775.

SCHADEWALDT, H., Das Pankreas in der Geschichte der Medizin. Stuttgart 1964.

SCHIRMER, A. M., Beitrag zur Geschichte und Anatomie des Pankreas. Med. Diss., Basel 1893.

SCHMEIDEL, G., Methoden zur Konservierung von Organen und ganzen Organismen. In: Handbuch der biologischen Arbeitsmethoden. Hrsg. v. E. ABDERHALDEN. Abt. VII, T. 2. Springer, Berlin, Wien 1938. 427–460.

SCHÖNWETTER, H. P., Zur Vorgeschichte der Endokrinologie. Med. Diss., Zürich 1968.

VATER, A., Dissertatio anatomica qua novum bilis diverticulum . . . proponit. Wittenberg 1720.

VERHEYEN, PH., Anatomie oder Zerlegung des menschlichen Leibes. 1699. Aus dem Lateinischen übersetzt von Th. Fritschen. Leipzig 1722.

WHARTON, TH., Adenographia sive glandularum totius corporis descriptio. London 1695.

WINSLOW, J. B., Esposition anatomique de la structure du corps humain. Paris 1732. Deutsche Übersetzung Berlin 1733.

WOLF-HEIDEGGER, G., Johann Conrad Brunner. In: Große Schweizer Forscher. Hrsg. v. E. FUETER. Atlantis-Verlag, Zürich 1939, 84–85.

ZIMMERMANN, O. CH., Die erste Beschreibung von Symptomen des experimentellen Pankreas-Diabetes durch den Schweizer Johann Conrad Brunner (1653–1727). Med. Diss., Basel 1944.

Aus: *Anatomischer Anzeiger 143, Jena (1978) 21–38.*

Aus der Geschichte der Zuckerkrankheit mit besonderer Berücksichtigung der Bauchspeicheldrüse

Von Erich Ebstein

Motto: Historische Studien gehören sehr wesentlich mit zur wissenschaftlichen Erziehung. (Mach, Prinzipien der Wärmelehre.)

In seinem „Prolegomena zur Einführung der Insulintherapie des Diabetes mellitus" (Schweizer med. Wochenschr. 1923, Nr. 35) hat es kürzlich *Hermann Sahli* offen ausgesprochen: „Es liegt hier wieder ein typisches und lehrreiches Beispiel aus der Geschichte der Medizin vor, welches zeigt, wie eine wichtige Erfindung oder Entdeckung, wenn sie nicht genügend durchgearbeitet wird, wieder in völlige Vergessenheit versinken kann, bis sie dann (unter Verlust von geistiger Energie) erst nach Jahren wieder kommt und durch konsequentere Arbeit auch fruchtbar gemacht wird. Die Geschichte der Medizin, der Erfindungen und Entdeckungen überhaupt ist reich an solchen Beispielen."

Obwohl der hippokratischen Schule und *Galen* bereits das Pankreas bekannt war, blieb es erst *Lieutaud* (1703–83) vorbehalten, auf Grund eines Sektionsbefundes eines szirrhösen Pankreas *in vivo* großen Durst und Gangrän des Fußes zu konstatieren (Oberservat 108; zitiert nach *Wolff* II, 752). Indes hat *Lieutaud* diese Krankheitserscheinungen in keine direkten Beziehungen zur Bauchspeicheldrüse gebracht (*Wolff* II, 758).

Besonders auffallend und der Zeit vorauseilend erscheinen mir Bemerkungen über die *hereditären Verhältnisse* bei der Zuckerkrankheit.

So sah *Wilhelm Rondelet* (1507–66) den Diabetes mellitus vom Vater auf den Sohn übergehen:

„Ego ter vidi in filia et patre, quasi morbus esset hereditarius, vel potius, quia erant ejusdem temperamenti, sollicet biliosi."

Im 17. Jahrhundert hat der Londoner Arzt *Richard Morton* (1635–98), der die Zuckerkrankheit unter die Phthisis in genere rechnet (Phthisiologia, libri III., London 1689), schon die Beobachtung gemacht, daß die Verwandtschaft, die Familienkonstitution dabei eine Rolle spielen kann: denn *einmal* litten Vater und Sohn an dieser Krankheit, *ein andermal* gingen drei Geschwister daran zugrunde. Im 18. Jahrhundert konnte der Erlanger Professor *Jacob Friedrich Isenflamm* (1726–93) eine Familie beobachten, in der die Zuckerkrankheit (die Eltern waren anscheinend gesund) alle 8 Kinder im 8. bis 9. Jahr dahinraffte.

Die *eigentliche* Geschichte des Pankreas beginnt erst um die Mitte des 17. Jahrhunderts. Bei den deutschen Anatomen des Mittelalters erscheint das Pankreas als „Eyttelfleisch", d. h. ganz und gar aus Fleisch, d. h. aus Drüsensubstanz bestehend. Auch wird sie bezeichnet: Bauchdrüse, große Magendrüse, Wampenbries, Gekrösdrüse, Magenrücklein (*M. Höfler*).

1642 wurde von *Georg Wirsung,* einem geborenen Bayer, der damals in Padua studierte, der Ausführungsgang des menschlichen Pankreas entdeckt, nachdem *Moritz Hofmann* der Ältere (1621–98) denselben etwas früher beim Truthahn aufgefunden und *Wirsung* gezeigt hatte. 1643 fiel *Wirsung* – nach *Hyrtl* – im Duell mit einem dalmatinischen Conte. *Hofmann* wurde Professor der Anatomie in Altdorf, wo lange Jahre hindurch seine Entdeckung alljährlich von Ärzten und Studenten durch ein Gastmahl gefeiert wurde (*Haller,* Bibl. anatom. Band I, 416). *Wirsung* hat über seine Entdeckung nichts geschrieben, sondern nur eine Abbildung des Ganges an die Pariser Akademie eingesandt (*Hyrtl*). Sowohl *Hofmann* wie *Wirsung* hielten den Ductus pancreaticus zunächst für ein Chylusgefäß. (Der Brief, den *Wirsung* an *Riolan* den Jüngeren über seine Entdeckung richtete, ist abgedruckt und übersetzt bei *Schirmer* a. a. O., S. 12–14). Erst *Thomas Bartholinus* (gest. 1680) folgerte aus der an der Mündung befindlichen Klappe die wahre Bestimmung des Ausführungsganges. (Vgl. *Kurt Sprengel,* Vers. einer pragm. Gesch. d. Arzneikunde. 1801. 4. Teil).

1664 konnte der Delfter Arzt *Regnerus de Graaf* seine Beobachtung über den Pankreassaft machen, indem er am lebenden Hunde eine Kanüle in den Ductus pancreaticus einführte und, allerdings irrtümlicherweise, feststellte, daß er sauer reagiere. Schon *Haller* hat in seiner Bibl. anatom. I, 523 vermutet, daß *Graaf* sauren Magensaft mitbekommen habe. Jedenfalls sehen wir auf dem Titelblatt von *R. de Graafs* Schrift: „De succi pancreatici natura et usu" in unmittelbarer Umgebung des Seziertisches, auf dem eine menschliche Leiche zergliedert wird, einen Hund mit einer Bauchfistel, in der ein für die Aufnahme des Pankreassaftes bestimmtes Fläschchen sichtbar ist. Daneben liegen auf dem Boden Vögel, Fische usw., und im Hintergrunde gewahrt man ein offenes Gemach, in dem ein alter, kranker Mann, in seinem Bett liegend, dem bunten Treiben zuschaut. Der Titelkupfer zeigt jedenfalls sehr einleuchtend die Zusammengehörigkeit der praktischen Medizin zur pathologischen Anatomie und zum Tierexperiment. (Vgl. *Wilhelm Ebstein*, Der medizinische Versuch usw., Wiesbaden 1907 S. 53.) *R. de Graaf darf als ein moderner Forscher wie Pawlow bezeichnet werden.*

Im Jahre 1683 gab der Schweizer Arzt *J. Conrad Brunner* heraus: Experimenta nova circa pancreas etc., bei denen er beim Hunde den Ausführungsgang der Drüse unterband oder das Organ fast vollständig exstirpierte. Die Technik hatte sich *Brunner* bei seinem Studienaufenthalt unter *Duverney* in Paris (1683) angeeignet. Die operierten Tiere blieben am Leben, und er stellte – wie auch *Bohn* – fest, daß der Saft „nicht sauer" reagiere.

Übrigens hatte diese Tatsache bereits 1667 *Muralt,* der in Leiden unter *Sylvius* studierte, festgestellt, indem er das Sekret vom Hunde auffing und es beim Kosten „sine sapore" fand.

„Idem mihi testimonium celeberrimi Medici Leydensis exhibebunt, qui succum pancreaticum die 22 Julii 1667 Lugdun. Batav. à D. D. *Regnero de Graaf,* in aedibus Clarissimi Sylvii collectum, mecum gustarunt" (Vademecum anatomicum S. 46; ebenso *Haller,* Elementa physiologiae VI, 450. (Vgl. *Brunner* und *Muralt,* Aus den Briefen hervorragender Schweizer Ärzte usw. S. 28/29, Basel 1919).

Wenn wir auf *Lieutauds* obige klinische Beobachtung mit antoptischem Befund des Pankreas zurückkommen, so verdient diese um so mehr Beachtung, als *Morgagni* (gest. 1771) und *Valsalva* (gest. 1723) *keine* Sektionen von Diabetikern gemacht haben (*F. Falk,* S. 89).

Nach *Morgagni* gehört der Diabetes mellitus noch zu den *Morbi incertae sedis.* Er erwähnt ihn bei den Abnormitäten der Harnsekretionsorgane.

Auch *Lancisi* (gest. 1720) hatte den Diabetes als eine Krankheit der Nieren aufgefaßt, an denen er eine merkliche Konsistenzveränderung beobachtet haben wollte: „Renes omnino flaccidi, plicabiles ac ductiles."

Vor allem sah *Willis* (gest. 1675), der den Zuckergeschmack des Harns erkannte, den Diabetes als eine Blutkrankheit an, in letzter Reihe durch abnorme Nerveneinflüsse hervorgerufen, die auch die nervösen Krankheitserscheinungen erklären. (De medicamentorum operationibus. Sect. IV, ept. III.).

Wir sehen hier bereits wieder moderne Anschauungen!

Der Liverpooler Arzt *Matthew Dobson*, der 1776 nachwies, daß die Süßigkeit des Harns und des Blutserums beim Diabetes durch den Zucker bedingt ist (Med. Obs. & Inq. London 1776, V, 298–316), sah die Ursache der Krankheit in gestörter Verdauung und Assimilation und sah den Diabetes als eine Allgemeinerkrankung an (Disease of the system in general).

John Rollo (Cases of the Diabetes mellitus, London 1798, S. 384) will als einzigen und inkonstanten Sektionsbefund Veränderungen an den Nierengefäßen (an increase of the vascular structure) gefunden haben, während *Richard Mead* (gest. 1754) bei Sektionen von Diabetikern in der *Leber* häufig etwas von Fettgeschwulst fand: „semper inveni in hepate steatomatosi aliquid, isti non dissimile visum materiae, quae saepe in ictero confirmatiore per alvum dejicitur, sed consistentiae quam haec durioris" (Exposit. mechanic. venenorum. Tent. I de vipera S. 40).[1]

Der älteste Fall von Zusammentreffen von Pankreasaffektionen mit Diabetes mellitus betrifft ein Steinleiden im Pankreas. *Cowley* hat 1788 über einen 34jährigen, dem Trunk ergebenen, sehr fettleibigen Diabetiker berichtet, bei dem sich bei der Sektion das Pankreas mit kleinen bis erbsengroßen, fest in der Substanz der Drüse steckenden Steine erfüllt zeigte. (Vgl. *Heiberg*, Handbuch S. 212).

Inzwischen hatte *Sömmerring* im Jahre 1796 dem Pankreas der Alten den Namen *Bauchspeicheldrüse* beigelegt (*Wolff* II, 749), der ihr bis zum heutigen Tag geblieben ist. Damit war der Hinweis auf die Rolle der Drüse bei der Verdauung gegeben.

Noch *Magendie* hatte es in seinem Lehrbuch der Physiologie (Paris 1816) ausgesprochen, daß es sich nicht sagen lasse, „wozu der pankreatische Saft eigentlich diene".

Nachdem *Tiedemann* und *Gmelin* (Die Verdauung, Heidelberg 1826, I, 25) die *Alkalität* des Pankreassaftes wiederum festgestellt und *Leuret* und *Lassaigne* ihn als speichelähnlich bezeichnet hatten, blieb es *Johann Nepomuk Eberle* (geb. 17. 1. 1798 in Buch in Vorarlberg, gest. am 18. 12. 1834 in Würzburg) vorbehalten, die Einwirkung der Bauchspeicheldrüse auf Stärke und Fett in seinem epochemachenden Werk, wie es *Kölliker* genannt hat, festzulegen. Es erschien in Würzburg 1834 und

---

[1] Die Stelle ist nicht erwähnt bei *Claude Bernard, Senator* und *Frerichs*, aber bei *Salomon* 1871, S. 60 und bei *F. Falk* (1887) S. 89.

führte den Titel „Physiologie der Verdauung nach Versuchen auf natürlichem und künstlichem Wege".

Auf Grund dieser Experimente konnte *Eberle* (a. a. O. S. 76, 244, 251) zu dem Schluß kommen: „Folglich ist der pankreatische Saft fähig, Fett in sehr fein verteiltem Zustande aufzunehmen, und damit eine Art Emulsion zu bilden."

1836[2] betonten *Purkinje* und *Pappenheim,* und erst 10 Jahre später (1846) *Claude Bernard* dessen fettspaltende Eigenschaft.

Inzwischen hatten *Bouchardat* und *Péligot* im Jahre 1838 (Annales de chimie et pharmacie, Bd. 68, S. 206–211) die Idendität von Trauben- und Harnzucker festgestellt.

Die *Trommer-Mitscherlich*sche Probe von 1841 sowie die von *John Moore* und *Heller* (1844) hatten der klinischen Diagnostik des Diabetes wertvolle Hilfsmittel in die Hand gegeben, zu denen sich 1847 die Konstruktion des ersten Mitscherlichschen Polarisationsapparates und 1850 die Gärungsprobe gesellte, die bereits 1780 *Francis Home* als klinische Untersuchungsmethode eingeführt hatte.

Der bereits genannte Pariser Hygieniker und Chemiker *A. Bouchardat* (1806–86)[3] hatte 1844 mit *Sandras* nicht nur die diastatische Wirkung des Pankreassaftes entdeckt (Comptes rendus de l'Académie 20, 1085) und das Pankreatin dargestellt – gleichzeitig mit *Valentin* (v. *Lippmann,* Zeittafeln 1921, S. 28) –, sondern er hatte als erster die Lehre vertreten, daß die *Zuckerkrankheit durch eine Erkrankung des Pankreas* zustande kommt.

Trotzdem *Bouchardat* das Pankreas in manchen Fällen unverändert fand, sah er sich zu der Annahme genötigt, daß unter Umständen darin nur funktionelle Veränderungen vorliegen. Damit war der Begriff des *Pankreasdiabetes* geschaffen. Ja, es wurde damals bereits der Vorschlag zu dessen Ausrottung ausgesprochen.

Jedoch wurde diese Errungenschaft, die das Pankreas in enge Beziehungen zum Diabetes setzte, durch *Claude Bernards* Piqûre oder Zuckerstich im Jahre 1849 in den Hintergrund gedrängt. Er zeigte, um seine eigenen Worte zu gebrauchen, „daß das Nervensystem einen direkten Einfluß auf die Menge des ins Blut übergegangenen Zuckers ausübt", und „lehrte nach

---

[2] Nach *Schirmer* 1839 (a. a. O. S. 42).

[3] *Bouchardat* (geb. 1806, gest. 7. April 1886 in Paris) war erst Pharmacien en chef am Hospital Saint-Antoine und Hôtel-Dieu in Paris, zuletzt Prof. der Hygiene daselbst. (H. Griesbach, Propädeutik. Leipzig 1915. Bd. II. S. 213).

Belieben künstlichen Diabetes hervorrufen: ein Stich in den vierten Ventrikel eines Tieres belud dessen Blut mit einem Überschuß von Zucker, welcher auch in den Urin überging; das Tier war diabetisch".

Daß die Pankreasdrüse „nicht bloß nach außen, sondern auch nach innen das Blut sezerniere", hatte der 33jährige *Rudolf Virchow* (im Jahre 1854) mit diesen Worten zum Ausdruck gebracht und damit die innere Sekretion derselben vermutet (Virchows Archiv 7, 580).

In der klinischen Diagnostik des Diabetes hatte in der Zwischenzeit *E. Brand* (1850) auf den Äpfelgeruch aus dem Munde hingewiesen, dessen Grund 1857 *Petters* in dem Azeton erkannte. Weiter hatten 1857 *Böttger* und 1867 *Almén* ihre Reduktions-Zuckerproben im Harn mit alkalischen Wismutsalzen bekannt gemacht.

Nachdem 1867 *Willy Kühne* im Pankreassaft ein eiweißspaltendes Ferment nachgewiesen hatte, das erst 1877 den Namen Trypsin erhielt, beschrieb Virchows Freund *Paul Langerhans* 1869 in seiner Berliner Dissertation die nach ihm später benannten „Inseln", die erst viel später eine Rolle spielen sollten. In den folgenden Jahren hatte *Bouchardat* während der Belagerung von Paris seine Erfahrungen über die Behandlung des Diabetes gemacht, die er 1875 in seinem Werke dahin zusammenfaßte: „de manger le moins possible". Im einzelnen betonte er:

„Pendant les rigueurs du siege de Paris j'ai vu le sucte disparaître des urines de malades, qui étaient à une abstinence de viande presque absolue et dont, il faut le dire aussi, l'alimentation totale était loin d'être suffisante."

In den achtziger Jahren wiesen (1880) *Armanni* und 1881 *Wilhelm Ebstein* auf die gelegentlich sich findende Glykogeninfiltration der Nierenepithelien hin und auf die Comazylinder. 1882 veröffentlichte *Legal* die Probe nach Azeton, und 1883 isolierte *von Jaksch* die Azetessigsäure im Harn, die 1865 *Karl Gerhardt* nachzuweisen gelehrt hatte. 1884 fand *Külz* die Betaoxybuttersäure.

Der Entdeckung des Phloridzindiabetes durch *J. von Mering* (Ctbl. für innere Medizin 1886, S. 185-189) im Jahre 1886 folgten die Arbeiten von *Mering* und *Minkowski* (Zentralbl. für klin. Med. 1889), die die Tatsache der künstlichen Erzeugung von Zucker im Harn nach Pankreasexstirpation brachten. Gleichzeitig war *de Dominici* in Italien zu den gleichen Resultaten gekommen.

Dutil hatte (B. kl. W. Nr. 14) 1889 nach Einnahme von 125 g Sirup bei Pankreaskrebs Zucker im Harn auftreten sehen.[4]

Ebenfalls 1889 hatte *Vasalle (Carly Seyfarth,* Neue Beiträge zur Kenntnis der Langerhansschen Inseln S. 53, Jena 1920) berichtet, daß nach Unterbindung der Ausführungsgänge das sezernierende Pankreasparenchym schwinde, während zahlreiche Inselgruppen bestehen bleiben.

Derartige Gedankengänge kehren in den nächsten Jahren wieder und stellen das Pankreas in den Mittelpunkt der Forschung. 1892 äußerte *Minkowski* gelegentlich die Ansicht (B. kl. W. Nr. 5), daß das Pankreas „etwas hergebe, was bei der Zerstörung des Zuckers mitwirke". Dieses „etwas" hat *Minkowski* neuerdings (D. m. W. 1923, Nr. 34) auf das Insulin bezogen.

Doch bis dahin war noch viel Arbeit zu leisten. Während *Hansemann* (1894) in der Granularatrophie des Drüsenparenchyms der Pankreas eine spezifische Erkrankung des Diabetes mellitus sah (Z. f. kl. Med., Bd. 26), führte der Edinburger Physiologe *Schaefer*[5]den Diabetes auf eine Sekretionslösung der Inseln im Pankreas zurück (British nudral Journal 1895).

Aber erst 1900 wird durch die Arbeit eines Amerikaners, *Opie* (John Hopkins Hospital Bulletin, September), die Aufmerksamkeit auf die Langerhansschen Inseln gelenkt, die dann 1906 *K. A. Heiberg* in Kopenhagen (Anatom. Anzeiger) mit seiner mikroskopischen Methode ausmißt. Hand in Hand begann 1908 *Weichselbaum* Untersuchungen über denselben Gegenstand (Wien. Akademie. Bd. 117, 119).

An dieser Stelle mögen — in tabellarischer Form — einige Bemerkungen zur Geschichte der *großen Atmung,* insbesondere bei der Zuckerkrankheit und bei der Urämie, eingeschaltet werden. Auch sie zeigen wieder, wie langsam sich nicht nur die therapeutischen Bestrebungen, sondern auch die klinisch-diagnostischen Anhaltspunkte herausgestellt haben.

Zur Geschichte der großen Atmung, insbesondere bei der Zuckerkrankheit und bei der Urämie.

1854 erörtert *Th. von Dusch* (Jahrb. f. rat. Med., Bd. 4) die Frage, ob bei einem an Zuckerkrankheit verstorbenen Mädchen mit Coma das beschleunigte, aber tiefe Atmen ohne Rasseln auf den Diabetes oder auf Urämie zu beziehen sei.

---

[4] 1818 hatte sich *Krimer* bemüht, durch Verfütterung von Buchweizen bei Tieren Zuckerkrankheit zu erzeugen.

[5] Nach *Minckowski* hat *Lépine* den von *Brown-Séquard* geprägten Ausdruck: „Innere Sekretion" für die Funktion des Pankreas beim Zuckerverbrauch zuerst verwendet.

1868 *Přibram* und *Robitschek* (Vierteljahrsschr. f. prakt. Heilkunde 1868, S. 202 Anmerk.): „Wir hatten vor einiger Zeit Gelegenheit, die letzten Lebenstage eines Diabetikers zu beobachten, welcher neben sehr reichlicher und bis zum Tode stetig zunehmender Azetonbildung alle jene Erscheinungen darbot (Injektion der Conjunctivae, Sopor, wechselnd mit Delirien, *sehr forciertes tiefes Respirium bei vollkommen normalem Verhalten der Lungen*), die man gemeiniglich und namentlich in diesem Maße nur im Choleratyphoide findet, bei dem ferner eine urämische Infektion bei reichlicher Harnstoffausscheidung durch den Harn und nicht nachweisbarem Harnstoffgehalte des Blutes mit aller Bestimmtheit auszuschließen und für die Erklärung der angeführten Terminalsymptome kein anderer Behelf vorlag als die massenhafte Azetonbildung."

1874 weist *Adolf Kußmaul* (Deutsch. Arch. Bd. 14, S. 1 ff.) in seiner Arbeit: „Über eine eigentümliche Todesart bei Diabetischen" als die „hervorragendste Rolle" im Krankheitsbild seiner drei Fälle auf eine „eigentümliche, einem komatösen Zustand vorausgehende und ihn dann begleitende Dyspnöe" hin, die er als „*große Atmung*" bezeichnet.

1877 veröffentlicht *Botho Scheube* aus der *Wunderlichschen* Klinik (Archiv d. Heilkunde, 18. Jahrg., S. 389) zwei Fälle von sicherer *Urämie* mit *Kußmaul*scher Atmung (1884 von *Strümpell* in der 1. Aufl. seines Lehrbuchs bestätigt).

1883/84 hatte sich *Frerichs* scharf dagegen ausgesprochen (Z. f. klin. Med. Bd. 6) und „Über den Diabetes", 1884, Seite 112), das Coma uraemicum dem Coma diabeticum gleichzustellen: „Die Symptome decken sich nicht; es bestehen wesentliche Verschiedenheiten, wie schon ein flüchtiger Blick auf die Krankheitsbilder erkennen läßt."

1883 berichtet *von Jaksch* (Verh. des Kongr. f. innere Med., S. 270, und Wien. med. Woch., S. 473) zuerst über die *bei Krebskranken* vorkommende „große Atmung".

1884 berichtet *Senator* (Z. f. klin. Med., Bd. 7, S. 235) über die *Kußmaul*sche Atmung bei verschiedenen schweren Krankheitszuständen.

1884 beobachtete *Rieß* (Z. f. klin. Med., Bd. 7, Supplement S. 34) diese Form der Atmung bei schweren zerebralen Anämien. Fünf seiner Fälle betrafen Nephritiker, aber trotzdem bezog auch in diesen *Rieß* die große Atmung auf die Anämie und nicht auf die Urämie.

1884 beschreibt *Litten* (Z. f. klin. Med., Bd. 7, Suppl. S. 81) die gleiche Atmungsform bei dem Coma dyspepticum, und ebenso wurde sie dann bei verschiedenen Intoxikationen bemerkt.

1902 berichtet *Fr. Pineles* (Wien. klin. Rundschau 1902, Nr. 16) über das Coma dyspnoicum bei Urämie und stellt hiermit nochmals das Vorkommen der großen Atmung im *urämischen Koma* fest.

1904 weist *Wilhelm Ebstein* (Dtsch. Arch. f. klin. Med., Bd. 80, 589–601) auf: „*Cheyne-Stokes*sches Atmen beim Coma diabeticum und *Kußmauls* großes Atmen bei der Urämie" hin[6].

Im Jahre 1907 wies *Zuelzer* zuerst nach (Kongreß für innere Medizin. D. med. Woch. 1908, Nr. 32, und Z. f. exp. Pathol. und Ther. 1908, V, 307), daß die parenterale Zufuhr von Pankreasextrakten nicht bloß die Adrenalinglykosurie verhindere, sondern

---

[6] Vgl. *Erich Ebstein*, Zur Vorgeschichte des Coma diabeticum. Wien. klin. Woch. 1912. Nr. 23, und *Karl Pichler*, Zur Geschichte der großen Atmung. Zbl. f. innere Med. 1921. Nr. 37.

im besonderen die Azidose sowohl beim experimentellen Pankreasdiabetes als beim menschlichen Diabetes vermindere. Das eigentliche Prinzip des Insulins war damit also schon vor 16 Jahren, wie *Sahli* (a. a. O.) mit Recht hervorhebt, gefunden. Praktische Erfolge blieben aber *Zuelzer* mit seinem aus dem Hunde- und Pferdepankreas hergestellten Hormon versagt.

Erst zwei jungen kanadischen Ärzten blieb es vorbehalten, die Frage der Lösung entgegenzuführen. Denn 1922 stellten *Banting* und *Best,* der eine ein junger Arzt, der andere noch Student in Toronto in Kanada – während ihr Lehrer *Macleod* in Europa war –, einen fast trypsinfreien Pankreasextrakt dadurch her, daß sie den Ductus pancreaticus für längere Zeit unterbanden. Nach 8 Wochen funktionierten die *Langerhansschen* Inseln noch. (Journal of Laboratory and Clinical Medicine 7, 251 und 464, 1922 und American Journal of Physiology, Bd. 59, 1922, S. 479.) *Macleod* stellte Extrakte aus dem Fischpankreas (Dornhai und Rochen) her und zeigte durch Einspritzung beim Kaninchen einen typischen Absturz des Blutzuckergehaltes. Es war also die Abhängigkeit des Zuckerstoffwechsels von den Langerhansschen Inseln erwiesen. (Journal of metabolism Research 2. H., 2, 1922; vgl. auch *H. Staub,* Klin. Wochenschrift 1923, mit zahlreichen Literaturangaben; 1924 bei Jul. Springer in Buchform erschienen.)

In bezug auf diese Experimente der beiden jugendlichen Forscher *Banting* und *Best* macht *Sahli* wiederum die treffende Bemerkung: „So hat die Unkenntnis der Geschichte der Medizin zwar zuweilen durch das voraussetzungslose Herantreten an eine Aufgabe Vorteile, noch viel häufiger aber gewaltige Nachteile. Wie viele Erfindungen mußten zwei- und dreimal gemacht werden, bis sie endlich Fuß faßten, weil man sie zunächst ignorierte."

Die Geschichte der Zuckerkrankheit, wie ich sie eben unter besonderer Berücksichtigung der Bauchspeicheldrüse und der inneren Sekretion verfolgt habe, reicht etwa 2 1/2 Jahrhunderte zurück.

Auch dieser kleine, aber wichtige Ausschnitt aus der Entwicklung der klinischen Diagnostik auf historischer Grundlage, wie ich sie seit Jahren betreibe, zeigt wieder, wie vieler Arbeit es von seiten der Theorie und der Praxis bedurfte, um zu dem heutigen Stande der Frage vorzudringen. Hoffen wir, daß die jetzige Fragestellung, die letzten Endes die Heilung der Zukkerkrankheit bezweckt, zu einer endgültigen Lösung führen möge.

Es bestätigt sich an diesem Abschnitt historischer Forschung der Satz *Emil Fischers*: „Die Wissenschaft ist nichts Abstraktes, sondern als Produkt menschlicher Arbeit auch in ihrem Werdegang verknüpft mit der Eigenart und dem Schicksal der Personen, die sich ihr widmen."

Literatur

Außer den im Text zitierten Stellen seien noch erwähnt:

Arnozan, Pancréas. A. Dechambre, Dictionnaire encyclopédique des sciences médicales. Bd. 20 (Paris 1884), S. 102–180.

Baumel, Pancréas et diabète. Montpellier médical 1881.

Bérard und *Colin*, Mémoire sur l'exstirpation du pancréas. Acad. de médicine 1858.

Bouchardat et *Sandras*, Compt. rend. de l'Académie des Sciences. Bd. 20 (1845).

Claessen, Die Krankheiten der Bauchspeicheldrüse. Köln 1842.

Cowley, London medical Journal. Sammlung auserlesener Abhandlungen. 13. Bd. 1789. S. 219 (zitiert nach Claessen a. a. O.).

Diamare, Internationale Monatsschrift XVI (1899).

J. N. Eberle, Physiologie der Verdauung. Würzburg 1834.

Edmund O. von Lippmann, Zeittafeln zur Geschichte der organischen Chemie. Berlin 1921.

Erich Ebstein, Entwicklung der klinischen Harndiagnostik. Leipzig (G. Thieme) 1915.

Wilhelm Ebstein, Über die Lebensweise der Zuckerkranken. 3. Aufl. Wiesbaden 1905.

W. Ebstein, Über Drüsenepithelnekrosen beim Diabetes mellitus mit besonderer Berücksichtigung des diabetischen Coma. Dtsch. Arch. f. klin. Med. Bd. 28. S. 143–242.

Wilhelm Ebstein, Die Toxintheorie des Diabetes mellitus. Dtsch. med. Woch. 1900. Nr. 10.

F. Falk, Die pathologische Anatomie und Physiologie des Joh. Bapt. Morgagni. Berlin 1887. S. 89.

Alfred Gigon, Neuere Diabetesforschungen. Ergebnisse der inneren Med. Bd. 9 (1912).

Chr. Fr. Harleß, Über die Krankheiten des Pankreas. Nürnberg 1812.

K. A. Heiberg, Die Krankheiten des Pankreas. Wiesbaden 1914.

K. A. Heiberg, Der gegenwärtige Stand der Pathologie und Prophylaxe des Diabetes mellitus sowie die Therapie des Frühstadiums. Halle a. S. 1914 (mit Literatur).

M. Höfler, Krankheitsnamenbuch. München 1899. S. 103 und 525.

Isenflamm, Versuch einiger praktischer Bemerkungen über die Eingeweide. Erlangen 1784. S. 168–169. (Vgl. Heiberg 1914, S. 315).

Lancereaux, Du diabète maigre. Union médicale 1880.

Landois-Rosemann, Physiologie des Menschen. Berlin und Wien 1905. S. 354.

Lapierre, Diabète maigre et pancréas. Thèse de Paris 1879.

Lépine, Le diabète sucré. Paris 1909.

Lieutaud, Zitiert nach Wolff, Die Lehre von der Krebskrankheit. Bd. 2. S. 752. Jena 1911.

Ralph, H. Major, The treatment of Diabetes mellitus with Insulin. Journal of the American med. Association vom 2. Juni 1923.

O. Minkowski, Zur Insulinbehandlung des Diabetes. Dtsch. med. Woch. 1923. Nr. 34.

R. Morton, zitiert nach Salomon a. a. O.

Popper, Das Verhältnis des Diabetes zu Pankreasleiden und Fettsucht. Österreich. Zeitschr. f. prakt. Heilkunde 1868. XIV, 193–196.

H. E. Richter, Grundriß der inneren Klinik. Bd. 2 (3. Aufl.). Leipzig 1856. S. 464 f.

W. Rondelet, Zitiert nach Salomon.

Ruehle, Pankreasveränderungen bei einem Diabetiker. Berl. klin. Woch. 1879.

H. Sahli, Schweizer med. Woch. 1923. Nr. 35.

Max Salomon, Geschichte der Glykosurie. Leipzig 1871 (aus Arch. f. klin. Med. Bd. 8).

S. Th. Sömmering, Eingeweidelehre usw. Frankfurt a. M. 1796. S. 156 f. (Hier scheint der Name Bauchspeicheldrüse zum ersten Mal aufzutreten.)

Alfred Max Schirmer, Beitrag zur Geschichte des Pankreas. Basel 1893, bes. S. 42 f.

Schulze, Archiv für mikroskopische Anatomie. Bd. 56 (1900).

H. Staub, Insulin. Berlin, J. Springer 1924.

H. Strauß und *M. Simon,* Über Insulinbehandlung bei Diabetes. Arch. f. Verd. Bd. 32 (1923), S. 89–124.

Tiedemann, Meckels Archiv. Bd. IV. S. 403.

Julius Wolff, Die Lehre von der Krebskrankheit. Jena 1911. Bd. 2.

Aus: *Archiv für Verdauungskrankheiten 33 (1924) 215–226.*

Die ersten Schritte bei Claude Bernards Entdeckung der Glykogenese-Funktion in der Leber

Von MIRKO DRAŽEN GRMEK

Das Archiv des *Collège de France* in Paris besitzt eine sehr große und eindrucksvolle Sammlung von Notizbüchern, Laborjournalen und anderen wissenschaftlichen Manuskripten Claude Bernards. Diese Unterlagen sind nun klassifiziert und für die wissenschaftliche Forschung zur Verfügung gestellt worden.[1] Einige Notizen und Papiere liefern bedeutende dokumentarische Informationen über Bernards philosophischen Hintergrund und seine Stellung zwischen der materialistischen Lehre und seiner Weltanschauung des Vitalismus.[2] Für den Wissenschaftshistoriker sind allerdings vielleicht Bernards Laborjournale und die tagtäglichen Überlegungen zu physiologischen Problemen noch interessanter.[3] In seiner berühmten *Einführung (Introduc-*

---

[1] M. D. Grmek, *Catalogue des manuscripts de Claude Bernard. Avec la bibliographie de ses travaux imprimés et des études sur son œuvre. Avant-propos par M. Bataillon et E. Wolff. Introduction par L. Delhoume et P. Huard.* Paris: Collège de France and Masson & Co., 1967, 419 pp.

[2] Cf. C. Bernard, *Philosophie. Manuscrit inédit. Texte présenté par Jacques Chevalier.* Paris: Hatier-Boivin, 1937, XIV, 63 pp.

Siehe auch M.D. Grmek, „Quelques notes intimes de Claude Bernard", *Arch. Intern. Hist. Sci.,* 1963, pp. 339–352. Zahlreiches wichtiges Material ist noch unveröffentlicht. So drückt Bernard beispielsweise im ersten Entwurf seines Aufnahmeantrags zu seiner Berufung in die Académie Française einige sehr interessante Gedanken aus, bei denen in der Tat nicht die Absicht bestand, sie öffentlich zu äußern, und die folglich in der letzten Vorlesung weggelassen wurden.

[3] Nur ein kleiner Teil dieser Journale wurde veröffentlicht. Das sog. „Cahier rouge" stellt eine merkwürdige Mischung „philosophischer" und technischer Notizen dar; cf. C. Bernard, *Cahier de notes 1850–1860. Présenté et commenté par M. D. Grmek; preface de R. Courrier.* Paris: Gallimard, 1965, 315 pp. In einer meiner letzten Publikationen habe ich Bernards Manuskript für eine detaillierte Analyse über die Entstehung eines wichtigen wissenschaftlichen Konzepts mit komplizierten „philosophischen" Zwischenbemerkungen benutzt; siehe „Evolution des conceptions de Claude Bernard sur le milieu intérieur", *Philosophie et méthodologie scientifique de Claude Bernard.* Paris: Masson & Cie, 1967, pp. 117–150.

tion[4]) berichtet er über seine eigenen Entdeckungen der Wertigkeit der Paradigmen. So ist eine detaillierte Studie aller Schritte seiner kreativen Tätigkeit eine notwendige Voraussetzung zur Annahme seiner Ergebnisse als epistemologische Beispiele. Die Analyse seiner Laborjournale offenbart in vielen Fällen eine beträchtliche historische Inkonsistenz. Auf der einen Seite lassen seine Originalmanuskripte eine sehr komplizierte schrittweise Entwicklung seiner Entdeckungen vermuten, während auf der anderen Seite seine veröffentlichten Arbeiten die Tendenz zu nachträglicher Rationalisierung zeigen, d. h. *post hoc* eine sehr starke Vereinfachung der Tatsachen. Wenn auch die in seiner *Introduction* zitierten Beispiele alle logisch eindeutig sind, so sind doch viele von ihnen chronologisch unkorrekt und bis zu dem Punkt vereinfacht, daß einige sehr bedeutende Tatsachen verschleiert werden.[5] Ich werde versuchen, diesen Punkt durch ein Beispiel zu illustrieren, welches auf den ersten Blick unbedeutend erscheint, das aber tatsächlich in Bernards Forschungsarbeit von äußerst großer Bedeutung ist. Das unerwartete Ergebnis eines Experiments veränderte die gesamte Richtung seiner Untersuchung über das Schicksal des Zuckers im tierischen Organismus.

Als Bernard seine Versuche mit Zucker aufnahm, teilte er die Ansicht von Dumas und Boussingault, daß dieser aus grünen Pflanzen gebildet wird, die durch die Ernährung in die Tiere gelangen, und daß er dort durch einen besonderen Verbrennungsprozeß abgebaut wird.[6] Tiere waren vermutlich nur in der Lage, den durch die Pflanzen gelieferten Zucker aufzuspalten. Bernards akzeptierte Liebigs Auffassung, daß Zucker der Brennstoff des Lebens sei, und er glaubte, daß der Vorgang der Verbrennung entweder in der Lunge (Lavoisiers anfängliche Hypothese) oder allgemein in den Kapillaren (Hypothese von Lagrange und Hassenfratz) stattfand. Im Jahre 1843 entdeckte

---

[4] C. Bernard, *Introduction à l'étude de la médecine expérimentale*. Paris: Bailliere, 1865, 400 pp. *An Introduction to the Study of Experimental Medicine. Translated by H. Copley Greene, with an Introduction by L. J. Henderson and a Foreword by I.B. Cohen.* New York: Dover, 1957, 226 pp.

[5] Cf. M.D. Grmek, „Examen critique de la genèse d'une grande découverte: la piqûre diabétique de Claude Bernard." *Clio Medica*, 1 (1966), 341–350.

[6] J.B. Dumas und J. B. Boussingault, *Essai de statique chimique des êtres organisés*. 3d ed. Paris: Fortin, Masson et Cie, 1844. – *The Chemical and Physiological Balance of Organic Nature*. London: J.-B. Bailliere, 1844; New York: Saxton, 1844.

Bernard, daß der tierische Organismus direkt nur Zucker der
sog. „zweiten Art" (zum Beispiel Traubenzucker) nutzen konnte,
und daß Zucker der „ersten Art" (Rohrzucker), wenn er auch in
sehr kleinen Dosen in das Blut von Tieren injiziert wurde, in den
Urin überging. Er bemerkte auch, daß der Magensaft Rohrzuk-
ker in eine Form transformieren konnte, die geeignet zur Assimilation, d. h. zum Abbau durch den tierischen Organismus
war.[7]

Der nächste Schritt in Bernards Arbeit wurde später von ihm
in folgender Weise zusammengefaßt:

„Demzufolge wollte ich erfahren, in welchem Organ der
Nahrungszucker verschwand, und ich stellte die Hypothese
auf, daß der durch die Ernährung in das Blut gelangte Zucker
in der Lunge oder in den allgemeinen Kapillaren abgebaut
werden könnte. Die Theorie, die sich daraus ergab und die
selbstverständlich mein eigener Ausgangspunkt war, nahm in
der Tat an, daß der in Tieren vorhandene Zucker ausschließlich aus der Nahrung stammte und daß er im Tierorganismus
durch das Phänomen der Verbrennung, d. h. der Respiration,
abgebaut wurde. Auf diese Weise erhielt Zucker den Namen
respiratorische Nahrung. Doch wurde ich direkt darauf
gebracht, daß die Theorie über den Ursprung des Zuckers bei
Tieren, die mir als Ausgangspunkt gedient hatte, falsch war.
Als ein Resultat der Experimente, die ich weiter beschreiben
werde, kam ich tatsächlich nicht dahin, ein Organ zum Abbau
des Zuckers zu finden, sondern ich entdeckte ganz im Gegenteil ein Organ, das ihn herstellte, und ich fand heraus, daß
alles tierische Blut Zucker enthält, auch wenn sie diesen nicht
zu sich genommen hatten. So bemerkte ich einen neuen Tatbestand, in der Theorie nicht vorgesehen, den die Menschen
noch nicht bemerkt hatten, zweifellos deshalb, da sie durch
gegensätzliche Theorien beeinflußt wurden, die sie allzu ver-
trauensvoll angenommen hatten. Ich verließ daher meine
Hypothese auf der Stelle, um das unerwartete Resultat weiter-
zuverfolgen, das von da an zum fruchtbaren Ursprung eines
neuen Weges der Forschung wurde und zu einem Schatz von
Entdeckungen, der noch nicht vollständig gehoben worden
ist".[8]

---

[7] C. Bernard, *Du suc gastrique et de son rôle dans la nutrition. These pour
le doctorat en médecine.* Paris: Rignoux, 1843, 34 pp.

[8] C. Bernard, *An Introduction. Transl. by H.C. Greene,* New York: Dover,
1957, pp. 163–164.

Dieser berühmte Text betont eine unschätzbare allgemeine Empfehlung. Aber er scheint in einigen Einzelheiten recht vage, sogar bis zur Unkenntlichkeit. In seinem Satz „Aber ich wurde direkt darauf gebracht, . . ." erweckt Bernard fälschlich den Eindruck, daß er sich sehr rasch nach dem Beginn seiner Experimente zum Zuckerabbau im Tierorganismus anders besann. Und, was noch wichtiger ist, er erklärt nicht wirklich, warum – in welcher konkreten Situation – er die vorherrschende Theorie verließ. Sonderbarerweise klärte er diesen Punkt niemals wirklich auf,[9] und in seiner grundlegenden Publikation über die Entdeckung der Glykogenese-Funktion der Leber stellt er seine Versuche ohne chronologische Ordnung, ohne Daten vor, und folgt einer logischen Entwicklung,

---

[9] Nur in seiner Dissertation zum Doktor der Naturwissenschaften gibt Claude Bernard einige wertvolle Informationen bezüglich der ersten Schritte seiner Entdeckung der Glykogenese-Funktion der Leber. Er sagt, daß es sein Ziel war, den Zucker ganz eng zu verfolgen, der ins Blut resorbiert wurde. Er wollte wissen, ob er beim Durchfließen der Leber abgebaut würde; dann, was nach der Passage des zuckerhaltigen Blutstroms durch die Lunge geschah, und so fort. Zu diesem Zweck wurde ein Hund, der sieben Tage lang mit kohlenhydratreicher Nahrung gefüttert worden war, während des Verdauungsvorgangs getötet, und Bernard konnte zeigen, daß das Blut der Lebervenen, wo sie sich zur unteren Vena cava vereinen, eine große Menge Glukose enthielt. Dies schien ein experimenteller Beweis dafür zu sein, daß die Leber nicht den Zucker abbaut. Als Gegenbeweis führte Claude Bernard ein ähnliches Experiment an einem Hund durch, den man ausschließlich mit Fleisch gefüttert hatte, und zu seiner Überraschung fand er wieder, daß das Blut der Lebervenen beachtliche Mengen Zucker enthielt, obwohl sich im Darm kein Zucker fand. Er fand ebenfalls, daß „das Blut der Pfortader vor Eintritt in die Leber keinen Zucker enthält, während dasselbe Blut beim Verlassen des Organs beträchtliche Glukosemengen enthält." Cf. C. Bernard, *Recherches sur une nouvelle fonction du foie considéré comme organe producteur de matière sucrée chez l'homme et les animaux. Thèse pour le garde de docteur ès-sciences naturelles.* Paris: Martinet, 1853, 97 pp. – Trotz einiger Vereinfachungen und Fehler (z. B. das Fortlassen der Tatsache, daß Bernard in dem Experiment mit dem Hund bei Fleischkost Zucker im Blut der Pfortader entdeckte), ist die Geschichte im Grunde korrekt, besonders in der Betonung von Bernards Erstaunen nach den unerwarteten Resultaten des Experiments zum Gegenbeweis. Die besten historischen Darstellungen in englischer Sprache zu Bernards Entdeckung der Glykogenese-Funktion der Leber halten sich an den Text seiner Doktorarbeit. Zum Beispiel D. Wright Wilson, „Claude Bernard", *Pop. Sci. Monthly, 84* (1917), 567–578; F. G. Young, „Claude Bernard and the Theory of the Glycogenic Function of the Liver", *Ann. Sci., 2* (1937), 47–83; J.M.D. Olmsted, *Claude Bernard, Physiologist* (New York: Harper, 1938, 272 pp.). In den meisten anderen Veröffentlichungen ist die Geschichte sehr verzerrt dargestellt.

die vollständig losgelöst ist von der historischen Kopplung seiner Experimente und der realen Abfolge seiner Gedanken.[10]

Er wurde nicht „direkt darauf gebracht, daß die Theorie über den Ursprung des Zuckers bei Tieren . . . falsch war", denn er begann mit seinen Experimenten 1843, vergrößerte deren Zahl und vollendete sie zwischen 1844 und 1847, und schließlich sah er im August 1848 ein, daß er sich auf dem falschen Wege befand. Seine Notizbücher enthalten Beschreibungen einer großen Anzahl von Experimenten, die sich mit der Suche nach dem Ort und dem Modus des Kohlenhydratabbaus nach der Nahrungsaufnahme, der intravenösen Injektion oder nach einem anderen Einführungsmodus in den Tierorganismus beschäftigten.[11] Diese Versuche sind nie veröffentlicht worden, da sich Bernard vollkommen bewußt war, daß sie nichts Neues brachten und nur einen Mißerfolg darstellten. Die positive Seite all seiner langwierigen vorherigen Arbeit ist die, daß Bernard – mit seinem Freund, dem jungen Chemiker Charles-Louis Barreswil (1817– 1870) – über den chemischen Zuckertest arbeitete, weiterhin, daß er besser die ersten Stadien der Stärkeverdauung verstand und daß er den Einfluß des Nervensystems auf das Vorkommen von Zucker in Blut und Urin beobachtete. Gewiß, durch seine langen und zahlreichen Experimente wurde er gegenüber allen möglichen physiologischen Auswirkungen des Vorhandenseins oder Fehlens von Zucker in verschiedenen Anteilen des tierischen Kreislaufsystems sensibel.

Erstmals 1845 faßte Bernard Interesse an den klinischen Problemen des Diabetes. Er beobachtete Patienten[12] und formulierte seine erste Theorie über die Pathogenese dieser Erkrankung.[13] Nach Bernards erster Auffassung ist der Diabetes „ein nervöses Leiden der Lunge". Für den modernen Leser ist diese Theorie sehr überraschend, doch war sie tatsächlich eine sehr logische Schlußfolgerung aus diesen vier Prämissen: 1) Zucker

---

[10] C. Bernard, „De l'origine du sucre dans l'économie animale", *Arch. gen. Med.*, *18*, 4th ser. (1948), 303–319. Auch veröffentlicht in *Mem. Soc. Biol.*, 1 (1849), 121–133. Eine englische Übersetzung („The Origin of Sugar in the Animal Body") wurde in Kelly's *Medical Classics* (1939), III, 567–580, veröffentlicht.

[11] Claude Bernards unveröffentlichte Unterlagen im Collége de France, *Ms.* *7b*, *7c* und andere.

[12] Er arbeitete auf den Stationen von Rayer und Andral im bekannten Krankenhaus La Charité in Paris; *cf. Ms. 7b*, pp. 246 und 249–250; *Ms. 151* und *Fasc. 25b*, f. 370.

[13] *Ms. 7b*, p. 133.

kann nicht im Körper des Tieres synthetisiert werden; 2) Er wird normalerweise in der Lunge abgebaut; 3) Das Hauptsymptom des Diabetes ist das Vorkommen nichtabgebauten Zuckers im Urin; und 4) Das Nervensystem kontrolliert die Aufspaltung des Zuckers in der Lunge. Claude Bernard entdeckte, daß bei Kaninchen nach dem Durchtrennen der pneumogastrischen Nerven die Lungenfunktion beeinträchtigt war und die Glukose nichtabgebaut in den Urin gelangte.[14]

Eine wichtige Frage war die, ob das Blut der Diabetiker wirklich Zucker enthielt oder nicht. Thomas Willis glaubte dies als erster. Im 18. Jahrhundert versuchten Dobson, Cawley und Rollo, Zucker oder zuckerähnliche Substanzen aus dem Serum von Diabetikern zu extrahieren. Sie wollten demonstrieren, daß die Glykosurie eine bloße Folge der Glykämie war. Aber keiner dieser Versuche führte zu irgendeiner definitiven Schlußfolgerung. Der süße Geschmack des Blutes war kein ausreichender Beweis, und die chemische Analyse durch die Alkoholgärung ergab generell negative Resultate. So waren P. F. Nicolas und V. Gueudeville, Soubeiran, Vauquelin und andere Autoritäten auf diesem Gebiet zu Beginn des 19. Jahrhunderts nicht bereit, die Theorie der diabetischen Glykämie zu akzeptieren. Ihre negativen Resultate können wahrscheinlich durch die Tatsache erklärt werden, daß die Analysen an älterem Blut nach der Glykolyse durchgeführt wurden. Ein italienischer Chemiker, F. Ambrosioni, war im Jahre 1835 der erste, der einen klaren Beweis des Vorkommens von Zucker im Blut eines Diabetespatienten lieferte. Seine Demonstration gründete sich auf die Alkoholgärung von Hefe aus Blutzucker.[15]

Noch bevor definitiv bewiesen war, daß man Zucker im Blut von Personen finden konnte, die an Diabetes litten, war bekannt, daß diese Substanz im Blut von gesunden Tieren vorkommen konnte, zumindest bei einigen Tieren unter speziellen Bedingungen. F. Tiedemann und L. Gmelin wiesen 1826 das Vorhandensein von gärungsfähiger Glukose in den Därmen und im venösen Blut von gesunden Hunden nach der Aufnahme von Stärke nach.[16] In England bestätigte MacGregor (1837) die Be-

---

[14] *Ms. 7b*, p. 130.

[15] *Ann. univ. di med. e chir.*, 74 (1835), 160. – Siehe einleitende Kapitel in R. Lépine, *Le diabète sucré* (Paris: Alcan, 1909).

[16] F. Tiedemann und L. Gmelin, *Die Verdauung nach Versuchen*, vol. I, Heidelberg und Leipzig; Groos, 1826.

obachtung von Ambrosioni, und Thomson, ein Chemiker aus Glasgow, fand heraus (1845), daß Hühnerblut normalerweise eine bestimmte Menge Zucker enthielt.[17]

F. Magendie entdeckte unabhängig von den obenerwähnten Autoren in Frankreich, daß man Zucker im Blut normaler Kaninchen und Hunde finden kann, nachdem man sie mit Stärke oder Kartoffeln gefüttert hat.[18] Nach Magendies Experimenten, die während seiner Vorlesungen am Collège de France 1846 durchgeführt wurden, stimmten eine Mehrzahl der Physiologen und Ärzte der Auffassung über den Nahrungsursprung des Zuckers und der Glykämie als einem physiologischen Phänomen zu, das mit der Gesundheit in Einklang stand, sich aber inkonstant verhielt – als Folge der Aufnahme spezieller Nahrungsformen. Daher betrachtete man das Vorhandensein von Zucker im Blut entweder als einen pathologischen oder einen zufälligen Sachverhalt. Es war Bernard, der entdeckte, daß die Glykämie ein normales und konstantes Phänomen sei, das weitgehend unabhängig von der Ernährung ist.[19]

Ein unveröffentlichtes Manuskript führt uns zu dem wirklichen Verständnis darüber, wie diese Entdeckung ablief: Es ist dies Bernards Laborjournal *Ms. 7c*, zusammengetragen in den Jahren 1846–1848. Die anfänglichen Versuche sind nicht von Interesse, da Bernard, der in die falsche Richtung ging, sie nicht weiter fortsetzen konnte. Bis zum Mai 1848 bemühte er sich, eine schlecht formulierte Frage zu beantworten. Noch zu dieser Zeit glaubte er, daß Zucker irgendwo im Organismus abgebaut werden müsse. Seine Hauptaufmerksamkeit richtete sich offensichtlich auf die Lunge, und in der letzten Maiwoche beobachtete er, was geschah, wenn man Traubenzucker *in vitro* mit dem Lungengewebe frischgeschlachteter Tiere zusammenbrachte.

---

[17] Lépine, *Le diabète sucré*. Siehe auch Bernards historische Skizze in *Leçons sur le diabète* (Paris: Bailliere, 1877), pp. 142–161.

[18] *C. R. Acad. Sci., 23* (1846), 189.

[19] In einer seiner letzten Arbeiten bemerkt Bernard stolz: „Je montrai ... que la glycémie est indépendante de l'alimentation; qu'elle se rencontre chez l'homme et chez les animaux nourris de viande ou soumis à l'abstinence. Je prouvai que la présence du sucre dans le sang est un fait normal coïncidant toujours avec l'état de santé et ne disparaissant que lorsque la nutrition était arretée. De sorte qu'au lieu d'admettre, comme mes prédécesseurs, que la glycémie fut un fait pathologique ou accidentel, je fis voir que la proposition contraire était vraie, et que c'était l'absence de sucre dans le sang qui constituait le véritable fait anormal" (*Lecons sur le diabète*, 1877, pp. 127–128).

Nach 10–12 Stunden verschwand der Zucker, und Bernard schloß daraus, daß die Lunge ein spezielles Ferment zum Abbau der Glukose besitzt.[20] Doch indem er treu seiner Methode der experimentellen Forschung folgte, gelangte er zu einem Gegenbeweis. Dies erreichte er, indem er Zucker mit Gewebe von Leber und anderen Organen vermischte. Er erhielt positive Resultate, und das Problem wurde noch undeutlicher als zu dem Zeitpunkt, wo er seine Versuche in Angriff nahm. Am letzten Tag im Mai injizierte er ein Gramm Traubenzucker in die Jugularvene eines Hundes und entnahm zur gleichen Zeit Blut aus der A. carotis. Dieses Blut enthielt eine große Menge Zucker. Die Schlußfolgerung lag auf der Hand: Die Glukose wird nicht in der Lunge abgebaut, denn Blut muß dieses Organ durchfließen, um von der Jugularvene zur A. carotis zu gelangen.[21] Bernard vermutete, daß vielleicht die Verbrennung der Kohlenhydrate in den allgemeinen Kapillaren der Leber stattfand.[22] Zahlreiche Versuche, die Bernard sorgfältig im Juni und Juli 1848 durchführte, widersprachen sehr deutlich der Theorie der pulmonalen Verbrennung. Es wurde Traubenzucker in die Jugularvene injiziert oder Stärke in die Mägen von Kaninchen und Hunden gebracht. Dann entnahm er entweder Blut aus verschiedenen Körperteilen der Tiere oder diese wurden getötet und das Blut separat aus unterschiedlichen Organen extrahiert. In allen Proben fand sich Zucker. Bernard war nicht in der Lage, eine Regel für diese quantitative Verteilung zu finden.

Sein Freund Quevenne, eine Pharmazeut am Hôpital de la Charité, extrahierte und reinigte den Blutzucker eines Diabetikers, und Bernard wies nach, daß es in physiologischen Versuchen keinen Unterschied zwischen Traubenzucker und dem Zucker der Diabetiker gibt.[23]

Im Juli 1848 entdeckte Claude Bernard einige bedeutende Tatsachen:

1. Die Transformation von Rohrzucker in Traubenzucker durch die Wirkung des Magensaftes wird nicht durch die Magensäure erreicht, sondern durch ein spezielles „organisches Material"[24]; und

---

[20] *Ms. 7c,* p. 308.

[21] *Ms. 7c,* p. 311.

[22] Er vermutete, daß „chez un animal en digestion d'amidon, il devra y avoir du sucre dans le sang de la veine porte artériel et pas dans le sang veineux de retour" (*Ms. 7c,* p. 311; Notiz datiert 31. Mai 1848).

[23] *Ms. 7c,* p. 307.

[24] *Ms. 7c,* p. 312.

2. ist Zucker in dem Glaskörperinhalt des Hundeauges und auch
   im Weiß des Hühnereis immer vorhanden.[25]

Dieser letzte Befund wurde nicht unmittelbar veröffentlicht,
und als ein irischer Arzt mit Namen Aldrige im März 1849 diesen
Sachverhalt unabhängig von Bernard entdeckte, verlangte er für
sich die Priorität.[26] Erhaltene Notizen liefern den Beweis dafür,
daß Bernards Forderung wohlbegründet war. Diese Entdeckung
entbehrt nicht einer historischen Bedeutung, da sie die ältere
Demonstration zum Vorhandensein von Zucker im Blut von Diabetikern entwertete. In der Tat hatten Ambrosioni und MacGregor dem Blut vor der Bestimmung des Zuckergehalts Hühnereiweiß hinzugefügt.

Bernard beobachtete, daß Barreswils Kupferreagenz nicht
gut mit dem Zucker in Gegenwart von Fibrin reagierte. Daher
vermutete man, daß Zucker im Blut abgebaut wird, wobei
Fibrin eine bestimmte bedeutende Funktion bei diesem Abbau
zukam. Und Diabetes war nichts mehr als ein Abbruch des
Abbauprozesses, wahrscheinlich durch eine gewisse chemische Störung, die die Synthese und Verteilung des Fibrins
betrifft.[27]

Diese ursprüngliche Ansicht ermöglichte es Bernard, neue
Experimente vorzusehen. Indem er das Blut aus den Gefäßen
vor und hinter jedem einzelnen Organ analysierte, wollte Bernard Schritt für Schritt die alte Theorie verdrängen, daß die
Zuckerverbrennung in einem bestimmten Teil des Organismus
lokalisiert ist. Die ersten Versuche schienen diese neue
Arbeitshypothese zu erhärten. Bei Hunden, die mit einer koh-
lenhydratreichen Kost ernährt waren, enthielt das Blut aus den
Lebervenen und der Vena cava Zucker; er wurde also nicht in
der Leber abgebaut. Zucker fand sich auch in beiden Herzven-
trikeln, was bedeutete, daß er nicht in der Lunge abgebaut
worden war.

Aus vielen Labornotizen wird klar, daß Bernard zu diesen
Ergebnissen gelangte und darüber sehr froh war, daß sie mit den
Vorhersagen übereinstimmten. Aber wie in allen Fällen wollte er
die Resultate durch Gegenbeweise sichern. Ein Hund wurde
einer Kost ohne Kohlenhydrate ausgesetzt, dann durch die
Durchtrennung der Medulla oblongata getötet. Es wurde Blut

---

[25] *Ms. 7c*, pp. 354, 358 und 363–366.

[26] C. Bernard und Ch. Barreswil, „Du sucre dans l'œuf", *C. R. Soc. Biol., 1*
(1849), 64.

[27] *Ms. 7c*, p. 338.

aus der V. portae, aus beiden Ventrikeln und aus einer peripheren Arterie entnommen. Die Ergebnisse waren vollkommen unerwartet, erstaunlich und rätselhaft. Das Blut des Portalsystems enthielt enorme Mengen von Zucker; das Blut aus dem Herzen enthielt Zucker, doch in geringer Menge, und das Arterienblut zeigte nur Spuren davon. Der Chylus besaß überhaupt keinen Zucker.

Es ist vielleicht hilfreich, den genauen Text aus Bernards Labornotizen zu diesem entscheidenden Experiment zu veröffentlichen:

Rue Dauphine 32. August 1848. Experimente über den Blutzucker. Peristaltische Bewegungen. Bei einem Hund, der seit 6 Tagen keine feste Nahrung und nur Wasser zu trinken bekommen hat, wird Blut aus der Jugularvene entnommen; das Serum dieses ganz frischen Bluts ergibt sogleich nach der Gerinnung durch die blaue Flüssigkeit Reduktionsspuren. Am nächsten Tag geschieht das nicht mehr. Ein Teil desselben Serums, der mit Alkohol behandelt wurde, danach verdampft und mit Wasser wieder aufgefüllt wurde, versetzt mit Bierhefe, ergibt nur einige Gasbläschen derart, daß die Gärung kaum erkennbar ist. Man muß sagen, daß es nur sehr wenig Serum war, etwa 15 Gramm, und daß die Zuckermenge, falls vorhanden, sehr klein sein muß.

Bei demselben Hund ergab das frische Serum unter anderen Umstanden, als er nur 2 Tage lang hungerte, unter Kupfertartrat in gleicher Weise eine Reduktion.

Derselbe Hund wurde wieder mit Fleisch gefüttert und erhielt während 8 aufeinanderfolgender Tage allein Reste von rohem Fleisch vom Fleischer; er wurde durch einen Schnitt durch die Medulla oblongata getötet, um die unterschiedlichen Blutproben sammeln zu können. Sobald die Medulla durchtrennt war, setzen die Atembewegungen wie gewöhnlich komplett aus. Das Auge war auf einer Seite noch sensibel, auf der anderen nicht. Ich eröffnete sofort das Abdomen, das Herz schlug noch. Die Lymphbahnen waren gefüllt mit weißem Chylus, von den Därmen, die im Bauch lagen aufgrund der Lage des Tieres, das auf dem Rücken lag, gingen keinerlei peristaltische Kontraktionen mehr aus. Daraufhin komprimierte ich die thorakale Aorta zwischen zwei Fingern, und sofort kamen die peristaltischen Kontraktionen wieder heftig in Gang und hörten nicht mehr auf. Es schien mir nur so, als ob sie etwas weniger kräftig waren, wenn ich in der Kompression nachließ, verstärkten sich aber wieder, wenn ich diese wieder aufnahm. In Ruhe gelassen dauerten sie nicht mehr lange an, denn bald hörten auch die Bewegungen des Herzens auf. Was ins Auge sprang, war der Beginn der Darmperistaltik in dem Augenblick, als ich die thorakale Aorta komprimierte.

Blutabnahme. Es wurde im Einzelnen entnommen: 1. Blut aus der V. portae an ihrem Eintritt in die Leber; 2. Blut vom Herzen aus der rechten und linken Kammer; 3. Blut, das aus der Wunde am Nacken stammt, wo die Medulla zu durchtrennen war.

Diese drei Blutproben wurden stehengelassen, um sie gerinnen zu lassen. Alle waren nach einigen Augenblicken koaguliert und zeigten ein weißlich-milchiges Serum. (Das Blut aus der Vene hatte das gleiche Aussehen; war dorthin der Chylus durchgedrungen oder war er wohl in das Venenblut zurückgeflossen?) Genauso wurde weißer Chylus aus dem Ductus thoracicus abgezogen. Nach einigen Augenblicken war er koaguliert.

Es wurden die 3 Seren ganz frisch mit dem Kupfertartrat untersucht und ebenso das ganz frische Serum des Chylus. 1. Der Chylus der V. portae zeigte bei der direkten Behandlung eine enorme Reduktion. Bei der Präzipitation durch Natriumsulfat, durch die man eine farblose Flüssigkeit erhielt, fiel die Reduktion genauso reichlich aus. 2. Der Chylus aus dem Herzen, der direkt mit dem Kupfertartrat behandelt wurde, ergab eine sehr deutliche, aber weniger starke Reduktion als das Blut der V. portae. Ebenfalls mit Natriumsulfat behandelt war die Reduktion sehr deutlich, aber immer noch weniger stark als bei dem Pfortaderblut. 3. Das Serum des Bluts aus der Nackenwunde wurde direkt mit Kupfertartrat behandelt und ergab kaum Spuren einer Reduktion. Nach der Behandlung mit Natriumsulfat war die Reduktion immer noch fraglich. 4. Das Serum aus dem Chylus wurde direkt mit Kupfertartrat behandelt und ergab keine erkennbare Reduktion.

Wie kam es also, daß Zucker (oder eine reduzierende Substanz) im Blut der V. portae vorhanden war?

Man untersuchte im Darm: 1. Den Magensaft, der angedautes Fleisch enthielt und der das Kupfertartrat überhaupt nicht reduzierte. 2. Die gallige Dünndarmflüssigkeit reduzierte das Kupfersalz überhaupt nicht. 3. Der Urin, der zuvor mit Natriumsulfat behandelt worden war, reduzierte das Kupfersalz überhaupt nicht.

Teile des Serums aus dem Herzen, die bis zum nächsten Morgen aufbewahrt wurden, enthielten noch Zucker, das heißt, sie reduzierten das Tartrat.

Dieses Experiment ist höchst einzigartig. *Es ist nicht zu begreifen.* Es bildet sich Zucker in der Pfortader. Durch welches Organ, durch welchen Mechanismus?

Man müßte das Blut der Pfortader von einem nüchternen Hund nehmen und sehen, ob man dort diese Substanz, die reduziert, findet. Wenn sich Zucker in einer anderen Nahrung als der Stärke bildet, dann ist die Frage der Diabetiker außerordentlich kompliziert. Man müßte nachsehen, ob diese reduzierende Substanz (Zucker oder etwas anderes) schnell genug verschwindet, denn das Blut des Herzens enthält weniger davon und das Blut aus dem Nackenbereich nur fraglich.

Welches ist also das Organ, das diesen Zucker oder diese reduzierende Substanz bildet.[28]

Woher stammte der Zucker bei einem Tier ohne Zufuhr von Kohlenhydraten über die Nahrung? Bernard trug es in sein Journal als einen Ruf der Überraschung ein: „Es ist absolut unverständlich!"

Dieses Experiment wurde im Labor von Theophile-Jules Pelouze (1808-1867) durchgeführt, einem berühmten Chemiker und der Mentor Bernards. Das genaue Datum des Experiments ist nicht festgehalten, doch sein Platz im Laborjournal läßt es zwischen dem 10. und 17. August 1848, wahrscheinlich näher am letztgenannten Tag, einordnen. Es ist von Bedeutung, daß Bernard zur gleichen Zeit und am gleichen Tier zwei unterschiedliche Experimente durchführte, eines bezüglich der Regulierung der Bedingungen für die peristaltischen Bewegungen des Darms, und das andere bezüglich des Zuckerstoffwechsels. Es wird deutlich genug, daß der zweite Teil nur als ein routinemäßiger Gegenbeweis für frühere Experimente angesehen wurde.

Bernards Notizen drücken sein Erstaunen aus. Tatsächlich widersprachen die entdeckten Tatsachen vollständig seiner Arbeitshypothese und den allgemein akzeptierten Ideen zur Tierphysiologie. Das Vorhandensein von Zucker im Blut eines Tieres ohne Zufuhr von Kohlenhydraten über die Nahrung war ein so unglaublicher Befund, daß Bernard, wie wir aus seinem

---

[28] *Ms. 7c,* pp. 379–382.

Journal ersehen, die Spezifität des Kupferreagenz anzweifelte.
Sein „reduktives Material" – war es wirklich Zucker? Er entschloß sich, das Experiment unter Verwendung anderer Methoden der chemischen Analyse zu wiederholen.

Bernard sah sofort, daß das Vorhandensein von Zucker in der
V. portae eines Hundes ohne Zucker im Chylus weitreichende
Konsequenzen hatte, und daß es die existierenden Theorien zur
Pathogenese des Diabetes vollkommen verändern würde. Er entschied, das Experiment an einem hungernden Tier zu wiederholen, und er stellte die entscheidenden Fragen:
1. Wo und durch welchen Mechanismus wird Zucker bei Tieren
   gebildet?
2. Welches Organ des Tieres führt diese „Pflanzen"-Funktion
   aus?

Innerhalb einiger Tage wurde die grundlegende Tatsache, das
Vorhandensein von nichtalimentärem Zucker im Blut von Säu-
getieren, durch neue Versuche bestätigt. Am 21. August gelang
Bernard der positive Nachweis des Vorhandenseins von Glukose
im Blut eines Hundes, der ausschließlich mit Schweineschmalz
und -innereien gefüttert worden war. Also zögerte er nicht länger zu bekräftigen, daß „es auf Kosten von Fett zu einer Bildung
von Zucker kommt".[29] Doch liegt die große Neuheit dieses
Experiments in den Ergebnissen der chemischen Untersuchung
der Gewebe, die man den verschiedenen Bauchorganen entnommen hatte. Ich kann der Versuchung nicht widerstehen, die
Befunde mit Bernards eigenen Worten wiederzugeben:
„Ich nahm die Gewebeproben 1. von der Milz, 2. den Mesente-
riallymphknoten, 3. von der Leber, und habe in diesen nach
Zucker gesucht. Die Gewebeproben von den Lymphknoten und
von der Milz zeigten eindeutig keinen Zucker, doch das Lebergewebe enthielt ihn in *enormen* Mengen".[30]
Es gab Zucker weder in der Milz noch in den Lymphdrüsen,
doch die Substanz erschien in „enormen" Mengen in der Leber.
Welch überraschendes Ergebnis! Viele Fragen bestürmten Bernard. War das Vorhandensein von Zucker in der Leber ein
physiologisches Phänomen? War dies ausschließlich bei der
Leber der Fall oder teilte sie diese Eigenschaft mit anderen
Organen? War dies nur charakteristisch für die Hundeleber, oder
hatten dies alle Tiere gemeinsam? Nach einigen Tagen der fie-

---

[29] *Ms. 7c*, p. 387.
[30] *Ms. 7c*, pp. 390.

berhaften Forschung hatte Bernard die Antworten auf alle Fragen gefunden. Einige Auszüge aus einem Laborjournal vermitteln eine gute Einsicht in seine Untersuchungen:

22. August 1848. Ich habe bei einem Darmhändler Leber vom Kalb und Rind gekauft. In beiden fand ich enorme Mengen Zucker durch das Reagenz und durch Gärung.

23. August 1848. Im Hôpital de la Charité habe ich 3 Stückchen Leber entnommen. 1. Ein Stück von einer körnigen Leber bei einem älteren Mann, verstorben an starker Auszehrung, der Grund ist mir unbekannt; ich habe darin mit dem Reagenz keinen Zucker gefunden. 2. Ein Stück einer sehr schlaffen Leber bei einer sehr dicken Frau, verstorben aus unbekannten Gründen; ich habe bei ihr mit dem Reagenz keinen Zucker gefunden.[31] Ein Stück einer Leber mit gesundem Aussehen bei einem Mann, der mit Arsen vergiftet wurde und dem man Eisenperoxid gegeben hatte. Ich habe bei ihm enorme Mengen Zucker mit dem Reagenz und durch die Gärung gefunden.

24. August. Die Leber des Hundes von dem Experiment von Seite 387, der seit drei Tagen tot ist, enthält immer noch nach dem Reagenz sehr große Mengen Zucker. Ich habe diese Leber in Wasser eingesetzt, und in diesem Wasser mit stark modrigem Geruch habe ich sie bearbeitet.

25. August. Leber eines Menschen mit Albuminurie und mit einer organischen Herzkrankheit, einer sehr langdauernden chronischen Krankheit; stark infiltriert. Die Leber ist sehr gestaut; unter Tartrat findet man Spuren von Zucker.

In einer Leber eines Mannes, der an einer Herzkrankheit verstorben ist, gibt es Zuckerspuren. Man muß bei den unterschiedlichen Fällen entsprechend dosieren.

Auf diese Weise wurde das Vorhandensein von Zucker in der menschlichen und in der Rinderleber klar nachgewiesen. Am 25. August fand Bernard Zucker in der Leber eines Frosches, eines Kaninchens, eines Kapauns und zweier Kalbfeten, die im Schlachthaus von Popincourt getötet worden waren, aber er konnte keinen Zucker in der Leber eines Rochens oder einer Eidechse finden.

Diese Phasen in der Arbeit Bernard kulminierten in der Einreichung einer Notiz für die Akademie der Wissenschaften am

---

[31] *Ms. 7c*, p. 392.

28. August 1848. In dieser Mitteilung, die von Claude Bernard und Charles Barreswil als Co-Autoren unterzeichnet war, wurde festgestellt, daß Zucker, der aus der Leber extrahiert wird, von der chemischen Natur her reine Glukose ist, daß er unter physiologischen Bedingungen in keinem anderen Organ nachgewiesen werden kann und daß das Vorkommen in der Leber „eine physiologische Tatsache ist, die von der Art der Ernährung vollkommen unabhängig ist".[32] Als Beweismittel präsentierten Bernard und Barreswil der Akademie eine Alkoholprobe, die aus der Gärung des Leberzuckers gewonnen worden war.

Das entscheidende Experiment, das in diesem Beitrag genannt wird, entspricht dem ersten Experiment in der zweiten Serie in Bernards klassischen Memoiren zum Ursprung des Zuckers im Tierkörper, das am 21. Oktober 1848 der *Société de Biologie* vorgetragen wurde.[33] Doch gibt es bedeutende Unterschiede zwischen dem Originalexperiment und dem veröffentlichten Text. Im August 1848 konnte Claude Bernard nur die erste der vier in diesem Oktober-Memorandum zitierten Schlußfolgerungen ziehen. Er war sicher, daß „konstant und normalerweise der Zucker der Diabetiker im Blut des Herzens und in der Leber von Mensch und Tier in physiologischem Zustand existiert", er behauptete nur ohne jeden wissenschaftlichen Beweis, daß „die Bildung dieses Zuckers in der Leber stattfindet".

In der Tat wurde Claude Bernard unmittelbar dazu gebracht, daß die alte Theorie über den Nahrungsursprung des tierischen Zuckers falsch war und daß die Leber Zucker produzierte. Aber dieses „unmittelbar" bedeutete unmittelbar nach seinem entscheidenden Experiment im August 1848 und nicht unmittelbar nach dem Beginn seiner Forschungsarbeiten zum Zuckerstoffwechsel.

Selbstverständlich war es leicht, das Vorhandensein von Zukker im Blut der V. portae zu erklären trotz der Tatsache, daß der Blutstrom alle im Lebergewebe gefundenen Substanzen in die entgegengesetzte Richtung forttragen würde. Bernard schlug vor, daß das zuckerreiche Blut in die V. portae zurückgeflossen war, als der Druck auf den Organen bei Eröffnung des Abdomens nachließ.

---

[32] C. Bernard und Ch. Barreswil, „Du presence du sucre dans le foie", *C. R. Acad. Sci., 27* (1848), 514–515.
[33] Zitiert unter 10.

Die wirkliche Demonstration der Glykogenese-Funktion der Leber wurde im September und Oktober 1848 abgeschlossen mit einer Reihe von Experimenten, die durch die Ligatur der Blutgefäße von lebenden Tieren und die Bestimmung des Zuckers in unterschiedlichen Teilen des Kreislaufsystems gekennzeichnet waren. Bernard zeigte, daß es bei vernünftig durchgeführten Experimenten keinen Zucker im Pfortaderblut eines Tieres gibt, welches hungert oder mit Fleisch ernährt wird. Sein Hauptargument zugunsten der Theorie von der Glykogenese-Funktion der Leber war präzise das Fehlen von Zucker in der Pfortader und das Vorkommen in den suprahepatischen Venen und im Arterienblut. Wie viel Glück hatte er, daß er einige Tatsachen ignorierte. Zu allererst gibt es in jedem Fall eine gewisse Zuckermenge im Blut der V. portae. Es lag nur an einer besonderen Eigenart seines chemischen Tests, daß eine graduelle Differenz zu einer Alles-oder-Nichts-Reaktion wurde. Die große Zuckermenge im Blut der Hunde von Bernard ergab sich aus der Tötungsart (Durchtrennung der Medulla oblongata) und sollte als eine pathologische Ausnahmebedingung interpretiert werden. Es ist erstaunlich, „wie viel instinktive Beurteilung und sogar reines Glück mit zu der Entdeckung beitrug, von der Bernard mit einigem Fug und Recht glaubte, daß sie auf den strengsten experimentellen Beweisen beruhte".[34] Und wie interessant ist es, das Ausmaß zu bestimmen, bis zu dem ein großer Wissenschaftler seine eigenen früheren Gedanken rekonstruiert, damit sie zu seiner späteren Auffassung passen.[35] Die nächsten

---

[34] J.M.D. Olmsted und E. Harris Olmsted, *Claude Bernard and the Experimental Method in Medicine* (New York: Schuman, 1952).

[35] Cannons Buch *The Way of an investigator*, New York, 1945, bringt viele ausgezeichnete Beispiele der „deduktiven", historisch falschen Ansätze zur Analyse der wissenschaftlichen Entdeckungen. Cannon sagt (p. 65), daß Claude Bernard „bei der Untersuchung des Blutes auf seinen Zuckergehalt an den verschiedenen Orten nach Verlassen des Darms, wo der Zucker resorbiert wird . . . weniger davon im Blut der linken Herzseite und in den Arterien als in den Venen fand. Er zog den irrigen Schluß, daß der Zucker in den Lungen verbraucht wird. Danach führte ihn sein Interesse am Zuckerstoffwechsel im Körper dazu, Personen, die an Diabetes litten, zu untersuchen, und er war betroffen von dem Nachweis, daß die Ausscheidung des Zuckers im Urin der Diabetiker größer ist als die entsprechende Menge in der aufgenommenen Nahrung. Da kam ihm plötzlich der Leitgedanke, daß Zucker im Organismus produziert wird". Dies ist, glaube ich, die Art, in der Cannon die tierische Glykogenese entdeckt haben würde, doch fehlt ihr jede Verbindung mit der geschichtlichen Wahrheit.

Schritte in Bernards Arbeit zur Glykogenese-Funktion der Leber
sind aus diesem Blickwinkel noch aufschlußreicher. In diesem
Fall ist es von unschätzbarer Hilfe, wie wahrscheinlich in jeder
historischen Analyse aller anderen wissenschaftlichen Entdek-
kungen, auf Originaldokumente aus erster Hand zurückzugrei-
fen. Die Bedeutung der systematischen Durchsicht dieser Art
von Dokumenten, insbesondere der Laborjournale, kann kaum
überschätzt werden.

Aus: *Journal of the History of Biology 1 (1968) S. 141–154*

Der Prioritätenstreit um die Entdeckung des Glykogens zwischen Claude Bernard und Victor Hensen

Von Rüdiger Porep

I. Vorbemerkungen zum Thema Prioritätenstreit

Zu einem Prioritätenstreit kommt es, wenn identische oder doch zumindest sehr ähnliche Beobachtungen oder Entdeckungen von zwei oder mehr Autoren unabhängig voneinander gleichzeitig veröffentlicht werden und jeder der Autoren darauf besteht, der erste gewesen zu sein. Solche Streitigkeiten sind praktisch auf die Gebiete Naturwissenschaften, Medizin und Technik beschränkt, wiewohl sie auch den Geisteswissenschaften und der Kunst nicht ganz fremd sind, doch sind hier die Akzente von vornherein anders gesetzt: Man spricht von Originalität und Plagiat. Prioritätenstreitigkeiten hat es zu allen Zeiten gegeben, doch in sehr unterschiedlicher Häufung. In der zweiten Hälfte des 19. Jahrhunderts waren sie gang und gäbe. Es gibt kaum einen Zeitschriftenband, kaum eine Forscherbiographie, die frei davon ist. Im folgenden soll kurz der Frage nachgegangen werden, welches die Ursachen dafür sind, daß der Höhepunkt solcher Prioritätenstreitigkeiten in der zweiten Hälfte des vorigen Jahrhunderts liegt (vgl. *Mann*, p. 999) [22]. Vor diesem Hintergrund wird dann ein Prioritätenstreit besonderer Art analysiert, der bis heute immer wieder Gemüter und Federn bewegt – der Prioritätenstreit um die Entdeckung des Glykogens, *Claude Bernard* contra *Victor Hensen.*

Seit 1840 verlor die naturphilosophische, spekulative Richtung der Medizin, die bis dahin zumindest in Deutschland fast ausschließlich das Feld beherrschte, sehr schnell an Boden zugunsten der mächtig sich ausdehnenden naturwissenschaftlichen Medizin. Die physikalisch-chemische Methode in der medizinischen Forschung versprach Fortschritt nach Jahrzehnten stationären feinsinnigen Spekulierens und fruchtlosen Systematisierens. Klare, nachprüfbare, wenn irgend möglich experimentelle

Beobachtung, Maß und Zahl waren fortan das Ziel forschenden
Bemühens, nicht jedoch weitere Gedankengebäude aus den
alten, schon reichlich oft verwendeten Steinen.

Die Naturwissenschaften und, in ihrem Gefolge, die Technik
entwickelten sich von nun an in atemraubender Geschwindigkeit fort. Die Physik bot in rascher Folge neben neuen Erkenntnissen neue Meßgeräte, auch verbesserte Mikroskope, die Chemie verfeinerte die Analysenmethoden, die es erlaubten, immer
kleinere Stoffmengen immer genauer zu identifizieren, ihr
gelang die Synthese organischer Substanzen, sie klärte immer
mehr chemische, auch biochemische Abläufe auf. Die Medizin
brauchte das neue Handwerkszeug nur zu ergreifen und sich an
die Arbeit zu machen. Das Ergebnis war eine gewaltige Fülle
neuer Entdeckungen und Beobachtungen.

Es scheint, als hätten die Schlag auf Schlag bekanntwerden-
den Entdeckungen einen regelrechten Erfolgsrausch ausgelöst.
Man mußte einfach nach Kräften mitforschen, mitentdecken und
– Ruhm und Ehre ernten. Der alte Brauch der Wissenschaftler,
besonders herausragende Leistungen mit dem Namen des
Autors zu verknüpfen, stachelte den Ehrgeiz der Mediziner an;
schließlich war dieser Brauch in der Medizin besonders verbreitet, die Chancen also relativ groß, andererseits stand die Verlok-
kung ständig vor Augen, denn schon von seinen ersten Anato-
miestudien her fehlte es dem Mediziner nicht an einer Fülle von
Beispielen des schönsten Nachruhms. Inwiefern nun begünstigte
diese Zeit *Parallelentdeckungen*, warum entbrannten darüber so
überaus heftige, verbissene, ja giftige, alle Regeln des Anstands
verletzende Freundschaften zerbrechende, Parteien bildende
Prioritätsstreitigkeiten?

Die wichtigste Rolle bei *Parallelentdeckungen* spielte bei der
damaligen hohen Entdeckungsfrequenz bei niedrigem methodi-
schem Aufwand sicherlich der Zufall. In einer Zeit, wo zum Beispiel gut ausgebildete Mikroskopiker fast sicher sein konnten,
daß sie etwas sahen, was vor ihnen noch niemand gesehen hatte,
vorausgesetzt nur, sie benutzten ein Mikroskop allerneuester
Bauart, das in seiner Leistungsfähigkeit alles bisher dagewesene
beträchtlich übertraf, waren die Umstände günstig für Doppel-
entdeckungen.

Dazu nur ein Beispiel: Der Anatom *Wilhelm Krause* (1833–1910) und der
Physiologe *Victor Hensen* (1835–1924) legten etwa zur gleichen Zeit je eine
Muskelfaser unter ihr neues, leistungsfähiges Mikroskop. Beide sahen, daß die
schon bekannten Querstreifen, die anisotropen A-Streifen und die isotropen I-
Streifen, ihrerseits durch einen schmalen Streifen noch einmal unterteilt sind.

Beide gaben ihre Entdeckung alsbald zum Druck, *Krause* in einer Zeitschrift, *Hensen* in einer Monographie. Durch die Säumigkeit des Kupferstechers, der *Hensens* Entdeckung von der Zeichnung auf die Druckplatte übertragen sollte, verzögerte sich der Erscheinungstermin der Monographie. Wenige Tage vor der Drucklegung fiel *Hensen* die Publikation *Krauses* in die Hände, und er las mit Entsetzen von der Entdeckung eines neuen Querstreifens im Muskel. Aus späteren Äußerungen klingt an, daß Trauer und Wut über die verpaßte Chance ihn zum Prioritätenstreit rüsten ließen, denn nur Faulheit oder Krankheit eines Kupferstechers hatten verhindert, daß seine Publikation Monate früher erschienen war, und er die Frucht seiner Mühen ernten konnte. Als *Hensens* erster Ärger verflogen war und er eine zweite Arbeit *Krausens* zum gleichen Thema einsehen konnte, konstatierte er zu seiner Verwunderung und Erleichterung, daß *Krause* einen anderen Streifen beschrieben hatte als er selbst; der spätere *Krausesche* Streifen, der heute Z-Streifen heißt, begrenzt einen isotropen Abschnitt, der H-Streifen bzw. die H-Bande *(Hensenscher Streifen)* liegt dagegen im anisotropen Abschnitt einer Sarkomere. – So fiel ein Prioritätenstreit, der durch Zufall entstanden wäre, durch Zufall aus *(Porep, p. 76–77) [25].*

Der Zufall spielt bei der Großforschung, die gelegentlich schon in industriellem Ausmaß betrieben wird, eine geringe Rolle. Machen sich zwei Forscher oder Forschergruppen auf der Basis eines bestimmten Wissensstandes in einer bestimmten Zielrichtung an die Arbeit, so sind bei gleicher Methodik und gleicher Arbeitsintensität gleiche Ergebnisse innerhalb eines engen Zeitraums geradezu zwangsläufig zu erwarten. Diese Erkenntnis ist eine Voraussetzung für Wissenschaftsplanung. Bei Parallelentdeckungen kann also unter bestimmten Voraussetzungen heute von Zufall keine Rede mehr sein.

Auf eine Doppelentdeckung folgt also keineswegs zwangsläufig ein Prioritätenstreit. Jedoch in einer hektischen, entdeckungsfreudigen, ja entdeckungswütigen Zeit, die naturwissenschaftlichen und technischen Fortschritt auf ihre Fahnen geschrieben und Ruhm und Ehre zu höchsten Idealen erhoben hatte, die damit also die Individualleistung, später dann auch die Nationalleistung über die Maßen heraushebt, gedeiht das Klima für Prioritätenstreitigkeiten. Man kann von einer regelrechten Ideologie der Leistung und des Erfolgs sprechen, wobei als Leistungsträger das Individuum gesehen wird, dem allein dann auch die Krone des Erfolgs gebührt. Der Wert des Forschers ist direkt proportional zu seinem Erfolg. Das forcierte Erfolgsstreben beschriebener Art führt leicht zu Auswüchsen, von denen der Prioritätenstreit einer ist.

Der Prioritätenstreit ist ein menschlich-gesellschaftliches, kein wissenschaftsimmanentes Problem. Es ist kein Zufall, daß der berühmteste Prioritätenstreit unserer Tage, der sich um die Entdeckung von Elementarteilchen und die Erstdarstellung von

Transuranen rankt, zwischen Nationen ausgetragen wird, die sich auch sonst nicht uneingeschränkt freundlich gegenüberstehen.

II. Der Hintergrund des Prioritätenstreits um die Entdeckung des Glykogens

Ein Prioritätenstreit kann in aller Regel nicht losgelöst von den darin verwickelten Personen und ohne Kenntnis ihrer Arbeitsgebiete abwägend betrachtet werden. Deshalb soll in den folgenden vier Abschnitten der hier notwendige Informationshintergrund skizziert werden.

1. Biographisches zu Claude Bernard [8, 9, 13, 19, 21, 28]

An Schrifttum über den unbestrittenen Meister der französischen Physiologie und vielleicht wichtigsten Mitbegründer der experimentellen Medizin ist kein Mangel. Deshalb mag eine bescheidene Skizze an dieser Stelle genügen.

Geboren wurde *Claude Bernard* am 12. Juli 1813 in Saint-Julien-en-Beaujolais, einem kleinen Ort an der Rhône in der Gegend von Lyon. Sein Vater war abhängiger Weinbauer, also Pächter. Nach Beendigung seiner Schulbildung an Kollegien in Villefranche (Saône) und Thoissey (Ain) trat er in eine Apotheke in Vaise, einer Vorstadt von Lyon, als Lehrling ein. In dieser Apothekerzeit, in den Jahren 1832 und 1833, widmete er seine Freizeit dem Theater. Er verfaßte eigene Stücke, so „La Rose du Rhône" und das historische Drama „Arthur de Bretagne". Mit dem Manuskript dieses Dramas erhoffte er die Förderung des Professors für Poesie an der Sorbonne, *Saint-Marc Girardin*, zu erringen; er wollte Dichter werden.

Der Besuch bei dem Literaturprofessor im Jahre 1834 war für *Cl. Bernards* weiteren Lebensweg entscheidend. Des Professors Rat war: Die Dichtkunst für die Mußestunden, als Beruf die Medizin. Diesem Rat folgend, schreibt sich der enttäuschte Dichter ohne Säumen als Student der École de Médecine in Paris ein. Sein klinischer Lehrer am Hôtel-Dieu ist *François Magendie* (1783–1855). Dieser große Experimentalmediziner, der nicht nur dirigierender Arzt am Hôtel-Dieu, sondern gleichzeitig auch Professor der Physiologie und allgemeinen Pathologie am Collège de France war, machte *Cl. Bernard* zum Préparateur in seinen Laboratorien und damit zu seinem Schüler. Mit dreißig Jahren endlich wird *Cl. Bernard* zum Dr. med promoviert auf Grund der Dissertation „Du suc gastrique et de son rôle dans la nutrition", Paris 1843. Nach Jahren vergeblichen Bemühens um eine adäquate Stellung (trotz des Preises für experimentelle Medizin der Académie des Sciences im Jahre 1845) wurde er endlich 1847 zum Stellvertreter *Magendies* am Collège de France ernannt, doch erst 1854 erhielt er den neuerrichteten Lehrstuhl für Physiologie an der Sorbonne.

Jetzt stieg sein Stern in steiler Kurve; im selben Jahr wird er Mitglied der Académie des Sciences (Sektion Medizin und Chirurgie), schon 1855 wird er Nachfolger *Magendies* am Collège de France, 1868 zog er nach dem Tode des Physiologen und vergleichenden Anatomen *Pierre Flourens* (1794–1867) in die Académie Française ein. Im Jahre 1869 wird *Cl. Bernard* Präsident der Académie des Sciences; im gleichen Jahre wird er auch zum Senator auf Lebenszeit ernannt. Die letzte einer Fülle von Ehrungen ist ein Staatsbegräbnis auf dem Friedhof Père-Lachaise in Paris. Er starb am 10. Februar 1878.

2. *Claude Bernards Forschungen zum Zuckerstoffwechsel*
   [21, 24, 27, 30, 32]

Es ist unmöglich, *Cl. Bernards* monumentale experimentelle und literarische Leistung kurz zu würdigen. Seine Arbeiten umfassen die Verdauung, den Stoffwechsel, die Wärmeregulation, die Neurophysiologie, besonders auch die Physiologie des vegetativen Nervensystems, die experimentelle Pathologie und (innere) Medizin, die Anaesthesie, den Diabetes. Er hat grundlegende physiologische Begriffe erstmals formuliert. Aus seinen späteren Jahren stammen Schriften zu Problemen der medizinischen Grundlagenforschung. Hierher gehört insbesondere seine Schrift „Introduction à l'étude de la médecine expérimentale", die 1865 in Paris erschien. Dieses Buch wird bis heute immer wieder neu aufgelegt und gehört nicht nur in das Curriculum des französischen Medizinstudenten, sondern begegnet auch in einer Schulausgabe französischen Gymnasiasten im Philosophieunterricht [8, 9].

Als *Cl. Bernard* sich der Erforschung des Zuckerstoffwechsels zuwandte, war bekannt, daß Zucker im Blut vorkommt, jedoch nur unter zwei Bedingungen, nämlich physiologisch nach kohlenhydratreicher Nahrung und pathologisch beim Diabetes. Man wußte weiter, daß der Diabetiker Zucker aus Eiweißstoffen bilden kann, während im physiologischen Zustand der Blutzucker ausschließlich das resorbierte Produkt der Stärkeverdauung durch den Bauchspeichel darstellen sollte. Der Pfortaderkreislauf war bekannt, ebenso die Zuckerausscheidung durch die Niere bei hohem Blutzuckerspiegel.

Cl. Bernard stellte nun fest, daß im Blut der Versuchstiere *regelmäßig* Zucker vorkommt, sowohl bei kohlenhydratfrei ernährten Tieren wie auch bei völliger Nahrungskarenz. Er fand weiter, daß die Leber regelmäßig zuckerreich ist, auch dann, wenn keine Kohlenhydrate verfüttert worden waren, ja selbst noch nach mehrtägigen Fastenperioden. Der Nachweis des

Leberzuckers, der ihm im Jahre 1848 glückte, führte zu der weiteren Frage nach der Herkunft dieses Zuckers. Entweder wird der Zucker durch einen chemischen Prozeß im Leberparenchym erzeugt, was man nach den gültigen Thesen der Physiologie für unwahrscheinlich halten mußte, da man nur die Pflanze zur Synthese organischer Substanzen befähigt hielt, während sich im tierischen Organismus nur dissimilatorische Prozesse abspielen sollten; oder aber die Leber ist ein *organe condensateur*, d. h. sie akkumuliert und kondensiert den aus der Nahrung resorbierten Zucker (*Mani,* p. 99) [21]. *Cl. Bernard,* der nichts von Dogmen hielt, neigte auf Grund seiner Experimente der ersten Ansicht zu. Wenn man Hunde längere Zeit fasten ließ, wonach ihre Leber fast zuckerfrei war, und sie dann mit reiner Fleischkost ernährte, so belud sich die Leber wieder mit Zucker, der offenkundig aus dem Eiweiß des Fleisches gebildet wurde. So stellte er 1849 fest: „Die Leber ist Sitz und Quelle des tierischen Zuckers" (*Bernard,* p. 131) [1]. Lange hielt *Cl. Bernard* an der Theorie fest, der Leberzucker werde ausschließlich aus Eiweiß gebildet.

Schließlich erkannte *Cl. Bernard* jedoch, daß der Leber außer der proteinogenen Zuckerbildung eine zweite Funktion zukommen müsse. In seiner berühmten Monographie „Nouvelle fonction du foie considéré comme organe producteur de matière sucrée chez l'homme et les animaux" aus dem Jahre 1853 [2] schreibt er nämlich, daß der aus der Nahrung resorbierte Zucker die Zuckermenge in der Leber und im übrigen Organismus nicht erhöhe. Da der resorbierte Zucker ja nicht verschwinden kann, muß er umgebildet werden; aus ihm entsteht eine milchig-opalisierende Substanz, deren Eigenschaften ihm jedoch vorerst noch völlig verborgen blieben.

Im Wintersemester 1854/55 sagt *Cl. Bernard* in seiner Vorlesung am Collège de France, die er schriftlich niedergelegt hat, daß kein Zweifel an der Tatsache bestehe, daß die zuckrigen Substanzen, die aus dem Darm über die Pfortader zur Leber gelangen, dieses Organ nicht durchqueren, sondern im Innern der Leber in eine neue Substanz umgewandelt werden, die dem Leberdekokt ein weißliches Aussehen verleiht, und die aus einer Verbindung aus Fett und Proteinen zu bestehen scheint (*Bernard,* p. 154) [3].

Cl. Bernards unermüdlicher Experimentierkunst und seiner Bereitschaft, jahrelang gepflogene Gedankengänge in Frage zu stellen, ist es zu verdanken, daß er den verlockenden, fast zwingenden Schluß, Zucker werde in der Leber in ein Protein umgewandelt und diese Substanz bilde dann zusammen mit dem Nahrungsprotein das gemeinsame und einheitliche Substrat für die glykogene Funktion der Leber, *nicht* zog und damit die Forschung als abgeschlossen ansah. Er fand nämlich heraus, daß isolierte, also tote Lebern noch eine Zeitlang weiter Zucker zu bilden vermögen, wobei die Opaleszenz der Organe verlorengeht. Er sieht die Analogie zum Pflanzenreich, wo eine intermediäre Substanz, die Stärke, durch fermentative Prozesse in Zucker umgewandelt werden kann und nennt die zuckerbildende Substanz *tierische Stärke (fécule animale)*. Es gelang ihm, diese glykogene Substanz, die er wasserlöslich, dagegen alkoholunlöslich fand, 1855 in Pulverform zu gewinnen. Zwar war diese Substanz im chemischen Sinne nicht rein, dennoch konnte *Cl. Bernard* bereits jetzt die wichtigsten chemischen und physiologischen Eigenschaften beschreiben. Das Glykogen war damit entdeckt. *Cl. Bernard* rief die Forscher auf, diese neue Substanz zu isolieren und chemisch zu untersuchen (*Mani*, p. 103) [21].

Im Jahre 1857 beschrieb *Cl. Bernard* die Eigenschaften des Glykogens, seiner *matière glycogène*, genau. Er hatte es inzwischen rein (nach den damaligen Kriterien) dargestellt, denn er konstatierte sowohl, daß die Substanz stickstoffrei ist, als auch, daß sie durch pflanzliche Diastase sowie durch tierische Fermente (Pankreassaft), aber auch durch Kochen mit Mineralsäuren vollständig in Zucker gespalten wird. Zudem sprach er klar aus: Die Synthese des Glykogens vollzieht sich in der Leber; dies ist ein vitaler Akt. Die Spaltung des Glykogens ist ein chemischer Prozeß, dessen Ablauf an Leben nicht gebunden ist (*Bernard*, p. 583) [5].

Damit muß festgehalten werden, daß *Cl. Bernard* in zehnjähriger Arbeit von bewundernswerter Folgerichtigkeit, von faszinierender gedanklicher Klarheit die Schlüsselsubstanz des Kohlenhydratstoffwechsels 1855 entdeckt und 1857 exakt beschrieben hat. Im Zuge dieser Arbeiten hat er keineswegs nur die Substanz Glykogen isoliert und charakterisiert, sondern er hat den Zuckerstoffwechsel schon recht weitgehend zu verstehen gelehrt und grundlegende Mechanismen seiner Regulation erkannt.

3. Biographisches zu *Victor Hensen* [25]

Der Name des Kieler Physiologen *Victor Hensen* ist Medizinern nicht unbekannt; zumindest Physikumskandidaten kennen die *Hensen*schen Zellen im Innenohr (Stützzellen des Cortischen

Organs) und aus der mikroskopischen Anatomie der querge-
streiften Muskulatur den H-Streifen (*Hensen*scher Streifen) im
anisotropen Abschnitt der Sarkomere. Die Termini *Hensen*scher
Kanal (Ductus reuniens), *Hensen*scher Knoten (Primitivknoten),
*Hensen*scher Streifen (Versteifungsleiste der Membrana tectoria
im Innenohr), *Hensen*scher Körper (Innenkörper in den äußeren
Haarzellen im Cortischen Organ) sind im Laufe der letzten Jahrzehnte immer ungebräuchlicher geworden (*Porep*, p. 67, 76, 90)
[25].

Victor Hensen wurde in dem Dörfchen Bünge bei Schleswig geboren, als *Cl.
Bernard* zweiundzwanzig Jahre alt war, am 10. Februar 1835. Sein Vater *Hans
Hensen* war Direktor der damals weithin bekannten Taubstummenschule in
Schleswig, die noch heute besteht. *Hans Hensen* war studierter Jurist mit
medizinischen und pädagogischen Ambitionen. *Victor Hensen* studierte vom
Sommersemester 1854 bis zum Sommersemester 1856 in Würzburg, anschlie-
ßend zwei Semester in Berlin und schließlich die beiden letzten Semester in
Kiel Medizin. Hier legte er im Jahre 1858 das Staatsexamen ab, wird 1859 auf
Grund seiner Dissertation „De urinae excretione in epilepsia" zum Dr. med. et
chir. promoviert, kurz darauf zum Prosektor in der Anatomie ernannt und noch
im selben Jahr habilitiert.
Im Jahre 1864 wird der Anatom Victor *Hensen* zum außerordentlichen Pro-
fessor für Physiologie und Direktor des physiologischen Laboratoriums an der
Universität Kiel ernannt, 1868 erhält er seine Bestellung als Ordinarius. Auch
Hensen war Mitglied mehrerer in- und ausländischer wissenschaftlicher Aka-
demien; in zahlreichen Ordensverleihungen, Ehrentiteln, akademischen
Ehrengraden drückte sich die Würdigung seiner Leistungen aus. Er hatte nacheinander mehrere Forschungsschwerpunkte: Mikroskopische Anatomie des
Blutes, der Muskulatur, des Auges und besonders des Innenohrs, Embryologie,
die Physiologie der Reproduktion, besonders aber die Physiologie des Gehörs.
Wissenschaftlich wahrhaft wegweisend ist *Hensens* Beitrag zur Meeresbiolo-
gie. Auf ihn gehen die Anfänge der quantitativen Forschungen in der
Fischereibiologie zurück, er ist der Schöpfer des Begriffes *Plankton*, er rief die
quantitative Forschungsrichtung der Planktologie ins Leben. *Hensen* war auch
Initiator und Leiter mehrerer meeresbiologischer Expeditionen, darunter auch
der ersten Planktonexpedition der Welt. Über viele Jahre führte er den Vorsitz
der Preußischen Kommission zur Untersuchung der deutschen Meere, die ihren
Sitz in Kiel hatte und für deren Schaffung er der maßgebende Promotor gewesen ist. *Hensen* starb am 5. April 1924 in seinem neunzigsten Lebensjahr nach
einem erfüllten wissenschaftlichen Leben.

4. Victor Hensens Forschungen zum Zuckerstoffwechsel

Einer der Würzburger Lehrer des vorklinischen Studenten *Hensen* war *Johann Joseph Scherer* (1814–1869), Professor für organische Chemie (worunter damals noch nicht die Chemie der
Kohlenwasserstoffe, sondern eher die heutige Biochemie ver-

standen wurde). Der Medizinstudent *Hensen* schreibt nun selbst: „In Folge der neuesten Arbeit *Bernards* über die Zuckerbildung in der Leber (Compte rendu vom 24. September 1855) hatte Hr. Prof. *Scherer* die Güte mich zu einer Untersuchung des Processes der Zuckerbildung aufzufordern" (*Hensen*, p. 219) [17]. Die von *Hensen* zitierte Arbeit *Cl. Bernards* [4] enthält die schon erwähnte Aufforderung an die Forscher, die neue Substanz (matière glycogène) zu isolieren und chemisch zu untersuchen, was sich *Hensen* außer den von *Scherer* angeregten Nachuntersuchungen zur Aufgabe machte. *Hensen* hatte die für einen Studenten ganz ungewöhnliche Gelegenheit, die Ergebnisse seiner Untersuchungen in einer Sitzung der Physicalisch-Medicinischen Gesellschaft zu Würzburg, der berühmten *Physico-Medica*, am 18. Juli 1856 vorzutragen. Die *Bernard*schen Befunde fand er in seinen Nachuntersuchungen bestätigt. In Experimenten zur Wirkung der Fermente auf das Glykogen ging *Hensen* über *Cl. Bernards* Mitteilungen hinaus, indem er nicht nur Pankreasauszug (auf Anraten des Anatomen *A. v. Koelliker* (1817–1905) als Ersatz für Bauchspeichel, der ihm nicht zur Verfügung stand, sondern auch Mundspeichel auf Glykogen einwirken ließ, und zwar auch auf gekochtes Lebergewebe, in dem im Gegensatz zu frischem rohem Lebergewebe keine spontane Glykolyse beobachtet wurde. Auf die Anwendung von Speichel kam *Hensen* dadurch, daß ihm das gleichsinnige Verhalten von Pankreassaft und Speichel auf Stärke und Stärkekleister bekannt war. Er stellte nun in seinem Vortrag fest, daß Speichel und Pankreasauszug in der gekochten Leber frisch getöteter Tiere Zucker zu erzeugen vermögen. Insgesamt enthält seine Mitteilung, die auch gedruckt im Organ der *Physico-Medica* erschien, nichts wesentlich Neues [17]. In der Diskussion nach *Hensens* Vortrag bemerkte *Koelliker*, daß die Untersuchungen *Hensens* namentlich für die noch so rätselhafte Funktion des Pankreas von Bedeutung zu werden versprächen – hierzu hatte *Hensen* einige, allerdings abwegige, wenn auch keinesfalls unsinnige Thesen im Sinne der inneren Sekretion geäußert. *Koelliker* regte besonders an, die Substanz, aus welcher der Zucker in der Leber entsteht, weiter zu verfolgen. Dies war eine Aufforderung an *Hensen*, weiterzuarbeiten mit dem Ziel, das Glykogen zu isolieren [29]. Schon kurze Zeit später, zum Wintersemester 1856/57 wechselte *Hensen*, nunmehr Kliniker, an die Universität Berlin über. Der damals schon sehr bekannte Pathologe *Rudolf Virchow* (1821–1902) hatte zur gleichen Zeit den Würzburger mit dem Berliner Lehrstuhl vertauscht. Dies war möglicherweise sogar das Motiv für *Hensens* Studienortwechsel, denn er fand in *Virchow* sofort nach seiner Ankunft in Berlin einen wirksamen Förderer. So konnte er seine Glykogenstudien in den Laboratorien des Berliner Pathologischen Instituts ohne Unterbrechung fortsetzen, denn er hatte die Aufforderung *Koellikers* sehr wohl im Ohr behalten.

Am 11. Dezember 1856 schon konnte *Hensen* im Berliner Naturwissenschaftlichen Verein der Studierenden das von ihm inzwischen dargestellte Glykogen mit seinen charakteristischen Eigenschaften vorführen. Diese Vorführung wiederholte er am 1. April 1857 im Pathologischen Institut in Berlin vor *Virchow* und dem Basler Professor *J. I. Hoppe* (1811–1891); bei dieser Vorführung waren auch die Professoren *F. Dittrich* (1815–1859), Kliniker in Erlangen, *J. v. Gerlach* (1820–1896), der Erlanger Physiologe, *A. Fick* (1829–1901), der damals noch Physiologe in Marburg war, ehe er Ordinariate in Zürich und Würzburg innehatte, zugegen, wozu noch der Leipziger Physiologe *O. Funke* (1828–1879) kam, der bald darauf das Ordinariat seines Faches in Freiburg übernahm. *Hensen* betont ausdrücklich, daß alle diese Herren die Demonstration der Eigenschaften des Glykogens nicht nur mit angesehen hätten, sondern sie auch ausdrücklich anerkannt haben, was übrigens von keinem der Beteiligten je dementiert worden ist (*Hensen*, p. 396) [18].

Man geht wohl nicht fehl in der Annahme, daß *Hensens* Demonstrationen nicht zufällig mit dem Besuch aller der genannten Forscher zusammenfällt; sicherlich hat *Virchow* den gerade zweiundzwanzigjährigen Studenten dazu aufgefordert, denn eine dreiste Aufdringlichkeit von seiten *Hensens* stände in einem eklatanten Widerspruch zu der Zurückhaltung und Bescheidenheit, die sich bei *Hensen* zeitlebens beobachten läßt.

Der weitere Fortgang der Geschichte der Isolierung des Glykogens durch *Hensen* ist dramatisch. Am 12. April 1857 las *Virchow* in der Nummer 13 der Gazette médicale de Paris vom 28. März 1857 eine Mitteilung von *Cl. Bernard*, worin dieser bekanntgab, daß er das Glykogen isoliert habe. *Virchow* erfaßte die Konsequenzen dieses Aufsatzes für die Prioritätsansprüche seines Schülers *Hensen*. Er übergab ihm sofort die genannte Zeitschrift mit der Aufforderung, seinerseits zur Wahrung seiner Priorität ohne Säumen eine Mitteilung zu seiner Glykogenentdeckung zu verfassen, aus der die Methodik, die Ergebnisse und die Datierung seiner Arbeiten klar hervorgehen. *Hensen* ließ sich durch die alarmierende Nachricht in seiner Aktivität nicht lähmen. Schon am 13. April, also am folgenden Tag, übergab er

Virchow die Arbeit über die Isolierung des Glykogens, und *Virchow* machte es möglich, daß sie noch im Aprilheft des von ihm selbst herausgegebenen Archivs für pathologische Anatomie und Physiologie und für klinische Medicin erschien.

Hensens Aufsatz enthält eine Beschreibung seiner Methode, das Glykogen zu isolieren, die von der *Cl. Bernard*schen Methode insbesondere dadurch abweicht, daß *Hensen* die im Leberdekokt enthaltenen Eiweißsubstanzen durch Fällung mit Essigsäure in Kälte entfernt, was ihm schon im Herbst 1856 von *Scherer* geraten worden war, während *Cl. Bernard* die stickstoffhaltigen Beimengungen dadurch zerstört, daß er den Leberdekokt mit Ätzkali versetzte und aufkochte. Diese Methode erschien *Hensen* nicht angemessen, weil die dabei entstehenden Salze und Zersetzungsprodukte die Reindarstellung des Glykogens erschweren [18]. Diese Einzelheiten und der weitere Inhalt von *Hensens* Publikation beweisen eindeutig, daß sich der Autor über einen längeren Zeitraum hinweg ausgiebig mit den Problemen um die Entstehung, den Stoffwechsel des Glykogens, mit der Reindarstellung dieser Substanz und schließlich ihren physikalischen, chemischen und physiologischen Eigenschaften auseinandergesetzt hatte, und dies trotz der erschwerenden Umstände des Studienplatzwechsels, der beschränkten Hilfsmittel und des Fehlens jeglicher Assistenz.

III. Der Streit um die Entdeckung des Glykogens

Als *Cl. Bernard* von den Arbeiten des Studenten *Victor Hensen* über das Glykogen, die von der Isolierung dieser Substanz gekrönt waren, erfuhr, war seine Reaktion so heftig wie eindeutig. Noch kurz vor seinem Tode bekräftigte er seine Ansicht mit den Worten: „Hensen n'a jamais isolé ni montré la matière glycogène" [7]. (Zit. nach [16].) Offenbar verbot es sein Stolz, die Möglichkeit auch nur zu diskutieren, daß ein blutjunger Student das Glykogen isoliert und demonstriert haben könnte. Für ihn war die Angelegenheit damit erledigt, daß er *Hensen* kurzerhand und unversöhnlich des Betrugs bezichtigte, denn wie anders soll man seine Äußerung interpretieren?

Hensen äußert sich in seinem Aufsatz „Über Zuckerbildung in der Leber" [18], zu dessen Publikation ihn *Virchow* unmittelbar nach der ersten Lektüre der *Cl. Bernard*schen Mitteilung über die Isolierung des Glykogens in der Gazette médicale gedrängt hatte (s. o.), so: „Es ist *Bernard* gelungen, den Zucker bildenden

Stoff darzustellen und zugleich beschreibt er den Mechanismus, durch welchen die Umsetzung desselben in Zucker geschieht . . . So ist es *Bernard* geglückt, die Grundzüge dieses wichtigen Prozesses von Anfang bis zu Ende fast allein aufgefunden zu haben und ich muß fast besorgen, daß mein Antheil an der Feststellung dieser neuesten Thatsachen gänzlich verloren gehe." (*Hensen*, p. 396. [18])

Zweimal noch wurde unter *Hensen* über Glykogen gearbeitet; er selbst wandte sich dieser Substanz nicht mehr aktiv zu. Doch in beiden Publikationen seiner Schüler sucht man vergeblich nach Tönen, die etwa einen Prioritätenstreit *Bernard-Hensen* signalisieren könnten. Elf Jahre nach der Reindarstellung des Glykogens, also im Jahre 1868, schreibt *Hensens* Assistent *C. Dähnhardt* zu Beginn eines Aufsatzes mit dem Titel „Zur Glycogenbildung in der Leber" [11] folgende Zeilen: „. . . vom Jahr 1857, in welchem *Hensen* seine mit *Claude Bernard* gleichzeitig gemachte Entdeckung des Glycogens veröffentlicht." Zweiundzwanzig Jahre nach *Cl. Bernards* Tod, im Jahre 1900, leitet *Hensens* Doktorand *Ernst Harmsen* seine Dissertation „Beiträge zur Bestimmung des Leberglykogens" mit einer kleinen Verbeugung gegen seinen Doktorvater so ein: „Seit der im Jahre 1856 bzw. 1857 fast gleichzeitig durch *Hensen* und *Claude Bernard* erfolgten Entdeckung des Glykogens . . ." [23]

Diese hier aufgeführten persönlichen und mittelbaren Äußerungen sind die einzigen, die sich von den Kontrahenten zum Prioritätenstreit um die Entdeckung des Glykogens ermitteln lassen. Berücksichtigt man den Umfang und die Heftigkeit der üblichen Prioritätenstreitigkeiten in der zweiten Hälfte des vorigen Jahrhunderts, so könnte man von einem solchen im Fall der Glykogenentdeckung wohl nicht gut sprechen, wenn nicht *Cl. Bernard* und *Hensen* (ungerufene und in der Mehrzahl unberufene) Parteigänger gefunden hätten, die den Streit austrugen. Man könnte eine schier unübersehbare Zahl von Beiträgen zur Kontroverse um die Glykogenentdeckung aufführen, mit so bekannten Namen wie *Pflüger* und *Schiff* (vgl. dazu Übersichten in [24, 25, 27]). Zu jenen, die entweder *Cl. Bernard* oder *Hensen* favorisieren, kommt eine versöhnliche dritte Partei, die beiden Forschern gemeinsam den Lorbeerkranz windet. Das schönste Beispiel für die letztere Haltung findet man im amerikanischen Schrifttum bei *Lardy*, der das Glykogen als *Hansen-Bernard-Polysaccharide* bezeichnet, wobei *Hansen* ganz offensichtlich als Transskriptionsfehler gedeutet werden muß – man denke nur an die Aussprache des a im Englischen [20].

Es ist auffallend, daß die meisten Autoren, die sekundär in den Streit eingreifen, von einer profunden Kenntnis des ganzen Sachverhalts weit entfernt sind. Selbst der bekannte Medizinhistoriker *Paul Diepgen* unterliegt einem Irrtum, wenn er schreibt: „1857 entdeckte *Claude Bernard* das Muskelglykogen, das *Victor Hensen* unabhängig von ihm und kurz vorher als junger Student schon aufgefunden hatte." (*Diepgen*, p. 73. [12]) Nicht nur, daß das hier in Rede stehende Glykogen immer als Leberglykogen verstanden werden muß, denn das Muskelglykogen als konstanter Muskelbestandteil wurde erst 1869 von *O. Nasse* (1839–1903, Professor der Pharmakologie und physiologischen Chemie in Rostock) nachgewiesen, sondern auch von einer von *Cl. Bernard unabhängigen Entdeckung des Glykogens* durch *Hensen* kann gar nicht die Rede sein.

Als Motive derer, die *Hensen* aufs Schild hoben, kristallisieren sich insbesondere zwei sachfremde heraus: 1. Mitleid mit dem jungen, unbekannten Studenten, der das Pech hatte, in Konkurrenz zum Physiologie-Papst Frankreichs zu geraten, wodurch seine Niederlage in einem Prioritätenstreit von vornherein besiegelt schien, 2. Nationalstolz, aus dem heraus man Frankreich, insbesondere nach seiner Niederlage von 1871, gar nicht genug demütigen konnte. Ein geradezu groteskes Beispiel für diese Version lieferte der schon erwähnte Doktorand *Hensens*, der bei ihm im Jahre 1900 über das Glykogen gearbeitet hatte, *Ernst Harmsen*. Er gedachte im Jahre 1932 in einer kleinen Notiz in der Münchner medizinischen Wochenschrift der „Entdeckung des Glykogens vor 75 Jahren", in der er pointiert behauptete, das Glykogen wurde „gewissermaßen als eine am Baume der Zeit gereifte Frucht gleichzeitig und *völlig unabhängig* von *Victor Hensen* und von *Claude Bernard* gefunden und beschrieben" [15]. Es ist ihm ein Dorn im Auge, daß in dem auch heute noch bekannten Lehrbuch der Physiologie von *Landois* und *Rosemann* (19. Auflage, 1929, S. 134) nur *Cl. Bernard* erwähnt ist, *Hensen* dagegen fehlt. Es tröstet ihn wenig, daß die meisten Lehrbücher beide Autoren nebeneinander nennen. *Rosemann* begründet später in derselben Zeitschrift, warum nach seiner Meinung „*Cl. Bernards* Darstellung des Glykogens den Vorzug verdient vor dem (= der) von *Victor Hensen*". (*Rosemann*, p. 1368 [26].) Die gesamte Entgegnung *Rosemanns*, die *Hensen* gegenüber allerdings eine Nuance zu schroff zu sein scheint, animiert *Harmsen* zu einem weiteren, größeren Artikel, der 1934 in der Medizinischen Welt erscheint [16]. Bemerkenswert an diesem Artikel sind besonders die Überschrift „*Victor Hensen* der d e u t s c h e

Entdecker des Glykogens" und der Schlußsatz: „Jedenfalls haben wir heute (1934!) keine Veranlassung mehr (!), zugunsten des berühmten französischen Physiologen auf die berechtigte Anerkennung der im jugendlichen Alter vollbrachten Leistung eines unserer besten deutschen Gelehrten zu verzichten, vielmehr ist es für uns Deutsche eine Ehrenpflicht, als Entdecker des Glykogens ‚unseren' *V. H.* wieder neben *Cl. B.* zu nennen."

IV. Schlußbetrachtungen

Den bis heute immer wieder aufgerührten Prioritätenstreit um die *Entdeckung des Glykogens* kennzeichnen mehrere Besonderheiten.

1. *Claude Bernard* und *Victor Hensen* sind von anderen Autoren in die Rolle von Kontrahenten in einem Prioritätenstreit gedrängt worden; einen Prioritätenstreit im eigentlichen Sinne haben sie jedoch selbst nie geführt. Keiner von beiden hat in die zu ihren Lebzeiten geführten Kontroversen (z. B. vom Prioritätenstreitspezialisten *Eduard Pflüger* 1829–1910, Professor der Physiologie in Bonn [24]) auch nur eingegriffen.

2. Es geht bei dem Streit gar nicht um die *Entdeckung* des Glykogens, denn schon 1855 wußte *Cl. Bernard*, daß in der Leber ein Stoff ist, von ihm *une espèce de fécule animale*, eine Art tierische Stärke genannt, die durch einen fermentativen Prozeß in Zucker gespalten wird (*Cl. Bernard*, p. 250 [3]). Es geht vielmehr allein um die Priorität bei der *Isolierung*, also der chemischen Reindarstellung des Glykogens.

3. Bei Prioritätenstreitigkeiten wird formal so verfahren, daß das Datum der Veröffentlichung, die in einem protokollierten Kongreßbeitrag oder in einer gedruckten Publikation bestehen kann, die Priorität entscheidet. *Cl. Bernards* schriftliche Mitteilung über die Reindarstellung des Glykogens einschließlich des präparativen Ganges, der chemischen sowie physiologischen Charakterisierung dieser Substanz ist auf den 28. März 1857 zu datieren [5, 6], *Hensens* Aufsatz, der sich ausdrücklich und unmißverständlich auf die Nachricht in der Gazette médicale de Paris vom 28. März 1857 bezieht, wurde dagegen erst am 13. April 1857 zur Veröffentlichung eingereicht. (*Hensen*, p. 398 [18].) Damit entbehrt der Streit formal jeder Grundlage.

Wenn es dennoch zu einem Prioritätenstreit gekommen ist, so hat dies emotionale Gründe, von denen einige oben bereits aufgedeckt wurden. Auch die eindeutig falsche Feststellung *Cl.*

Bernards: Hensen n'a jamais isolé ni montré la matière glyco-gène", [7] ist rein emotional bedingt, ebenso die aus der Enttäu-schung des jungen Studenten *Hensen* heraus geäußerte Besorg-nis, sein Anteil an der Glykogenforschung könnte gänzlich ver-lorengehen (*Hensen*, p. 396 [18]).

In einer Zeit, die dank der Erfolge und der Irrtümer der Gene-rationen einen tieferen Einblick in die Gesetzmäßigkeiten wis-senschaftlicher Forschung gewonnen hat, die sich bemüht, sach-lich und emotionsfrei zu urteilen, dürfte folgende zusammenfas-sende Darstellung des Streits um die Priorität der Reindar-stellung des Glykogens berechtigt sein:

Cl. Bernard hatte bereits seit fast acht Jahren überaus erfolg-reich an der Erforschung des Zuckerstoffwechsels gearbeitet, als er 1855 das Leberglykogen entdeckte, zu dessen Isolierung er die Forscher der wissenschaftlichen Welt aufrief. Der Würzbur-ger Biochemiker *Scherer*, der *Cl. Bernards* Arbeit von 1855 für ein bekanntes Referatenblatt [10] bearbeitete, beauftragte sei-nen Schüler *Victor Hensen* mit der Nachuntersuchung der *Cl. Bernard*schen Befunde. Der Aufforderung *Cl. Bernards* einge-denk, versuchte *Hensen* das Glykogen aus dem Lebergewebe zu isolieren. Diese präparativ-chemische Aufgabe erforderte weder einen besonders großen gedanklichen noch chemischen Auf-wand. Sowohl *Cl. Bernard* selbst als auch *Hensen* waren in ihren Bemühungen um die Reindarstellung und Charakterisierung der Eigenschaften des Glykogens im Winter 1856/57 erfolgreich. Übrigens gelang die Reindarstellung nach damaligen Kriterien recht gut; an den nach der zeitgenössischen Methodik unver-meidbaren Verunreinigungen entzündeten sich später Kontro-versen darüber, wessen Glykogen reiner gewesen sei, wer des-halb als der wahre Entdecker der Substanz zu gelten habe [23, 24]. Die geringfügige Differenz der Termine, an denen die Ent-deckung publiziert wurde, ist von Zufälligkeiten bestimmt und bedeutungslos. Von einer Entdeckung des Glykogens durch *Hensen völlig unabhängig* von *Cl. Bernard* kann keine Rede sein. *Cl. Bernard* hat auf dem langen Weg, der zur Isolierung des Glykogens führte, beim letzten Schritt einen Begleiter gehabt, nämlich *Hensen*, der mit ihm zur gleichen Zeit das gleiche Ziel erreichte.

Literaturverzeichnis

1. *Bernard, Claude:* Comptes rendus Soc. Biol. (mém.) 1, 121 (1849).

2. *Bernard, Claude:* Nouvelle fonction du foie considéré comme organe producteur de matière sucrée chez l'homme et les animaux. Baillière, Paris 1853.

2a. *Bernard, Claude:* Neue Funktion der Leber als zuckerbereitendes Organ des Menschen und der Tiere. Deutsch von *V. Schwarzenbach.* Würzburg 1853.

3. *Bernard, Claude:* Leçons de physiologie expérimentale appliqué à la médecine faites au Collège de France. Cours du sem. d'hiver 1854–1855. T. 1 Baillière, Paris 1855.

4. *Bernard, Claude:* Compt. rendus Acad. Sci. 41, 461 (1855).

5. *Bernard, Claude:* Sur le mécanisme physiologique de la formation du sucre dans le foie (Suite de 1855). Compt. rendus Acad. Sci. 44, 578–586 (1857). (Vortrag gehalten am 23. 3. 1857, veröffentlicht am 28. 3. 1857.)

6. *Bernard, Claude:* Nouvelles recherches expérimentales sur les phénomènes glycogéniques du foie. Gazette médicale de Paris Nr. 13, vom 28. 3. 1857, p. 201–203.

7. *Bernard, Claude:* Critique expérim. Ann. de Physiol. et Chem. VIII, 376 (1876). (Zit. nach 16.)

8. *Bernard, Claude:* Ausgewählte physiologische Schriften. Der Bauchspeichel. Das Glykogen. Die Blutgefäßnerven. Das Pfeilgift. Zusammengestellt, übersetzt und kommentiert von *Nikolaus Mani.* – Hubers Klassiker der Medizin und Naturwissenschaften. Bd. VIII. Bern–Stuttgart 1966.

9. Bernard, Claude: Einführung in das Studium der experimentellen Medizin (Paris 1865). Ins Deutsche übertragen von *Paul Szendrö* und biographisch eingeleitet und kommentiert von *Karl E. Rothschuh.* Mit einem Anhang: Zur Bibliographie des Schrifttums von und über Claude Bernard. Von *Rudolph Zaunick,* Sudhoffs Klassiker der Medizin, Bd. 35. Leipzig 1961.

10. Cannstatts Jahresbericht über die Fortschritte der gesamten Heilkunde in allen Ländern. – Physiologische Wissenschaften.

11. Dähnhardt, Ch.: Zur Glycogenbildung in der Leber. In: Arbeiten aus dem Kieler physiologischen Institut 1868, hrsg. von *V. Hensen.* Kiel 1869.

12. *Diepgen, P.:* Geschichte der Medizin. II. Band, 2. Hälfte. Berlin 1955.

13. *Dumesnil, R.,* und *H. Schadewaldt:* Die berühmten Ärzte. 2. Aufl. Köln (o. J.) (darin: Claude Bernard p. 218–219 und 2 Abb.).

14. *Harmsen, E.:* Beiträge zur Bestimmung des Leberglykogens. Diss. med. Kiel 1900.

15. *Harmsen, E.:* Zur Entdeckung des Glykogens vor 75 Jahren. Münch. med. Wschr. 79, 1075 (1932).

16. *Harmsen, E.:* Victor Hensen, der deutsche Entdecker des Glykogens. Med. Welt 8, 1783–1784 (1934).

17. *Hensen, V.:* Ueber die Zuckerbildung in der Leber. (Vorgetragen in der Sitzung v. 18. Juli 1856). Verhandl. Phys.-Med. Ges. Würzburg 7, 219–222 (1857).

18. *Hensen, V.:* Über Zuckerbildung in der Leber. Virchows Arch. path. Anat. 11, 395–398 (1857).

19. *Hirsch, A.:* Biographisches Lexikon der hervorragenden Ärzte aller Zeiten und Völker, hrsg. v. *A. Hirsch.* München–Berlin[3] 1962.

20. *Lardy, H. A.* (Editor): Respiratory Enzymes. Second printing. Minneapolis 1950.

21. *Mani, N.:* Die Entdeckung des Glykogens durch Claude Bernard. Zschr. klin. Chem. 2, 97–104 (1964).

22. *Mann, G.:* Vom Streit der Ärzte. Med. Welt 39, 879–885, 995–1000 (1965).
23. *Pflüger, E.:* Über die Darstellung des Glykogens nach Viktor Hensen. Pflügers Arch. Physiol. 95, 17–18 (1903).
24. *Pflüger, E.:* Das Glykogen und seine Beziehungen zur Zuckerkrankheit. Bonn[2] 1905.
25. *Porep, R.:* Der Physiologe und Planktonforscher Victor Hensen (1835–1924). Sein Leben und sein Werk. Kieler Beiträge zur Geschichte der Medizin und Pharmazie. Hrsg. v. *Robert Herrlinger †, Fridolf Kudlien* und *Georg E. Dann.* H. 9. Neumünster 1970.
26. *Rosemann, R.:* Zur Entdeckung des Glykogens vor 75 Jahren. Eine Berichtigung. Münch. med. Wschr. 79,1367–1368 (1932).
27. *Schuth, W.:* Die Entdeckung der Glykogenbildung in der Leber. Ein geschichtlicher Beitrag. Med. Diss. Freiburg/Br. 1962.
28. *Sigerist, H. E.:* Große Ärzte. Eine Geschichte der Heilkunde in Lebensbildern. München[5] 1965.
29. Verhandlungen der Physicalisch-Medicinischen Gesellschaft in Würzburg 1857. (Darin: Sitzungsberichte für das Gesellschaftsjahr 1856. Sechzehnte Sitzung am 18. Juli 1856, p. XLIX.)
30. *Wolff, G.:* Der Zuckerstoffwechsel – eine biographische Studie. Med. Mschr. 12, 766–774, 838–846 (1958).
31. *Wolff, G.:* Beiträge berühmter Studenten zur Erforschung des Zuckerstoffwechsels. Münch. med. Wschr. 102, 1203–1208 (1960).
32. *Young, F. G.:* Claude Bernard and the Discovery of Glycogen. A century of retrospect. Brit. Med. Journ. 1957, p. 1431–1437.

Aus: *Medizinische Monatsschrift 25 (1971) 314–321.*

Paul Langerhans – Inseln waren sein Schicksal

Von GÜNTHER WOLFF

Der englische Historiker Thomas Carlyle (1795–1881) – manchen von Ihnen als Autor eines Werkes über Friedrich den Großen bekannt – hat Mitte des vorigen Jahrhunderts *Geschichte als Biographie* gesehen. Diese exemplarische Feststellung gilt meines Erachtens nicht nur für die Weltgeschichte, sondern gleichermaßen auch für die Medizinhistorie.

Wie viele Namen von großen Ärzten sind für immer mit der von ihnen entdeckten Krankheit, mit einem Symptom, einem wichtigen Instrument, einer Operations-Methode oder einem diagnostischen Verfahren verbunden.

Wir haben zwar alle in der Pathologie, der Histologie und im Zusammenhang mit dem Diabetes auch in der Klinik immer wieder von den Langerhans'schen Inseln gehört. Vielleicht ist dem einen oder anderen auch bekannt, daß diese besondere Zellformation in der Bauchspeicheldrüse erstmalig von dem damals 22jährigen Studenten Paul Langerhans in dessen Doktorarbeit im Jahre 1869 beschrieben wurde.

Doch die biographische Ausbeute war bisher sehr karg. Geboren am 25. Juni 1847 in Berlin als Sohn eines Arztes, gestorben am 20. Juli 1888 – und hier vereinzelt ein Hinweis: auf der Insel Madeira.

Die Dissertation „Beiträge zur mikroskopischen Anatomie der Bauchspeicheldrüse" – auf die wir zurückkommen werden und die nach Erkennung der Bedeutung ihres Inhaltes eine neue Ära in der Diabetologie eröffnen sollte – steht jeweils im Mittelpunkt der wenigen Aufgaben.

Analog zu eigenen familiengeschichtlichen Nachforschungen war ich auch auf medizinhistorischem Gebiet darum bemüht, nicht nur Zahlen und Daten zu erfassen. Was ich suchte, war vielmehr – ebenso wie in der Genealogie – der Mensch mit all seinen Stärken und Schwächen, die sich hinter nüchternen Fakten verbargen.

Wer verbarg sich hinter Paul Langerhans? Wo lagen nach der Doktorarbeit seine wissenschaftlichen Interessen, worüber hat er gearbeitet, wie und wo hat er gelebt, wie war er gestorben? Alles gezielte Fahnden führte nicht weiter, bis ich – wie Nietzsche es einmal so treffend ausgedrückt hat – „des Suchens müde ward und das Finden entdeckte". Vor einer geplanten Urlaubsreise 1975 nach Madeira regte mich mein Freund Hans Schadewaldt – Direktor des medizinhistorischen Institutes der Universität Düsseldorf – erneut zu weiterführenden Studien über Langerhans an.

Unsere Recherchen wurden nun buchstäblich vom glücklichen Zufall – dem griechischen Kairos – begünstigt. Sie begannen in der Kultur-Attaché-Abteilung der Deutschen Botschaft in Lissabon, führten über das deutsche Honorar-Konsulat in Funchal, das dortige Museum, zum englischen Friedhof, durch Vermittlung von Professor Jahnke (Wuppertal) zu einer noch lebenden Nichte von Langerhans und von dort zu einer Zusammenführung weiterer, bisher sich untereinander nicht kennender Familienangehöriger. Die deutsche Honorarkonsulin (Frau Elisabeth Gesche) wußte einen deutschen Arzt in Erlangen zu benennen, dessen Vorfahren Beziehungen zu Langerhans gehabt haben sollten. Hier nun fand sich ein inhaltsreicher – trotz der Wirren des 2. Weltkrieges wenigstens teilweise erhaltener äußerst reger Briefwechsel zwischen dem Großvater unseres Kollegen Hoffmann in Erlangen und Paul Langerhans. Diese mir freundlicherweise zur Einsicht überlassene Korrespondenz wurde nun die Quelle für neue medizingeschichtliche Erkenntnisse über den Entdecker der Insel-Zellen, zugleich aber zum Spiegel seiner Persönlichkeit. Goethe hat beispielsweise im noch brieffreundlichen vorigen Jahrhundert die Bedeutung von Briefinhalten für die biographische Forschung unterstrichen, wenn er sagte, Briefe seien soviel wert, weil sie das Unmittelbare des Daseins aufbewahren.

Zum Spiegel der Persönlichkeit zählt auch das Bild, das nach Leonardo da Vinci „mehr ist als 1000 Worte". Und hier treffen wir auf ein weiteres Kuriosum in der bisher bekannten Biographie von Paul Langerhans:

Die meisten Bildbeigaben in unseren medizinischen Fachbüchern sind . . . falsch. Hier ist einem ein Irrtum unterlaufen, der unkontrolliert und kritiklos von Buch zu Buch übernommen wurde. Ja selbst auf dem vorjährigen Deutschen Diabeteskongreß zeigte der mit der Paul-Langerhans-Plakette ausgezeichnete belgische Wissenschaftler Gepts ein Bild, das nun keineswegs Paul Langerhans darstellt, sondern dessen Kon-Assistenten am pathologischen Institut in Freiburg, Hans Strasser.

Die Richtigstellung ist Professor Schadewaldt – lange Jahre in Freiburg tätig – gelungen. Erst die Intervention eines Angehörigen der Familie Strasser klärte den Irrtum auf. Wie war es zu diesem medizinhistorischen „Schildbürgerstreich" gekommen?

Das in Freiburg vorhandene Bild trug auf der Rückseite die Angabe Paul Langerhans. Die zusätzlichen Schriftzeichen s. lb. – seinem lieben . . . – waren jedoch übersehen worden, zumal eine Angabe des Deduzenden fehlte.

An anderen Stellen treffen wir ein aus einem Familienbild herauskopiertes Portrait. Dieses fand nun Ergänzungen durch weitere bisher unbekannte Fotos, die mir ein Angehöriger der Familie Langerhans freundlicherweise zur Verfügung stellte.

Ob das bisher nicht bekannte und undatierte Jugendbildnis von Paul Langerhans zur Zeit seiner Studien bei Rudolf Virchow entstanden ist, wissen wir nicht. Dagegen kennen wir seine *Doktorarbeit,* die vor einigen Jahren als Faksimile-Druck wiedergegeben wurde. Hier erscheint es zum besseren Verständnis angebracht, wenigstens fragmentarisch den Stand des Wissens um die Zuckerkrankheit zu jener Zeit zu streifen. Bekannt war der Diabetes mellitus, die „Honig-Harnruhr" als „rätselvolle Krankheit" schon den alten griechischen, römischen und ägyptischen Ärzten.

Seine Symptome sind bereits um 1550 v. Chr. im Papyrus Ebers beschrieben. Als „Teststreifen" auf Zucker im Urin dienten damals . . . Ameisen, die durch die Süße des Zuckers im Harn angezogen wurden. Der englische Arzt Thomas Willis verließ sich um 1674 dann allerdings nicht mehr auf den Zuckerinstinkt der Ameisen, sondern fand durch Schmecken des Urins dessen Süße, die zum wesentlichen Symptom wird für die Krankheit, bei der der Zucker durch den Körper läuft – diabainein – daher seit Areteios und Galen um die Zeitenwende die Namensgebung Diabetes.

Morgagni, Begründer der modernen pathologischen Anatomie, mußte 1761 noch bekennen, daß der Diabetes ein „Morbus in sede incerta locus" sei – eine Krankheit, deren Sitz im Körper völlig unbekannt ist.

Mit Johann Conrad Brunner beginnen Mitte des 17. Jahrhunderts die schicksalsverwobenen weiteren Entdeckungen, die zur modernen Diabetologie führen sollten. Brunner stand kurz vor der Aufklärung über den Sitz der Diabetes-Erkrankung, die Morgagni noch unbekannt war.

Er beobachtete nach teilweiser Entfernung der Bauchspeicheldrüse beim Versuchstier die für den Diabetes typischen Symptome des starken Durstes und der Harnflut. Allerdings verschwanden diese Symptome kurze Zeit nach der Operation – da Brunner das Pankreas wie gesagt nicht vollständig entfernt, und wie wir heute wissen, damit einen Teil der Drüse mit den Langerhans'schen Inseln zurückgelassen hatte.

Und damit ist erneut das Stichwort Langerhans'sche Inseln gefallen.

Es dürfte wohl kein Zweifel bestehen, daß *Virchow* seinen Doktoranden, der aus der ihm befreundeten Familie Langerhans stammte – auch ein Bruder von Paul war Doktorand und später Assistent bei *Virchow* – gezielt auf das Pankreas ansetzte. Hatte doch einige Jahre zuvor der große französische Physiologe Claude Bernard wesentliche Beiträge zur inneren Sekretion – dem Milieu intern – geliefert und durch seine piqûre – den berühmt gewordenen „Zucker-Stich" in den dritten Ventrikel – die nervale Auslösung einer Glykosurie gezeigt.

Die „Herrn Professor Virchow in Verehrung und Dankbarkeit gewidmete" Doktorarbeit ist eine dünne Broschüre von nur 31 Seiten. Wir sehen also auch hier wieder einmal, daß bei wissenschaftlichen Arbeiten nicht der Umfang, sondern der Inhalt entscheidend ist!

Aus der Dissertation, deren Ergebnisse mit größter Bescheidenheit vorgelegt werden – eine heutzutage in der Wissenschaft auch immer seltener werdende menschliche Eigenschaft – möchte ich Ihnen einige wesentliche Stellen wortgetreu wiedergeben:

„Im Sommer 1867 begann ich im Berliner pathologischen Institute, das mir durch die Güte des Herrn Professor Virchow geöffnet war, eine Reihe von Untersuchungen über den feineren Bau der Bauchspeicheldrüse."

Er bittet um Entschuldigung für „den geringen Inhalt" und bescheiden fährt er dann fort . . .

„Ich muss leider meine Mittheilungen mit der Erklärung eröffnen, dass ich in keiner Weise im Stande bin, die abgeschlossenen Resultate einer erfolgreichen Untersuchung vorzulegen, sondern höchstens wenige vereinzelte Beobachtungen beizubringen vermag, welche einen ungleich complicirteren Bau des untersuchten Objectes ahnen lassen, als man bisher annahm."

*„. . . ich bitte nur um Verzeihung, wenn etwa diese Zeilen
einem erfahrenen Mikroskopiker in die Hände fallen sollten und
er des Bekannten ein wenig zu viel, des Unbekannten viel zu
wenig darin findet. . . ."*

Er schildert dann anhand seiner einfachen Zupfpräparate die
ihm als erstem aufgefallenen besonderen Zellhaufen, von denen
der Arbeit leider keine Skizzen beigefügt sind. Und er schließt
mit der Feststellung, die auf die innere Sekretion hindeutet,

*„. . . dass wir im Pankreas keinen direkten Uebergang der
secretorischen Elemente in die Gangepithelien haben."*

Die Bedeutung der Ergebnisse der Langerhans'schen Dissertation wurde zu seinen Lebzeiten noch nicht erkannt. Nach seinem
Tod gab der Franzose Edouard Laguesse 1893 den Zellhaufen
den Namen „îlots de Langerhans" – Langerhans'sche Inseln –,
eine Fachbezeichnung, unter der sie heute in aller Welt bekannt
sind. Und noch vor der Isolierung des Inkretes der Beta-Granula
in den B-Zellen der Langerhans'schen Inseln durch Banting und
Best im Jahre 1921 bezeichnete schon 1909 Jean de Meyer den
Inhalt als Insulin.

In diesem Zusammenhang wird in der Fachliteratur immer
wieder darauf hingewiesen, daß sich der Inselzell-Entdecker
während seines weiteren Lebens nicht mehr mit Fragen des Zuk-
kerstoffwechsels beschäftigt habe. Ich glaube jedoch, daß man
mit derartigen pauschalen Aussagen vorsichtig sein sollte, denn
wir fanden in dem Briefwechsel Hinweise, die zumindest das
weitere Interesse von Paul Langerhans an den in seiner Doktorarbeit angeschnittenen Fragen zeigen.

So diskutieren die beiden Freunde – Hoffmann ist inzwischen
Professor an der Deutschen Universität in Dorpat – über Tau-
sende von Kilometern hinweg über den Zuckerstoffwechsel,
besonders über die Glykogenbefunde von Claude Bernard, über
Beziehungen der Kohlenhydrate zur Wärmebildung, über die
Erzeugung eines experimentellen neurogenen Diabetes usw.

Hoffmann prüft den „Zucker-Stich" von Claude Bernard nach
und fügt seiner Schilderung nach Madeira sogar eine handge-
zeichnete Blutzuckerkurve bei.

Da die erhalten gebliebenen Briefe von Langerhans sich vorwiegend auf das Jahr 1877 beschränken, vermögen wir nicht zu
sagen, ob er noch vor seinem Tode – im Jahre 1888 – Kenntnis
erlangte von dem 1886 von v. Mering und Minkowski durchgeführten Experiment, mit Phlorizin einen experimentellen passageren Diabetes zu erzeugen, der – wie sich bald herausstellte –
auf einer Vergiftung bestimmter Pankreas-Areale beruhte, die

vor allem die von Langerhans entdeckten Zellhaufen in Mitleidenschaft zog. Die Publikation von v. Mering und Minkowski über die Erzeugung eines „Diabetes mellitus nach Pankreas-Exstirpation" erfolgte erst 1 Jahr nach dem Tode von Langerhans.

Lassen Sie mich an dieser Stelle noch über ein bisher nicht bekanntes Kuriosum berichten, das wir ebenfalls dem Briefwechsel entnehmen konnten. Diese, von Hoffmann den Freund nach Madeira mitgeteilte Intimität zeigt, wie so oft der Zufall bei großen Entdeckungen mitspielt.

v. Mering, Assistent in Berlin, hatte sich dort in „unflätiger Weise Wärterinnen genähert", war deshalb, wie es in dem Brief heißt, „gechasst" worden und fand Aufnahme in Straßburg bei Minkowski. Dieser befaßte sich mit experimentellen Untersuchungen über die exkretorischen Pankreasenzyme – also keineswegs über den Diabetes. v. Mering assistierte bei der Pankreasgangunterbindung und verreiste.

Als Entdecker des Pankreasdiabetes müßte eigentlich der Labordiener bezeichnet werden, dem der große Durst und das häufige Wasserlassen des operierten Hundes als typische Symptome eines Diabetes auffielen.

Im modernen Boulevardpresse-Jargon würden wir heutzutage über die Entdeckung des Pankreas-Diabetes wie folgt lesen: Wegen Sex-Orgien mit Krankenschwestern strafversetzter Professor macht weltweite Entdeckung.

Doch zurück zu Langerhans. Nach seiner Doktorarbeit beendete dieser sein Staatsexamen 1870 und machte Reisen nach Ägypten, Syrien und zur Erforschung des westlichen Jordangebietes, ein Unternehmen, das wir wohl als „Bildungsreisen" bezeichnen dürfen – im Gegensatz zu späteren Reisen, die er nach seiner Erkrankung an Tuberkulose im Jahre 1874 unter anderem nach Silvaplana, Capri, Badenweiler und schließlich nach Madeira unternahm und die neben dem wissenschaftlichen Interesse wohl vorwiegend der Besserung seiner Tuberkulose dienten.

Von den Bildungsreisen nach Hause zurückgekehrt, fand er das Vaterland im Krieg mit Frankreich. Er trat sofort in die Armee ein und machte den größten Teil des Feldzuges mit. Aus Unterlagen der Familie Langerhans, die bisher für die Bearbeitung einer Biographie von Langerhans nicht herangezogen worden sein dürften, erfahren wir, daß der junge Militärarzt sich sehr rasch die Achtung seiner Kollegen erwarb und des öfteren sogar von älteren Militärärzten als Autorität befragt wurde. Der deutsch-französische Krieg von 1870/71 ist übrigens insofern von medizinhistorischem Interesse, als hier erstmals in größerem Umfang das humanitäre Wirken des nach der Schlacht von Solferino (1859) von Henry Dunant gegründeten internationalen Roten Kreuzes zur Geltung kam. Wie weit aber sind wir heute – 100 Jahre später – schon wieder von der Feststellung entfernt: „In der Schlacht von Solferino besann sich das Weltgewissen zur Pflicht des Erbarmens" (Gedenkstein in Wien, Kriegsministerium).

Die Freunde diskutieren über Lazarettfragen, vor allem aber über den Fortschritt, den die Lister'sche Antisepsis für die Kriegs-Chirurgie bedeutet, aber auch „skandalöse Zustände von Protektion" und nicht zuletzt die zu jener Zeit hochaktuelle „*Soziale Frage*" werden erörtert. „Man kann sie" – so Hoffmann (im Brief vom 7. Juli 1877) an Langerhans – „nicht totmachen, man muß also sehen, ob man sie lösen kann".

Und wie politisch aktuell ist die Feststellung: „Hätte man die große Menge nur erst soweit, daß sie mehr überlegen könnte und weniger geneigt wäre, den für den Heiland zu halten, welcher am besten mit schönsten Redensarten um sich werfen kann (ein Fortschritt), welcher dringend nicht nur dem Arbeiterstand zu wünschen wäre".

Bismarck steht Freund Hoffmann skeptisch gegenüber. Er ist der Ansicht, daß selbst die Fortschrittpartei, die Virchow gemeinsam mit dem Vater von Paul Langerhans, einem Berliner Arzt und Stadtverordneten gegründet hatte, nichts gegen den „Eisernen Kanzler" ausrichten könne.

Nach dem Friedensschluß 1871 ging Langerhans zunächst nach Leipzig und folgte dann einem Ruf als Prosektor nach Freiburg, wo er nach einigen Jahren Extraordinarius wurde. 1874 erkrankte er an Tuberkulose – ob als Folge einer Sektions-Infektion ist nur eine Mutmaßung –, nachdem wir eruieren konnten, daß auch die Mutter von Paul Langerhans bereits in jungen Jahren an Tuberkulose verstorben war.

Langerhans mußte seine hoffnungsvolle Karriere im Interesse der Gesundheit – wie er allerdings zunächst glaubte nur vorübergehend – aufgeben. Er zog sich – finanziell durch eine Erbschaft begünstigt – nach Madeira zurück. Warum er gerade diese Insel bevorzugte, werden wir bei der Erörterung der Pathographie noch sehen.

Nachdrücklich geht aus der Korrespondenz, in der ausführlich die *Situation an den deutschen Universitäten,* die Macht der *wissenschaftlichen Publikationsorgane* und politische und sozialmedizinische Probleme jener Zeit mit dem Brieffreund erörtert werden, hervor, daß Langerhans auch auf seiner „Verbannungsinsel" nicht die Hoffnung verlor, nach der Ausheilung seiner Tuberkulose wieder einen Platz in der medizinischen Wissenschaft seines Vaterlandes einzunehmen. Diesen Wunsch ordnete er allerdings der von ihm selbst gewählten – und auch anderen Patienten empfohlenen – langen Kurzeit zur erhofften Heilung unter.

Die *Schilderung über das deutsche Universitätsleben* in dem Briefwechsel – aus dem ich nur Auszüge bringen kann – könnte man unter das aus dem Alten Testament bei Prediger Salomon stammende Motto stellen: „Was ist's, das man getan hat? . . . es geschieht nichts Neues unter der Sonne". Wie gegenwartsnah klingt doch beispielsweise der „Fakultätstratsch" im Zusammenhang mit Lehrstuhlbesetzungen. Respektlos und forsch stellen die Freunde fest, daß vakant werdende Ordinariate durch unfähige Nachfolger besetzt werden.

An einer Stelle heißt es zum Beispiel: „Ich habe keine Ahnung, wer nach Leipzig kommen wird. Jedenfalls wird wohl Kußmaul (wir kennen ihn von der Kußmaul'schen Atmung) berufen werden, ob er geht, wissen die Götter. Und wen die Leipziger dann eventuell rufen werden, wissen vielleicht nicht einmal die Götter".

Der „Fakultäts-Tratsch" erreicht seine Spitze mit Sarkasmen wie diesen (L. an H. 2. März 1877): „In Freiburg wird es immer ungemütlicher; nach allem, was ich höre, tritt der Heinrich Funke, d. h. boshafter Lümmel, immer mehr in den Vordergrund. Hol ihn der Teufel! und damit grüßt herzlich Ihr Paul Langerhans". Oder in einem anderen Brief (vom 16. Januar 1877 L. an H.): „An Czerny's Stelle tritt also . . . (unleserlich). Ich halte die Wahl auch nicht gerade für sehr glücklich, wen sollte man nehmen? Es sind nicht viel Kirchenlichter in der jungen Chirurgie . . . Die Forschung ist eben zum guten Teil Wortsache, und meist ernten schwächere Nachfolger die Saat guter Vorgänger".

Ein andermal (12. Februar 1877 L. an H.) heißt es: „Von Skandalen habe ich nur von Ebstein in Göttingen gehört. Die scheinen sich auch 'ne nette Fakultät zurechtzumachen!"

Und der Freund (H. an L.) antwortet: „. . . vielleicht hätten die Göttinger einen etwas Besseren haben können. E. ist vielleicht eine bequeme und sichere Persönlichkeit, und der alte Henle (der von der „Henle'schen Schleife") denkt: Warum soll ich mir selbst eine Rute binden?" Und einige Zeilen weiter: „Hier ist in letzter Zeit kein Skandal gewesen, auch alle Aussicht, daß wir sobald keinen erleben; die Haupteruption ist erst wieder bei der nächsten Rektoratswahl zu erwarten."

Auch der Gedankenaustausch über das *deutsche Zeitschriften- und Publikationswesen* jener Zeit klingt, als ob er in unseren Tagen erfolgt wäre.

Über die weite Entfernung von über 5000 Kilometern tauschten die Freunde ihre Ansichten über Forschungsvorhaben und Publikationen aus. Langerhans bedrückte allerdings die wissenschaftliche Isolation auf seiner Insel, wenn er notiert: „. . . aber woher die Bücher hier nehmen, um das festzustellen?! Ja, die Bücher! Können Sie mir nicht Ihre Universitätsbibliothek ein bißchen herschicken?"

Wie aktuell klingt es, wenn H. in einem Brief an L. die Geltungssucht einzelner Wissenschaftler kritisiert, die nur um ihres eigenen Namens willen eine neue „Privatzeitschrift" – wie er diese Blätter abfällig nennt – ins Leben rufen. Nachdrücklich betont er, daß eine Arbeit auch honoriert werden müsse, andernfalls könne aus derartigen Zeitschriften „nie mehr als ein Käseblättchen werden . . .". Er prangert ferner die Prunksucht medizinischer Gesellschaften an, die keineswegs immer einem zwingenden Bedürfnis entsprächen!

Und wie zeitnah klingt die Schilderung aus Dorpat (1. April 1877): „Schrecklich ist es aber, wenn man aus seinem stillen Arbeitszimmer in einem Laboratorium in diese Welt voll von geziertem Gewäsch gerät, die Zerfahrenheit der Literatur, die Haufen kleiner Resultate, auf deren jeder eine große Theorie gebaut ist, die Menge Worte und der wenige Sinn!"

Immer wieder wird das medizinische Journalwesen mit immer neuen Zeitschriften und Archiven kritisiert. Wir befinden uns mitten in der Blüte des Blätterwaldes der wissenschaftlichen Fachorgane, die um 1800 etwa 100 Zeitschriften umfaßten und die nach modernen Berechnungen im nahen Jahr 2000 auf 1 Million anwachsen werden.

Bei der Diskussion über die Zweiteilung in ein Zentralblatt für Chirurgie und in eines für Gynäkologie lesen wir unter Anspielung an kommerzielle Momente auch im wissenschaftlichen Publikationswesen wörtlich: „Ich glaube allerdings, der Gynäkologe wird auch sein Geld herausschlagen, es ist wie in der Handelswelt, es wird nicht deshalb viel produziert, weil viel gefordert wird, sondern es wird viel produziert, damit viel gefordert wird. Es werden nicht mehr so viele Journale gegründet, weil viele Abhandlungen da sind, die sich nach Unterkommen sehnen, sondern es werden viele Abhandlungen geschrieben, weil es so viele Journale gibt. Durch diese massenhaften Journale wird der ärztliche Stand ausgesaugt, aber wenn sie in Konkurrenz stehen, so kann man die Buchhändler wieder quetschen. Aber wie überall in der Welt, die Reichen haben den Vorteil, die Professoren und der arme Praktiker muß alles mit seinem sauren Schweiß bezahlen und sich vom Publikum, ebenso wie von seinen Buchhändlern schinden lassen. Auch hier nur Kampf ums Dasein und keine moralischen Weltordnungen ...". Geschrieben 1877, gegenwartsnah wie in unseren Tagen!

Wie schon aus den ersten „Bildungsreisen" von Langerhans deutlich wird, galt sein Interesse neben der Medizin allgemein *naturwissenschaftlichen Fragen.* Sicher dürfte er hier durch seinen Lehrer Virchow, dem er auch aus der Entfernung weiter verbunden blieb, Anregungen verdankt haben, sich gerade mit diesen Gebieten zu befassen.

Er bearbeitete die maritime Wurmfauna im Auftrag der Königlichen Akademie der Wissenschaften in Berlin. Eine große Zahl an neuen Arten von Würmern ist das Ergebnis. Aber auch sonst regt die maritime Umgebung ihn immer wieder zur Beschäftigung mit Fischen, aber auch mit der übrigen Fauna seiner „Verbannungs-Insel" an. Er arbeitet unter anderem mit dem Molch, dem Triton, an dem er bereits in seiner Dissertation die Versuche durchführte. Diese Studien ergänzt er durch einen Aufenthalt auf der Insel Teneriffa mit seinem vegetationsreichen Orotava-Tal und den berühmten 1000jährigen Drachenbäumen. Als Autor signiert er immer noch – auf eine Rückkehr nach Deutschland hoffend – Doktor Paul Langerhans, Professor in Freiburg, zur Zeit Arzt in Madeira.

Er interessiert sich für den Darwinismus und riet dem Freund, auch einmal solche Sachen zu lesen, die für ihn nur nützlich sein könnten. Die Studien auf Madeira finden auch erneut Verbindungen zu früheren Freiburger Arbeiten, in denen er sich mit dem Nervensystem beschäftigte. Langerhans war also keineswegs untätig auf seiner „Verbannungs-Insel", auf der er, wie er schreibt, „Inselzoologie" betrieb.

Bevor er nach Madeira ging, arbeitete er als einer der ersten Deutschen eine Zeitlang an der von Anton Dohrn (1840–1909) 1872 gegründeten zoologischen Anstalt in Neapel. Ob er von hier aus einen Abstecher auch nach Ischia gemacht hat, wissen wir leider nicht.

Er versäumt es auch nicht, über seine Funde zu publizieren. Hierbei war ihm seine enge Bindung zu Virchow natürlich äußerst nützlich. Aus einem seiner Berichte entnehmen wir, daß er sich auch um finanzielle Unterstützung an seinen alten Lehrer wandte und in Sorge um dessen Zusage ließ er den Freund wissen: „Mein Alter hat mit der Erledigung unserer Geldsache unangenehm lange gezögert; er ist in Geschäftssachen immer bummelig, aber ich kann doch nicht gut einen anderen an seine Stelle setzen, zumal da ich wirklich in Berlin außer ihm keinen Freund mehr habe." Und in einem weiteren Brief heißt es ergänzend: „Mein Alter (Virchow) schrieb mir, daß die Academie mir die gewünschte Summe bewilligt hat. Da bin ich also meinem alten Gönner wieder von neuem verpflichtet – und bin es gern." Diesen Dank dürfte er seinem alten Lehrer, Gönner und Freund der Familie mit der Namensgebung „Accularia Virchowii – eine neue Anneliden Form" abgestattet haben.

Mit wissenschaftlicher Akribie, aber durchaus populär verständlich, schreibt er ein Madeira-Handbuch. Dieses Werk ist eine Fundgrube von Beobachtungen, nicht nur über die geschichtlichen, geographischen und geologischen Besonderheiten seiner „Verbannungs-Insel", sondern auch über Land, Leute und Geschichte der Atlantik-Insel.

Bei der Schilderung der ausländischen Kolonie und der Touristen bzw. der Kranken, die auf die Insel kommen, heißt es recht charakteristisch über seine eigenen Landsleute: „Wir Deutsche bekommen, wie sich das bei der nahen Verwandtschaft der Nationen von selbst versteht, volles und ungeteiltes Maß Abneigung und Neid mit ab" – auch hier wieder eine sehr gegenwartsnahe Feststellung.

In weiteren Kapiteln seines Buches gibt er den Touristen und Kranken wertvolle Hinweise über die wenigen Ärzte auf der Insel, auf Apotheken, Krankenschwestern, Hospitäler, aber auch auf Bezugsmöglichkeiten von Zeitschriften und Büchern zur Überbrückung der Langeweile während der Kur auf der Insel, die er im übrigen empfahl, nützlich mit englischen Sprachkursen auszufüllen.

Dem „Reiseführer" sind eine Inselskizze und ein Plan der Stadt Funchal und ihrer näheren Umgebung angefügt – letzterer „von einem deutschen Offizier aufgenommen, der nicht genannt sein will", wie es im Vorwort von Langerhans aus dem April 1884 heißt.

Besonders ausführlich aber behandelte Langerhans die *klimatischen Verhältnisse* der Insel und dies wiederum speziell im Hinblick auf den Kuraufenthalt von Tuberkulösen. Er gibt hier interessante Einblicke in die zeitgenössische Phthisiologie. Auf die auch Ihnen sicher jetzt auf der Zunge brennende Frage – warum hat er gerade Madeira für die Tuberkulose-Kur gewählt, gibt er in den Kapiteln 10 und 11 seines Madeira-Handbuches sachlich Auskunft. Er empfiehlt die staubfreie Luft und das feuchte Klima besonders Kranken mit Kehlkopftuberkulose, an der er selbst litt.

In seinem Madeira-Buch, ebenso wie in wissenschaftlichen Publikationen, bearbeitete er – unter dem Eindruck seines eigenen Leidens – auch die Epidemiologie der Tuberkulose auf Madeira, wo übrigens oberhalb von Funchal in der Kirche von Monte der ebenfalls an einem tuberkulösen Leiden verstorbene frühere österreichische Kaiser Karl beigesetzt ist.

Seine Briefe werden zur Krankengeschichte, wenn er die wechselnden Symptome seines Leidens schildert und entsprechend der damaligen Zeit immer wieder die Bedeutung der elastischen Fasern im Sputum herausstellt. Wohl in Anspielung auf die Blütenpracht der Insel heißt es in einem Brief: „Noch blühen die Elastischen."

Der Larynx muß mit Lapis gepinselt werden, seine Stimme ist „unter aller Canaille", wie er schreibt. Auch hören wir von wiederholten Hämoptoen. Seine ärztlichen Ratschläge für seine tuberkulösen Patienten sind ganz aktuell, indem er schon damals allgemein gesundheitserzieherische Ratschläge und Anweisungen über Bewegung, Diät, Luftgenuß und Hautpflege als hauptsächlichste Heilmittel für die kranken Lungen gibt. Besonderen Wert aber legt er auf die Individualität jedes einzelnen Falles und er nennt die Berücksichtigung der Individualität den besten Teil des ärztlichen Handelns. Wie modern mutet es an, wenn er schreibt: „Wir behandeln keine Krankheiten, sondern Kranke!" und zusammenfassend appelliert er: „Gesund wird nur, wer dazu den Willen hat."

Über das Finalstadium der Tuberkulose von Langerhans mit Nierenbeteiligung und Urämie besitzen wir einen erschütternden, von menschlichem Leid gleichermaßen wie von exakter Krankheitsbeobachtung erfüllten Brief der Ehefrau von Paul Langerhans, Margarethe, die er als Witwe eines Lungenkranken auf Madeira geheiratet hatte.

Dieses erschütternde Dokument und ein von uns ebenfalls in den Hoffmann'schen Unterlagen aufgefundener zweiseitiger, in englisch abgefaßter Krankenbericht eines Doktor Hicks über seinen Kollegen Langerhans findet sich im Wortlaut in unserer in der „Medizin. Welt" Nr. 1 und 2 1977 erschienenen Publikation.

Langerhans ist auf Madeira ein guter und vielgesuchter Arzt gewesen, wie ich von der Deutschen Honorarkonsulin, deren Vater Paul Langerhans noch persönlich gekannt hat, erfuhr.

Als letzten Ruheplatz auf seiner Verbannungs-Insel wählte er sich den englischen Friedhof, dessen Stille und Pracht der südlichen Vegetation er in seinem Handbuch über Madeira geschildert hat und über den es dort abschließend heißt: „Es ist ein wahrer Friedhof, verloren und still, in dem es sich gut ruhen läßt."

Auf der Insel Madeira fand eine Odyssee für Langerhans ihr Ende und aus dem 4. Gesang der Odyssee wählte er sich als Grabspruch die Verse: „Weinend saß ich im Sand, wollte nicht länger mehr leben und Helios Strahlen schauen."

Die Deutsche Diabetesgesellschaft hat nach Vorstellung meines Freundes Schadewaldt und von mir der Anbringung einer Gedenktafel auf dem Grab des Inselentdeckers zugestimmt.

Lassen Sie mich nun im abschließenden Teil meines Vortrages mit der Beantwortung der Frage: Hat die Entdeckung von Paul Langerhans heute, nach über 100 Jahren noch Bedeutung? – zugleich eine Standortorientierung der modernen Diabetologie geben.

Blättern Sie mit mir hierzu nochmals im „Biographischen Kalender".

1869 findet Paul Langerhans die besonderen Zellhaufen, die etwa 1 bis 2 Prozent des gesamten Pankreas umfassen und über dieses verstreut sind.

Ein Vierteljahrhundert später erhalten diese nach Erkennung ihrer Bedeutung durch Laguesse den Namen ihres Entdeckers.

1901 – es ist das Jahr, in dem Henry Dunant für seine humanitäre Idee der Schaffung des Roten Kreuzes mit dem Friedensnobelpreis geehrt wird – unterscheidet Lane innerhalb der Langerhans'schen Inseln bereits zwischen 2 verschiedenen Zellformen, den A- und B-Zellen. Auf letztere entfallen 60 bis 70 Prozent.

20 Jahre später ist es dann soweit, daß Banting und Best den immer wieder hypothetisch postulierten Wirkstoff aus den Langerhans'schen Inseln durch Unterbindung des Pankreasganges isolieren können. Aus den Inseln war das Insulin gewonnen. Doch es bleibt nicht bei diesen zwei Zellformen.

1931 entdeckt Blume eine weitere Zelle innerhalb der Inseln, von der das menschliche Pankreas 1,5 bis 2,5 Millionen enthält. Beim Diabetiker ist ihre Zahl vermindert. Das Gesamtgewicht der Inseln beträgt nur 1 bis 2 g, der Durchmesser einer Insel liegt zwischen 75 bis 500 μ (1 μ = 1 millionstel mm). Der Durchmesser 1 B-Zelle beträgt 12 bis 15 μ. Die B-Zelle ist damit etwa doppelt so groß wie ein Erythrozyt.

In eine kleine Insel passen nun aber noch weitere Zellen. Wir sind inzwischen schon bei den V-Zellen angelangt. Alle Zellformen wiederum sezernieren unterschiedliche Inkrete.

Nach dieser morphologischen Schau noch ein kurzer Rückblick auf die Pathogenese des Diabetes.

Nach der Entdeckung des „Pankreas-Diabetes" durch v. Mering und Minkowski stand selbstverständlich die Bauchspeicheldrüse mit ihren Inseln im Mittelpunkt der Betrachtung. Dann kamen die Verfechter eines sogenannten Gegenregulations-Diabetes, andere vertraten die Auffassung vom Hypophysen- oder neurogenen Diabetes. Neben die Zuckerstoffwechselstörung trat mehr und mehr auch eine Beteiligung des Fettmetabolismus, so daß die Bezeichnung „Zuckerkrankheit" bei der multifaktoriellen Störung regelrecht in Frage gestellt zu sein scheint.

Trotz dieser Wandlung in den Ansichten der Pathogenese widerstehen die Inseln der Brandung wissenschaftlicher Meinungen.

Im Zeitalter des Organersatzes hat es selbstverständlich auch nicht an Versuchen gefehlt, Diabetikern oder Patienten, denen die Bauchspeicheldrüse wegen eines Karzinoms entfernt werden mußte, dieses Organ durch ein Spender-Transplantat zu ersetzen. In den USA haben jedoch von 32 Pankreas-Transplantat-Empfängern nur 2 überlebt. Die Abstoßreaktionen sind zu groß.

Nach den mißglückten Pankreas-Transplantationen hat man dann versucht, isolierte Inseln bzw. isolierte B-Zellen Versuchstieren, aber auch bereits dem Menschen, an den verschiedensten Stellen – am erfolgreichsten in die Leber – zu injizieren bzw. zu infundieren. Unter Zugabe von Immunsuppressoren zu den hochgereinigten Zellen gelang deren Implantation und Funktion. Eine stabile Steuerung des Stoffwechsels ist jedoch mit diesen Zell-Implantaten sehr schwierig.

So richten sich die Hoffnungen auf das „künstliche Pankreas", die „Pankreas-Prothese", auch „künstliche Inselzelle" genannt.

Wir wissen alle, daß die Gefahren für den Diabetiker in der Instabilität seines Stoffwechsels beruhen. Je stärker die Blutzuckerschwankungen sind, um so größer sind auch die verschiedenen Komplikationen. So ist bereits eine „Pankreas-Maschine" entwickelt worden. Ein Computer mißt laufend den Blutzucker. Dessen Höhe reguliert – wiederum über einen Computer – die erforderliche Insulin- bzw. Glukosemenge, die über eine liegende Kanüle mittels einer Pumpe an den Patienten abgegeben wird. Die Stabilität des Blutzuckerverlaufs ist unter einer derartigen Behandlung gesichert – im Gegensatz zur Instabilität trotz zweimaliger über den Tag verteilter Insulingaben.

Zur Anwendung gelangt die künstliche B-Zelle bei komatösen Zuckerkranken, schwangeren Diabetikerinnen, bei schwerster Instabilität des Zuckerstoffwechsels, vor und bei Operationen von Zuckerkranken sowie bei schweren Komplikationen.

Wenn derartige „Maschinen" gegenwärtig auch noch besondere Räumlichkeiten erfordern, so sehen einzelne Diabetologen doch bereits – analog der künstlichen Niere und der Heimdialyse – Möglichkeiten des Einsatzes eines künstlichen „Heim-Pankreas" (Pfeiffer).

Ziel ist auch bei diesen Maschinen eine Verkleinerung bis zur Herzschrittmachergröße. Doch bei aller Größe derartiger technischer Erfindungen ist mir nicht ganz wohl. Bei der Niederschrift dieser Gedanken kam mir der französische Arzt und materialistische Philosoph La Mettrie mit seinem aus der Mitte des 18. Jahrhunderts stammenden Werk „l'homme machine", der Mensch als Maschine – in den Sinn.

Sollen wir uns in einem ohnehin zunehmend entmenschlichten, materialistischen und hochtechnisierten Zeitalter zur „Maschine" entwürdigen lassen? Sollten wir nicht bei Anerkennung aller technisch-medizinischen Fortschritte, die es selbstverständlich zu nützen gilt, Menschen bleiben und nicht „Maschine" werden?! Mensch sein allerdings erfordert die Annahme von Krankheit, von Leiden und Tod.

Durch ein gütiges Geschick war es mir vergönnt, zu den wenigen bisher bekannten Daten von Paul Langerhans – besonders durch einen aufgefundenen Briefwechsel – einige Mosaiksteinchen hinzuzufügen. Die Biographie dieses außergewöhnlichen Mannes gewann hierdurch Leben. Aber erst die Pathographie zeigt seine wahre Größe.

Inseln wurden sein Schicksal. Die von ihm gefundenen Inseln aber, die nach seinem Tod den Namen ihres Entdeckers in alle Welt tragen sollten, wurden durch das Inkret ihrer B-Zellen – das Insulin – zur Rettung für Millionen von Zuckerkranken. Diese schulden ihm und den Forschern, die auf seinen Insel-Funden aufbauend, wissenschaftliches „Festland" betraten, Dank!

Deshalb darf Paul Langerhans nie, niemals vergessen werden, denn nach den schönen Worten des deutschen Dichters von Zed-

litz (Josef Christoph Freiherr v. Z. 1790 bis 1862) aus der Mitte
des vorigen Jahrhunderts ist „nur der tot, der vergessen wird".

Literaturhinweis

G. Wolff u. H. Schadewaldt. Biographische Adnota zu Paul Langerhans. Med.
Welt 28 (1977) 1–7, 91–96.
Dort weitere Sekundärliteratur.

Aus: *Der Kassenarzt 18 (1978) (27).*

Die Entdeckung des pankreatogenen Diabetes

Die Rolle Oscar Minkowskis

Von BERNARDO ALBERTO HOUSSAY

Im Jahre 1889 berichteten Mering und Minkowski, daß im Anschluß an die totale Pankreatektomie bei Hunden ein schwerer Diabetes eintrat. Dies war eine Entdeckung von historischer Bedeutung. Es wurde damit demonstriert, daß bei fehlendem Pankreas ein Diabetes auftritt; dieses Ergebnis bildete den Ausgangspunkt für die weitere Forschung, die bewies, daß dieses Organ eine innere Sekretion bewirkt, und sie führte auf diese Weise zur Entdeckung des Insulins und zu seinem Einsatz bei der Behandlung der an Diabetes leidenden Patienten. Studien über den Kohlenhydratstoffwechsel breiteten sich beträchtlich aus, und es war möglich, die Rolle der Leber in diesem Stoffwechsel und die Regelfunktionen der Hormone aufzuzeigen, die von mehreren endokrinen Drüsen unter normalen Bedingungen und beim Diabetes sezerniert wurden. Diese Arbeit wurde in den Laboratorien der Medizinischen Klinik der Universität Straßburg unter der Leitung von Professor B. Naunyn durchgeführt, der sich in seinem Buch „Erinnerungen, Gedanken und Meinungen" mit einem Abschnitt auf diese Arbeit bezieht. Dieser lautet:

„Einen gewaltigen Aufschwung brachte in unsere experimentelle Diabetesforschung die Entdeckung des Pankreasdiabetes durch v. Mering und Minkowski. Sie hatten sich über Pankreasexstirpation unterhalten. Am anderen Tage erzählte Minkowski, Mering habe das seit Claude Bernard geltende Dogma vertreten, daß Tiere Pankreasexstirpation nicht überständen. Er, Minkowski, habe vertreten, daß sie bei Hunden möglich sei. Was ich dazu meine? Ich sagte: Wenn Sie die Leber haben exstirpieren können, werden sie wohl auch die Pankreasexstirpation zustande bringen, und wenn Gänse jene aushalten, werden Hunde diese wohl noch leichter überstehen. Einen Tag später führte Minkowski seine erste Pankreasexstirpation in meinem Laboratorium aus, Mering assistierte und verreiste. Als er 24 Stunden später wieder das Laboratorium betrat, konnte Minkowski ihm bereits mitteilen, der Hund habe einen schweren Diabetes mit 5 Prozent Zucker. Beiläufig: Mering hat, solange er in Straßburg war, nie selbst eine Pankreasexstirpation ausgeführt oder auch nur versucht, sich auch im ganzen wenig an der Verfolgung des Fundes beteiligt."

Als Naunyns Buch veröffentlicht wurde, schrieb Thierfelder, ein Schüler von Merings, am 5. Mai 1926 folgenden Brief an Minkowski:

„Sie werden überrascht sein, einen Brief von mir zu erhalten. In der Tat veranlaßt mich ein besonderer Umstand dazu, Ihnen zu schreiben. Es hat etwas zu tun mit der Beschreibung der Entdeckung des pankreatogenen Diabetes, die von Naunyn auf Seite 457 seiner ‚Erinnerungen' gegeben wird. Unzweifelhaft ist diese Beschreibung fehlerhaft oder zumindest unvollständig. Sie verkleinert nicht nur Merings Beitrag zu dieser Entdeckung, sie verdrängt ihn sogar vollkommen. Dies kann nicht unwidersprochen bleiben, da diese Aussage in der Medizinliteratur bereits verbreitet worden ist. So sagt Büdingen in dem Buch zum Gedächtnis an den sechzigsten Geburtstag von Ludolf Brauer (Nachdruck durch das *Zentralblatt für Herz- und Gefäßkrankheiten*, 1925, S. 2): ‚Nach Naunyn, seinem großen Lehrmeister, sollte diese geniale Entdeckung allein Minkowski angerechnet werden; von Mering half ihm nur bei der Operation.' Aufgrund meiner Freundschaft zu von Mering zu seinen Lebzeiten werden Sie verstehen, daß es mir als meine Pflicht erscheint, auch nach seinem Tode seine Interessen zu verteidigen. Haben Sie nicht den Wunsch, die Gelegenheit zu nutzen und Naunyns Version an geeignetem Orte richtig zu stellen?"

Ich bat Minkowskis Frau, die heute in Buenos Aires lebt, um Informationen zur Entdeckung des pankreatogenen Diabetes, und sie überließ mir eine Kopie des Briefes, der von Minkowski in Beantwortung des Thierfelder-Briefes geschrieben worden war. Dieser Brief, abgesandt in Breslau und datiert auf den 8. Mai 1926, lautet:

„Sie werden Naunyn nicht gerecht, wenn Sie sich vorstellen, daß er bei seinem Bericht über die Entdeckung des pankreatogenen Diabetes Merings Beitrag ungerechterweise vermindert hat. Als Direktor des Instituts, an dem die Arbeit durchgeführt wurde, und als Herausgeber des *Archiv für experimentelle Pathologie und Pharmakologie,* wo darüber veröffentlicht wurde, hielt Naunyn mit der Entwicklung dieser Forschungsarbeit engen Kontakt und leitete die Verfasser des Manuskriptes an. So war er mit allem, was er in seinen Erinnerungen schrieb – von dem Wunsch beseelt, ‚bis zur Härte wahrhaftig' zu sein –, sehr vertraut.

Nichts liegt mir ferner als der Wunsch, etwas von von Merings Gedächtnis abzuziehen. Ich stritt niemals mit ihm; ich war ihm bis zu seinem Tode freundlich zugetan und war ihm immer dankbar, daß er mir in der Unterhaltung, die wir hatten, den Eingriff der Pankreatektomie vorgeschlagen hatte. Ich glaube nicht, daß er irgendeinen Anlaß zu Klagen über mein Verhalten hatte, in jedem Falle brachte er solche nie zum Ausdruck, weder bei seinem Besuch bei mir in Köln kurz vor seinem Tod noch als ich den Besuch bei ihm in Halle erwiderte. Es gab allerdings gute Gründe (und er stimmte damit überein), warum alle Mitteilungen über den pankreatogenen Diabetes, wie diejenigen an die Medizinische und Naturwissenschaftliche Gesellschaft in Straßburg, den Ersten Internationalen Physiologie-Kongreß in Basel, die Versammlung der Naturwissenschaftlichen Forscher in Heidelberg und den Internistenkongreß in Leipzig, nur von mir allein vorgestellt werden sollten, und auch warum unsere gemeinsame Arbeit beim *Archiv für experimentelle Pathologie und Pharmakologie* nur von mir allein geschrieben werden sollte. Durch dieselben Gründe erklärt sich, warum die weitere Arbeit über den Diabetes von mir durchgeführt werden sollte, während nach meiner Kenntnis von Mering keine weitere experimentelle Arbeit zu dem Problem leistete.

Ich bedauere, daß ich keine detaillierte Geschichte über die Entdeckung des pankreatogenen Diabetes veröffentlichte, während von Mering noch lebte, da er meine Aussagen nur bestätigt haben dürfte. Es ist für mich nicht angenehm, dies nach seinem Tode zu tun, da man meinen Bericht über die Angelegenheit leicht fehlinterpretieren kann. Persönliche Dinge scheinen für mich im Vergleich zu demWert positiver Resultate ohne jede Bedeutung zu sein. Jedoch zwingt mich Ihr Vorurteil über Naunyns Aussagen dazu, genau zu beschreiben, was geschehen ist, so wie es in mein Gedächtnis für immer eingeschrieben bleibt.

Sie wissen, daß ich am Laboratorium der Medizinischen Klinik in Straßburg arbeitete, während von Mering am Hoppe-Seyler-Institut arbeitete, als Sie Assistent dort waren. An einem Tag im April 1889 ging ich hinüber zu Ihrem Institut, um einige chemische Fachzeitschriften in der Bibliothek zu konsultieren, die es in unserer Klinik nicht gab, und ich traf dort von Mering, der kurz zuvor ,Lipanin', ein Öl mit 6 %igem Gehalt an freien Fettsäuren als Ersatz für Kabeljau-Lebertran empfohlen hatte in dem Glauben, daß dessen vorteilhafte therapeutische Wirkungen auf dem Gehalt an freien Fettsäuren beruhen konnten.

‚Setzen Sie Lipanin häufig in Ihrer Klinik ein?' fragte mich von Mering.

‚Oh nein', antwortete ich. ‚Wir geben unseren Patienten nur gute Butter, nicht ranziges Öl.'

‚Spotten Sie nicht', erwiderte er. ‚Gesunde Menschen müssen Fette aufspalten, bevor sie sie resorbieren. Falls jedoch das Pankreas nicht vernünftig arbeitet, müssen bereits aufgespaltene Fette gegeben werden.'

‚Haben Sie dies experimentell nachgewiesen?' fragte ich.

‚Das ist nicht so leicht', antwortete er, ‚da die lipolytischen Enzyme des Pankreas auch in den Darm gelangen, wenn man den Ductus pancreaticus unterbindet.'

‚Nun', sagte ich, ‚dann entfernen Sie das ganze Pankreas!'

‚Der Eingriff ist unmöglich', erwiderte er.

Da ich nicht wußte, daß Claude Bernard erkannt hatte, daß Tiere nicht nach einer totalen Pankreatektomie am Leben bleiben konnten, und mich meine Jugend zu einer voreingenommenen Überschätzung der Resultate verleitete, die ich bereits bei chirurgischen Versuchen erhalten hatte, rief ich aus: ‚Bah! Es gibt keine unmöglichen Operationen; die Pankreatektomie kann nicht schwieriger als die Hepatektomie sein; geben Sie mir einen Hund und ich werde noch heute sein Pankreas entfernen.'

‚Gut, ich habe einen Hund, den Sie bekommen können. Versuchen Sie es also.'

Am selben Nachmittag entfernte ich in Naunyns Labor und mit von Merings Hilfe das Pankreas des Hundes. Vielleicht besaß durch ein glückliches Zusammentreffen dieses bestimmte Tier besonders günstige anatomische Verhältnisse; sie können bei unterschiedlichen Tieren erheblich variieren. Es wurde die gesamte Drüse entfernt und die Bauchwand durch Nähte verschlossen; das Tier überlebte und fühlte sich für fast vier Wochen anscheinend wohl. Ich hatte die Absicht, es von Mering für seine Experimente über die Utilisation der Fette zurückzugeben, deshalb kümmerte ich mich nicht sehr darum; da es aber keinen passenden Käfig dafür gab, wurde es angebunden in einem Teil des Laboratoriums gehalten. Am Tag nach der Operation mußte von Mering dringend nach Colmar fahren, da sein Schwiergervater schwer an einer Pneumonie erkrankt war. Er mußte dort über eine Woche bleiben. In der Zwischenzeit urinierte der Hund, der sauber war, sehr häufig im Labor. Ich wiesen Labordiener zurecht, daß er ihn nicht oft genug hinausließ, doch er sagte: ‚Das tue ich, doch das Tier ist eigenartig; sobald er zurückkommt, läßt er wieder Wasser, auch wenn er das gerade draußen erledigt hat.'

Diese Beobachtung brachte mich dazu, etwas von dem Urin in eine Pipette zu nehmen und einen Trommer-Test durchzuführen. Da der Urin stark konzentriert war, stellte ich eine 10 %ige Lösung mit 1,5 ml her, die ich noch in der Pipette hatte, und fand heraus, daß diese 12 % Zucker enthielt.

Zuerst dachte ich, daß die Glykosurie darauf beruhen konnte, daß von Mering seinen Hund lange Zeit mit Phloridzin behandelt hatte. Daher pankreatektomierte ich sofort drei Hunde, die vor dem Eingriff keinen Zucker im Urin hatten. Der zweite und dritte Hund starben zwei Tage später an einer Nekrose des Duodenums, aber beide hatten vor dem Tod eine Glykosurie. Das vierte Tier überlebte und hatte vom zweiten Tag nach der Pankreatektomie an einen persistierenden Diabetes, genau wie das erste Tier.

Zu diesem Zeitpunkt kehrte von Mering zurück, kam aber nicht sofort in das Labor. Ich traf ihn wieder am 1. Mai, dem Jahrestag der Gründung der Straßburger Universität, beim Festakt im Auditorium. Durch reinen Zufall saß ich hinter ihm und sagte ihm über die Schulter, ‚Wissen Sie, von Mering, daß alle pankreatektomierten Hunde Diabetes bekommen?‘

‚Das ist interessant‘, erwiderte er, ‚wir müssen diese Frage weiterverfolgen.‘

Ich operierte dann eine ganze Serie von Hunden, manchmal, aber nicht immer, mit der Assistenz von von Mering. Einmal versuchte er zu operieren, doch das Tier starb auf dem Operationstisch an einer Blutung, so daß er den Versuch aufgab.

Er beteiligte sich an einem Teil der Arbeit, insbesondere an der Glykogenbestimmung, mit der er vertraut war. Durch andere Umstände wurde er davon abgehalten, regelmäßig zum Labor der Medizinischen Klinik zu kommen, und er überließ mir allein den Abschluß der Arbeit. Am Ende des Semesters schlug ich von Mering vor, die Ergebnisse unserer Forschung gemeinsam zu veröffentlichen, und daß ich die Weiterführung der Arbeiten allein übernehmen wollte. Er stimmte zu und ließ mich ebenfalls das Manuskript zu unserer Arbeit allein erstellen. Als dies beendet und druckreif war, befand sich von Mering in den Ferien, und da ich die Publikation nicht hinauszögern wollte, war ich nicht mehr in der Lage, es ihm zu zeigen. Naunyn hatte keine Bedenken, das Manuskript, das ich vorbereitet hatte, in seinem *Archiv* zu veröffentlichen, so daß von Mering den Beitrag zum ersten Mal gedruckt las und seine Aufmachung dabei lobte. Da ich ihn geschrieben hatte, setzte ich seinen Namen an die erste Stelle, einmal aus Höflichkeit und dann, weil von Mering etwas älter als ich war und sein Name in der alphabetischen Reihenfolge vor meinem kam. Es ist merkwürdig, daß aufgrund dieser Reihenfolge, ‚von Mering und Minkowski‘, jemand geschlossen hat, daß von Merings Beitrag notwendigerweise größer als der meine war.

Naunyn, der ein Urteil abgeben konnte, meinte, daß ich von Mering zuviel mitgeteilt hatte, indem ich die Arbeit über den Diabetes nicht für mich behalten und ihm die weitere Verfolgung bei der Arbeit über die Fettresorption gelassen hätte. Ich wußte jedoch, daß ich die Entdeckung des Diabetes einem glücklichen Zufall verdankte und daß ich nicht mehr als von Mering bis dahin an die Bedeutung des Pankreas für den Kohlenhydratstoffwechsel gedacht hatte. Außerdem würde ich vielleicht nie die Exstirpation des Pankreas versucht haben, wenn nicht die Unterhaltung mit von Mering stattgefunden hätte. Ich fand, es war nur anständig, ihn dazu einzuladen, an der Arbeit zum Diabetes teilzunehmen, und ich habe es nie unterlassen, seinen Namen auch erst kürzlich neben meinen zu setzen, als ich beispielsweise beim Kongreß in Kissingen 1924 über Insulin berichtete.

Sie müssen immer daran denken, daß ich in der Arbeit von vielen Jahren allein die Doktrin vom pankreatogenen Diabetes und die innere Sekretion des Pankreas gegen viele Angriffe verteidigt habe, insbesondere gegen jene von Edward Pflüger; ebenso, daß ich neue Beweise für meine Ideen durch Versuche mit Transplantaten, Duodenalexstirpationen, usw., erbracht habe. Bei all diesen Diskussionen nahm von Mering keinen Anteil und zeigte kein Interesse. Es ist auch sonderbar, vielleicht weil er die Technik der Pankreatektomie nicht beherrschte oder weil er kein weiteres Interesse an dem Problem hatte, daß er die Arbeit über die Fettresorption nach Pankreatektomie nicht wieder aufnahm. Mit seiner Zustimmung schlug ich vor, daß Abelman im Labor von Naunyns Klinik die Fettresorption nach Pankreatektomie untersuchten sollte. Später waren Burkhardt und Lombroso in meiner Klinik in Greifswald mit dieser Frage beschäftigt, die auch heute noch weitere Forschungsarbeiten verdient.

Ich habe nicht die Absicht, diese Information zu veröffentlichen. Ich werde aber eine Abschrift dieses Briefes an einem geeigneten Platz aufbewahren, denn zu einem zukünftigen Zeitpunkt mag ein Student der Medizingeschichte an den wahren Fakten interessiert sein. Nur wenn Sie oder irgendjemand sonst eine entschiedene Haltung gegen Naunyns Bericht einnehmen würden, würde ich meine Pflicht darin sehen zu handeln, um die Umstände aufzuklären."

Es ist nicht der Mühe wert, über die unzähligen Versionen der Geschichte der Entdeckung des pankreatogenen Diabetes zu berichten oder diese zu diskutieren, von denen einige veröffentlicht wurden, während andere in die mündliche Überlieferung von Laboratorien gelangten.

Der heute in Istanbul lebende Professor E. Frank, selbst ein Schüler Minkowskis, besitzt eine Abschrift dieses Briefes und zitiert seinen Inhalt in seinem 1949 verfaßten Buch. Der Brief wurde von Minkowski in der Medizinischen Abteilung der „Schlesischen Gesellschaft für Vaterländische Kultur" in Breslau deponiert. Als Hitler 1933 an die Macht kam, wurde der Generalsekretär dieser Abteilung, Professor Rosenfeld (derselbe, der das Schlagwort „Die Fette werden im Feuer der Kohlenhydrate verbrannt"), und Professor Frank aufgefordert, ihre Mitgliedschaft zu kündigen. Professor Rosenfeld entfernte das Dokument und übergab es, da er ein älterer Mann war, Professor Frank.

Oscar Minkowski wurde am 13. Januar 1858 in Alexoten (Kowno, Rußland) geboren und wurde 1872 naturalisierter Preuße. Er lernte am Gymnaisum zu Kowno von 1867 bis 1872 und am alten Gymnasium von Königsberg. Seine Inauguraldissertation zum Doktor der Medizin wurde 1881 angenommen.

Er wurde Assistent bei Professor Naunyn an der Medizinischen Klinik in Straßburg und wurde später Professor für Innere Medizin in Greifswald und danach in Breslau. Er starb in Fürstenberg (Mecklenburg) am 18. Juni 1931. Naunyn erwähnt Minkowski in seinen Memoiren mit den folgenden Worten:

„Eine Kraft ersten Ranges fand ich in Minkowski. Er kam als Student vor dem Staatsexamen aus Freiburg nach Königsberg heim und bat mich um ein Thema für die Doktorarbeit. Ich gab ihm als solches: ‚Veränderungen in der Erregbarkeit der psychomotorischen Hirnrinde beim Tiere durch experimentelle Änderung des Blutstromes'. Es lag vielleicht (?) an dem Gegenstand, daß dabei nicht viel herauskam, doch gewann ich Minkowski sogleich bei dieser Arbeit so gern, daß ich ihm bei Stadelmanns Abgang dessen Stelle gab. Ein großer Gewinn für mich! Denn Minkowski ist ein Mann von seltener Intelligenz. Die Unbefangenheit, Klarheit und Beweglichkeit seines Verstandes, gestützt auf große Schnelligkeit und Sicherheit seiner Wahrnehmungen und seiner Auffassung, befähigen ihn ebenso zu treffendem Urteil wie zur naturwissenschaftlichen Forschung. Für experimentelle Arbeit kommt ihm seine große manuelle Geschicklichkeit sehr zunutze. Überraschend ist die Leichtigkeit, mit der er sich auf den verschiedensten Gebieten zurechtfindet. Sein älterer Bruder, ein hochbegabter Kaufmann, erzählte mir: Oscar (mein Freund) habe als Gymnasiast oft seine Schularbeiten im Kontore seines Vater gemacht. Da bekam er gelegentlich die Weizenproben, die in dem Getreidegeschäft von Hand zu Hand gingen, zu sehen. Nach kurzer Zeit fragte man ihn um Rat. Er urteilte so sicher und gelegentlich richtiger wie die Männer vom Fach. Die Leberexstirpation, die Pankreasexstirpation sind chirurgische Leistungen allerersten Ranges, es hat manches Jahr gedauert, nachdem er sie lange gelehrt, bis man sie auch an anderer Stelle, außer in meinem Laboratorium, ausführen gelernt hat. Mit mikroskopischen Arbeiten hatte er sich nie beschäftigt. Als wir dann gemeinschaftlich an den polycholischen Ikterus gingen, fertigte er die mikroskopischen Präparate an. Das gelang vom ersten Tag an tadellos, schönere Präparate habe ich nie gesehen. Wir fanden damals, schon lange ehe sie nach Kupfer getauft sind, die ‚Kupferschen Zellen‘. Als ich nach Straßburg gekommen war, stellte sich mir ein Herr vor, bei dem ich einen kleinen Polypen genau in der vorderen Kommissur des Kehlkopfs fand. Solche kleinen Geschwülste sind an dieser Stelle schwer genug zu sehen, geschweige denn zu operieren. Da damals in Straßburg niemand war, der sich an den Fall gewagt hätte, so bat ich Minkowski, er möge das machen. Minkowski, der noch nie an eine Kehlkopfoperation gedacht hatte, lachte und wollte nicht. Schließlich aber entschloß er sich, übte sich einige Tage, und nach etwa 14 Tagen konnte er mir melden, daß er den Polypen ‚vollständig und glatt in einer Sitzung entfernt habe‘. ‚Leicht ist es nicht, aber es läßt sich ja machen.‘ Dabei hat er nie Interesse für Chirurgie gewonnen. Ihn fesselte das Problem. War ihm das nahegebracht, dann erfaßte er mit staunenswertem Scharfblick die entscheidenden Punkte und wußte ihnen gerecht zu werden. Vor der gewaltigen Intelligenz, die Minkowski zu all dem befähigte, streiche ich noch heute die Segel, seine Leistungsfähigkeit habe ich zeitweise überschätzt. Der Dämon, der zur Forschung treibt und quält, der nur durch Arbeit in seinem Dienste zur Ruhe gebracht werden kann, war bei ihm nicht immer lebhaft, gelegentlich wollte er belebt werden. War er erwacht, so hat Minkowski mächtig gearbeitet, sonst konnte mein Freund wohl auch ohne ihn fesselnde Arbeit leben. Ehrgeiz und Strebertum waren ihm fremd. Minkowski ist viel zu spät in eine Stellung gekommen, die ihn auf eigene Füße stellte und damit seinen Genius ganz flügge machte. Er war – noch heute indigniert mich das – fast 50 Jahre alt, als er seinen ersten Ruf erhielt. Als er dann endlich nach Greifswald gekommen war, ließ man ihn hier wieder eine Reihe von Jahren sitzen, während viele für ihn passende Stellen zur Besetzung kamen. Mich hat diese Hintansetzung Minkowskis so gewurmt, daß ich mich zu einem ganz ungewöhnlichen Schritte entschloß. Ich machte auf eigene Hand eine Eingabe an den preußischen Unterrichtsminister, in der ich ihn auf Minkowskis Bedeutung und darauf aufmerksam machte, daß man diesen hochbedeutenden Mann aus unersichtlichen Gründen und meines Erachtens mit Unrecht fortgesetzt übergehe. Ich habe Grund, anzunehmen, daß man in Berlin dies mein Erdreisten richtig gewürdigt hat. Wenn mittlerweile mein Freund auch in Breslau eine seiner würdige Stellung gefunden und sein Genius nun hier Raum zur Entfaltung gefunden hat, so trage ich doch noch heute den medizinischen Fakultäten den Kummer und Groll nach, den mir seine Hintansetzung lange Zeit bereitet hat; denn meine ganze Schule hat darunter gelitten, daß ihr bedeutendster Vertreter sitzen blieb. Immer wieder mußte ich meinen ganzen Einfluß für Minkowski einsetzen, wirkungslos und so zum Nachteil der andern."

Die Entdeckung des pankreatogenen Diabetes wird gewöhnlich als ein Zufallsresultat betrachtet; doch das Glück begünstigt jene, die es verdienen, das soll bedeuten, jene, die bereit sind, es sich zunutze zu machen. Die Entdeckung wurde in Naunyns Klinik gemacht, wo der Diabetes das Hauptstudienthema war und wo die experimentelle Arbeit zu Problemen der Pathologie und Pharmakologie geleistet wurden. Ein Faktor bei dieser Entdeckung war die Kühnheit, die die Jugend manchmal in die Forschung einbringt, wie dies bei Minkowski 1889 und 1921 bei Banting der Fall war. Minkowskis chirurgische Fähigkeit und seine frühere Ausbildung in der experimentellen Arbeit machte seine Leistung möglich. Die Entdeckung wurde von Anfang an korrekt verstanden, und viele Jahre hindurch lieferte Minkowski zu seiner Interpretation weitere Beweise mit Hilfe geduldiger und klug angelegter Versuche. Er war nicht nur ein befähigter Mann, er wurde auch von Mering gerecht und nahm ihn mit in die Veröffentlichung hinein, wie es ihm gebührte. Später erlebten beide Entdecker einen getrennten wissenschaftlichen und medizinischen Werdegang. Fraglos beruhte jedoch die Entdeckung des pankreatogenen Diabetes auf Minkowskis Entschlossenheit und seiner technischen Gewandtheit; er war es, der das Pankreas des Hundes entfernt und Zucker in dessen Urin gefunden hatte. Dieses Experiment eröffnete eine neue und fruchtbare Ära in der Erforschung des Diabetes und seiner Behandlung, in der Stoffwechselforschung und der Endokrinologie. Von Mering durchlief eine ganz andere wissenschaftliche Karriere; er entdeckte den Phloridzin-Diabetes und entwickelte, in Zusammenarbeit mit Emil Fischer, Veronal. Wahr ist, daß von Mering weder den pankreatogenen Diabetes entdeckte noch nach seiner ersten Publikation mit Minkowski auf diesem Gebiet forschte.

Literatur

Frank, E.: Pathologie des Kohlehydratsstoffwechsels. Benno Schwabe, Basel, 1949.

Von Mering, J., and Minkowski, O.: Diabetes mellitus nach Pankreas Exstirpation. Arch. f. exper. Path. u. Pharmakol. 26:371, 1889.

Minkowski, O.: Weitere Mitteilungen über den Diabetes mellitus nach Exstirpation des Pankreas. Arch. f. exper. Path. u. Pharmakol. 31:85, 1893.

Minkowski, O.: Untersuchungen über den Diabetes mellitus nach Exstirpation des Pankreas. Berl. Klin. Woch. 90, 1892.

Minkowski, O.: Störungen des Pankreas als Krankheitsursache. Lubarsch. Osterag's Ergebnisse der allgemeinen Aetiologie. 1:78, 1896.

Minkowski, O.: Bemerkungen über den Pankreasdiabetes. Arch. f. exper. Path. u. Pharmakol. 53:331, 1905.

Minkowski, O.: Ueber die Zuckerbildung im Organismus beim Pankreasdiabetes. Arch. f. d. ges. Physiol. 111:13, 1906.

Minkowski, O.: Zur Kenntnis der Funktion des Pankreas beim Zuckerverbrauch. Arch. exper. f. Path. u. Pharmakol. Suppl. 59:395, 1908.

Minkowski, O.: Die Totalexstirpation des Duodenums. Deutsche med. Wchnschr. 45, 1908.

Minkowski, O.: Discussion of paper of Michaud. Verhandl. d. Kong. f. inn. Med. 564, 1911.

Naunyn, B.: Erinnerungen, Gedanken und Meinungen. J. F. Bergmann, München, 1925.

Aus: *Diabetes 1 (1952) 112–116.*

Apollinaire Bouchardat. 1806—1886

Von Elliot P. Joslin

Bouchardats Leben und Denken war von den Problemen des Diabetes und der Diabetiker in Anspruch genommen. Bis zu seinem schwungvollen, begeisternden „Auftritt" auf dieser Bühne war der Diabetes weltweit als eine unheilvolle, tödliche, hoffnungslose Krankheit angesehen worden. Immer und immer wieder betonte Bouchardat diese Tatsache und fuhr dann mit der Aussage fort, daß es sein Ziel sei, das Gegenteil zu zeigen und zu verkünden, daß Diabetiker, wenn man ernsthafte Komplikationen verhinderte, so lange wie die meisten Menschen leben konnten, wobei die strengen hygienischen Vorschriften, die sie befolgen mußten, ein Gegengewicht zur Beeinträchtigung durch die Krankheit darstellten. Vor allem anderen war Bouchardat der Apostel der Hoffnung für die verzweifelte Welt des Diabetes. Bouchardat griff den grundlegenden Punkt auf, daß die Glykosurie ihren Ursprung im Blutzucker habe, der wiederum in der Hauptsache von den Kohlenhydraten in der Nahrung, von Brot und Getreideprodukten herrühre — obwohl er anerkannte, daß er auch durch Protein erzeugt werden könnte, was sein Zeitgenosse Claude Bernard damals in seinem Labor in Paris demonstrierte. Bouchardat drängte seine Patienten dazu, eine Selbstanalyse des zuckerbildenden Gehalts der Nahrung vorzunehmen, indem sie diese aßen und danach ihren eigenen Urin probierten. Auf diese Weise führte Bouchardat in die Diabetesbehandlung die Eigenverantwortlichkeit des Patienten für seine Behandlung ein. Es war dies einer seiner Hauptverdienste. Zunächst machten seine Patienten ihre Zuckertests mit ungelöschtem Kalk. Später wandte er ein Kupferreagens an und nahm somit den Fehling-Test vorweg. Er war glücklicherweise in der Lage, quantitative Bestimmungen der in einem gegebenen Zeitpunkt ausgeschiedenen Glukose vorzunehmen, indem er sich Biots Entdeckung des Polariskops zunutze machte und auf diese Weise Kohlenhydrataufnahme und -abgabe berechnete.

Nach Bouchardat neigte keine Krankheit mehr zu Rückfällen als der Diabetes. Er zitiert das Beispiel eines Mannes, der zehn Jahre lang vom Diabetes befreit war, bis dieser im Alter von 80 erneut auftauchte, wodurch der schleichende Beginn und die heimliche Wiederkehr des Leidens illustriert wird.

Obgleich Bouchardat alle Arten von Maßnahmen entwikkelte, um die an Verboten reiche, übelkeiterregende Diät mit ranzigem Fleisch und Fett nach Rollo schmackhaft zu machen, verlor er nie die Tatsache aus dem Blickfeld, daß das Behandlungsziel darin bestand, den Urin zuckerfrei zu halten. Primär erniedrigte er den Kohlenhydratgehalt der Kost durch die Einschränkung von Brot und den Ausschluß von Milch. Er führte den Gebrauch von Glutenbrot ein, darüber machte er sich jedoch keine Illusionen. Er wollte nicht als ein „Glutenbrotdoktor" bezeichnet werden. Er vertrat eine Mäßigung bei dem Einsatz dieses Brotes sowie aller Nahrungsmittel seiner Therapie. *„Mangez le moins possible."* Er bemerkte den günstigen Effekt der Unterernährung während der Belagerung von Paris. Gelegentlich ließ er einen Patienten fasten. Er hob grünes Gemüse hervor und wusch es sogar, um den Kohlenhydratgehalt zu verringern.

Bouchardat nutzte als erster das körperliche Training zur Kontrolle der Glykosurie. Er trieb dieses jederzeit bis an die Grenzen. Er brachte seinen Patienten bei, insbesondere die Muskeln der Arme und des Thorax zu üben, weil er hoffte, hierdurch die Respirationskräfte zu verstärken. Er erklärte auf viele verschiedene Arten seinen Patienten die gute Wirkung des Trainings und zitierte zur Unterstützung dessen die große Inzidenz des Diabetes in den höheren Berufsständen gegenüber derjenigen bei den körperlich Arbeitenden.

Er erkannte, daß die geistige Fähigkeit des Patienten lange nach dem Verlust der Muskel- und Nervenkraft erhalten blieb, obwohl er zugab, daß das Gedächtnis seiner Patienten litt. Er beobachtete die Schwächung und den gelegentlichen Wiedergewinn der sexuellen Aktivität sowohl bei Männern als auch bei Frauen, obwohl er in seiner ersten Ausgabe 1875 und wieder in der zweiten 1883 bemerkt: „1. *Les femmes atteintes de vrai diabète sucré deviennent très-rarement enceintes.* (Die wirklich ernsthaft an Diabetes mellitus erkrankten Frauen werden sehr selten schwanger.) 2. *Dans le nombre si considérable de diabétiques qui sont venus me consulter, je n'ai pas mémoire d'avoir vu une seule femme enceinte.* (Unter der sehr beträchtlichen Anzahl von Diabetikerinnen, die mich konsultierten, erinnere

ich mich nicht, eine einzige schwangere Frau gesehen zu
haben.)"

Apollinaire Bouchardat war Professor für Hygiene an der Universität Paris. Er war ein Freund von Claude Bernard, der immer
und immer wieder in seinen *Leçons sur le Diabète* die Aufmerksamkeit auf Bouchardats Aktivitäten auf dem Forschungssektor
und auf seine Auffassungen von der Ätiologie des Diabetes lenkte,
obgleich er nicht seine klinischen Aktivitäten erwähnte. Dies ist
nicht verwunderlich, da sich Claude Bernards Arbeit auf das Labor
beschränkte. Er war mit seinen Entdeckungen beschäftigt,

1. der Curare-Glykosurie,
2. der Glykosurie nach Punktion des IV. Ventrikels,
3. der Erfindung einer Methode, um Blutzucker zu bestimmen,
4. der Veränderung, die sich bei ausschließlicher Eiweißernäh-
   rung von Hunden für den Blutzuckergehalt im rechten Herzen ergaben,
5. der Entdeckung des Glykogen in der Leber und der Glyko-
   genfunktion und des Verschwindens des Glykogens nach
   dem Tod als Folge eines diastatischen Enzyms. Claude Bernard hielt die Leber für ein Organ, das primär mit dem Diabetes zu tun hatte. Er schien nicht an der Behandlung der Diabetiker interessiert zu sein und trug tatsächlich nichts direkt
   dazu bei.

Bouchardat hatte das Pankreas als Ursache des Diabetes in
Verdacht. Er als erster versuchte dies durch seine Entfernung zu
beweisen, doch war die Chirurgie damals noch zu grob. Bouchardat war ein guter Chemiker. Er bemerkte den Wirkungsun-
terschied zwischen Glukose und Lävulose und versuchte, sich
das besondere Verhalten der letztgenannten Substanz sowie
dasjenige ihres Vorläufers, Insulin, bei der Kontrolle des Diabetes zunutze zu machen. Er erkannte Inosit und verschiedene
andere Kohlenhydrate. Sowohl klinisch als auch chemisch beobachtete er das Azeton im Atem und im Urin seiner schwer an
Diabetes erkrankten Patienten, assoziierte es aber nicht eindeutig mit dem diabetischem Koma, obgleich er erkannte, daß man
das Koma in solchen Fällen heraufbeschwören konnte, und er
verordnete dafür Relaxation. Er bestimmte die Aufnahme und
Ausscheidung von Kohlendioxid und wies auf die Vorteile des
Kalium in Gemüsen mit niedrigem Kohlenhydratgehalt hin.

Obwohl er wußte, daß Alkohol nicht direkt Zucker bildete,
schränkte er mit zunehmendem Alter den Genuß mehr und mehr
ein.

Bouchardat untersuchte den Blutzucker, auch wenn man zur Durchführung des Tests 300 cm^3 benötigte. Er erklärte den Grund dafür, daß die Glykosurie hoch und die Glykämie dabei niedrig sein konnte, denn im einen Fall stellte der Prozentsatz im Urin die von den Nieren über eine durchschnittliche Zeit von mehreren Stunden ausgeschiedene Menge dar, doch bei der anderen Größe handelte es sich um die Analyse des vorhandenen Blutzuckers in einem bestimmten Augenblick. Um die Häufigkeit und die leichte Entdeckbarkeit des Diabetes zu unterstreichen, erzählte er, wie ein Hotelpage die Krankheit bei einem alten Mann diagnostiziert hatte, indem er weiße Flecken auf der Hose entdeckt hatte, die man nicht wegbürsten oder mit Benzin lösen konnte, sondern die nur mit Wasser abzuwaschen waren.

Es war für mich eine große Freude, das Photo von Bouchardat (von dem die Umschlagzeichnung erstellt worden war) in Händen zu halten, das man mir durch freundliche Unterstützung von Mrs. William B. Bell und Mr. Maurice Paz, Präsident der Diabetesgesellschaft von Frankreich, durch die Hilfe von Prof. und Mrs. Boulin, der Prof. Labbe nachfolgte und im Hôpital de la Pitie in Paris beschäftigt ist, übersandte. Es verhält sich wohl so, daß Apollinaire Bouchardats Enkelin Prof. Francis Rathery heiratete, dessen Werk *Diabète Sucré, Leçons Cliniques* von 1934 und 1935 ich von ihm erhielt und sehr würdige. Zufällig gelangte ich über ihren Sohn, Dr. Michel Rathery im Hôpital Bichat an das Bild.

Wenn jemand den Versuch unternimmt, einen Bericht über eine historische Periode oder Phase des Diabetes zu schreiben, ist er unweigerlich Dr. Fredrick M. Allen verpflichtet, dessen detaillierte Zusammenstellung der Geschichte zuerst 1919 im Rockefeller Monograph mit dem Titel *Total Dietary Regulation in the Treatment of Diabetes* durch Allen, Stillman und Fitz erschien. Diese Monographie ist derzeit vergriffen. Welchen Dienst an der Welt würde es bedeuten, wenn Dr. Allen diese erweitern und veröffentlichen würde, so daß das Material, das er so gewissenhaft vor Jahren gesammelt hat, uns allen zur Verfügung stünde. Ich hoffe, daß man anläßlich des diesjährigen Symposiums der American Diabetes Association Dr. Allen dazu ermutigen kann, diese Aufgabe zu erfüllen. Niemand sonst auf der Welt könnte es so gut machen.

Bouchardat schrieb einfach und eindeutig. Sein Französisch läßt sich daher leicht lesen. Ich hätte gerne noch etwas Raum, um einige der Sätze, an die ich beständig denken muß, zu zitieren. Es ist sehr bedauerlich, daß seine Monographie nicht direkt ins Englische übersetzt wurde, da wir aus diesem Grunde bereits fast zwei Generationen lang in diesem Lande nicht davon profitieren können.

Apollinaire Bouchardat wurde 1806 geboren und starb 1886. Er wurde in Paris auf dem Père Lachaise-Friedhof begraben. Möge sein Geist um die Dankbarkeit von Millionen von Diabetikern wissen, deren Leben er verlängerte und erträglich machte und denen er Mut und Hoffnung gab und noch gibt.

Aus: *Diabetes 1 (1952) 490–491.*

Der erste Fall von Retinopathia diabetica

(Eduard von Jaeger, Wien 1855)

Von Franz Fischer

Vor uns liegen Bildtafel und Beschreibungsblatt eines Falles von Retinitis (Retinopathie) bei Diabetes mellitus: der erste seiner Art. Er entstammt den „Beiträgen zur Pathologie des Auges" von *Eduard von Jaeger* des Jahres *1855*. Für die „Erstmaligkeit" haben wir den besten Gewährsmann, *Theodor Leber*. Er sammelte *1875* die Fälle der Literatur – es fanden sich insgesamt 19, darunter der *Jaeger*sche Fall als erster – und prägte den Begriff der *Retinitis diabetica*. So gekennzeichnet, wandert der *Jaeger*sche Fall durch die Literatur. Näher gewürdigt hat ihn nach *Th. Leber* (1875) niemand mehr. Uns erscheint es reizvoll wie höchst notwendig für die Stetigkeit der Forschung, den Fall aufzuzeigen.

Es ist nicht Zufall, daß die Beobachtung erstmals in Wien, und von *Eduard v. Jaeger* gemacht wurde. In der zweiten Hälfte des 18. Jahrhunderts und anschließend war *Wien* ein sehr fruchtbarer medizinischer Boden. Da konnte die neue Saat, die Augenheilkunde, gut aufgehen! Wir sehen *Joseph Barth*, den hochbegabten Einzelgänger, *Georg Joseph Beer* (erster Ordinarius, 1818), den ersten Lehrer und Begründer der wissenschaftlichen Augenheilkunde, *Friedrich Jaeger, Ritter von Jaxtthal* (Vater Eduards), Professor an der militärärztlichen Josephsakademie (Josephinum), den gesuchtesten Augenoperateur Europas! In der sogenannten II. Wiener medizinischen Schule war *Eduard v. Jaeger* neben *Ferdinand v. Arlt* und *K. Stellwag v. Carion* ein hervorragender Vertreter des Faches. Als Sohn *Friedrich v. Jaegers* und Enkel des großen *Joseph Beer* hatte *Eduard v. Jaeger* glänzende Vorbedingungen. Trotzdem, und bei aller persönlicher Leistung, blieb ihm das versagt, was er als sein Lebensglück empfand: erst als 65jähriger wurde er Ordinarius (II. Augenklinik in Wien), um bald darauf dahinzugehen (5. Juli 1884). Sein Hauptschaffen galt der Ophthalmoskopie. Am besten, wir hören dazu zwei berufene Ophthalmologen: *Ludwig Mauthner* (in der Gedenkrede): „*Eduard v. Jägers* Laufbahn ist mit der Geschichte des Augenspiegels untrennbar verbunden. Er gehört zu den Ersten, welche *Helmholtzsche* Entdeckung praktisch verwerteten. Er war es auch, der dem *Helmholtzschen* Instrumente sehr bald eine für die Praxis bessere Form gab. *Eduard von Jäger* war der größte Ophthalmoskopiker, den die Welt bisher gesehen." Dann *Maximilian Salzmann* (1890 in der Vorrede zum neubearbeiteten Atlas): „Die Zeit hat die Erwartungen, welche *Eduard von Jäger* an das Erscheinen seines Atlasses geknüpft hat, in vollem Maße erfüllt. Sein Werk ist als das bedeutendste auf dem Gebiet der Ophthalmoskopie anerkannt und zu einer Grundlage geworden, an der Hand deren zahlreiche junge Ärzte in diese wichtige Disziplin des Oculisten eingeführt worden sind."

Soweit Lebensraum und Persönlichkeit unseres Autors. Und nun zum Falle. Die Beschreibung beginnt mit folgendem:

„Der Gärtner *Wilhelm W.*, dermalen 22 Jahre alt, von schlankem Körperbaue, mittlerer Größe, soll als Kind und in seinen Jugendjahren stets gesund und körperkräftig gewesen sein, vor 4 Jahren aber durch Verkühlung sich ein Leiden zugezogen haben, welches bei leichten Fieberbewegungen und Anschwellung des rechten Fußes, mit Verminderung seiner Körperkräfte und seines Aussehens, ihn wiederholt an das Bett fesselte, und in dessen Verlaufe die *Erscheinung eines Diabetes* hervortraten, gepaart mit starker Eßlust, trockenem Schlunde, unauslöschlichem Durste, schlechter Verdauung, häufigem Erbrechen, nach dem Essen und dem Gefühle großer Abgeschlagenheit und Hinfälligkeit. Seit kurzer Zeit klagt Patient überdies über häufiges Husten mit stärkerem Auswurf und dem Gefühle von Beklommenheit und Druck auf der Brust."

Wir kürzen nun ab: Erst vor 5 Wochen sei eine Gesichtsstörung wahrgenommen worden: zeitweise Funkensehen und „schwache Umnebelung der äußeren Hälfte des Sehfeldes am linken Auge". Die Umnebelung hätte auf das andere Auge übergegriffen und wäre zunehmend gewesen. Das Sehen links wäre vorübergehend gebessert gewesen. Das Leiden habe ständig zugenommen. Es heißt: „Der Patient sieht gegenwärtig sehr leidend und herabgekommen aus, ist mager und hat eine fahle Gesichtsfarbe." Dann wird eine „Störung des Sehfeldes in der Mitte" mit Verminderung der Sehschärfe geschildert. Auf die Augenspiegeluntersuchung übergehend: Die Medien hätten sich als vollkommen durchsichtig und normal erwiesen. Die peripherischen Teile des Augengrundes wären frei von Veränderungen gewesen.

„. . . dagegen ist die Stelle und Umgebung des Sehnervenquerschnittes (in der Ausdehnung der auf dem Bilde versinnlichten Extravasate) lichtschwächer in ihrer Farbe, weniger durchscheinend, mehr blutroth, und der Sehnervenquerschnitt durch die gedachte Farbenveränderung so vollständig überdeckt, daß derselbe nicht mehr wahrgenommen, sondern nur aus der Vereinigung der Retinagefäße erkannt wird."

Es werden „anomale Röthe des Augengrundes" und „radienförmige Ausbreitung der Optikusfasern in der Umgebung der Sehnerven" beschrieben. Dann heißt es:

„Im Bereiche dieser anomalen Färbung des Augengrundes nimmt man eine bedeutende Zahl ziemlich gleichförmig vertheilter, theils punktförmiger, theils streifiger und anderweitig gestalteter blutrother Flecke von der verschiedensten Größe wahr, welche in der Ebene der Retinagefäße, daher innerhalb der Retina zu liegen scheinen, eine überwiegende Ausdehnung der Länge nach besitzen und in ihrer Anordnung und Richtung theils der Ausbreitung des Opticus, theils dem Zuge der Retinagefäße, besonders der Venen, entsprechen. Zwischen den Flekken, in einigem Abstande vom Sehnervenquerschnitte, treten außerdem mehrere unregelmäßige rundliche, lichtgelbe Stellen durch ihre bedeutende Lichtintensität sehr deutlich hervor."

Dann heißt es, die Retinagefäße im Bereiche des Sehnervenquerschnitts wären verschleiert gewesen. Die Arterien hätte eine besonders hellglänzende Mitte gezeigt. Der Querdurchmesser der Venen und Arterien wäre gegenüber der Norm bedeutend vermehrt gewesen.

Die Beschreibung schließt mit folgendem ab: „Das linke Auge ergibt objektiv und subjektiv ganz die gleichartigen Erscheinungen, jedoch in etwas minderem Grade, und Patient ist noch im Stande, mit demselben sich auf der Gasse zurecht zu finden, ja selbst als Gärtner einige Arbeiten zu verrichten."

Wir stellen fest: Bildtafel und Text stimmen gut überein. Der Text – hier folgt der Verfasser einem Prinzip – ist nur beschreibend, nicht erklärend. Die Bilddarstellung ist voller Naturtreue, frei von jeder Übertreibung. Lithographie und Farbendruck, besorgt durch die K. K. Hof- und Staatsdruckerei in Wien, ist eine bewundernswerte technische Leistung vor 100 Jahren!

Was schildert nun *Eduard v. Jaeger?* Am Augenhintergrunde: Ein Ödem an Sehnervenpapille und umgebender Retina, streifenförmige und radiär angeordnete Hämorrhagien in einigem Abstande von der Papille, lichtgelbe Stellen (die wir später zu deuten haben) – als wesentliche Elemente. Die Frage, ob damit den Vorstellungen von der Retinitis (Retinopathia) diabetica, damals und heute, entsprochen ist, wollen wir mit folgendem beantworten: *Th. Leber* (1875) bemerkte zum Jaegerschen Fall, daß er bei der Albuminurie vorkommenden Retinitis ähnlich sei. Später gilt das Ödem (neben der Sternfigur in der Macula) als Kennzeichen der Retinitis albuminurica (nephritica, angiospastica) gegenüber der Retinitis diabetica. Was läßt sich heute dazu sagen? Die diabetische Retinopathie umfaßt eine ganze Skala von Netzhautveränderung: „Blutpunkte" (anatomisch: Kapillaraneurysmen) am Anfange, Blutungen und weiße Degenerationsherde in der Folge, und Gefäß- und Bindegewebsproliferation, Glaskörperblutung, Netzhautschrumpfung usw. (Retinitis proliferans) am Ende, wobei die Stadien nicht immer eingehalten werden. Wie immer sich die Retinopathie darstellt, das Ödem gehört nicht zum Augenhintergrundsbilde. Wo ein Ödem in Erscheinung trete, handle es sich um eine Retinopathia nephritica und nicht diabetica, so lautet die Ansicht nicht weniger Forscher von heute. Wir dagegen meinen, daß die Retinopathia diabetica die Retinopathia nephritica (albuminurica, angiospastica) ausnahmsweise imitiert. Ödembildung zeigt sich ganz besonders beim jungen Diabetiker, wie *R. Thiels* und eigene Beobachtungen ergeben. Freilich die Meinung *Thiels* (1956), daß dies von der besonderen diabetischen Nephropathieform, der *Kimmelstiel-Wilson*schen Glomerulosklerose abhänge, können wir nicht teilen. Dagegen spricht, daß die Mehrzahl der *Kimmelstiel-Wilson*-Fälle mit Retinopathie *ohne* Ödembildung einhergeht. Also nichts hindert uns daran, den *Jaeger*schen Fall als wahre diabetische Retinopathie aufzufassen, trotz aller Ähnlichkeit mit Retinitis albuminurica.

Noch eine andere Deutung läßt der Jaegersche Fall zu. Die verwaschene Papille, die zahlreichen radiärgestellten Blutungen, dazu die stark verminderte Sehschärfe, das alles erinnert sehr an eine Thrombose der Zentralvene der Retina. Dieses Ereignis ist beim älteren Diabetiker (mit der geförderten Arteriosklerose) gar nicht so selten, jedenfalls viel häufiger als beim Nichtdiabetiker; beim jungen Diabetiker war es unbekannt. Nun konnten *J. Dietzel* und *P. White* kürzlich eine Zentralvenenthrombose bei einem jungen Diabetiker beobachten, gefolgt von einer Retinitis proliferans am anderen Auge. Damit ist erwiesen, daß die spezifisch-diabetische Angiopathie (nicht nur die gewöhnliche Arteriosklerose) ein solches Bild zu liefern imstande ist. Der *Jaeger*sche Fall, ein 22jähriger Diabetiker, würde also eine Deutung in diesem Sinne vertragen. Freilich, ganz entspricht das Fundusbild nicht, und auch das Auftreten in beiden Augen löst Bedenken aus! Die Möglichkeit besteht.

Nun zu den „rundlichen lichtgelben Stellen" in unserem Fundusbilde. Daß es sich dabei um gewöhnliche retinale Degenerationsherde handelt, glauben wir ohne weiteres ausschließen zu können. *K. vom Hofe* hat als erster, und zwar *1938*, auf die Häufigkeit eines solchen Befundes innerhalb der diabetischen Retinopathie aufmerksam gemacht. Wir können dies aus eigener Erfahrung bestätigen. Es überrascht uns nur, wie wenig bisher davon Kenntnis genommen wurde. *vom Hofe* deutete das Bild als Lipoidinfiltration der tiefen Netzhautschichten bzw. Aderhaut, und dürfte damit recht haben. Denn: um eine „Chorioiditis bei diabetischer Retinopathie", wie wir kürzlich beschrieben haben, handelt es sich dem Bilde nach gewiß nicht. Wie richtig also hat *Eduard v. Jaeger* beobachtet!

Wenn wir vom Fundusbilde abgehen: Das Alter des Patienten – er zählte 22 Jahre – läßt sich wie folgt kommentieren: Bis vor etwa 10 Jahren war diabetische Retinopathie im Alter unter 40 Jahren eine absolute Seltenheit. So finden wir in einem weltbekannten Lehrbuche der Augenheilkunde des Jahres *1945* die Literaturfälle noch einzeln aufgeführt. Darin ist eine starke Wandlung eingetreten. Die Zahl der jungen Diabetiker ist groß, und wächst ständig an – Erfolg des Insulins und anderer moderner Therapie. Der junge Diabetiker wird älter; er erlebt nun seine Gefäßkomplikationen, voran Nephropathie und Retinopathie; mit etlichen 30 oder 40 Jahren sieht er sich einem düsteren Schicksal gegenüber! Vor uns ist das Hauptproblem des Diabetes mellitus von heute. Dagegen verblaßt die Aktualität der peroralen Diabetes-Behandlung. Und nun zurück zum *Jaeger*schen Fall. Er war zu seiner Zeit, vor 100 Jahren, altersmäßig gewiß eine Rarität. Man überlege: In der Vorinsulinära starben diabetische Kinder in kürzester Zeit ausnahmslos weg (Koma), junge Diabetiker erlebten kaum ihre Gefäßkomplikationen!

Zur Diabetesdauer – in unserem Falle kaum länger als 5 Jahre – läßt sich folgendes anmerken: Schon *Albrecht v. Graefe* (1858) war es aufgefallen, daß die Augenkrankheiten bei Diabetes mellitus einer „vorgerückten Periode des Allgemeinleidens" angehörten. Es bedurfte intensiver Forschung bis in unsere Zeit hinein, um die Rolle der Diabetesdauer in der Entwicklung der Retinopathie aufzudecken. Heute nimmt eine Reihe von Forschern, voran *H. Dolger (USA)*, den Standpunkt ein, daß jeder Diabetiker die „Gefäßkomplikationen" (Nephropathie, Retinopathie usw.) erleide, falls er lange genug lebt, 20 und mehr

Jahre. Dagegen vertritt die *Joslin*sche Schule in den *USA* die Ansicht, daß die Gefäßkomplikationen verhindert oder zumindest weiter hinausgeschoben werden können durch exakte, von allem Beginne und unausgesetzt geführte *Diabetes*kontrolle (Behandlung, Überwachung). Die Verfechter der „freien Kost" (die eigentlich keine freie Kost ist) bei diabetischen Kindern und Jugendlichen halten sich mehr auf der Seite *Dolgers.* Wir selbst bekannten uns in verschiedenen Arbeiten zur *Joslin*schen Forderung, wenngleich uns, so wie anderen Autoren, wohlbekannt war, daß nicht gerade wenige Fälle trotz bester Diabeteskontrolle, manchmal schon nach ganz kurzer Diabeteszeit, eine Retinopathie (und Nephropathie) entwickelten, andere dagegen trotz unausgesetzt schlechter Diabeteskontrolle und überlanger Diabetesdauer (30 und mehr Jahre) frei bleiben. Die „üblen Fälle" versuchten wir mit einer besonderen Durchschlagskraft des Diabetes, hereditär begründet, zu erklären. Ferner sind wir der Ansicht, daß nicht nur der Diabetes als solcher, sondern auch zugehörig die Gefäßkonstitution vererbt wird, dies in ausschlaggebender Weise. Doch darüber sind die Akten kaum noch eröffnet. Der *Jaeger*sche Fall, mit seiner relativ kurzen Diabetesdauer, fällt also auch in dieser Hinsicht aus der Regel; er beansprucht eine Sondererklärung wie oben gegeben.

Was sonst noch bietet der Fall? Über die klassischen Diabetessymptome können wir hinweggehen. Nichts verlautet von Albuminurie, von Nephritis. *Th. Leber* hat dies seinerzeit in Erfüllung seiner Aufgabe als Mangel empfunden. Wir können dank der genauen Schilderung mit ziemlicher Sicherheit sagen, daß eine Nephropathie bestand, und zwar im urämischen Endstadium. Dies verwundert uns nicht, denn wir wissen genau, wie sehr diabetische Retinopathie und Nephropathie zusammengehen, klinisch und anatomisch. Und gerade beim jungen Diabetiker läuft die Nephropathie als *Kimmelstiel-Wilsonsche* Glomerulosklerose deletär ab. Daß der Bericht nichts über den Blutdruck enthält, ruft nur die späte Errungenschaft der Blutdruckmessung in Erinnerung. Eine Hypertension hätte uns nicht überrascht. Sie gehört nach unseren Ermittlungen genau so wie die Nephropathie zur Retinopathie des jungen Diabetikers. Ein Infekt leitete die Krankheit ein! Uns heute wohlbekannt. Wir ergänzen: auch der Diabetesablauf wird durch Infekte ungünstig beeinflußt. Leider ist die Herdsanisierung als Diabetesbehandlung heutzutage in den Hintergrund gedrängt. Die Beschreibung läßt auch an eine Lungentuberkulose denken! Noch immer spielt diese Erkrankung beim jugendlichen Diabetiker eine beachtliche, nur zu wenig beachtete Rolle; als Todesursache steht sie nach der Urämie an zweiter Stelle.

Wir stellen abschließend fest: Der von *Eduard von Jaeger* im Jahre *1855* mitgeteilte Fall ist ungewöhnlich hinsichtlich Lebensalter, Diabetesdauer und Augenhintergrundsbild. Er hält jeder Prüfung von heutiger Warte aus stand. Mit Recht sehen wir in ihm die erste Beobachtung einer Retinopathia (Retinitis) diabetica. Die streng naturwissenschaftliche Betrachtungsweise des Autors hat den Fall unverloren gemacht. Doch ist es schon merkwürdig, daß unsere Kenntnis von der Retinopathia diabetica so ungewöhnlich eröffnet wird. Noch seltsamer berührt, wenn wir im *Jaeger*schen Fall dem Problemfall des Diabetes mellitus von heute begegnen.

Eduard von Jaeger hat den Fall in seinen „Beiträgen zur Pathologie des Auges" (1855 bis 1856) gebracht. Hören wir zum Schlusse, was unser Historiker *J. Hirschberg* dazu schreibt: „Kein Opfer war ihm für die Wissenschaft zu schwer. Für seine wunderbaren Beiträge zur Pathologie des Auges stürzte er sich in eine Schuldenlast von 20.000 Gulden, die er allmählich von seinem Gehalt abzahlte." Das also war *Eduard von Jaeger*. Möge er der ophthalmologischen Jugend ein Vorbild sein!

Zusammenfassung

Die „Erstmaligkeit" des Falles wird von *Th. Leber* (1875) bezeugt. Daß die Beobachtung in *Wien* und von *Eduard von Jaeger* (1855) gemacht wurde, ist nicht Sache des Zufalls. Wohl ist dieser Fall von Retinopathia diabetica in mancher Hinsicht ungewöhnlich, jedoch diagnostisch nicht anzweifelbar; er hält jeder Prüfung stand. Die umfassende, streng sachliche Betrachtungsweise des Autors erlaubt auch heute noch wertvolle Rückschlüsse und Überlegungen, nicht nur hinsichtlich des Augenhintergrundbildes. Ein wahrer Naturforschergeist offenbart sich!

Literatur

F. Fischer: Probleme der diabetischen Retinopathie. Klin. Mbl. f. Augenheilkunde 125 (1954): *666.* — Einst und jetzt. Die historische Entwicklung der Retinopathia diabetica. Münchner med. Wschr. 44 (1954), 1287. — Die Retinopathie des jungen Diabetikers (unter 40 Jahren), Graefes Arch. 1957. — *J. Hirschberg:* Geschichte der Augenheilkunde. In: Handbuch Graefe-Saemisch, Bd. XV, 1916. — *Eduard von Jaeger:* Beiträge zur Pathologie des Auges. 2.

Lieferung, S. 33, Tafel XII. K. K. Hof- und Staatsdruckerei, Wien 1855. – *Th. Leber:* Über die Erkrankungen des Auges bei Diabetes mellitus. Arch f. Ophthalm. 21, 3. Abtlg. (1875) : 206. – Die Krankheiten der Netzhaut. In: Handbuch Graefe-Saemisch, Bd. VII/2 (1914) : 969. – *L. Mauthner: Eduard von Jaeger.* Wiener Med. Wschr. 28 (1884) : 878. – *Th. Puschmann:* Die Medizin in Wien während der letzten 100 Jahre. M. Perles, 1884. – *M. Salzmann:* Ophtalmoskopischer Handatlas von *Eduard von Jaeger,* neubearbeitet und vergrößert. F. Deutike, Leipzig und Wien 1890. – *L. Schönbauer: Das Medizinische Wien. Geschichte, Werden, Würdigung,* Urban & Schwarzenberg Berlin und Wien 1944.

Aus: *Wiener Medizinische Wochenschrift 107 (1957) 969–972.*

Die Geschichte des traumatischen Diabetes

Von Viggo Thomsen

Der traumatische Diabetes stellt ein interessantes und besonderes Kapitel der Geschichte des Diabetes dar. Bereits zum Ende des 18. Jahrhunderts beschrieben *Pouteau* und *Malaval* Fälle des Zusammentreffens von Trauma und Diabetes, und zu Beginn des 19. Jahrhunderts wurden mehrere solcher Fälle z. B. von *Larrey* publiziert. Im Gegensatz zu den erstgenannten wurde die Diagnose in den letztgenannten Fällen durch die Entdeckung der Glykosurie gestützt. Allerdings glaubte zu jener Zeit niemand an eine kausale Beziehung zwischen Trauma und Diabetes. Es war *Claude Bernards* (1) Entdeckung der diabetischen Punktion, die die Mitteilung über das Krankheitsbild des traumatischen Diabetes anregte. Mit Hilfe der diabetischen Punktion war es möglich, experimentell eine Glykosurie hervorzurufen; der Einfluß des Nervensystems auf die Regulierung des Zuckerstoffwechsels wurde demonstriert, wobei die Konsequenz natürlich die Veröffentlichung von Berichten war, in denen man sich bemühte, die Bedeutung bestimmter Gehirnaffektionen für die Ätiologie des Diabetes zu zeigen, wodurch die Frage der Bedeutung der Kopfverletzung naturgemäß Aktualität erlangte. Im Jahre 1854 veröffentlichte *Goolden* im „Lancet" den ersten Bericht über Diabetes, den man im Gefolge einer Kopfverletzung gesehen hatte, und *Cl. Bernard* (2) selbst nutzte seine experimentelle Erfahrung bei der Anwendung am Menschen. So erwähnte er in seinen Vorlesungen, die er 1855 verfaßte, einen Steinhauer, der nach einem Sturz zum „Diabetiker" wurde und der sich erholte, nachdem die Wunde an seinem Kopf verheilt war.

Griesinger nahm zuerst 1859 in seinen „Studien über Diabetes" die Frage des traumatischen Diabetes wieder auf und machte sie zum Thema der Diskussion auf der Grundlage von 20 von ihm zusammengestellten Diabetesfällen, die in der Folge eines Traumas beobachtet wurden. Seitdem war der traumatische Diabetes ständiges Diskussionsthema, und die Literatur enthält zahlreiche Berichte über derartige Fälle.

Im Laufe der Zeit brachten die unterschiedlichsten Autoren divergierende Meinungen hinsichtlich der ätiologischen Bedeutung der Verletzung heraus, offensichtlich in gewissem Rahmen auf dem Boden der variierenden Meinungen zur Pathogenese des Diabetes. Entsprechend der Auffassung, die zu verschiedenen Zeiten vorherrschte, können wir, wie ich meine, von drei Epochen sprechen, nämlich
1. bis zur Jahrhundertwende,
2. bis zum Weltkrieg und
3. von da an bis zur Gegenwart.

Die Literatur umfaßt zahlreiche Fallberichte neben Übersichtsarbeiten, und insbesondere aufgrund der letzteren werde ich mich im folgenden bemühen, einen Abriß der Geschichte des traumatischen Diabetes zu geben.

Wie oben erwähnt, geht die erste Übersichtsarbeit zurück auf *Griesinger*, der einen solchen Fall erlebte und bei der Durchsicht der Literatur überrascht war, so viele Fälle zu finden, bei denen der Verdacht aufkommen mußte, daß ein Trauma den Diabetes ausgelöst hatte. Als er diese Fälle studierte, war er von der Tatsache betroffen, daß viele davon, z. B. sein eigener Fall, überhaupt keine zerebralen Läsionen aufwies, sondern lediglich eine allgemeine Prellung des Körpers oder eine Verletzung von Körperteilen, die man nicht mit einem Nervenzentrum in irgendeine direkte Verbindung bringen konnte; folglich entdeckte er keine zerebralen Symptome während der Entwicklung der Erkrankung. Nur in vier Fällen konnten ziemlich schwere zerebrale Symptome aufgedeckt werden, wobei sich drei von diesen Patienten vollständig erholten. Dementsprechend schloß *Griesinger*, daß die Traumatisierung des Gehirns selten einen chronischen Diabetes auslöst und daß es sich hier oft um eine vorübergehende Melliturie mit günstiger Prognose handelt. Er drückte seine Meinung zur Bedeutung des Traumas in der folgenden Weise aus:

„Dagegen können Verletzungen, Contusionen, heftige Zerrungen der allerverschiedensten Theile des Körpers zur Ursache, oder vielmehr zu einem der mitwirkenden Momente bei der Entstehung ebensowohl eines vorübergehenden, als eines chronischen Diabetes werden. Dies lässt sich wohl für jetzt nicht weiter erklären, die Experimente mit der ,Piqûre' passen nicht darauf; aber es ist die Wahrheit."

Im Jahre 1862 wurde eine große französische Arbeit von *P. Fischer* herausgebracht, der 21 Fälle von „traumatischem Diabetes", die nach Kopfverletzungen aufgetreten waren, und 22 nach verschiedenen anderen Läsionen zusammengetragen hatte. Er unterteilte die Fälle in folgende Gruppen: „Polyurie simple sans Glykosurie", „Polyurie avec Glykosurie légère", „Glykosurie passagère" und „Glykosurie permanente, Diabète confirmé", die er insgesamt als einfache Abarten derselben Krankheit, nämlich des Diabetes ansah.

Die ersten drei Gruppen sind durch das rasche Auftreten nach dem Trauma und ihre Tendenz zum vorübergehenden Auftreten gekennzeichnet, d. h. eine Dauer von etwa 1 Woche bis 2–3 Monate. Sie unterscheiden sich voneinander durch ihre unterschiedlichen Grade der Glykosurie oder durch eine fehlende Glykosurie. Die erste Gruppe weist eine stark ausgeprägte Polyurie auf, bei der nach den Berichten die Patienten bis zu 30 Liter Flüssigkeit aufnehmen und das spezifische Gewicht des Urins 1,001–1,007 beträgt, wohingegen in der dritten Gruppe das spezifische Gewicht des Urins manchmal den hohen Wert 1,052 erreicht. Die letztgenannte Gruppe des Diabetes betrifft nur 6 der 21 Fälle. Zu diesen teilt der Autor mit, daß der Beginn etwas unbestimmt ist, da es unmöglich ist zu sagen, ob die Krankheit direkt nach dem Trauma oder nach kürzerer oder längerer Zeitdauer manifest geworden ist. Allerdings weist alles wohl darauf hin, daß die in diesen Fällen beobachtete Glykosurie nicht so bald nach dem Trauma, wie im Falle des vorübergehenden Diabetes, in Erscheinung tritt. Die Symptome erscheinen 2 bis 18 Monate oder später nach dem Trauma. Der Verfasser erwähnt tatsächlich, daß eine Pause bei den Beobachtungen eintritt, und daß man ganz richtig einwenden kann, daß er in diesen Fällen keinerlei schlüssigen Beweis der Kausalbeziehung aufgestellt hat.

Bei 16 von 22 Fällen mit anderen Verletzungen außerhalb der Kopfregion kam es zu einem fraglichen Diabetes, bei 3 von ihnen zu einem temporären Diabetes und bei den restlichen 3 Fällen zu einer einfachen Polyurie. *Fischer* teilt diese 22 Fälle in zwei Gruppen ein, und zwar Commotio der Medulla und der Rückenmarksnerven und Commotio des abdominellen Ganglienplexus. Er drückt seine Schlußfolgerung, die sich aus den klinischen Beobachtungen des Diabetes nach Traumata ergeben hat, in den folgenden Worten aus: „Man muß jedoch die aus den klinischen Beobachtungen abgeleiteten Schlußfolgerungen als in die Wissenschaft aufgenommen betrachten, daß auf die Verletzungen

des Gehirns, des Marks, der Nerven des Rückgrats und des großen Sympathikus der Diabetes folgt, außerdem auch in den
physiologischen Versuchen, aus deren Kenntnis sich dieselben
Organe als verletzt erwiesen haben."

Frerichs erkennt in ähnlicher Weise die Bedeutung der Kopfverletzungen an; dieser Autor betont darüber hinaus die Bedeutung des psychischen Traumas in Form der plötzlicheren oder
protrahierten Agitation. Ein ganz ähnlicher Standpunkt wird
später von *Seegen* vertreten.

Eine bedeutende Arbeit geht auf *Brouardel & Richardière*
zurück, die 1888 das klinische Bild des traumatischen Diabetes
auf dem Boden von 33 Fällen zu zeichnen sich bemühten. Die
Existenz des traumatischen Diabetes wird von ihnen als sicher
angesehen. In der Diskussion über die Bedeutung von Prädispo-
sitionen geben sie deren kausales begleitendes Auftreten an,
obwohl sie dieser Frage nur sekundäre Bedeutung zuerkennen,
da das Trauma der entscheidende Faktor für das Erscheinen der
Erkrankung ist und es in vielen Fällen unmöglich ist, eine solche
Disposition zu entdecken. Sie glauben, daß der traumatische
Diabetes am häufigsten Männer im mittleren Alter trifft, die
Verletzungen eher ausgesetzt sind als Frauen und Männer anderer Altersgruppen. Die Verletzungen sind von extrem unterschiedlicher Art, wobei die Mehrzahl davon Kopfverletzungen —
17 von 33 Fällen — und danach an zweiter Stelle Verletzungen
der Wirbelsäule sind. Sie betonen jedoch, daß man als zuverlässig erwiesen ansehen muß, daß ein peripheres Trauma, so
geringfügig es auch immer sei, ausreicht, den traumatischen
Diabetes auszulösen. Es ist überhaupt nicht notwendig, daß der
verletzte Bereich topographisch einer Region mit Nervenzentren
entsprechen muß. Der Diabetes kann einige Tage bis viele
Monate nach dem Trauma auftreten. Wenn mehrere Jahre, zum
Beispiel mehr als 5 oder 6 Jahre verstreichen, bevor der Diabetes
manifest wird, so betrachten sie die Kausalbeziehung als zweifelhaft und verlangen, daß der Patient in der Zwischenzeit
gewisse Symptome oder Komplikationen aufweist, die auf den
Diabetes hinweisen, und darüber hinaus ernste und permanente
nervöse Störungen zeigt. Wenn solche fehlen, könnte jeder diese
Krankheit einigen unbestimmten Traumen oder anderen Dingen, die in der Kindheit oder in späteren Lebensabschnitten
vorkamen, zuschreiben. Auf die Symptome und Komplikationen
des traumatischen Diabetes trifft es zu, daß sie mit denjenigen
identisch sind, die beim regulären Diabetes vorkommen. Jedoch
treten in erster Linie unter den Komplikationen des trauma-

tischen Diabetes solche hervor, die nervöse Symptome sind, die, aufgrund ihrer Häufigkeit und besonderen Natur, oft diese Form des Diabetes charakterisieren. Es sind dies Störungen der Sensibilität, Hyper- oder Anästhesien und Neuralgien, die, nachdem sie auf den verletzten Teil beschränkt waren, nachfolgend den gesamten Körper befallen können. Sie können mit Schwindel und Tremor einhergehen. Die Patienten werden häufig von einer Hypochondrie befallen, wobei das Trauma zum Thema ihrer konstanten Angst wird. Einige Patienten zeigen Paresen, insbesondere der Augenmuskeln. Die Verfasser messen diesen Symptomen große Bedeutung bei, indem sie zeigen, daß das Trauma funktionale oder organische Störungen im Zentralnervensystem hervorgerufen hat und auf diese Weise direkt für einen Diabetes nervösen Ursprungs verantwortlich sein kann.

Entsprechend dem Unterschied im Krankheitsverlauf unterscheiden *Brouardel & Richardière* zwei Formen des Diabetes, die sie als „Diabète traumatique précoce ou aigu" und „Diabète traumatique retardé ou chronique" bezeichnen, und obgleich sich diese Trennung in dieser Form danach als unzureichend erwies, wurde sie lange allgemein vorgenommen, und man kann die Bezeichnungen „Diabéte précoce" und „Diabète retardé" noch immer in der modernen Literatur finden.

Ersterer setzt plötzlich einen oder zwei Tage nach dem Unfall ein mit Polydipsie, Polyurie und Glykosurie. Die Symptome sind mit anderen diabetischen Phänomenen verbunden, doch verschwinden sie allmählich wieder, und der Patient kann nach einem Zeitraum von 2–3 Monaten als geheilt angesehen werden. Eines der Symptome, Polyurie, kann jedoch persistierend beobachtet werden, auch einige Zeit nach Verschwinden der übrigen. Im Falle des diabète retardé nimmt die Krankheit einen ganz anderen Verlauf, wobei die Symptome, die zu Anfang sehr schwach sind, allmählich so ausgeprägt werden, daß sie die Diagnose schließlich aufdecken. Diese Form der Erkrankung hat gewöhnlich ein tödliches Ende, obwohl auch über verläßliche Fälle mit Erholung berichtet wurde. *B. & R.* erklären, daß der diabète retardé in Wirklichkeit ganz denselben Verlauf wie der klassische Diabetes nimmt, und sie denken, daß der kausale Faktor bei dieser Form der Erkrankung wahrscheinlich eine organische Läsion ist, währenddessen es im Falle des diabète précoce mehr um die Frage von Störungen funktionaler Natur geht. Von einem medizinrechtlichen Standpunkt aus spielt der diabète précoce aufgrund seiner günstigen Prognose keine große Rolle. Im Hinblick auf den diabète retardé ist schwer zu bestimmen, ob es eine kausale Beziehung zwischen ihm und dem vorausgegangenen Trauma gibt. Hier betonen sie, daß die nervösen Störungen auf den traumatischen Diabetes hinweisen. Sie unterstreichen ähnlich und in bezug auf *Frerichs* die Bedeutung der Tatsache, daß der Patient Angst oder große Aufregung erlitten hat, und erwähnen dabei, daß man untersuchen muß, ob die Erregung nicht die Rolle eines Hauptkausalfaktors beim traumatischen Diabetes übernimmt.

Im Jahre 1894 erschien ein großes deutsches Werk, dessen Autor, *Asher*, genau wie *Brouardel & Richardière*, insbesondere von einem forensischen Standpunkt ausgeht. *Ashers* Werk umfaßt 124 Fälle aus der Literatur. In bezug auf den Ausbruch, der Symptomatologie und der Prognose des traumatischen Diabetes stimmt *Asher* mit *Brouardel & Richardière* überein. Hinsichtlich der Ätiologie betont er aber stärker als die beiden letztgenannten die Bedeutung der Kopfverletzung, obwohl auch er findet, daß der Diabetes nicht selten nach anderen Traumata vorkommt. Dies wird belegt durch seine Verteilung des Materials entsprechend den Ursachen: Kopfverletzung in 58 Fällen, keine Kopfverletzung in 62 und unbestimmtes Trauma in 9 Fällen. Er lehnt *Griesingers* Auffassung ab, daß der Diabetes nach Kopfverletzung eine günstige Prognose erlaubt. Er stimmt entschieden nicht mit *Brouardels & Richardières* Behauptung überein, daß die beiden Formen diabète précoce und retardé von Bedeutung für die Prognose sein sollten. Er erkennt an, daß man zwischen Formen mit akutem und schleichendem Beginn trennen sollte, doch gehören zu diesen beiden Gruppen Fälle, die einen chronischen Verlauf nehmen oder solche, die zur Erholung führen. Im Hinblick auf die Prognose der Fälle mit chronischem Verlauf stimmt er *B. & R.* zu, wie bereits oben erwähnt, und erklärt, daß sie im Laufe von 1–5 Jahren tödlich enden können. Die Prognose des traumatischen Diabetes ist besonders schlecht bei prädisponierten Patienten. Nach der Diskussion der physiologischen und pathologisch-anatomischen Fakten, wobei man letztere in der Aussage zusammenfassen kann, daß der Boden des vierten Ventrikels in den Fällen, die der Autopsie unterzogen wurden, normal war, schließt er folgendermaßen: „Gegenwärtig ist es uns nicht vergönnt, durch die Erfahrungen und Forschungen der pathologischen Anatomie und der Physiologie den ursächlichen Zusammenhang zwischen Trauma und Diabetes zu begründen. Es existieren nur Thatsachen, welche ihn wahrscheinlich machen."

W. Ebstein (1) berichtete 1892 über einen Fall von traumatischem Diabetes, der erst 6 Jahre nach dem Trauma offenbar wurde. Der Grund, warum er zwischen dem Diabetes und dem Trauma einen kausalen Zusammenhang sieht, ist der, daß der Patient direkt nach diesem eine traumatische Neurose entwickelte, die von *Ebstein* als ein prädisponierender Faktor für diesen späten Fall von Diabetes angesehen wird. In einem verständlichen Werk, das 1895 herausgebracht wird, behandelt er (2) wieder dieses Thema und berichtete von einem neuen Fall, bei dem ein vergleichsweise leichtes Trauma eine traumatische Neurose auslöste und der Diabetes 6 Monate später entdeckt wurde. Diese Arbeit enthält darüber hinaus eine Synopse von 50 Fällen von traumatischem Diabetes. Aufgrund dieser Fälle betont *E.* die Bedeutung der Disposition, da nur eine Minderheit der Opfer einen Diabetes entwickelten. Bezüglich des Diabetes im Gefolge der traumatischen Neurose vertritt er die Meinung, daß er aufgrund seiner eigenen Fälle und jener in der Literatur ganz richtig schlußfolgert, daß, da es eine Kausalbeziehung zwischen dem Trauma und den nachfolgenden Funktionsstörungen auf der einen Seite und zwischen Trauma und Diabetes auf der anderen gibt, es eine Korrelation zwischen Neurose und Diabetes geben muß. Er unterstreicht jedoch, daß der traumatische Diabetes in der Mehrzahl der Fälle unabhängig von einer traumatischen Neurose aufzutreten scheint und daß die Tatsache, daß der Diabetes nicht nur nach, sondern oft gleichzeitig mit der traumatischen Neurose auftritt, die Annahme rechtfertigt, daß diese Form des traumatischen Diabetes nicht eine Folge der Neurose sein muß, sondern daß beide eine direkte Konsequenz des Traumas sein können. Ähnliche Fälle von Diabetes nach traumatischer Neurose wurden im selben Zeitraum von *Heimann* und von *Asher* u. a. mitgeteilt. Die ätiologische Bedeutung der traumatischen Neurose wurde erhärtet von einer Reihe von Forschungsarbeiten über die alimentäre Glykosurie nach Gabe von Glukose an Patienten, die an traumatischer Neurose litten; diese Arbeiten wurden von *v. Jaksch, Strauss* (1), *Geelvink, v. Strümpell, van Oordt, Arndt* und anderen veröffentlicht. *Arndt,* der *Strauss',* *Geelvink*s und *van Oordt*s Untersuchungen mit seinen eigenen verglich, erreichte positive Resultate des Tests bei 32,6 % der Fälle mit traumatischer Neurose, während eine alimentäre Glykosurie im Falle anderer Neurosen, wie etwa Neurasthenie, Hypochondrie und Hysterie, nur in 14,4 % der Fälle aufgedeckt wurde.

Diese bedeutenden Arbeiten, die vor der Jahrhundertwende
herausgebracht wurden und die ich auf den vorhergehenden
Seiten wiedergegeben habe, leisteten jede für sich einen Beitrag
zur genaueren Erklärung des Bildes des traumatischen Diabetes,
wie es sich jener Zeit darstellte. Ich möchte schließlich noch *v.
Noordens* (1) Standpunkt zitieren, der 1898 bezüglich der Einsichten in die ärztlich ausgewerteten Fälle bekanntgegeben
wurde. Diese Autor behauptet, daß der traumatische Ursprung
des Diabetes *mit Sicherheit* diagnostiziert werden muß, wenn
der Patient bis 12 Monate vor dem Trauma keine Glykosurie
aufgewiesen hat und eine solche innerhalb von 12 Monaten nach
dem Trauma entdeckt wurde. Genauso gibt er den traumatischen Ursprung ohne vorausgegangenen Urintest zu, wenn ein
zuvor Gesunder diabetische Symptome zeigt und innerhalb der
ersten Wochen nach dem Trauma Zucker im Urin ausscheidet.
Obwohl der Urin in den ersten Monaten oder sogar Jahren nach
dem Trauma nicht untersucht wird, wird das Auftreten von Diabetessymptomen als ausreichend überzeugend betrachtet. Er
erkennt die *Möglichkeit* des traumatischen Ursprungs an, wenn
Personen, die vorher keinerlei Zeichen des Diabetes aufwiesen,
diese Erkrankung im Laufe von 1–2 Jahren nach einem Trauma
entwickeln, ohne daß Symptome im unmittelbaren Gefolge des
Traumas erscheinen. Jedoch ist eine Kausalbeziehung nur in
Fällen von intrakranialen Läsionen wahrscheinlich, nach Contusio cerebri oder traumatischer Neurose, die sich einem anders-
gearteten Trauma hinzugesellen. Auf Läsionen anderer Art als
die erwähnten wird zu selten ein Diabetes folgen, um zu erlauben, daß ihnen als Kausalfaktoren in derartigen zweifelhaften
Fällen eine Bedeutung beigemessen wird.

Wirft man retrospektiv einen Blick auf diese erste Epoche,
muß zunächst betont werden, daß alle Autoren die Existenz des
traumatischen Diabetes als Tatsache ansehen. Sie betrachten
ihn als einen neurogenen Diabetes aufgrund einer Veränderung
im Zentralnervensystem, die durch das Trauma bewirkt wird. Es
ist interessant, die Entwicklung dessen, was als notwendiges
Trauma angesehen wird, zu verfolgen. Vom Schädelhirntrauma,
von dem man selbstverständlich annimmt, daß es dem Zentralnervensystem eigene Läsionen verursacht, wurde dieses auf dem
Boden der klinischen Beobachtungen bis zu den rein psychischen Traumata ausgeweitet, und später wird die traumatische
Neurose als ein direktes Bindeglied angesehen, das an sich
unbedeutenden Traumata Wichtigkeit verleiht. Besonders
Ebstein (2) lenkt die Aufmerksamkeit auf diesen Umstand und

unterstreicht zugleich, daß *Brouardel & Richardière* in ihrer Diskussion der nervösen Symptome, die den traumatischen Diabetes zur Folge haben, tatsächlich eine ausgezeichnete Beschreibung der traumatischen Neurose geliefert haben.

Während die Verfasser daher großzügig bei dem sind, was als Trauma des Zentralnervensystems anzusehen ist, ist die Mehrzahl von ihnen trotz klinischer Beobachtungen sehr vorsichtig, den peripheren Traumen Bedeutung beizumessen. Bereits *Griesinger* betonte die Häufigkeit des Diabetes nach peripheren Traumata auch auf Kosten der Kopfverletzungen, und *Brouardel & Richardière* betonten ähnlich, daß sogar ein leichtes peripheres Trauma einen Diabetes nach sich ziehen kann. *Fischer* entdeckt in zwei gleichen Gruppen von Patienten eine ganze Reihe mehr Fälle von Diabetes in der Gruppe mit den peripheren Traumata als in der Gruppe der Kopfverletzungen, und *Asher*, der der Kopfverletzung eine besondere Bedeutung beimißt, findet nur 58 solcher Traumata gegenüber 71, bei denen der Kopf nicht betroffen ist.

Obgleich *v. Noorden* aus den strittigen Arbeiten die logische Schlußfolgerung zieht, kann man es nicht als ganz gerechtfertigt ansehen, wenn er erklärt, daß andere Traumen als jene, die das Zentralnervensystem betreffen, zu selten einen Diabetes auslösen, als daß man ihnen Bedeutung beimessen dürfte. Auch wenn die verschiedenen Autoren, wie beispielsweise *Asher*, behaupten, daß weder die Physiologie noch die pathologische Anatomie irgendeine Erklärung zu den Diabetesfällen liefert, muß man ihre Ablehnung der Bedeutung peripherer Traumata gewiß durch ihren Respekt vor *Cl. Bernards* diabetischer Punktion erklären.

Bei Betrachtung der Fälle, die als traumatischer Diabetes beschrieben wurden, wird es offensichtlich, daß mehrere davon durch eine fehlende Einschränkung beim Begriff des Diabetes charakterisiert sind. Auf diese Weise fallen ohne Zweifel viele Fälle von Diabetes insipidus darunter. Von größerem Interesse ist die Betonung, die auf die transitorische Form des Diabetes gelegt wird, der zum ersten Mal zum Thema einer besonderen Diskussion von *Brouardel & Richardière* wird. Endlich ist es von Interesse, daß bereits zu jener Zeit mehr oder weniger großer Wert auf die diabetische Disposition als bedeutsam für das Auftreten der Erkrankung gelegt wird, wobei diese Tatsache die höchst zufriedenstellende Erklärung dafür liefert, daß nur eine kleine Anzahl von Traumata einen Diabetes nach sich ziehen.

Mit der zweiten Epoche setzt sich eine etwas ernsthaftere Kritik des traumatischen Diabetes durch.

Dieser Kritik begegnet man zum ersten Mal in der Arbeit, die 1900 von *Stern* (1) herausgebracht wird. Indem er über die Theorie bezüglich des traumatischen Diabetes berichtet, nimmt er gerade wie einige der Autoren der ersten Epoche einen skeptischen Standpunkt hinsichtlich seines Auftretens nach peripheren Traumata ein. Er schreibt beispielsweise über die Theorie, daß ein Trauma, das Diabetes auslöst, soweit wir wissen, das Nervensystem betrifft. Es ist wahr, daß die Möglichkeit besteht, daß eine schwere Verletzung des Pankreas oder der Leber einen Diabetes verursacht, doch sind aus der Pathologie des Menschen keine überzeugenden Fakten in dieser Richtung bekannt. Man kann von einem Trauma annehmen, daß es permanente, teilweise anatomisch sichtbare und teilweise funktionelle Änderungen im Zentralnervensystem auslöst, durch die man sich einen permanenten Zustand der Irritation denken kann, der den Kohlenhydratstoffwechsel beeinflußt. Da sich die Veränderungen im Nervensystem langsam entwickeln können, kann man möglicherweise auch verstehen, daß ein Diabetes erst nach einem Zeitraum von Wochen oder Monaten manifest wird, im Gegensatz zu der rasch ablaufenden Glykosurie, die man nach diabetischer Punktion und auch in der Folge von Kopfverletzungen beim Menschen beobachten kann. Bei den Fällen, bei denen der Diabetes nach einer Läsion aufgetreten sein soll, die nicht das Zentralnervensystem betraf, ist die kausale Beziehung nicht bekannt. Die Hypothese, daß eine periphere Läsion einen solchen reflektorischen Einfluß auf das Zentralnervensystem ausüben sollte, daß das Ergebnis eine permanente Störung des Stoffwechsels wäre, entbehrt jeglicher Grundlage.

Nach seiner Meinung lassen die klinischen Beobachtungen ebenfalls Zweifel aufkommen, denn der Diabetes, der nach peripheren Traumata auftritt, unterscheidet sich gewöhnlich nicht vom üblichen Diabetes. In seinen Betrachtungen über die klinischen Beobachtungen des Diabetes nach Kopfverletzung richtet er seine Aufmerksamkeit insbesondere auf jene Fälle, die rasch wieder zur Erholung führen, d. h. solche Fälle, wie sie von *Brouardel & Richardière* als diabète précoce bezeichnet wurden. Von diesen glaubt er, daß das Trauma sicherlich verantwortlich gemacht werden könnte. In den Fällen, die einen chronischen Verlauf nehmen, kann die Möglichkeit nicht ausgeschlossen werden, daß die Krankheit vor dem Trauma existiert hat, und im Gegensatz zu den transitorischen Fällen weisen diese keine Zeichen auf, durch die man sie vom üblichen Diabetes unterscheiden kann. Jedoch erkennt er im Falle anderer schwerer Verletzungen, die nicht den Kopf betreffen, die Möglichkeit eines Einflusses auf das Zentralnervensystem an, wenn der ganze Körper einer schweren Commotio ausgesetzt worden ist. Bezüglich der Bedeutung der traumatischen Neurose für das Auftreten eines traumatischen Diabetes sieht er die fraglichen Fälle als nicht zahlreich genug an, um ein zufälliges Zusammentreffen auszuschließen.

Es ist offensichtlich, daß er bei den körperlichen Traumen die peripheren gänzlich beiseite läßt, und hinsichtlich des Diabetes nach Kopfverletzung hat er seine Zweifel bei allen Fällen, die nicht geheilt werden konnten.

Kausch' Kritik fällt noch schwerer aus, denn er behauptet, daß man gegen alle veröffentlichten Fälle einwenden könnte, daß die Krankheit bereits zuvor da war! Er fand nur zwei Fälle in der Literatur, in denen der Urin vorher untersucht worden und frei von Zucker gefunden worden war; in keinem der Fälle jedoch hatte man über die Umstände, unter denen der Urintest durchgeführt worden war, berichtet. Es kann sich um einen leichteren Diabetes gehandelt haben, bei dem die Urinmengen nicht alle Zucker enthalten haben. In anderen Fällen könnte es sich, da die Untersuchung nicht durchgeführt worden war, um einen „Diabetes decipiens" gehandelt haben, d. h. das einzige Symptom war hier die Glykosurie – eine Krankheit, die nicht diagnostiziert wird, wenn der Urin nicht zufällig untersucht wird. Er glaubt in vielen Fällen, daß der Diabetes, falls der Patient einen Arzt aufgesucht oder falls ein Arzt den Urin untersucht hätte, lange vor dem Trauma diagnostiziert worden sein könnte. In einigen Fällen könnte der Patient seine Krankheit gekannt haben und sie absichtlich in einen Kausalzusammenhang mit dem Trauma gebracht haben. Bei vielen der mitgeteilten Fälle denkt er, daß der Diabetes nach, doch unabhängig von dem Trauma aufgetreten ist; dies trifft zum Beispiel auf solche Fälle zu, bei denen die ersten Symptome mehrere Jahre nach dem Trauma auftreten. Endlich existiert eine Schwierigkeit bei der Bestimmung des Zeitpunktes des Diabetesausbruchs. Das einzige verläßliche Symptom ist die Glykosurie; aber es wäre natürlich ein Fehler zu behaupten, daß die Krankheit an dem Tage einsetzte, als der Urintest zum ersten Mal Zucker nachwies. Die anderen Symptome, wie Durst, Polyurie, Hunger, Müdigkeit, usw. muß man ebenfalls, wenn auch mit einiger Zurückhaltung in Rechnung stellen. Jedoch hängen wir hinsichtlich dieser nichtobjektiven Symptome von der Information ab, die der Patient liefert, der, wie wir aus Erfahrung wissen, geneigt ist, die Beschwerden der einen oder anderen äußeren Ursache zuzuschreiben. In seinem Werk gibt *Kausch* einen Überblick über viele der Fälle von traumatischem Diabetes und von Glykosurie, die in der Literatur aufgezeichnet wurden, sowie über eine Reihe seiner eigenen Fälle mit Glykosurie. Er teilt die Fälle in zwei Gruppen ein, nämlich in direkten und indirekten Diabetes und Glykosurie, wobei der indirekte Diabetes besagt, daß eine Affektion aufgrund des Traumas seine dazwischengeschaltete Ursache sei. Es kann sich zum Beispiel um eine Meningitis, traumatische Neurose, Pankreatitis, usw. handeln. Dies ist ein Gesichtspunkt, den in ähnlicher Weise *Stern* vertritt, obwohl er meint, daß strenggenommen der letztgenannte nicht als traumatischer Diabetes angesehen werden kann. Entsprechend dem Ausmaß der Glykosurie teilt *Kausch* die Fälle in vier Truppen ein:

1. echter Diabetes,
2. Diabetes oder Glykosurie, die geheilt werden,
3. flüchtige, spontane Glykosurie und
4. alimentäre Glykosurie.

Zu den Fällen des echten Diabetes betont er, daß sie sich absolut irregulär verhalten. Es gibt alle Übergangsformen zwischen direktem Beginn und einem Abstand von mehreren Jahren. Einmal sind sie leicht, einmal schwer, einmal führen sie zum Tode, ein anderes Mal nicht. Die Art des Traumas scheint ohne Einfluß auf den Beginn und den Verlauf der Krankheit zu sein. Noch beeinflußt ein akuter oder schleichender Beginn den Verlauf. Bei der nächsten Gruppe, also den Diabetesfällen, denen eine Erholung folgt, macht er dieselben Beobachtungen wie *Stern* (1), und zwar, daß sie hauptsächlich auf Kopfverletzungen beruhen, im Gegensatz zu den Fällen des permanenten Diabetes, die häufig durch andere Traumata verursacht werden, obgleich die Kopfverletzungen hier auch vorherrschen. Diese Fälle werden gekennzeichnet durch das direkte Auftreten der Glykosurie, häufig in den ersten Tagen im Anschluß an das Trauma; der Glykosurie geht häufig die Polyurie voraus oder, noch häufiger, die Polyurie persistiert eine lange Zeit nach dem Verschwinden der Glykosurie. Endlich fällt die Glykosurie oft überraschend gering aus im Vergleich zur Polyurie. Mit dem Blick auf alle diese Eigenarten sieht er gerade wie *Stern* (1) diese Fälle, die in viel stärkerem Maße eine Einheit bilden, als zur diabetischen Punktion analoge Formen an, bei der es ähnlich möglich ist, durch Punktion in unterschiedlichen Höhen Polyurie + Glykosurie beziehungsweise Polyurie allein hervorzurufen. Allerdings ist *Kausch* hinsichtlich des Gedankens skeptisch, daß Diabetes heilbar sein sollte. In diesem Falle wird der Diabetes entweder latent sein oder es handelt sich nicht um den chronischen Diabetes, sondern um eine transitorische Glykosurie. Nach seiner Meinung gibt es bloß eine quantitative Differenz zwischen einem Diabetes, der geheilt ist, und der transitorischen Glykosurie, wobei er den letzteren Begriff für die zur Diskussion stehenden Fälle bevorzugt. Schließlich wird die dritte Gruppe, die die Fälle der flüchtigen traumatischen Glykosurie umfaßt, gekennzeichnet durch das plötzliche Auftreten der Glykosurie, die nur für 8–10 Tage andauert, die kleine Zuckermenge und das Fehlen anderer Diabetessymptome. *Kausch* ist davon überrascht, daß solche Fälle außer bei *Redard* noch nicht mitgeteilt wurden.

Bezüglich der vierten Gruppe, d. h. der alimentären Glykosurie, teilt er mit, daß er diese bei 6 von 12 Fällen, die er dem Test, unterzog, entdeckte.

Er vertritt die Auffassung, daß die leichtesten Formen der Glykosurie, die alimentäre und die flüchtige Glykosurie, insbesondere nach leichten Frakturen auftreten, während man die transitorische Form besonders nach Kopfverletzungen beobachten kann. Wie zuvor erwähnt, glaubt er, daß der echte Diabetes direkt nach dem Trauma sehr selten ist. Auf der anderen Seite streitet er nicht ab, daß dieser indirekt durch ein Trauma verursacht sein kann, wenn dies auch sehr selten vorkommt. Schlußfolgernd nimmt er an, daß er keine Beweise dazu liefern kann, daß der echte Diabetes tatsächlich so selten ist oder dieser nicht in Erscheinung tritt, wie er behauptet.

Im Jahre 1911 unterzog *Hoeniger* alle zuvor mitgeteilten Fälle von Diabetes nach Trauma einer kritischen Bewertung, wobei er all jene zusammentrug, die eine oder mehrere Komponenten des diabetischen Symptomenkomplexes boten. Nach den Symptomen stellte er eine Wahrscheinlichkeitsdiagnose und dachte, auf diese Weise in der Lage zu sein, zu zeigen, daß nur sehr wenige Fälle den echten Diabetes insipidus oder verschiedenartige Formen der transitorischen Glykosurie sein könnten. Dies scheint jedoch übertrieben zu sein, denn beim Durchzählen der 206 berichteten Fälle wird es offenbar, daß er in 115 Fällen Diabetes oder einen fraglichen Diabetes diagnostiziert hat. In seiner Schlußfolgerung nimmt er in Übereinstimmung mit *Kausch* an, daß die traumatische Glykosurie, nicht aber der traumatische Diabetes sehr wohl existiert.

In dieser Epoche mangelt es aber nicht an Befürwortern der Existenz des traumatischen Diabetes, unter denen sich zwei der prominentesten Diabetesforscher, *Lepine* und *Naunyn,* befinden. *Lepine* glaubt, daß auch nach kritischer Einschätzung das Trauma in 5 % aller Diabetesfälle als Ursache angesehen werden muß, obwohl es nicht immer die einzige Ursache ist, da es sich ja in verschiedenen Fällen um eine erhebliche Prädisposition handeln kann. Er mißt der Kopfverletzung große Bedeutung bei und bezieht sich da auf eine Arbeit seines Schülers *Jodry,* der unter 145 Fällen 72 Kopfverletzungen fand. Er rät zur Vorsicht bei der Meinung, die *Kausch* vertritt, daß ein zuvor bestehender Diabetes die generelle Regel sei. Wenn man den Einfluß des Traumas ablehnt, wie sieht dann die Erklärung für die nicht seltenen Fälle aus, wo der Diabetes nach einigen Monaten geheilt wird, und wie sollte man erklären, daß Kopfverletzungen stärker diabetogen als andere Traumata sind? Diabetes, der nach einem Sturz auftritt, wird von ihm z. B. durch die Wahrscheinlichkeit der Commotio cerebri erklärt, sogar in Fällen, wo der Kopf keinen Schlag erhielt.

In seinem 1906 herausgebrachten Buch unterzieht *Naunyn* die gesamte Fragestellung einer gründlichen Überprüfung, und neben den anderen Fällen schließt er 8 seiner eigenen ein, bei denen sich nach Kopfverletzungen sowie nach nichtzerebralen Traumata und traumatische Neurose der Diabetes einstellte. Im Hinblick auf die traumatische Neurose bezieht er sich auf *v. Jaksch, Strümpell* und *Strauss,* die wie er beobachtet hatten, daß die alimentäre Glykosurie im Falle der traumatischen Neurose überraschend häufig nach Gabe von 100 g Glukose eintritt. Er betont, daß Fälle von transitorischer nervöser Glykosurie nicht wesentlich vom Diabetes unterschieden werden können, doch daß es alle Arten von Übergängen zwischen ihnen gibt. Er lehnt *Kauschs* Beurteilung der ätiologischen Bedeutung des Traumas absolut ab. Nach seiner Auffassung ist *Kauschs* Forderung, zu beweisen, daß der Patient zuvor nicht an Diabetes litt, zu rigoros, denn es würde die kontinuierliche Beobachtung bei der Gabe von Glukose notwendig machen, während das Fehlen von Symptomen oder der Glykosurie in einem einzigen Urintest kein Beweis wäre, wie dies ebenfalls von *Kausch* behauptet worden war. Von praktischer Bedeutung ist, ob der Patient früher von Diabetes *befallen* war, doch geht *Kausch* weiter und verlangt die Aufdeckung einer morbiden Disposition. Obwohl eine solche

Disposition existierte, wäre diese nicht gleichbedeutend mit der Erkrankung, auch denkt *Naunyn* nicht, daß sie dazu werden sollte. Er glaubt, daß eine solche Disposition in der Mehrzahl der Fälle von traumatischem Diabetes eine Rolle spielt, wodurch diese in Rechnung gestellt werden muß, außer in Fällen mit schweren Kopfverletzungen. Ob es zu rechtfertigen ist, bei Diabetesfällen nach Trauma zu erklären, daß die Erkrankung sich unter dem Einfluß des Traumas aufgrund einer zufällig oder wahrscheinlich vorhandenen Disposition entwickelt hat, oder ob es sich um eine entschieden ungünstige Wirkung handelt, die durch das Trauma ausgeübt wird auf dem Boden einer möglicherweise oder sicher aufkommenden Erkrankung, muß in jedem einzelnen Fall entschieden werden. Sein Standpunkt wird klar mit den folgenden Worten ausgedrückt: „Im allgemeinen muß in der Praxis mit aller Bestimmtheit dafür eingetreten werden, daß dem Trauma im weitesten Sinne (körperliches Trauma + psychischem Choc), dem Unfall, eine hervorragende Stellung unter den Ursachen des Diabetes mellitus zukommt." Er spinnt seine Überlegungen weiter, indem er *Pages* und *Navarres'* Demonstration der Tatsache betont, daß unter den „Unfallmännern par excellence", d. h. Lokomotivführern, zweimal so viele als in anderen Berufen an Diabetes starben, und daß es siebenmal so viele Fälle von Diabetes unter den Lokomotivführern als unter den anderen Eisenbahnarbeitern derselben Eisenbahngesellschaft gibt. Bei der Untersuchung, wie die Störung im Zentralnervensystem zum Diabetes führt, erwähnt er, daß Störungen im Kohlenhydratstoffwechsel auf Veränderungen des regelnden Einflusses des Nervensystems auf Leber, Pankreas, Muskeln, usw. beruhen können, daß man aber häufiger annehmen muß, daß sich gleichzeitig mit der morbiden Kondition des Zentralnervensystems Funktionsstörungen in den Organen entwickeln, die für den Kohlenhydratstoffwechsel, namentlich in Pankreas und Leber, von Bedeutung sind. Er zieht eine Parallele zum motorischen System, wo eine Beeinträchtigung des Motoneurons eine Beeinträchtigung des Muskels hervorruft. Er denkt, daß auf diese Weise ein „sekretorisches Neuron" vorgestellt werden kann, das zusammen mit seinem Endorgan eine Einheit bildet. Die Zelle des sekretorischen Organs, in dem eine Erkrankung zum Diabetes führt, wird simultan mit dem Nervensystem befallen, mit dem gemeinsam es eine Gesamtheit bildet.

Welz (1) kommt in seiner 1915 herausgegebenen Arbeit zu der Schlußfolgerung, daß der echte Diabetes durch ein Trauma verursacht werden kann, daß aber weder die Lokalisation des Traumas, definitive klinische Symptome, noch der Verlauf der Erkrankung verläßliche Kriterien für die ätiologische Beziehung liefern. Er unterstreicht, daß die Wahrscheinlichkeit einer Beziehung mit der Dauer des symptomfreien Intervalls abnimmt, und setzt hier die Höchstgrenze bei 2–3 Jahren. Er ist bezüglich der Bedeutung der traumatischen Neurose sehr skeptisch und betrachtet sie als ein künstlich konstruiertes Bindeglied zwischen Diabetes und einem Trauma, das nicht als eine direkte Ursache anerkannt wird.

Thiem stimmt mit *Welz'* Ansichten überein.

Abschließend möchte ich *v. Noorden* (1) erwähnen, der 1912 betont, daß es sicherlich Fälle mit akuter neuropathogener Glykosurie gibt, daß man es aber als zweifelhaft ansehen muß, und wahrscheinlich als unmöglich, daß ein echter chronischer Diabetes bei einer nervösen Störung ohne Befall des Pankreas persistieren kann. Entscheidend ist, daß man den Diabetes jetzt als ein Leiden ansehen muß, daß auf einer streng lokalisierten Organerkrankung beruht.

So wird diese Epoche charakterisiert durch miteinander stark im Widerstreit liegende Ansichten, die am stärksten von *Kausch* vertreten werden, der die ätiologische Bedeutung des Traumas leugnet, und von *Naunyn*, der diese stark hervorhebt. Während die Autoren, die ihre ätiologische Bedeutung weiter anerkennen, indem sie an der Möglichkeit eines neurogenen Diabetes festhalten, lehnt *v. Noorden* (1) fast absolut seine Existenz ab und betont, daß der Diabetes eine lokalisierte Pankreaserkrankung sei.

Dieser Standpunkt bildet den Übergang zur dritten Periode, deren Beginn mit dem Beginn des Weltkriegs zusammenfällt. Im Jahre 1916 nennt *v. Noorden* (2) den Weltkrieg mit seinem enormen Tribut an das Nervensystem ein starkes und schreckliches körperliches Experiment, welches die Frage klären muß, ob man weiterhin mit der Auffassung vom chronischen neurogenen Diabetes und dem sogenannten traumatischen Diabetes rechnen muß. Er vertritt entschieden die Meinung, daß die körperlichen und psychischen Anforderungen des Krieges einschließlich der Verletzungen irritierend auf eine bestehende Disposition wirken, jedoch ohne in der Lage zu sein, allein bei fehlender Disposition das Auftreten eines Diabetes auszulösen. Jene Soldaten, die im Kriege vom Diabetes befallen wurden, zogen ins Feld als „maskierte" Diabetiker, deren Krankheit in der Regel bloß beschleunigt wurde. Er hebt hervor, daß er hinsichtlich der Ätiologie nicht die neurogenen Einflüsse als auslösende Faktoren leugnet, mißt solchen aber nur Bedeutung bei, wenn sie auf ein ineffizientes Pankreas treffen. Er nimmt als hypothetische Erklärung an, daß die neurogen irritierenden Faktoren kontinuierlich die Bildung von Zucker wiederum über das Zentralnervensystem, den Sympathikus, die Nebennieren, das Blut und die Leber aufrechterhalten. Konsequenterweise muß das Pankreas kontinuierlich als Suppressor dienen, wobei die verstärkte Hormonproduktion allmählich das bereits zuvor ineffiziente Organ erschöpfen wird.

Eine ähnliche Ansicht, und zwar, daß die verschiedenen Einflüsse des Krieges den Diabetes nicht hervorrufen können, sondern lediglich seine Manifestation im Falle einer bestehenden Disposition für die Erkrankung, wird von *Albu, Gottstein* und *Umber* sowie von *Hermann Strauss* (2) vertreten.

Auf dem Boden von einigen interessanten Statistiken bemühen sich *Gottstein* und *Umber*, die Frage aufzuklären. Während des Krieges zählten sie die Diabetiker in der Zivilbevölkerung von Charlottenburg und kamen auf 2,3 Promille, was sie als Maximalwert ansahen, da es sich um eine recht wohlhabende Population handelte. Für Berlin an sich geben sie einen Wert von 1,2–1,3 Promille an. Zum Zwecke des Vergleichs zitieren sie die Zahl aus *Umbers* Militärkrankenhaus, wo 11 von 2232 Soldaten, d. h. 4,9 Promille, an Diabetes litten. Allerdings wurden einige von diesen gerade aufgrund ihres Diabetes in das Krankenhaus überwiesen. In einem anderen Militärkrankenhaus fanden sie 1,2 Promille Diabetiker, d. h. eine viel kleinere Zahl als in der Bevölkerung von Charlottenburg.

Hermann Strauss (2) stellt in ähnlicher Weise heraus, daß der Diabetes nicht häufiger unter Soldaten als unter der Zivilbevölkerung war. So fand man bis zum Herbst 1916 in nur 279 Militärkrankenhäusern 1525 Fälle von Diabetes, und *Strauss* berichtet, daß die Zahl der Diabetiker in den Militärhospitälern 0,5 Promille im Vergleich zu den heimatlichen Krankenhäusern, wo der Wert 0,8 Promille betrug, nicht überschritten. Obwohl *Strauss* die Einflüsse des Krieges nicht als Ursache des Diabetes betrachtet, sondern nur als einen aktivierenden Faktor bei vorhandener Disposition, unterstreicht er, daß diese in der Lage sind, einen existierenden Diabetes zu verstärken und daß sie von Bedeutung seien für den schweren Verlauf, den die Krankheit oft nimmt. Von daher ist er der Meinung, daß ein im Krieg entdeckter Diabetes in der Mehrzahl der Fälle als eine Schädigung angesehen werden muß, die man in Erfüllung der Dienstpflicht erlitten hat.

Zum Vergleich mit diesen Beobachtungen auf seiten der Deutschen muß erwähnt werden, daß der Diabetes nach *Hursts* Bericht weniger häufig unter englischen Soldaten war, und *Joslin* fand bei der Untersuchung von 40 000 Frontsoldaten nur zwei Fälle von Diabetes.

Entgegen diesen Autoren findet *Lenné* (1, 2) die Annahme gerechtfertigt, daß es tatsächlich „Kriegsdiabetiker" gibt, d. h. Patienten, deren Diabetes auf physischer und psychischer Belastung *beruht.* Auf der anderen Seite gibt er zu, daß Verletzungen und Krankheiten offensichtlich keinerlei wesentlichen Einfluß auf das Erscheinen und den Charakter der Erkrankung hatten. Er bezieht sich auf ein Patientengut von 258 Diabetikern und erwähnt unter anderem als einen Beweis für die zuvor genannten Einflüsse, die das Auftreten des Diabetes hervorrufen, daß die Zahl der Diabetiker unter den Soldaten von 20–30 Jahren 24 % betrug, währenddessen diese bei den entsprechenden Altersgruppen in *Gottsteins* und *Umbers* Bericht zur Zivilbevölkerung nur wenig mehr als 2 % der Gesamtzahl der Diabetiker betrug. *Lenné* schuf so das neue Bild des „Kriegsdiabetes", das, beurteilt von der Nachkriegsliteratur her, keine geringe Rolle in Deutschland spielte, wo solche Fälle häufig als Schäden beurteilt wurden, die man bei der Erfüllung der Dienstpflicht erhalten hatte. Vielleicht ist das eine der Ursachen der großen Aufmerksamkeit, die nach dem Krieg in Deutschland dem traumatischen Diabetes entgegengebracht wurde, während man auf sehr wenige Berichte darüber in der Literatur der anderen Länder trifft.

Bei der Durchsicht der Nachkriegsliteratur wird deutlich, daß der Krieg nichts zur Aufklärung der Frage beigetragen hat, wie dies von *v. Noorden* (2)1916 prophezeit worden war.

In einem 1919 veröffentlichten Artikel erkennt *Magnus-Levy* sowohl Kopftraumata, psychischen Schock, schwere allgemeine Commotio des Körpers und Schläge gegen Pankreas und Leber als Kausalfaktoren an. Nun wird *Hermann Strauss'* (3) weiterer Kommentar (1922) über das obengenannte Patientengut von 1525 Fällen von Diabetes unter Kriegsteilnehmern interessant, da er diese nach den ätiologischen Faktoren bearbeitet. Allerdings standen geeignete Unterlagen dazu nur in 200 Fällen zur Verfügung. Von diesen verwirft er etwa 30 Fälle, bei denen als Ursachen Kälte, körperliche Entbehrungen, Erschöpfung und dergleichen mehr erwähnt wurden, neben zwei kleinen Gruppen

mit Thyreotoxikose und Gasvergiftung. Die verbleibenden Fälle werden in drei Gruppen eingeteilt:
1. körperliche Einflüsse: 70 Fälle;
2. vorausgegangene Infektionskrankheiten: 45 Fälle;
3. Schock: 10 Fälle.

Es ist interessant zu sehen, daß die Gruppe 1 nur 7 Fälle mit Kopfverletzung enthält, während die restlichen 90 % der Fälle Läsionen des Rumpfes, Abdomens oder der Extremitäten aufweisen, d. h. Verletzungen, die nach seinen Ausführungen nicht immer eine Commotio des Zentralnervensystems implizieren. In zwei Fällen ging es um eine Gewehrschußwunde bzw. eine Contusio des Pankreas. *Strauss* folgert daraus, daß man etwas freier hinsichtlich der Anerkennung von Traumata als diabetogene Faktoren sein muß und daß es keinesfalls vertretbar ist, nur solche Fälle anzuerkennen, bei denen das Gehirn direkt oder indirekt betroffen ist. Andererseits ist es etwas rätselhaft, daß er im Blick auf die Schockfälle in Gruppe 3 erklärt, daß sie ganz leicht zu verstehen seien, indem sie bloß unserer Erfahrung der engen Beziehung zwischen psychischem Trauma und Auftreten des Diabetes erhärten. Jedoch betont er direkt anschließend, daß es verblüffend wenige solche Fälle gibt. Die Verfasser, die vor allem dem Konzept des traumatischen Diabetes den besonderen Stempel nach dem Krieg aufgedrückt haben, sind *Umber* und *v. Noorden*, und insbesondere der erstgenannte hat das Thema immer und immer wieder behandelt. Sein Standpunkt wurde diktiert von seiner Auffassung vom Diabetes als pathogenetisch ausschließlich abhängig von einer Pankreaserkrankung, d. h. der erblichen Unterfunktion der Langerhans-Inseln. Sein Konzept wird deutlich im folgenden Satz formuliert, der sich 1927 in seinem Werk findet (1): „Es gibt keinen einwandfreien experimentellen oder klinischen Beweis dafür, daß durch eine Verletzung des Gehirns oder des Kopfes, des Rumpfes und der Gliedmaßen ein echter Diabetes entstehen kann. Hingegen ist die Entstehung des Diabetes durch Unterfunktion des Pankreas-Inselapparates gesichert, und die Beseitigung aller diabetischen Störungen durch das Insulin hat den letzten noch ausstehenden Beweis dafür gebracht, daß lediglich eine anatomische oder funktionelle Erkrankung des Pankres eines Diabetes hervorbringen kann." Als Unterstützung seiner Verwerfung des traumatischen Ursprungs des Diabetes macht er sich die Kriegserfahrungen ebenfalls zu eigen.

Immer und immer wieder (1, 2, 3, 4) begründet er die von ihm vertretenen Auffassungen bei der Entscheidung, ob es eine

Beziehung zwischen einem Trauma und einem Diabetes gibt, der auf ein solches Trauma folgt. Im Falle der posttraumatischen Glykosurie muß in erster Linie bestimmt werden, ob es sich um eine extrainsuläre „Reizglykosurie" oder um einen echten, in den Langerhans-Inseln entstandenen Diabetes handelt. Als Prototyp der extrainsulären Reizglykosurie nennt er *Cl. Bernards* diabetische Punktion, die eine sympathogene Glykosurie darstellt. Unter solchen Reizglykosurien erwähnt er als bekannt die teilweise konstitutionell bedingten spontanen Fälle mit chronischem Verlauf und teilweise die Fälle transitorischer Natur, die man nach Erregung, Traumata, insbesondere Schädelhirntraumen, und Intoxikationen beobachtet. Er glaubt, daß es solche Fälle waren, die in der älteren Literatur als diabète précoce bezeichnet wurden. Er erwähnt noch Berichte über chronische extrainsuläre Glykosurien, die nach Traumen entdeckt wurden und bei denen er geneigt ist, eine Kausalbeziehung anzuerkennen. Jedoch ist ein solches Leiden keine fortschreitende Erkrankung, die der Kompensation unterliegt, sondern sollte eher als eine harmlose Anomalie bezeichnet werden.

Vom wahren traumatischen Diabetes kann man nicht annehmen, daß er nur auftritt, wenn das Pankreas unmittelbar betroffen ist, und in einem solchen Fall müssen die Verletzungen sehr schwer sein, denn Experimente konnten zeigen, daß zumindest 4/5 des Pankreas entfernt werden müssen, bevor es zum Diabetes kommt. Jedoch werden solche schweren Verletzungen in der Regel zum Tode führen; auch werden, nach den Aussagen von *Umber*, keine verläßlichen Beispiele für einen solchen Ursprung des Diabetes in der Literatur verzeichnet. In diesem Zusammenhang nennt er darüber hinaus die Möglichkeit, daß der Inselapparat indirekt über eine akute Pankreatitis und eine schwere Neurose des Organs erkrankt ist.

Während er leugnet, daß andere physische oder psychische Traumata in der Lage sind, einen Diabetes hervorzurufen, gibt er zu, daß sie in seltenen Fällen einen bestehenden Diabetes zu aggravieren und von daher einen latenten Diabetes, einen Prädiabetes, manifest werden zu lassen vermögen. Mit einem solchen Prädiabetes meint er eine Veränderung, bei der der Inselapparat bereits betroffen und geringgradig ineffizient ist, doch bis dahin noch nicht so ernst, daß eine Glykosurie oder andere Diabetessymptome ausgelöst werden, wenn die Person eine normale Diät zu sich nimmt. Genau wie im Falle des manifesten Diabetes kann es in solchen Fällen zu einer Beeinträchtigung der Toleranz kommen, wodurch ein zuvor latenter Diabetes manifest wird. Ein Diabetes würde in jedem Fall aufgetreten sein, und er rechnet nicht mit der Möglichkeit, daß ein Trauma in der Lage wäre, das Auftreten um mehr als Wochen oder Monate zu beschleunigen. In solchen Fällen spielt das Trauma, wie im Fall des vorbestehenden Diabetes, nur eine Verstärkerrolle. Später (5) machte er insofern eine Einschränkung, daß ein solches Induzieren oder Aggravieren nur wahrscheinlich ist, wenn ein Trauma direkt die Pankreasregion betroffen hat oder zu einer schweren Entzündung oder Allgemeininfektion mit nachfolgender Schwächung der Toleranz geführt hat. Bezüglich der Aggravation des Diabetes schreibt er, daß diese in der Regel zu vernachlässigen sei und in der Mehrzahl der Fälle durch eine geeignete Therapie unterdrückt werden könne; auch ruft sie keinerlei persistierende Veränderung im späteren Verlauf hervor.

Unter einer sehr großen Anzahl von Diabetikern hat er dies nur zweimal erfahren. Im einen Fall führte ein Trauma des Abdomens zu einer Gallenkolik mit sekundärer Pankreatitis und nachfolgendem Diabetes. Im anderen Fall hatte ein Granatsplitter im Arm zu einer ständig rezidivierenden Osteomyelitis geführt, die bei jedem Schub eine transitorische und schließlich eine permanente Schwächung der Toleranz hervorruft. In diesen Fällen war der Diabetes zuvor nicht erkannt worden, doch vertritt *Umber* die Meinung, daß in beiden Fällen das Pankreas insuffizient war.

Wenn wir *Umbers* Standpunkt zusammenfassen, wurde dieser folgendermaßen lauten: Ein traumatischer Diabetes ist nur anzunehmen, wenn das Trauma zu einer schweren Verletzung des Pankreas selbst geführt hat. Andere physische und psychische Traumata können keinen wahren Diabetes auslösen; sie könnten höchstens Bedeutung dadurch erlangen, daß sie als aktivierende bzw. aggravierende Faktoren bei latentem bzw. manifestem Diabetes fungieren.

Schließlich verdient Erwähnung, daß *Umber* im Laufe der Zeit immer stärker betont, daß es sich beim Diabetes um eine familiäre Erkrankung handelt. Er lenkt die Aufmerksamkeit auf die Arbeiten seines Schülers *Finke*, der bei 1500 Diabetikern in 26,4 % der Fälle eine familiäre Disposition entdeckte, eine Zahl, die auch mit den Ergebnissen anderer Autoren übereinstimmt. Dies ist von großem Interesse, da *Danforth* errechnet hatte, daß bei einem rezessiven Erbgang des Diabetes und einer Häufigkeit von 2,5 % in der Gesamtbevölkerung 72 % der Diabetiker keine an Diabetes erkrankte Verwandte im Laufe von drei Generatio-

nen haben müßten, wozu Geschwister, Eltern und deren
Geschwister und Großeltern gehören. Daher wird es fast nie
möglich sein, mit Sicherheit die Existenz von Diabetesgenen
auszuschließen.

Im Jahre 1934 kam *Umber* (6) aufgrund der Entdeckung von
Diabetes bei drei Paaren eineiiger Zwillinge zu der Schlußfolgerung, daß der Diabetes eine rezessive, von der erblichen Disposition abhängige Eigenschaft ist, bei der externe Faktoren einen
induzierenden oder einen hemmenden Effekt besitzen, aber niemals die Erkrankung hervorrufen lassen können. Er betrachtet
dies als den letztendlichen Beweis dafür, daß es gerechtfertigt
ist, in der Praxis den traumatischen Diabetes abzulehnen.

Auf dem Boden seines Diabeteskonzepts als einem reinen
Pankreasleiden stimmt *v. Noorden* (1) *Umber*s Haltung zu; jener
schrieb bereits 1923 über den neurogenen Diabetes: „Einen neurogenen Diabetes gibt es überhaupt nicht, die Kriegserfahrungen haben ihn vollends zu Grabe getragen." Auf der anderen
Seite erkennt er die neurogenen Glykosurien an, auf die er den
verbreiteten Terminus der chromaffinogenen Glykosurien
anwendet.

Er veröffentlicht 1933 (3) eine detaillierte Studie zur Frage der
Bedeutung des Traumas als auslösendem Faktor. Er behauptet,
daß der Patient, wenn der Diabetes kurze Zeit nach dem Trauma
entdeckt wird, fast immer einen zuvor unerkannten Diabetes
hatte oder daß eine durch das Trauma ausgelöste chromaffino-
gene Glykosurie zum ersten Mal die Manifestation bewirkt
hatte. Er unterstreicht, daß es dabei um die Frage des Diabetes
und nicht um eine Disposition zum Diabetes ging. Wenn es eine
Disposition zum Diabetes gäbe, müßte eine Kausalbeziehung
mit Sicherheit anerkannt werden. Er erklärt, daß der Diabetes
nicht in dem Augenblick der Entdeckung von Zucker im Urin
oder der Ausscheidung von Zucker entsteht, sondern daß ihm
häufig eine protrahierte Entwicklung von Störungen der Pankreasfunktion und des Stoffwechsels vorausgegangen sein mußten. Er zieht eine Parallele zwischen dem Diabetes und der
ersten Attacke der Podagra, welche nicht der Beginn, sondern
eine lang vorbereitete Folge der Arthritis urica ist.

Als Gegensatz zu den Ansichten, die von diesen Autoren vor-
gebracht wurden, könnte man *Hijmanns van den Bergh*s Standpunkt zitieren. Wenn es keinen Anhaltspunkt dafür gibt, daß der
Patient zuvor unter Diabetes litt, ist er geneigt, die Möglichkeit
eines traumatischen Diabetes anzunehmen, wenn der Patient
nach dem Trauma Symptome bietet, die einer Neurasthenie

gleichen, denen später besondere Diabetessymptome folgen, auch wenn die Glykosurie erst lange Zeit nach dem Trauma entdeckt wird. Gegen *v. Noordens* Behauptung, daß der Diabetes lediglich auf einer Pankreaserkrankung beruht, erwidert er, daß die Pankreasfunktion so stark von anderen Systemen beeinflußt wird, wie beispielsweise die endokrinen Drüsen, das Zentralnervensystem und der Sympathikus, daß die Annahme einer möglichen Kausalbeziehung zwischen Trauma und Diabetes ganz gerechtfertigt sei. Ob es sich im Falle eines Diabetes nach Trauma um eine Prädisposition handelt, sei sehr interessant vom wissenschaftlichen Standpunkt aus, aber vom sozialen Blickwinkel her ganz gleichgültig. Er schließt, indem er betont, daß man zugunsten einer vorübergehenden gültigen Theorie den Patienten Schaden zufügt, indem man der Möglichkeit einer Beziehung zwischen Trauma und Diabetes, wo diese wirklich existiert, keine Beachtung schenkt.

Diese Standpunkte werden mehr oder weniger einmütig von anderen Autoren in jener Zeit angenommen. So stimmen *Rosenberg, Kaufmann, Klieneberger, Wiechmann, Bahn, Steinthal, Landé, Krone, Stursberg, Broglie, Behrendt, Sellner, Weber* und andere mit *v. Noorden/Umber* überein.

Joslin ist ganz einer Meinung mit *Umber*. So begnügt er sich in der letzten Ausgabe seines Buches (1935) in der Diskussion der ätiologischen Bedeutung des Traumas mit einer ausführlichen Wiedergabe von *Umbers* Werken. *Matz*, der 300 frühere Soldaten mit Diabetes untersuchte, scheint es auch unwahrscheinlich, daß ein neurogener oder traumatischer Faktor beim Auftreten des Diabetes von Bedeutung sei.

In einer bedeutenden Arbeit stimmen *Jacobi* und *Meythaler* ziemlich mit *Umber* und *v. Noorden* überein, obwohl sie bezüglich der organischen Verletzungen des Zentralnervensystems und der psychischen Traumata größere Zugeständnisse als jene Autoren machen. Doch indem sie die Ansicht vertreten, daß Schädelhirnverletzungen, Enzephalitis, Meningitis und schwerste psychische Traumata den Diabetes nicht hervorrufen können, sondern in der Lage sind, ihn zu provozieren oder zu aggravieren, geschieht dies von einem rein juristischen Standpunkt aus, denn sie glauben nicht, daß man dies wissenschaftlich beweisen kann. Allerdings sehen sie einen solchen Standpunkt als gerechtfertigt an, solange die psycho-physische Verbindung zwischen dem Gehirn und dem Inselapparat, die wahrscheinlich durch das vegetative Nervensystem verläuft, nicht zuverlässig gesichert ist. Sie fügen aber hinzu, daß die als diabetesaktivierend erwähnten Faktoren nur nach streng kritischer Beurteilung anerkannt werden dürften.

Isaac (1) nimmt einen praktischen Standpunkt ein, denn er erkennt eine Kausalbeziehung unter der Annahme einer konstitutionellen Disposition an, wenn der Diabetes sich innerhalb von 4 Wochen nach dem Trauma manifestiert. Eine weitere Annahme lautet jedoch, daß es sich um ein schweres Trauma handeln muß, wie dies zum Beispiel bei der Schädelhirnverletzung oder einem mit einem Schock einhergehenden Trauma der Fall ist. Eine ähnliche Haltung findet sich bei *Grote*, der ganz ähnlich behauptet, daß ein Zwischenraum von mehr als 4 Wochen zwischen Trauma und Diabetes eine Kausalbeziehung unwahrscheinlich macht, denn er denkt, daß eine mögliche Entschädigung von dem zeitlichen Intervall abhängen muß.

Liebig, der 9 Fälle von traumatischen Diabetes veröffentlicht hatte, bei denen er sich bezüglich der Anerkennung der Kausalbeziehung sehr liberal gezeigt hat, vertritt fast denselben Standpunkt wie *van den Bergh*, jedoch mit der von *Umber* und *v. Noorden* ausgedrückten Einschränkung, daß man eine vorbestehende Disposition als notwendiges Zwischenglied betrachten muß. *Krause* und *Schur* haben ähnliche Ansichten, wobei der letztere insbesondere betont, daß wir keinesfalls wissen, ob ein latenter Diabetes überhaupt manifest wird oder wenigstens viel später, als *Umber* glaubt, wenn der Patient kein Trauma erleidet.

Ein so erfahrener Autor wie *Stern* (2) formuliert in seinem Handbuch zum traumatischen Ursprung der inneren Krankheiten seine Bedingungen zur Anerkennung des traumatischen Ursprungs des Diabetes mit den folgenden Axiomen: Eine Kausalbeziehung wird als wahrscheinlich vermutet, wenn 1) es keine Hinweise auf die vor dem Unfall bestehende Erkrankung gibt; 2) wenn der Unfall eine Verletzung des Pankreas oder des Zentralnervensystems herbeigeführt hat, besonders des Kopfes, oder wenn der Patient eine schwere generelle Commotio oder eine gewaltige Emotion erlebt hat; 3) wenn sich der Diabetes in den ersten Wochen nach dem Unfall entwickelt hat. Diesen Axiomen fügt er hinzu, daß auch, wenn andere ätiologische Faktoren entdeckt würden, die vom wissenschaftlichen Standpunkt aus den Aspekt der Krankheit ändern würden, diese Tatsache die Rechte des Patienten auf Entschädigung nicht schmälern dürften; darüber hinaus sollte das Auftauchen der Diabetessymptome mit der Entdeckung der Glykosurie in den Fällen einhergehen, wo diese später entdeckt würden. Hierdurch wird deutlich, daß er vollständig mit *van den Bergh, Lichtwitz, Grafe* (1) übereinstimmt, wobei *Thannhauser* eine ähnliche Haltung einnahm. Im Hinblick auf die Kriegserfahrungen waren *Stern* (2) und *Grafe* (1) der Meinung, daß *v. Noorden* und *Umber* diesen zu große Bedeutung beimessen. *Grafe* (1) schreibt daher, daß es nicht korrekt sei, sich auf Beobachtungen in der Gesamtbevölkerung hinsichtlich der Gesundheit einer kleinen Auswahl daraus zu beziehen, und er glaubt, daß die neurogene Aktivierung des latenten Diabetes nicht nur möglich, sondern sogar wahrscheinlich ist.

Eine besondere Ansicht vertritt *Veil*, der 1930 *v. Noorden/Umber*s Standpunkt sehr scharf ablehnt. Er nennt ihren Versuch, Diabetesfälle nach Trauma mit der Annahme eines früher bestehenden latenten Diabetes zu erklären, eine Konstruktion und eine phantastische Hypothese. Er behauptet, daß die Erklärung des traumatischen Diabetes überhaupt nicht die Neuauflage der Theorie vom neurogenen Diabetes notwendig macht. Er selbst ist der Meinung, daß es nicht schwer ist, sich das Auftreten einer Funktionsschwäche des Pankreas – als eine Organneurose – vorzustellen.

Auch wenn die obengenannten Autoren hinsichtlich der Bewertung der ätiologischen Bedeutung des Traumas unterschiedlicher Meinung waren, so fanden sehr wenige von ihnen wohl einen reinen neurogenen Diabetes wahrscheinlich, zumindest wissenschaftlich gesprochen. Die fortdauernden Forschungsarbeiten über die Bedeutung des Zwischenhirns zur Regulierung des Kohlenhydratstoffwechsels hat jedoch die Idee aufrechterhalten, daß dieser Regelmechanismus genauso eine Rolle in der klinischen Pathologie spielt, wodurch die Auffassung vom neurogenen Diabetes gestützt wurde. So geht beispielsweise *Leschke* so weit zu sagen, daß der typische Diabetes mellitus ingesamt entsprechend seinem Charakter und Verlauf als eine zentralvegetative Störung der Regulierung des Kohlenhydratstoffwechsels angesehen werden muß.

Aufgrund der Einzelfälle, bei denen es nicht nur zu schweren zerebralen Störungen, sondern auch in der Folge des Traumas zu einem Diabetes kam, sind *Arneth, Woll* und *Curschmann* geneigt, eine neurotraumatische Basis der Erkrankung anzunehmen. *Curschmann* berichtet darüber hinaus über 2 Fälle von Diabetes nach Kohlenmonoxidvergiftung, und da diese Vergiftung dazu tendiert, Veränderungen im Zwischenhirn hervorzurufen, scheint es ihm möglich, daß sich auf diese Weise ein wirklich zentralbedingter, echter Diabetes entwickeln kann. Insge-

samt empfiehlt er eine weniger leichtfertige Haltung hinsichtlich des neurotraumatischen Ursprungs des Diabetes.

Falta, der auf der Basis seiner eigenen Arbeiten und derjenigen seiner Mitarbeiter zur Insulinresistenz im Falle eines echten Diabetes so stark hervorhebt, daß der Diabetes in vielen
Fällen auch eine extrainsuläre Komponente besitzt, und der eine
theoretische Möglichkeit aller Übergänge vom reinen insulären
zum reinen extrainsulären Diabetes vorschlägt, ist selbstverständlich einer der Verfasser, die die Möglichkeit eines neurogenen traumatischen Diabetes diskutieren. Er gibt zu, daß dessen
Existenz noch nicht bewiesen ist, doch das Wissen um den regu-
lierenden Einfluß des Zentralnervensystems zum Kohlenhydratstoffwechsel und die Tatsache, daß immer weiter Berichte über
Veränderungen im Zentralnervensystem von Personen erscheinen, die an Diabetes verstorben sind, und endlich, daß viele
Fälle keinerlei Veränderungen im Pankreas aufweisen, sind der
Grund dafür, warum man eine solche Form des Diabetes nicht
ausschließen kann. Genau wie *Naunyn* schlägt er die Möglichkeit trophischer Störungen im Inselapparat vor. Während
Woll und *Arneth* in den vorerwähnten Beiträgen über Diabetesfälle berichteten, deren Verlauf sich nicht von denjenigen des
normalen Diabetes unterschied, teilt *Gebhardt* 1934 einen Fall
von Glykosurie und Ketonurie bei normalem Blutzucker nach
einem Schädelhirntrauma mit. Die alimentäre Blutzuckerkurve
verlief annähernd normal und wurde durch Insulin nicht
beeinflußt. *Gebhardt* neigt dazu, diesen Fall als eine besondere
Form des renalen Diabetes aufgrund der Läsion im Bereich eines
Zentrums zu betrachten, das die Filterkapazität der Niere reguliert.

Schließlich berichtet 1935 *Kretschmer* über drei Fälle von
Diabetes nach Schädelhirnverletzung, die dadurch gekennzeichnet waren, daß sie sich refraktär gegenüber Insulin ver-
hielten, was in gewisser Weise auch auf den zuvor besproche-
nen Fall von *Curschmann* zutrifft. Allerdings sind *Kretschmer*s
Fälle nur so kurz abgefaßt, daß es unmöglich ist, sie korrekt zu
beurteilen.

Trotz der kleinen Anzahl von Beobachtungen stellt er jedoch
die folgenden Regeln für eine Kausalbeziehung mit einem
Trauma auf:

1. Es muß sich um ein schweres Schädelhirntrauma mit den klinischen Zeichen einer Commotio handeln;

2. Es muß bewiesen sein, daß der Patient nicht vor dem Trauma
   einen Diabetes hatte;

3. Abgesehen von der diabetischen Stoffwechselstörung muß der Patient andere zerebrale oder Hirnnervensymptome bieten;
4. Glykosurie und Blutzuckerspiegel müssen sich gegenüber Insulin als refraktär erweisen. Dem letztgenannten Befund maß er spezielle Bedeutung bei.

Bevor ich die Darstellung der Ansichten, die während der letzten Epoche aufrechterhalten wurden, abschließe, werde ich mich mit einer der letzten Arbeiten beschäftigen, die dieses Thema behandelten, veröffentlicht von *W. v. Drigalski*, dessen Auffassungen in mehreren entscheidenden Punkten denjenigen der Hauptautoren zuwiderlaufen.

An erster Stelle widersprach er der Idee, daß das Trauma, wenn man einen Diabetesfall als traumatisch ansehen will, „geeignet" gewesen sein muß, d. h. daß es den Schädel oder das Pankreas getroffen haben muß, wie sich dies auch aus dem Vorhergehenden ergibt.

Indem er die häufig beobachtete zeitliche Beziehung zwischen rein psychischen Traumata und dem Diabetes betont, behauptet er, daß es praktisch niemals möglich ist, zu entscheiden, ob ein Trauma einen psychischen oder einen physischen Effekt besaß, wodurch nicht bewiesen werden kann, ob die Folgeerscheinungen dem einen oder dem anderen Faktor zuzuschreiben sind. Daher können nach seiner Meinung alle anderen mechanischen Traumata als die erwähnten einen Diabetes hervorrufen: „Worauf es beim Trauma ankommt, ist nicht der Ort und die Art der Einwirkung, sondern im wesentlichen die Schwere der Erschütterung der psychologischen Gesamtsituation."

Zweitens erhebt er Widersprüche gegen die gebräuchliche Trennung zwischen der Bedeutung der Traumas, das einmal eine Krankheit „verursacht" und einmal eine latente Krankheit bloß „aktiviert". Er fordert, daß in jedem Einzelfall bestimmt werden muß, ob es irgendeinen Grund dazu gibt, die Existenz einer endogenen morbiden Disposition anzunehmen. Falls dies der Fall ist, wird die Bewertung der Bedeutung des Traumas als Kausalfaktor die Bestimmung notwendig machen, eine wie große Wahrscheinlichkeit es dafür gibt, daß die Krankheit auch ohne das Trauma offenbar geworden wäre. Wenn es keinen Anhalt für eine Disposition gibt, was nach seiner Auffassung im Falle des traumatischen Diabetes sehr selten ist, muß man die Disposition als Unbekannte ansehen und von daher bei der Beurteilung eines fraglichen Falles aus den Betrachtungen ausschließen; dann kann man nur das Trauma als Ursache der Erkrankung anschuldigen. Es ist offenbar, daß *v. Drigalski* so in der Lage ist, praktisch jeden Fall von Diabetes, der nach einem Trauma beobachtet wird, anzuerkennen, wenn nur die zeitliche Beziehung in Ordnung ist.

Wenn wir diese letzte Epoche überblicken, wird unsere Aufmerksamkeit von der Tatsache eingefangen, daß die verschiedenen Autoren weit davon entfernt sind, in ihrer Einschätzung des traumatischen Diabetes übereinzustimmen. Auf den vorhergehenden Seiten habe ich mich bemüht, eine Idee von den unterschiedlichen Standpunkten zu vermitteln, die hinsichtlich des traumatischen Diabetes offenbar werden. Der klarste Standpunkt wird von *v. Noorden* und *Umber* eingenommen, die nur einen traumatischen Ursprung des Diabetes sehen, wenn das eigentliche Pankreas verletzt ist. Jedoch enthält ihre weitere Definition unbestimmte Faktoren, wenn sie, auch bei größter Zurückhaltung, anerkennen, daß ein Trauma im Falle eines vorbestehenden Diabetes, Prädiabetes oder einer diabetischen Disposition die Erkrankung aktivieren kann. Dies macht die Bewertung unzuverlässig; denn erstens könnten die unterschiedlichen Autoren im Hinblick auf die Bedeutung des latenten Diabetes oder der anderen auf eine Abstraktion angewandten Termini unterschiedlicher Meinung sein, mit deren Umgang wir nicht vertraut sind und die durch das Fehlen von Symptomen gekennzeichnet sind. Zweitens, wann sollten wir die Existenz einer solchen Veränderung annehmen? Auch wenn wir darüber informiert sind, daß einige Mitglieder der Patientenfamilie an Diabetes leiden, so zeigen die Forschungsarbeiten, die etwa von *Pincus* und *White* und in Dänemark von *Secher* durchgeführt wurden, daß es bei allen Familienmitgliedern keine entdeckbaren Störungen des Kohlenhydratstoffwechsels geben muß. Andererseits schließt der Umstand, daß die nächsten Verwandten des Patienten keine Diabetiker sind, nicht aus, daß er eine diabetische Disposition besitzt. Endlich können die Vererbungsregeln kaum als vollkommen geklärt angesehen werden, wenn auch die Ergebnisse der Forschung uns nahelegen, daß hier ein rezessiver Erbgang in Frage kommt.

Zu der Frage, welche Traumata einen aktivierenden Effekt haben werden, erstreckt sich ein weiter Bogen zwischen *Umbers* wesentlicher Anerkennung der Traumata, die die Pankreasregion betreffen, und anderen Autoren, die andere leichtere oder schwerere physische und psychische Traumata annehmen.

Entsprechend dem, was ich den Standpunkt *van den Bergh/ Stern*s genannt habe, wird die Kausalbeziehung zwischen Traumata und Diabetes angenommen, wenn es sich um Pankreastraumata, ein Trauma des Zentralnervensystems oder um psychische Traumata handelt. Wissenschaftlich ausgedrückt wird durch die Existenz von prädisponierenden Faktoren zu einem gewissen Grade die Bedeutung des Traumas vermindert, obwohl zur gleichen Zeit betont wird, daß solche Faktoren, insbesondere hinsichtlich Versicherungsfragen, nicht in die Beurteilung mit einfließen sollten.

Der dritte Standpunkt ist der von *Veil* eingenommene, der den traumatischen Diabetes anerkennt und glaubt, daß er von einer Pankreasneurose abhängt.

Der vierte Standpunkt, der von *Kretschmer* vertreten wird und den man als ähnlich deutlich bezeichnen kann, impliziert eine spezielle Form des Diabetes in Abhängigkeit von organischen Läsionen des Zentrelnervensystems, eine Form, die keinen Pankreas-Diabetes darstellte, sondern im Gegensatz dazu einen gegenüber Insulin refraktären Diabetes.

Auch wenn es möglich und gerechtfertigt ist, eine Reihe von Hauptauffassungen aufzustellen, so offenbart diese Tatsache doch schon allein die Unsicherheit, die sich hinsichtlich der gesamten Frage ergibt. Die verschiedenen, mehr oder weniger liberalen Deutungen der Grundsätze, die von den Hauptautoren vertreten werden, können zu einer extrem variierenden Einschätzung der ätiologischen Bedeutung des Traumas führen, was durch die obigen, mehr oder weniger divergierenden Standpunkte der zahlreichen Autoren belegt wird. Als ein herausragendes Beispiel möchte ich in dieser Hinsicht nur *W. v. Drigalski* nennen.

Von den zwei hauptsächlichen Standpunkten kann derjenige von *v. Noorden/Umber* als der wissenschaftlich verläßlichste bezeichnet werden, während derjenige von *van den Bergh/Stern* einen mehr sozialen Charakter besitzt, der die Anerkennung einer Beziehung zwischen Faktoren erlaubt, wo wir wissenschaftlich gar kein solches Zwischenglied kennen, und der Urteile ermöglicht, die man leicht mit allgemein vorherrschenden populären und forensischen Aussagen zum Recht zur Deckung bringen kann. In Deutschland besitzt zur Zeit der Standpunkt von *v. Noorden/Umber* das Hauptgewicht, denn das deutsche Reichsversicherungsamt formuliert nach ihm seine Gutachten, wie dies durch die folgenden Beurteilungen belegt wird, wovon die erste vom 7. Oktober 1928 folgenden Wortlaut hat: „Die Erfahrungen auf dem Gebiet der Zuckerkrankheit in den letzten Jahrzehnten haben gelehrt, daß die Krankheit nur ganz ausnahmsweise Unfallfolge sein kann, und zwar nur dann, wenn der Unfall zu einer Verletzung der Bauchspeicheldrüse geführt hat. Es muß sich also um einen schweren Unfall handeln, durch den die Bauchspeicheldrüse unmittelbar verletzt worden ist." Der Wortlaut des zweiten Urteils, datiert vom 9. Juni 1934, besagt: „Zuckerkrankheit Unfallfolge nur bei Zerstörung von neun Zehnteln der Bauchspeicheldrüse. Verschlimmerung des Leidens durch Unfall nur wahrscheinlich, wenn unmittelbarer zeitlicher Zusammenhang und mittelbare Gewalteinwirkung auf die Pancreasgegend oder schwere Eiterung bzw. Allgemein-Infektion."

Bevor ich diesen historischen Abriß beschließe, möchte ich einige Urteile aus den letzten Jahren zitieren, die den Standpunkt demonstrieren, der sich derzeit in Dänemark hält. Dänische Untersuchungen zu dem Problem sind in der Literatur nicht festgehalten; nur *Holger Strandgaard* (1913) erwähnt in einer Arbeit über Diabetes und Chirurgie die Frage des traumatischen Diabetes, jedoch ohne seinen Standpunkt in dieser Frage mitzuteilen.

Ein Gutachten des Arbeiterversicherungsrats (Arbejderforsikringsraadet), das 1924 in einem Falle von Diabetes zwei Monate nach einem peripheren Trauma erstellt wurde, hat den folgenden Wortlaut: „Um in der Lage zu sein, das Vorliegen eines traumatischen Diabetes anzuerkennen, der eine so seltene Erkrankung ist, ist es erforderlich, zum Zwecke der vollständigen Verläßlichkeit in Übereinstimmung mit der allgemeinen medizinischen Erfahrung, zunächst zu wissen, daß der Urin vor dem Unfall keinen Zucker enthalten hat und daß er unmittelbar oder kurz nach dem Unfall Zucker enthalten hat; zweitens muß generell gefordert werden, daß bewiesen wird, daß das Trauma den Kopf betroffen hat oder, durch seine Stärke, in der Lage war, Veränderungen im Gehirn oder im Zentralnervensystem hervorzurufen".

Das Gutachten des Rats für Medizinrecht (Retslaegeraadet) vom 11. März 1932 nimmt bezug auf einen Diabetesfall bei einer Frau im Alter von 51 Jahren, die nach einem Schädelhirntrauma in ein Krankenhaus eingewiesen wird. Die Formulierung der Schlußfolgerung lautet: „Nach den Informationen muß angenommen werden, daß sich Frau H. F. aufgrund des Unfalls einen Diabetes zugezogen haben *kann*, der unmittelbar nach dem Unfall entdeckt wurde".

Entsprechend diesem Gutachten kann man annehmen, daß der Rat für Medizinrecht mit dem Arbeiterversicherungsrat übereinstimmt, und ein Vergleich mit den zwei wiederholt zitierten Hauptstandpunkten zeigt, daß sowohl der Rat für Medizinrecht als auch der Arbeiterversicherungsrat ganz derselben Meinung sind wie *van den Bergh/Stern.*

Aus: *Viggo Thomsen: Studies of trauma and carbohydrate metabolism with special reference to the existence of traumatic diabetes, Kopenhagen 1938, S. 9–36.*

Insulin-Vorläufer – ein historischer Abriß

Erste Diabetes-Behandlungsversuche mit Pankreasextrakten

Von KARL HEINZ LEICKERT

Sir Frederick Grant Banting war knapp 30 Jahre alt, als er gemeinsam mit dem 22jährigen Medizinstudenten Charles Herbert Best im Jahre 1921 Pankreasextrakte an pankreatektomierte Hunde verabfolgte. Dies ermöglichte die Kunst des Biochemikers J. B. Collip, der nämlich mit Hilfe von Säure, Alkohol und Kälte einen gereinigten und konzentrierten Extrakt zustande brachte, der auch beim Menschen ausreichend wirkte. Ein Hund ohne Pankreas überlebte mit diesem Rinder-Bauchspeicheldrüsenextrakt 70 Tage lang. Diese Ergebnisse wurden 1922 erstmals von Banting, Best, Collip, Campbell u. Fletcher veröffentlicht, sie nannten das Insulin[1] „Isletin" [2, 33].

Der Physiologe F. G. Banting und sein Chef John J. R. Macleod erhielten 1923 für diese Entdeckung den Nobelpreis für Medizin, während Best und Collip leer ausgingen. Später teilte Banting seinen Preis demonstrativ mit Best; Macleod blieb nichts anderes übrig, als das gleiche gegenüber Collip zu tun.

Waren diese kanadischen Untersuchungen aber tatsächlich die ersten Forschungen, die schließlich zur Herstellung von Insulin führten?

Schon 1892 benutzte Capparelli einen durch Zerreiben von frischem Pankreas in 0,76 % NaCl-Lösung gewonnenen Extrakt. Diese Mischung injizierte er „in die Bauchhöhle eines durch die Pankreasexstirpation diabetisch gemachten Hundes; schon nach 36 Stunden fing der Zucker im Urin an, sich zu vermindern, und in den meisten Fällen verschwand er bald darauf vollständig" [5]. Nach Pflüger soll es sich allerdings bei diesen Versuchen um eine partielle Pankreasexstirpation gehandelt haben [28].

1893 teilte Comby [6] auf der Tagung der „Medizinischen Gesellschaft der Krankenhäuser" in Paris mit, daß er durch

---

[1] Der Name „Insulin" wurde bereits 1909 von Jean de Meyer geprägt [35].

„hypodermatische" Injektionen von Meerschweinchen-Pankreassaft 5 Tage lang – bei guter Verträglichkeit – keinen Effekt bei einem 25jährigen Patienten mit einem schweren Diabetes erzielen konnte.

1893 prüfte Battistini in Turin an 2 Patienten dieses ihm bekanntgewordene Ergebnis nach und verwendete Glycerinlösungen und in einer NaCl-Lösung Pankreas vom frischen Kalb zur Diabetes-Behandlung. Die Menge des ausgeschiedenen Zuckers nahm wohl ab, doch konnte Battistini auch Temperaturanstieg und Abszesse beobachten [3].

Noch im gleichen Jahr berichtete Wood [37] nach Pankreassaft-Injektionen in einem Fall Abnahme des Harnzuckers, Hale Wite [10] mit täglich 2 Unzen frischem Pankreas und mit Injektionen von zwei Tropfen Pankreassaft morgens und abends dasselbe (1 Fall). Knowsley Sibley hatte dagegen gute Erfolge mit gekochtem Pankreas in einem Fall [16].

1894 beschrieb Vanni nach Injektion mit Pankrasextrakt bei pankreaslosen Tieren eine Abnahme der Glykosurie [36].

1895 beobachtete Ausset, wie die Glykosurie von pankreasexstirpierten Hunden nach Verabreichung von leicht angebratenem Pankreas sistierte. Ausset gab gebratenes Pankreas ebenfalls an Patienten. Er beschreibt einen Patienten vom „diabetischen Typus", der täglich 38 g Glukose ausschied, an Kachexie litt und „Chlor und Phosphate in einer das Normale doppelt übertreffenden Menge ausschied". Am 2. Tage nach der Medikation maß Ausset nicht mehr als 2 g Glukose, und am 9. Tage war bei diesem Diabetiker kein Zucker mehr nachzuweisen. Der Zustand hielt einen Monat an. Man stellt sich nun die Frage, weshalb Ausset seine so günstigen Beobachtungen nicht mehr fortsetzte. Andererseits, und das mag wohl der Grund gewesen sein, konnten andere Kliniker diese Erfolge mit der gleichen Medikation nicht bestätigen [1, 20].

1898 versetzte dann Blumenstein aus Bauchspeicheldrüsen gewonnenen Preßsaft mit Alkohol und zerstörte – damals wohl unbewußt – das eiweißspaltende Trypsin. Er schrieb einen optimistischen Aufsatz über seine Versuche, gab aber kurz darauf die Untersuchungen auf [4]. Wie überhaupt alle hier genannten Mitteilungen einmalige Erfolgsnachrichten blieben.

Wie Reuter berichtet, versuchten – ebenfalls ohne Erfolg – etwa um die gleiche Zeit andere Autoren, Pankreasextrakte durch Klistier zu verabreichen [29, 30].

1902 unternahm Hess eine Serotherapie, aber ebenfalls ohne deutliche Ergebnisse [11].

1903 begann Zuelzer erste Untersuchungen mit Pankreasextrakten und Nebennierensaft. In seiner Klinik in Berlin-Hasenheide dienten ihm damals Kaninchen als Versuchstiere, wobei er zunächst feststellte, daß bei ihnen die Injektion von mindestens 1 ccm Adrenalin stets Hyperglykämie und Glykosurie bewirkt. Später gab Zuelzer [41] gleichzeitig Pankreasextrakt subkutan hinzu und kam zu folgendem Ergebnis:

3,3 kg schweres Kaninchen
   am 19. 9. 1903 = 1 ccm Nebennierensaft (rechts)
                = 2 ccm Pankreasextrakt (links injiziert)
   am 19. 9. 1903 sehr wenig Urin, Zucker 0

4,3 kg schweres Kaninchen
   am 20. 9. 1903 ebensolche Injektion
   am 21. 9. 1903 kein Zucker im Harn

Diese Versuche sind von ihm ungezählte Male in den verschiedensten Variationen wiederholt worden. Stets blieb eine Zuckerausscheidung aus. Sicher hat Zuelzer den Mechanismus der Pankreasextraktwirkung im Sinne seiner Theorie vom Antagonismus Adrenalin/Insulin falsch gedeutet. Die Methodik seiner Versuche war jedoch sinnvoll. Damals beschrieb Zuelzer noch keine konkrete Methode der Extraktion seines Pankreaspräparates. Er wies lediglich darauf hin, daß „um ein nicht zu toxisch wirkendes Pankreassekret zu erhalten, sämtliche Eiweißkörper des Pankreas entfernt werden müssen!" [38–45].

Zahlreiche Autoren (Reuter [29, 30], Kenéz [13], Lausch [19], Holscher [12] u. a.) führen diese ersten Versuche auf das Jahr 1907 zurück: tatsächlich erscheint in der 1907 publizierten Arbeit von Zuelzer [41] die Fußnote: „Diese kurze Mitteilung wurde der Redaktion bereits vor ca. 3 Jahren eingereicht. Die Drucklegung unterblieb auf Wunsch des Verfassers in der bisher nicht erfüllten Erwartung, daß es gelingen würde, aus den theoretischen Untersuchungen praktische Resultate zu erzielen."

In der Zwischenzeit hatte sich Zuelzer weiterhin bemüht, einen Extrakt darzustellen, der vom Menschen ohne Nebenwirkung vertragen werden konnte. Es wurden Bauchspeicheldrüsen von Pferden, Schafen, Schweinen und anderen Tieren verarbeitet, und zwar in der Weise, daß man sie zuerst mit Sand gemischt in Mörsern zerrieb, dann den Drüsenbrei mit Kieselgur mischte und durch ein Tuch preßte. Dieser flüssige Extrakt wurde zur Fällung der Eiweißstoffe mit Alkohol behandelt. Hinsichtlich der

Bekämpfung der Glykosurie konnte man zwar einigermaßen befriedigende Ergebnisse erzielen, doch dann traten Nebenwirkungen wie Schüttelfrost und Fieber auf.

Mit diesem ersten Pankreasextrakt wurden keineswegs nur Tiere behandelt, wie in der Literatur beschrieben (Kenéz [13] u. a.), sondern auch Menschen.

1908 gab Zuelzer seinem Pankreasextrakt den Namen „Acomatol". Er glaubte damals keineswegs an eine kontinuierliche Behandlungsmöglichkeit des Diabetes, sondern, wie aus dem Namen zu erkennen ist, nur an die Beeinflussung des diabetischen Comas [22].

1909 wiederholte Forschbach auf Anraten von Minkowski an dessen Breslauer Klinik die Versuche von Zuelzer und beobachtete an 2 Patienten sowie im Tierversuch Nebenwirkungen. Allerdings nahm auch die Glykosurie ab. Aufgrund der Nebenwirkungen setzte Forschbach seine Versuche ab. Die Symptome waren bei ihm Tachykardie, hohes Fieber, Erbrechen und bei einem der beiden Patienten eine Entzündung der Mundschleimhaut. Schließlich bestätigte aber Forschbach Zuelzer, „daß er zum erstenmal mit Erfolg aus Pankreas ein Präparat hergestellt hat, das bei i. v. Applikation auch in den Fällen, in denen die Nahrungszufuhr unverändert bleibt, die Zuckerausscheidung auf kürzere oder längere Zeit herabsetzt". Doch schließlich attestierte Minkowski Zuelzer, daß sein Präparat wegen der Nebenwirkungen unbrauchbar wäre [7]. Minkowski übte allerdings 20 Jahre später bittere Selbstkritik: „Ich mache es mir zum Vorwurf, daß wir uns damals nicht bemüht haben, in Anbetracht der unzweifelhaften Einwirkungen auf die Zuckerausscheidung, den Ursachen der Nebenwirkung nachzugehen und uns damit begnügt haben, die Unbrauchbarkeit des Präparates zur Behandlung von Menschen festzustellen" (nach Mellinghoff, jun. [21]).

1909–1912 sahen Ott und Scott positive Ergebnisse mit Pankreasextrakt bei Hunden, hingegen negative bei Katzen. Sie berichten auch über fieberhafte Nebenerscheinungen [26, 32].

1914 erhielten Mohr u. Vahlen [23] mit Hilfe eines sehr komplizierten Verfahrens (das Pankreas wurde mit verdünnter Schwefelsäure gekocht, dann auf 140 Grad mit Zinkchlorid erhitzt, später Milchsäure hinzugegeben) eine Substanz, welche die Zuckerausscheidung bei den pankreasexstirpierten Hunden um die Hälfte senkte. Es wäre nun sicher interessant gewesen festzustellen, ob der Blutzucker unter dem Einfluß dieser erwähnten Substanz auf die gleiche Weise abgenommen hätte.

1914 veröffentlichte Rose [31] in einem vorläufigen Bericht
überraschende Resultate, die durch die Verabreichung eines
alkalischen Pankreasextraktes erreicht wurden. 4 Patienten hätten demnach für Monate ihren Zucker verloren!

1913–1914 gedieh die Zusammenarbeit mit dem Kliniker Zuelzer, Berlin-Hasenheide, und der Fa. Hoffmann-La Roche,[2] die
ihren damaligen Laborchef, Camille Reuter (Willstätter-Schüler),
nach Berlin schickte. Diese Zusammenarbeit mit Hoffmann-La
Roche gedieh so weit, daß Reuter in Grenzach bis zu 114 kg
Bauchspeicheldrüsen in Kupferkesseln verarbeiten konnte. Mit
diesem Grenzacher Präparat beobachtete Zuelzer wiederum vor
allem Krämpfe bei Hunden, die man vorher im Laborversuch an
Kaninchen niemals gesehen hatte [29, 30].

Da das Herstellungsverfahren bei der Großproduktion (wahrscheinlich auf Veranlassung von M. Guggenheim, dem damaligen Forschungsleiter von Hoffmann-La Roche) geändert worden
war, vermutete Zuelzer, daß dadurch eine Substanz in das Präparat gelangte, die Krämpfe auslöste. Er und auch Reuter führten es auf die in Grenzach verwendeten Kupferkessel zurück.
Guggenheim hatte immerhin bereits 1911 Pituglandol, einen
Drüsenextrakt aus dem Hypophysenhinterlappen, hergestellt
und eingeführt und damit Erfahrung in der Großproduktion derartiger Drüsenextrakte [9]. Tatsächlich hatten die Tiere aber
eine zu hohe Insulindosis, die zum hypoglykämischen Schock
führte, erhalten. Die „Unterzuckerung des Blutes" hatte zu den
Krämpfen geführt. Hätte Zuelzer den Blutzuckergehalt bei den
Tieren festgestellt, hätte sich der Irrtum leicht erklären können.
Auf diese Idee, die damals allerdings noch so nahelag, wie das
heute scheint, kamen weder Zuelzer nicht Reuter [8, 18, 20, 21].

Im August 1914 waren nun endlich die Versuche von Zuelzer
und Reuter soweit gediehen, daß man einen injizierbaren
Extrakt herstellen konnte, der bei i. v. Gabe den Blutzucker mit-
unter sogar bis auf 0,017 % (!) senkte. Der Nachteil bestand nur
noch darin, daß die Wirkung nur einige Stunden anhielt. Es
wären Injektionen im Abstand von 3 Stunden nötig gewesen.

Durch den inzwischen ausgebrochenen Krieg mußten die Versuche eingestellt werden [29].

1913–1916 stellten die Amerikaner Murlin und Kramer
Extrakte aus Rinderpankreas her und injizierten sie einem diabetischen Hund: sie sahen ebenfalls eine Verminderung der

---

[2] Nachdem Zuelzer vorher mit anderen pharmazeutischen Unternehmen Kontakte hatte.

Glykosurie. Diese Untersuchungen wurden wie die von Zuelzer und Reuter durch den Ausbruch des Krieges (in Amerika allerdings etwas später) nicht weiter fortgesetzt [24].

1915–1919 produzierten Meltzer und Kleiner eine stark mit NaCl-Lösung verdünnte Pankreaslösung, injizierten sie intravenös pankreatektomierten Hunden und maßen eine signifikante Senkung der Blutzuckerwerte [14, 15].

1921 berichtete Paulesco (8 Monate vor den bekanntgegebenen Ergebnissen von Banting, Best, Collip, Campbell und Fletcher) über eine deutliche Wirkung des Pankreasextraktes auf Ketonkörper – Harnstoff – sowie auf den Zuckergehalt von Blut und Urin bei pankreatektomierten Hunden [27].

Zwar hat Reuter in Grenzach die durch den Krieg unterbrochenen Untersuchungen wiederholt in der Folge kontrolliert, seine Resultate jedoch nie veröffentlicht. Er wartete immer auf die Gelegenheit einer Fortsetzung und Verbesserung (C. Reuter, Versammlung der Naturfreunde, Luxemburg 1924): „Nicht zufrieden damit, einen Extrakt gewonnen zu haben, der die Senkung im Blutzuckerspiegel nur für einige Stunden ermöglichte, hätte ich gern noch mehr erreicht" [29].

Hoffmann-La Roche wurde von Zuelzer und Reuter laufend über den Stand der Arbeiten in ausführlichen Berichten informiert (diese Berichte existieren offenbar nicht mehr), aber „sie dürfte dieselben wohl nicht in ihrer vollen Bedeutung eingeschätzt haben". „Ich selbst (Reuter) hatte, angesichts der vorübergehenden Wirkung einer Injektion, nicht den Mut, einen kommerziellen Erfolg zu bestätigen bzw. zu befürworten. Trotzdem betonte ich vom Standpunkt der Wissenschaft und der theoretischen Forschung stets die Wichtigkeit der endokrinen Pankreasfunktionen" [29, 30]. Dieser Fehleinschätzung der Firma, über die Reuter 1924 berichtete, steht allerdings die Feststellung Zuelzers (nach Mellinghoff [21]) gegenüber: „Der weitblickende Direktor Barell ging davon aus, daß, sollte selbst nichts praktisch Brauchbares herauskommen, es das Prestige der Firma erforderte, ein wichtiges neues Gebiet zu bearbeiten."

Noch 1923 hatte Zuelzer [44] von Reuter die folgende Meinung, daß . . . „einen praktisch gangbaren Weg gewiesen und ihn für das Acomatol ausgebaut zu haben, mein ausgezeichneter chemischer Mitarbeiter, Dr. Camille Reuter, das Verdienst in Anspruch nehmen kann".

Reuter gab die damalige Extraktherstellung wie folgt an: E i n e Methode bestand darin, das, so frisch wie nur möglich verwendete Pferdepankreas nach Hinzufügung von Natriumbi-

karbonat mit Sand zu vermahlen, das Produkt mit Kieselgur zu
mischen und in einer hydraulischen Presse (System Buchner)
einem Druck von 350 Atm. auszusetzen. Der gewonnene Saft
wurde mit Alkohol gemischt und vom Sediment (Eiweißstoffen)
filtriert. Das Filtrat wurde dann bei niedriger Temperatur im
Vakuum verdampft, anschließend wurde Wasser zugegeben und
neutralisiert. Die gewonnene Lösung wurde auf 80 Grad erhitzt
und dialysiert bis auf einen Gehalt von 0,4 % NaCl und nachher
mit Hilfe einer sterilisierten Berkefeld-Sonde filtriert [29, 30].

Bei einer a n d e r e n Methode wurde der gewonnene Saft
durch einen Druck mit Natriumsulfat gesättigt, um auf diese
Weise Eiweißkörper auszufällen. Man fügte ebenfalls Alkohol
hinzu und filtrierte. Das Filtrat wurde dialysiert.

Während die erste Methode ein albuminfreies Produkt bieten
konnte, war dies bei der zweiten Methode nicht so leicht zu
erreichen. Reuter konnte später eine Besserung in dem Sinne
erreichen, als er anstelle des üblichen Natriumsulfats Calcium-
sulfat verwendete. Er fügte es in einer ausreichenden Menge
hinzu, bis das Sulfat das in dem Saft enthaltene Wasser durch
Hydratbildung binden konnte. Schließlich ließ dann Hoffmann-
La Roche diese modifizierte und verbesserte Methode patentieren.

Die Arbeitsweise war nun folgende: Die Drüsen wurden
gemahlen und zumindest mit derselben Gewichtsmenge
Natriumsulfat wasserfrei gemischt. Die Mischung selbst, anfänglich weich, wird später zu einer festen, trockenen, harten Masse,
die nach 2 Tagen gemahlen werden kann. Man entfettet dann
mit Äther und extrahiert dreimal mit Alkohol. Die Extrakte werden im Vakuum bei 30 Grad trockengedampft. Der Rest wird
wieder mit Wasser vermengt, genau neutralisiert und während
30 Minuten auf 80 Grad erhitzt, und wieder abgekühlt. Die
Lösung wird sodann filtriert [29, 30].

Der Streit um die Priorität der Erstentdeckung des Insulins
entbrannte kurz nach der Verleihung des Nobelpreises an Banting und Macleod noch einmal heftig: Zuelzer meldete sich in
der „Medizinischen Klinik" (1923): „Ich habe nunmehr das
Recht, meine Prioritätsansprüche für diese, von der Allgemein-
heit als sehr wichtig angesehene, Entdeckung geltend zu
machen – inzwischen haben die Torontoer Forscher für diese
Entdeckung und deren klinische Auswertung den Nobelpreis
erhalten –, zumal auch in der deutschen Litaratur, zum Teil aus
Unkenntnis, die Rolle, welche mir bei der Entdeckung zufiel,
nicht immer ganz richtig aufgefaßt wurde . . ." [44]. Ähnliche

Prioritätsansprüche kamen aus Rumänien von Paulesco, der 8 Monate vor Banting und Best das antidiabetische Prinzip beschrieben hatte [25, 34].

Zusammenfassung

Die recht interessanten und erfolgreichen Versuche, Diabetes mit Pankreasextrakten zu behandeln, sind einer historischen Würdigung wert. Diese Experimente wurden zum Teil lange Zeit vor der Reindarstellung und Anwendung des Insulins durch die Kanadier Banting, Best, Macleod und Collip 1921/22 durchgeführt. Erste Reindarstellungen von Insulin, Acomatol und Pankreatin genannt, gelangen vor der Zeit, in der die kanadischen Forscher ihre Ergebnisse publizierten. Besondere Verdienste werden vor allem Paulesco, Reuter und Zuelzer zugeschrieben.

Summary Insulin Precursors – a Historical Review

The highly interesting and successful attempts to treat diabetes with pancreas extracts deserve a historical review. Some of the experiments were performed long before the isolation and use of insulin by the Canadians Banting. Best, Macleod and Collip in 1921–22. Successful isolation of insulin, known as acomatol and pancreatin, was first carried out before the Canadian research-workers published their results. Particular credit goes above all to Paulesco, Reuter and Zuelzer.

Literatur

[1] Ausset, Semaine médicale T. 15, 376 (1895) – [2] Banting, F. G., Best, C. H., Collip, J. B., Campell, W. R., Fletcher, A. A., Canadian M. A. J. 12, 141–146 (1922) – [3] Battistini, F., Therap. Monatshefte No. 7, 494–498 (1893) – [4] Blumenthal, F., in: E. Lausch, Diabetes. Siege, Hoffnungen und immer neue Rätsel. S. 67, Verlag Chemie, Weinheim/Bergstr. (1971) – [5] Capparelli, Biologisches Zentralblatt 12, No. 18, 19, S. 606 (1892) – [6] Comby, Vortrag anläßlich der Tagung der Medizinischen Gesellschaft der Krankenhäuser in Paris (1893) – [7] Forschbach, J., Dtsch. med. Wschr. 35, 2053–2055 (1909) – [8] Guggenheim, M., Schweiz. med. Wschr. 53, 819–823 (1923) – [9] Guggenheim, E., persönliche Mitteilung (1972) – [10] Hale Wite: Brit. Med. J., IV, 452 (1893) – [11] Hess, O., Münch. med. Wschr. 49, 1449–1454 (1902) – [12] Holscher, H., Kende, R., Diabetes, Geschichte–Erforschung–Behandlung. Broschüre Chemie Grünenthal, Stolberg Rhld. (1971) – [13] Kenéz, J., Münch. med. Wschr. 114,

2003–2006 (1972) – [14] Kleiner, I. S., Meltzer, S. J., Amer. J. Physiol. 36, 361–362 (1915) – [15] Kleiner, I. S., J. biol. Chem. 40, 153–170 (1919) – [16] Knowsley Sibley, Semaine Médicale (Paris) 13, No. 21, S. 82 (1893) – [17] Kolditz, W., Historische Betrachtungen zum Diabetes mellitus – 50 Jahre nach der Entdekkung des Insulins. Literatur-Eildienst Roche 39, Nr. 8, S. 49–53 (1971) – [18]Kramer, B., Marker J., Murlin, J. R., J. biol. Chem. 27, 499–538 (1916) – [19] Lausch, E., Diabetes. Siege, Hoffnungen und immer neue Rätsel, Verlag Chemie. Weinheim/Bergstr. (1971) – [20] Leschke, E., Arch. Anat. (Physiol. Abt.) 24, 401–436 (1910) – [21] Mellinghoff, K. H. jun., Georg Ludwig Zuelzers Beitrag zur Insulinforschung. Düsseldorfer Arbeiten zur Geschichte der Medizin, Heft 36 (1971). Michael Triltsch-Verlag, Düsseldorf – [22] Mellinghoff, K. H. jun., Med. Welt 23, 622–626 (1972) – [23] Mohr. L., Vahlen, E. Physiol. Chem. 90, 198–207 (1914) – Murlin, J. R., Kramer, B., J. biol. Chem. 15, 365–384 (1913) – [25] N. N., Euromed. 14, 11, 900–901 (1971) – [26] Ott, I., Scott, J. C., Proc. Soc. Exp. Biol. Med. 7, 48 (1909–1910) – [27] Paulesco, N., C. R. Soc. Biol. (Paris) 85, 555–559 (1921) – [28] Pflüger, E., Arch. Physiol. 118, 267–321 (1907) – [29] Reuter, C., Section des Sciences naturelles, physiques et mathématiques. Archives (Nouv. Série) 8, 87–100 (1924) (Luxembourg) – [30] Reuter, C., Ges. Luxemburger Naturforscher Nr. 1, 2 u. 3, S. 7–15 (1924) – [31] Rose, C. W., Berliner Klin. Wschr. 26, 1217–1218 (1914) – [32] Scott, E. L., Proc. Soc. Exp. Biol. Med. 10, 101–103 (1911–1912) – [33] Schadewaldt, H., Verh. Dtsch. Ges. Allerg. Immun. Forsch. 2, 9–22 (1968) – [34] Staub, H., Klin. Wschr. 43, 61–69 (1965) – [35] Stöcker, W., Therapiewoche 16, 1077–1082 (1966) – [36] Vanni, Arch. Ital. d. clin. med. 175, 175 (1894) – [37] Wood, ref. Therap. Monatsh. III, 3 (1893) – [38] Zuelzer, G. L., Über alimentäre Glycosurie in Krankheiten und über puerperale Lactosurie, Med. Wiss. Berlin (1893) – [39] Zuelzer, G. L., Berliner Klin. Wschr. 38, 1209–1210 (1901) – [40] Zuelzer, G. L., Verh. Dtsch. Ges. inn. Med. 24, 258–263 (1907) – [41] Zuelzer, G. L., Berliner Klin. Wschr. 44, 474–475 (1907) – [42] Zuelzer, G. L., Dohrn, M., Marxer, A., Dtsch. med. Wschr. 34, 1380–1385 (1908) – [43] Zuelzer, G. L., Z. exp. Path. Ther. 23, 307–318 (1909) – [44] Zuelzer, G. L., Med. Klin. No. 47, 1551–1552 (1923) – [45] Zuelzer, G. L., Die Geschichte meiner Entdeckung des Acomatols, des deutschen Insulins. Wir Zuckerkranken, Deutsches Zentralarchiv, Merseburg/DDR. UI 8774/31

Aus: *Arzneimittelforschung 25 (1975) 439–442.*

Karl Petrén – ein Pionier der diätetischen Therapie des Diabetes der Vorinsulinära

Von Russel M. Wilder

Einer der hervorragendsten Lehrmeister der Medizin und klinischer Forscher seiner Zeit war Karl Petrén. Einige seiner Biographen haben ihn als den hervorragendsten in Schweden bezeichnet. Im Grunde kennen wir ihn in Amerika wegen seiner Studien über den Diabetes und seiner Befürwortung einer sehr fetthaltigen Diät in den frühen 20er Jahren. Allerdings war er noch geschätzter auf dem Gebiet der Neurologie, wobei er aktiv an den Aufgaben des schwedischen Gesundheitswesen teilnahm, besonders stark an Programmen zur Kontrolle der Tuberkulose. Geboren im Jahre 1868 in einer Familie, die von mütterlicher Seite eine Reihe von Klerikern aufweisen konnte, als einer von fünf Brüdern, die allesamt herausragende Persönlichkeiten wurden, studierte er in Lund Medizin und verbrachte anschließend ein Studienjahr unter der Führung von Dejerine an Charcots früherer Klinik, der Salpétrière in Paris. Eine gleich lange Zeit hielt er sich bei Naunyn in Straßburg, dann in Deutschland auf. Er wurde 1902 als Professor für Innere Medizin nach Upsala berufen und erhielt 1910 den Lehrstuhl für Medizin an seiner Alma mater, der Universität von Lund.

Erst bei der Übernahme der Professur in Lund wurde Petréns wissenschaftliches Interesse am Diabetes geweckt. Danach wurde dies sein Hauptanliegen, und zwar weitgehend aufgrund der Unzufriedenheit über die damals gängige Hungertherapie. Außerordentlich günstige Möglichkeiten und zahlreiche Patienten mit schwerem Diabetes, die er für Monate und Jahre unter fortlaufender Beobachtung halten konnte, versetzten ihn in die Lage, ausführliche Klinik- und Laborbeobachtungen durchzuführen, wobei er verschiedene Diätverfahren anwandte und letztlich zu bedeutenden Schlußfolgerungen gelangte.

Wahr ist, daß andere vor Petrén, darunter vor allem Weintraud, ebenfalls ein Naunyn-Schüler, feststellten, daß sich eine Proteinrestriktion beim Diabetes günstig auswirkt; Petréns Studien gingen aber insofern weiter, als er wie jene aufdeckte, daß ein ansteigender Stickstoffaustausch eine bereits vorhandene Azidose verstärken würde und daß Fett auch bei schwerem Diabetes und bei einer strengen Begrenzung der Eiweißzufuhr einen stickstoffsparenden Effekt nicht erheblich unterhalb demjenigen der Kohlenhydrate bei Gesunden besaß. So lag Petréns Diät, als sie schließlich ausgereift war, beim Fett ausreichend hoch, um die erforderlichen Kalorien zur Erhaltung eines nahezu normalen Körpergewichts zu liefern, und diese Diät wurde zur Überraschung aller ohne ansteigende Azidose toleriert. Petréns Diätpläne waren auch in ihrem Kohlenhydratgehalt auf solche in Form von Blattgemüse eingeschränkt, und fast immer konnten durch diese Maßnahmen die Blutzuckerwerte auch bei chronischen, schweren Fällen annähernd normal gehalten werden.

Durch den Krieg (1914–1918) erregte Petréns Frühwerk über den Diabetes erst sehr spät unsere Aufmerksamkeit. Das unabhängig von Newburgh und Marsh [1] entwickelte Verfahren ähnelte sehr stark demjenigen, welches er empfahl; auch ich führte ohne damalige Kenntnis seiner Beobachtungen eine Stoffwechselstudie mit Boothby und Beeler [2] durch, wobei unsere Ergebnisse seine Schlußfolgerungen unterstützten. Nichtsdestotrotz trat man aus zahlreichen Lagern seiner stark fetthaltigen Diät entgegen, und es kam zu einer stürmischen Kontroverse bis zur Entdeckung des Insulins im Jahre 1922, wodurch bald freiere Diabetesdiäten erlaubt waren und der Bedarf an den geschilderten Prozeduren fortfiel. Jedoch sollten bestimmte Fakten, die durch Petréns Studien ans Licht kamen, sowie jene von anderen Forschern, auf die ich mich bezogen habe, nicht in Vergessenheit geraten: daß Fett wie Kohlenhydrate Protein einspart und daß sich eine nichtkompensierte Azidose, auch wenn es sich um einen schweren Diabetes handelt, nicht aus der Fettverbrennung ergibt, wenn der Stickstoffaustausch gering ist und eine minimale Menge Kohlenhydrate toleriert wird.

Petrén reiste weit herum und wurde ein vertrauter Freund von zahlreichen herausragenden Internisten und Neurologen in Deutschland, Frankreich, England und Skandinavien. Er besuchte vor seinem Tode die Vereinigten Staaten und Kanada und hinterließ dort sehr angenehme Erinnerungen. Diejenigen, die ihn und seine wohlwollende Gattin in ihrem freundlichen Heim in Lund aufsuchten, fanden einen großzügigen und charmanten Gastgeber vor. Er war ein Gourmet ohnegleichen. Er liebte gutes Essen und edle Weine: Hierdurch erklärt sich vielleicht seine Empörung über das Hungern der Diabetespatienten in jener Zeit. Die unter ihm studiert haben, sagten Petrén nach, daß er ein überzeugender Lehrer war. Das will ich gern glauben, da ich mich an eine passende Analogie erinnere, die er zwischen der Abwehr des Körpers und derjenigen eines europäischen Staates aufstellte, die beide immer in der Gefahr einer plötzlichen Invasion durch eine fremde Macht schwebten. Die Puffer des Blutes, Bikarbonat und Phosphat, sind die stehende Armee eines Staates: Jeden Augenblick bereit, eine Schlacht zu schlagen; der Ammoniakmechanismus, wodurch die fixierten Basen des Blutes bei langanhaltender ketogener Azidose konserviert werden, sind die Reservetruppen, die nur langsam mobilisiert werden können. Ebenso wird gerade die Reservetruppe eines Landes, dessen nationale Armee mobilisiert worden ist, die Aufgabe übernehmen und es der stehenden Armee erlauben, zur alten Stärke aufgefüllt zu werden; so verhält sich die kohlendioxydbindende Kraft des Blutes, das, obwohl im ersten Gefecht mit den sich anhäufenden Ketosäuren geschwächt, wieder Normwerte herstellen wird, wenn die Mobilisationsrate des Ammoniaks in ausreichendem Maße beschleunigt worden ist.

Petrén war ein glühender Verfechter internationaler Zusammenarbeit, insbesondere in der Welt der Wissenschaft. Nach dem I. Weltkrieg bemühte er sich sehr, die Kollegen von den entgegengesetzten Seiten des schrecklichen Konflikts so bald wie möglich zusammenzubringen. Trotzdem war er im Herzen ein Nationalist, ein kultivierter Nationalist. Ich kann mich gut an seine freudige Begeisterung angesichts der sanfthügeligen Landschaft im Südosten von Minnesota erinnern. „Genau wie in Schweden", sagt er dann. „Seit ich von zu Hause fortfuhr, habe ich nichts so Wunderschönes gesehen."

Petréns „magnum opus", sein „Diabetes-studier", ein Band von 1000 Seiten, 1923 in Kopenhagen mit seinen Assistenten Smith, Otterström, Odin und Malmros veröffentlicht, versehen mit einem Leitwort von B. Naunyn, stellt, wie Naunyn es ausdrückte, einen Meilenstein zwischen zwei Zeitaltern der Diabetesforschung dar.

Literatur

1. Newburgh, I. H., and Marsh, P. I.: The use of a high fat diet in the treatment of diabetes mellitus. Arch. Int. Med. 26:647–62, Dec. 1920.
2. Wilder, R. M., Boothby, W. M., and Beeler, Carol: Studies of the metabolism of diabetes. Jour. Biol. Chem. 51:311–57, April 1922.

Aus: *Diabetes 4 (1955) 159–160*

Insulinentdeckung

Zur Geschichte der Entdeckung des Insulins

Von Joseph H. Pratt

Frederick G. Banting, ein junger Chirurg, und Charles H. Best, als Student der Medizin noch in seinen vorklinischen Semestern, arbeiteten im Sommer und Herbst des Jahres 1921 im physiologischen Laboratorium von Professor J. J. R. Macleod an der Universität Toronto in Canada zusammen. Sie waren Tag und Nacht am Werk. Die Aufgabe, die sie sich gestellt hatten, war, das innere Sekret der Bauchspeicheldrüse darzustellen. Sie gingen von der falschen Voraussetzung aus, „daß Extrakte aus dem Pankreas gewöhnlich starke eiweißspaltende Fermente enthalten, welche die gleichzeitig vorhandenen Produkte einer inneren Sekretion aufspalten oder zerstören." (1) Macleod teilte diesen Gedanken mit ihnen. Sie hatten keine Kenntnis davon, daß Heidenhain (2) bereits im Jahre 1875 nachgewiesen hatte, daß Auszüge aus dem frischen Pankreas keine eiweißspaltenden Fähigkeiten besitzen. „Die Zellen des lebenden Pankreas", schrieb Heidenhain, „enthalten kein Albuminatferment, dagegen einen Körper, aus welchem sich dasselbe unter gewissen Bedingungen bildet (Zymogen)." Heidenhain hatte unmittelbar nach Tötung eines Versuchstieres die Bauchspeicheldrüse herausgenommen und sie in zwei Teile geteilt. Die eine Hälfte wurde sofort fein zerkleinert, und aus dem Gewebe wurde ein Glycerinextrakt hergestellt. Die andere Hälfte des Organes wurde bei Zimmertemperatur für 24 Stunden stehengelassen, bevor der Glycerinextrakt präpariert wurde. Der erste Extrakt war in einer Lösung von 1,2 Prozent Natriumbicarbonat absolut unwirksam, der zweite außerordentlich aktiv in Bezug auf Eiweißverdauung. Bayliss und Starling (3) erwähnen, daß Heidenhains Experimente von Langley bestätigt worden sind: „Langley wies nach, daß das proteolytische Ferment in der frischen Drüse anwesend ist, aber nicht als aktives Ferment, sondern in der Form einer Vorstufe, als Trypsinogen." Diese Autoren wiesen ferner auf Untersuchungen hin, die Délézenne und Frouin (4) im Pasteurschen Institut gemacht hatten: Pankreassaft, der direkt durch eine Kanüle aus dem Pankreasgange gewonnen wurde und auf diese Weise jeden Kontakt mit dem kleinen Stück Schleimhautgewebe, welches den Boden der Fistel bildete, vermied, war vollkommen frei von Trypsin. In PAWLOWS Experiment aber, wenn der Pankreassaft aus der Öffnung des Pankreasganges über die Schleimhaut rinnt, wird Trypsin aus Trypsinogen gebildet. Nach NORTHROP[1] wird das Trypsinogen im Pankreas langsam in Trypsin übergeführt. Das geschieht durch Spuren von Trypsin, die in der Drüse anwesend sind. Die Tatsache erklärt das positive Resultat in den HEIDENHAINSchen Versuchen, wenn die Bauchspeicheldrüse 24 Stunden bei Zimmertemperatur gehalten worden war.

An der Wand des Laboratoriums, in welchem BANTING und BEST ihre Versuche ausgeführt hatten, ist eine Tafel mit der folgenden Inschrift angebracht: Am 30. Oktober 1920 stellte FREDERICK GRANT BANTING die Hypothese auf, daß die Unfähigkeit, das innere Sekret der Bauchspeicheldrüse zu isolieren, ihre Ursache darin habe, daß während des Extraktionsprozesses Fermente frei werden, die das innere Sekret zerstören. Er gab eine Methode an, mit welcher diese Zerstörung vermieden und das innere Sekret (welches jetzt als Insulin bekannt ist) erhalten werden konnte. Im Mai 1921 führten BANTING und CHARLES HERBERT BEST, beides Mitglieder der Universität Toronto, in diesem Raum die Experimente aus, die in der Isolierung des Insulins ihren Abschluß fanden.

Diese Inschrift wurde ohne besonderen Kommentar in der Broschüre abgedruckt, die von Eli Lilly und Co., den Erzeugern des Insulins, im Jahre 1947 in Erinnerung an die 25. Wiederkehr der Entdeckung des Insulins herausgegeben wurde. Ihr Text erscheint ebenfalls in Dr. LLOYD STEVENSONS (5) autoritativer Biographie *Sir Frederick Banting* im Jahre 1946. Die Kenntnis der Tatsachen und die Achtung vor der Wahrheit zwang STEVENSON trotz seiner Bewunderung für BANTING, unter den Abdruck der Plaketteninschrift den folgenden Satz zu drucken: *Die erwähnte Hypothese ist bei genauerer Untersuchung nicht bestätigt worden.* STEVENSON weist dann auf eine Fußnote hin, die er auf einer anderen Seite gemacht hat: „Die Spaltungsfermente des Pankreas müssen im Darm aktiviert werden, bevor sie ihre zerstörenden Kräfte ausüben." In einer weiteren Fußnote stellt er fest: „Inzwischen ist gezeigt worden, daß auch die Inseln, allerdings in einem geringeren Grade, demselben Degenerationsvorgange

---

[1] Crystalline Enzymes. New York 1939. S. 80.

verfallen, der in der übrigen Drüse vor sich geht, und daß eine Drüse, deren Ausführungsgänge unterbunden sind, in Wirklichkeit weniger Inseln enthält als eine normale Drüse." Sogar MACLEOD weist noch in seinem letzten Artikel über Insulin, den er im Jahre 1929 veröffentlichte, auf die „überaus starken Fermente des intakten Pankreas" hin (6).

Lehrbücher der Physiologie, Pathologie und Medizin unterstützen noch immer BANTINGS Ansicht, daß ein Verschluß der Pankreasausführungsgänge zu einer Zerstörung der Acini führt, aber die Langerhansschen Inseln intakt läßt. In der achten Ausgabe des führenden amerikanischen Lehrbuches für Medizin (7), die im Jahre 1951 publiziert wurde, ist z. B. die Bemerkung zu finden, daß „BANTING und BEST einen Extrakt aus dem Inselgewebe des Pankreas herstellten, nachdem der Teil der Drüse, der das tryptische Ferment produziert, durch die Unterbringung der Pankreasgänge zur Degeneration gebracht worden war. Dieser Extrakt beseitigt alle Störungen des Kohlehydratstoffwechsels sowohl bei pankreaslosen Hunden als auch beim menschlichen Diabetes". Es ist offensichtlich, daß die Größe der in Toronto gemachten Entdeckung die Urteilsfähigkeit der Wissenschaftler so blendete, daß sie BANTINGS Prämisse kritiklos annahmen. Wenn sie sie genauer geprüft hätten, würden sie gefunden haben, daß die beiden sorgfältigsten Studien über die Atrophie der Bauchspeicheldrüse nach Unterbindung der Pankreasgänge klar nachweisen, daß nach Ausführung dieses Eingriffes einerseits eine mehr oder minder große Zerstörung der Inseln auftrat, andererseits eine ganze Reihe von Acini erhalten blieben (MILNE und PETERS [8], F. M. ALLEN ([9]). In einer noch älteren Arbeit (10) berichtete der Verfasser dieser Zeilen, daß nach Unterbindung der Pankreasgänge bei 4 Hunden keine Inseln im atrophierten Pankreas zu finden waren, hingegen Acini sehr einfach demonstriert werden konnten. Diese Beobachtungen wurden von Dr. FRANK B. MALLORY, der großen Autorität in pathologischer Histologie, überprüft und bestätigt.

Der einzige Autor, der sich schriftlich dahin geäußert hat, daß BANTINGS Hypothese nicht bestätigt wurde, ist sein Mitarbeiter CHARLES H. BEST. In der *Beaumont Lecture* (11), die im Jahre 1948 veröffentlicht wurde, führte BEST aus, „daß ein Erfolg schon mit den chemischen und physiologischen Methoden, welche wir damals benutzten, gesichert worden wäre, da aktives Trypsin in einfachen Pankreasextrakten bei den ursprünglich verwendeten Methoden nicht anwesend ist. Daß dies so ist, kann sehr einfach nachgewiesen werden". BANTING starb, ohne daß ihm offenbar jemals gesagt worden ist, daß er in seinen Experimenten versucht hat, etwas zu zerstören, was nicht existiert, nämlich ein aktives eiweißspaltendes Ferment im frischen Pankreas.

Die Inschrift auf der Plakette im Physiologischen Institut in Toronto enthält noch einen anderen Irrtum. BANTING war nicht der erste, der die Hypothese aufstellte, daß das innere Sekret der Bauchspeicheldrüse nach Ligation der Ausführungsgänge gewonnen werden könnte, weil durch die Unterbindung die Acini der Drüse zur Degeneration gebracht und die chemischen Produkte der Inseln ungemischt mit Verdauungsfermenten erhalten würden. Schon im Jahre 1902 schrieb SSOBOLEW (12): „Jetzt aber haben wir in der Unterbindung des Ausführungsganges ein Mittel, die Inseln auf anatomischem Wege zu isolieren und den Chemismus dieser Elemente gesondert, mit Ausschaltung der Verdauungsfermente, zu studieren. Diese anatomische Isolierung der Inseln gestattet aber auch, in rationeller Weise eine Organotherapie des Diabetes zu erproben."

LYDIA DE WITT aus Ann Arbor stellte im Jahre 1906 die gleiche Hypothese auf wie BANTING 15 Jahre später. Über die Idee, die sie zur Ausführung ihrer Untersuchungen *Zur Morphologie und Physiologie der Langerhansschen Inseln bei einigen Wirbeltieren* (13) veranlaßte, schrieb sie: „Da die Experimente von Schulze und Ssobolew und von anderen Autoren zeigten, daß die Unterbindung des Ausführungsganges und Verhinderung des Abflusses der Pankreassekretion eine vollständige Atrophie der Acini der Drüse erzeugte, während die Langerhansschen Inseln in großen Teilen des Pankreas isoliert und die physiologische Wirkung seines Extraktes bestimmt werden konnte, wurden unsere Experimente unternommen."

E. L. SCOTT (14) ging im Jahre 1912 von ähnlichen Gedanken aus, als er im Carlsonschen Laboratorium in Chicago eine Reihe von Experimenten mit dem Ziele begann, einen wirksamen Pankreasextrakt zu produzieren. Er erwartete, daß die Atrophie der Drüse, welche nach der vollständigen Unterbindung der Gänge auftreten sollte, die Bildung der Verdauungsfermente aufheben würde. Aber nach zahlreichen Hundeversuchen, die sich, soweit eine vollständige Atrophie der Drüse in Frage kam, als erfolglos erwiesen, wurde diese Methode als unpraktisch aufgegeben. Die Toronter Forscher kannten SCOTTS Arbeit. Sie hielten die Tatsache, daß SCOTT das Pankreas mit Alkohol extrahiert hatte, für außerordentlich wichtig, da, nach ihrer Ansicht, der Alkohol die Wirkung der eiweißspaltenden Fermente zerstörte.

Man muß MACLEOD Gerechtigkeit widerfahren lassen und feststellen, daß auch andere bedeutende amerikanische Physiologen der falschen Überzeugung waren, daß aktive proteolytische Fermente im normalen frischen Pankreas anwesend sind. SCOTT und auch sein Chef CARLSON teilten den Glauben. SCOTT schreibt, daß „diese Fermente sofort durch hochprozentigen Alkohol unwirksam gemacht werden". Auch Professor JOHN R. MURLIN (15) von der Universität Rochester war der Auffassung, daß die Wirkung der Enzyme ausgeschaltet werden müßte. Er und seine Mitarbeiter extrahierten das Pankreas mit starker Salzsäure „in dem Gedanken, Trypsin zu zerstören".

Eine Anzahl von Forschern hat nachgewiesen, daß die einfache Unterbindung der Pankreasgänge nicht zu dauernden Verdauungsstörungen oder zu einer Atrophie der Drüse führt. PRATT, LAMSON und MARKS (16) demonstrierten, daß die negativen Resultate ihre Ursache in der Aktivierung des Pankreassaftes durch das nekrotische Gewebe in der Nachbarschaft der Unterbindungen haben. Der aktivierte Pankreassaft verdaut das umliegende Gewebe, und eine neue Verbindung zwischen Pankreas und Darm wird gebildet. Diese Verbindung ermöglicht den Wiedereintritt des Pankreassaftes in den Darm. Wenn dieser Vorgang verhindert wurde, dadurch daß Pankreas und Darm durch dazwischen geschobenes Omentum dauernd getrennt blieben, trat ein starker Gewichtsverlust der Versuchstiere auf, und voluminöse Stühle wurden produziert, deren Ursache die schlechte Absorption von Fett und Eiweiß war. Ein Hund, der zwei Monate nach Ausschaltung des Pankreassaftes vom Darm getötet wurde, hatte eine Bauchspeicheldrüse, die in eine „kleine, geschrumpfte, sehr harte, knotige, beinahe körnige Masse verwandelt war". Der Mittelteil der Drüse und der processus uncinatus wurden von einer Gewebsmasse gebildet, die 3 cm lang, 2 cm breit und 1,5 cm dick und in Verwachsungen um den Zwölffingerdarm herum eingebettet war. Aus einer solchen atrophischen Bauchspeicheldrüse hätte sicherlich nur sehr wenig Gewebssaft gewonnen werden können, höchstens 1–2 ccm. Wenn BANTING und BEST erklären, daß sie 125 cmm Gewebssaft aus dem Pankreas eines Hundes extrahiert haben, dessen Ausführungsgänge 10 Wochen unterbunden waren, so liefern sie einen überzeugenden Beweis, daß sie nicht mit einer atrophierten Drüse arbeiteten. In Wirklichkeit muß angenommen werden, daß BANTING und BEST ein im wesentlichen normales Gewebe extrahierten. Man sollte daher erwarten, das ein Extrakt aus frischem normalem Pankreas eine gleichstarke

Senkung des Blutzuckers herbeiführen würde als der Extrakt
aus einer ihrer „atrophierten" Drüsen. Daß dies der Fall ist, kann
an Zahlen gezeigt werden, die von BANTING und BEST selbst
publiziert worden sind. Die folgende Übersicht ist aus ihren
eigenen Tabellen zusammengestellt worden (17):

	Blutzucker	Blutzucker-senkung in mg. %	Intravenöse Injektion von

15. August
  Mittag
  1 nachm.
	300
	230
		70	10 ccm Extrakt aus degenerier-tem Pankreas gewonnen

16. August
  10 vorm.
  11 vorm.
	300
	180
		120	10 ccm Extrakt aus degenerier-tem Pankreas in 0,1 % HCl Lösung

17. August
  6 nachm.
  7 nachm.
	300
	170
		130	10 ccm Extrakt aus normaler Drüse

18. August
  Mitternacht
  4 vorm.
	220
	150
		70	10 ccm Extrakt aus normaler Drüse in 0,1 % HCl Lösung

Aus diesen Zahlen geht mit aller Deutlichkeit hervor, daß der
Extrakt aus der normalen Drüse ebenso wirksam in seinem
Effekt auf den Blutzucker war wie der Extrakt aus der sogenannten „degenerierten" Drüse. Wie BANTING seine eigenen Zahlen
betrachten und dann schließen konnte, „daß aus der Tabelle
offensichtlich ist, daß der Extrakt aus der normalen Drüse viel
schwächer ist als der aus der degenerierten Drüse", ist gewiß
rätselhaft. Schon im Dezember 1922 wies ROBERTS (18) von der
Abteilung für Physiologie an der Universität Cambridge in
einem Briefe an den Herausgeber des „British Medical Journal"
darauf hin, daß die einzigen vernünftigen Schlüsse, die aus BAN-
TINGS Tabellen gezogen werden können, die folgenden sind: 1.
Die normale Drüse ist wirkungsvoller als die degenerierte. 2. Der
Extrakt der normalen Drüse hat einen länger anhaltenden Effekt
als der Extrakt der degenerierten Drüse.

Die Torontoer Forscher glaubten, daß SCOTT der erste war, der
das intakte Pankreas mit Alkohol behandelte. Ihnen waren die

älteren Arbeiten von ZÜLZER (19, 20, 21), der die antidiabetische Substanz aus dem Pankreas mit Alkohol zu extrahieren versuchte, nicht bekannt. In zwei Experimenten an pankreaslosen Hunden und in acht Fällen von menschlichem Diabetes zeigte ZÜLZER, daß sein Präparat die Zuckerausscheidung und die Acidose verminderte. Das Präparat hatte jedoch toxische Wirkungen, die ZÜLZER auch im einzelnen beschrieb. Als seine erste Arbeit im Jahre 1907 erschien, machte der Herausgeber in einer Fußnote die Bemerkung, daß er das Manuskript drei Jahre lang auf Verlangen des Autors von der Veröffentlichung zurückgehalten hätte. Offenbar hatte ZÜLZER diesen Aufschub verlangt, weil er hoffte, er würde imstande sein, in seiner Arbeit zu schreiben, er habe in der Zwischenzeit ein nicht toxisches Präparat für die Behandlung des Diabetes produziert. Er war zweifellos auf dem rechten Weg. Aber obgleich ihm die ausgezeichnete Hilfe der Mitarbeiter des Berliner Physiologischen Instituts und die Unterstützung der erfahrenen Chemiker von Schering & Co. vier Jahre lang zur Verfügung standen, konnte er die Giftigkeit des Präparates nicht genügend vermindern, um es für klinische Zwecke brauchbar zu machen. Im Jahre 1909 demonstrierte FORSCHBACH (22) aus MINKOWSKIS Klinik in Breslau die auffallende antidiabetische Wirkung des Präparates an einem pankreaslosen Hunde. In den 12 Stunden, in denen der Harn vor der Injektion des „Hormones" gesammelt worden war, betrug die Gesamtzuckerausscheidung 16,1 g und der Quotient $\frac{D}{N}$ war 3,6. In den 12 Stunden nach der Injektion fiel die Zuckerausscheidung auf 1,3 g und der Quotient $\frac{D}{N}$ auf 0,31. Die Temperatur stieg jedoch auf 39,2° Celsius an. Das von Schering hergestellte Präparat wurde dann zwei diabetischen Patienten gegeben. Im ersten Falle, in dem ein 16 Tage altes Produkt verwendet wurde, war überhaupt keine Wirkung zu sehen. Im zweiten Falle stieg die Temperatur auf 40° Celsius, und der Patient konnte 12 Stunden lang nicht urinieren. Nach diesem unangenehmen Zwischenfall wurde der Gebrauch des Präparates in MINKOWSKIS Klinik vollständig aufgegeben, und ich habe weder in der deutschen Literatur noch sonstwo später irgendwelche Berichte gefunden. Die starke Giftigkeit des Präparates war wahrscheinlich den Spaltungsprodukten des Eiweißes, Peptonen und Albumosen, die durch Autoylse entstanden waren, zuzuschreiben.

Als BANTING (23) im Dezember 1921 auf der Tagung der Amerikanischen physiologischen Gesellschaft in New Haven die

Resultate der Arbeiten vortrug, die er und BEST während der vorausgehenden sieben Monate gewonnen hatten, war er in der Lage, zu zeigen, daß sie Pankreasextrakte hergestellt hatten, die den Blutzucker pankreasloser Hunde auf normale Werte zurückführten und die Zuckerausscheidung und Acidosis beseitigten. Zu dieser Zeit hatten BANTING und BEST ihre Präparate noch keinem Patienten verabreicht. Als dies einige Wochen später an einer geringen Zahl von Diabetikern versucht wurde, trat Fieber auf, und aseptische Abscesse bildeten sich an der Stelle der Injektion, so daß die Verwendung der Extrakte aufgegeben werden mußte. BANTING und BEST waren also in der Herstellung eines Pankreasextraktes, der für die Behandlung des Diabetes benutzt werden konnte, nicht erfolgreicher als ZÜLZER viele Jahre vor ihnen. Tatsächlich gab BANTING (24) in der Cameron-Preisverleihung in Edinburgh im Jahre 1929 großmütigerweise zu, daß die ersten Resultate von ZÜLZER an Diabetikern besser waren als die von BEST und ihm selbst. Das war eine irreführende Erklärung, da sowohl ZÜLZER wie BANTINGS Extrakte so toxisch waren, daß sie in der Behandlung menschlicher Diabetiker überhaupt nicht verwendet werden konnten.

Im Dezember 1921 erweiterte Professor MACLEOD seine Gruppe um den Biochemiker JAMES B. COLLIP. COLLIP (26, 27) war nur wenige Wochen an der Arbeit beteiligt, als er zufälligerweise einen klaren schwachen alkoholischen Extrakt von frischem Pankreas in 4–5 Volumen von 95prozentigem und absolutem Alkohol goß. Es bildete sich ein Niederschlag. Dieser Niederschlag wurde geprüft. Es stellte sich heraus, daß er das innere Sekret des Pankreas enthielt und zum größten Teile frei von toxischen Produkten war. Die toxischen Substanzen hatten sich im Alkohol gelöst. Dieses Präparat war das erste Insulin, das erfolgreich in der Behandlung von Diabetikern benutzt werden konnte, und es gab den Torontoer Forschern die wohlverdiente große Anerkennung. Als ihr Erfolg auf der Versammlung der amerikanischen Ärzte im Mai 1922 berichtet wurde, führte FREDERICK M. ALLEN (25), dessen Laboratoriumsstudien über den Diabetes und seine Behandlung wahrscheinlich umfangreicher waren als die irgend eines anderen Wissenschaftlers, in der Diskussion dieses epochalen Berichtes aus: „Andere haben Glykosurie und Hyperglykämie mit Pankreasextrakten vermindert. Ich habe es selbst getan. Aber der offenbare Grund, warum diese Experimente nichts bewiesen haben, ist die große Giftigkeit solcher Extrakte, so daß die Tiere, die sie erhielten, geschädigt und nicht gefördert wurden, und die Blutzuckersenkung konnte der

Vergiftung zugeschrieben werden. Wenn, wie es der Fall zu sein scheint, die Torontoer Forscher das innere Sekret des Pankreas ziemlich frei von toxischem Material haben, so besitzen sie zweifellos die Priorität für eine der größten Leistungen der modernen Medizin."

Was der Gruppe der Chemiker und Physiologen in Berlin in 4 Jahren nicht gelungen war, nämlich das innere Sekret des Pankreas von verunreinigenden toxischen Produkten so weit zu befreien, daß es in der Behandlung des Diabetes verwendet werden konnte, erreichte der canadische Chemiker in wenigen Wochen. Der Erfolg überwältigte COLLIP so vollständig, daß weder er noch seine Mitarbeiter MACLEOD, BANTING und BEST die große Bedeutung seiner Entdeckung erkannten. Was COLLIP entdeckt hatte, war, daß die Ausfällung des Insulins aus einer schwachen alkoholischen Lösung durch absoluten Alkohol den Extrakt von Verunreinigungsprodukten befreite und dadurch zum ersten Male die Herstellung eines Präparates ermöglichte, welches erfolgreich bei der Behandlung des Diabetes Verwendung finden konnte. Credit für die Entdeckung gehört den Torontoer Forschern BANTING, BEST, COLLIP und MACLEOD, die zusammen als eine enge Gruppe arbeiteten. Jeder einzelne von ihnen lieferte einen wichtigen Beitrag. BANTING war, wie einer seiner Biographen sagte, „der Kapitän der Gruppe".

Es war BANTINGS Überzeugung, daß ein inneres Sekret aus dem Pankreas extrahiert werden könnte, die COLLIP dazu veranlaßte, sich an der Arbeit zu beteiligen. Es muß aber nachdrücklich betont werden, daß COLLIP es war, der zuerst einen Extrakt aus der Bauchspeicheldrüse darstellte, der das innere Sekret enthielt und genügend von toxischen Produkten befreit war, um mit Erfolg bei der Behandlung der Zuckerkrankheit verwendet werden zu können.

Schrifttum

1. BANTING, F. G., BEST, C. H., COLLIP, J. B., CAMPBELL, W. R., FLETCHER, A. A., MACLEOD, J. J. R., and NOBLE, E. C., The Effect Produced on Diabetes by Extractions of Pancreas. Transact. Ass. Amer. Physicians, 37:337, 1922.
2. HEIDENHAIN, R., Beiträge zur Kenntnis des Pankreas. Arch. Physiol., Bonn 10:557, 1875.
3. BAYLISS, W. and STARLING, E. H., The Proteolytic Activities of the Pancreatic Juice. J. Physiology, 30:61, 1903–04.
4. DÉLÉZENNE, C. and FROUIN, A., La sécrétion physiologique du pancréas ne possède pas d'action digestive propre vis-á-vis de l'albumine. Compt. rend. Soc. Biol., Paris 691, 1902.

5. STEVENSON, L., Sir Frederick Banting. Toronto 1946. pp. 67n, 68n, 74.

6. MACLEOD, J. J. R., Insulin. Encyclopedia Britannica. 14. Edit. 12:451.

7. CECIL, R. L. and LOEB, R. F., A Textbook of Medicine. Philadelphia 1951. p. 615.

8. MILNE, L. S. and PETERS, H. L., Atrophy of the Pancreas after Occlusion of the Pancreatic Duct. J. Med. Res., Boston 26:405, 1912.

9. ALLEN, F. M., Studies Concerning Glycosuria and Diabetes. Boston 1913.

10. PRATT, J. H., The Relation of the Pancreas to Diabetes. J. Amer. Med. Ass. 55:2112, 1910.

11. BEST, C. H., Diabetes and Insulin and Lipotropic Factors. The Beaumont Lecture. Springfield, Ill. 1948.

12. SSOBOLEW, L. W., Zur normalen und pathologischen Morphologie der inneren Secretion der Bauchspeicheldrüse. Virchows Arch. path. Anat. 168:122, 1902.

13. DE WITT, L. M., Morphology and Physiology of Areas of Langerhans in some Vertebrates. J. Exper. Med. 8:193, 1906.

14. SCOTT, E. L., On the Influence of Intravenous Injections of an Extract of the Pancreas on Experimental Diabetes. Am J. Physiol. 29:306, 1912.

15. MURLIN, J. R., CLOUGH, H. D., GIBBS, C. B. F., and STOKES, A. M., Aqueous Extracts of Pancreas. I. Influence on the Carbohydrate Metabolism of Depancreatized Animals. J. Biol. Chem. Baltimore 56:253, 1923.

16. PRATT, J. H., LAMSON, P. D., and MARK, H. K., The Effect of Excluding Pancreatic Juice from the Intestines. Transact. Ass. Amer. Physicians 24:266, 1909.

17. BANTING, F. G. and BEST, C. H., The Internal Secretion of the Pancreas. J. Laborat. Clin. Med., S. Louis 7:251, 1922.

18. ROBERTS, F., Insulin. Brit. Med. J. 2:1193, Dec. 16, 1922.

19. ZUELZER, G., Experimentelle Untersuchungen über den Diabetes. Berliner klin. Wschr. 474, 1907.

20. ZUELZER, G., Über Versuche einer spezifischen Fermenttherapie des Diabetes. Zschr. exper. Path., Berlin 5:307, 1908.

21. ZUELZER, G., DOHRN, M. and MARXER, A., Neuere Untersuchungen über den experimentellen Diabetes. Dtsch. med. Wschr. 34, 1380, 1908.

22. FORSCHBACH, J., Versuche zur Behandlung des Diabetes Mellitus mit dem Zuelzerschen Pancreas Hormone. Dtsch. med. Wschr. 2053, 1909.

23. BANTING, F. G., BEST, C. H. and MACLEOD, J. J. R., The Internal Secretion of the Pancreas. Amer. J. Physiol. 59:479, 1922.

24. BANTING, F. G., The History of Insulin. Edinburgh Med. J. 36:1, 1929.

25. ALLEN, F. M., Discussion of paper by Banting et al. Transact. Ass. Amer. Physicians 37:337, 1922.

26. COLLIP, J. B., The History of the Discovery of Insulin. Northw. Med. 22:267, 1923.

27. COLLIP, J. B., Frederick Grant Banting. The Scientific Monthly 55:472, 1941.

Aus: *Sudhoffs Archiv 38 (1954) 48–57.*

Der Prioritätenstreit bei der Entdeckung des Insulins

Von ERIC MARTIN

Zusammenfassung

In diesem Jahr begehen wir den 50. Jahrestag der Entdeckung des Insulins durch BANTING und BEST. Ohne im geringsten die Verdienste der beiden kanadischen Mediziner schmälern zu wollen, die die blutzuckersenkende Wirkung eines Pankreasextraktes nachgewiesen und diesen von J. B. COLLIP gereinigten Extrakt zur Behandlung des Diabetes beim Menschen eingeführt haben, so muß man doch annehmen, daß ihre Vorgänger bereits einen guten Teil an Vorarbeit geleistet hatten. Einer dieser Vorgänger war PAULESCO, ein rumänischer Physiologe, der durch seinen Pankreasextrakt bei zuckerkranken Tieren eine Senkung des Blutzuckers, des Harnstoffs und der Ketonkörper erzielte. Aufgrund einer unglücklichen Verkettung von Umständen gelang es ihm nicht, seine Forschungen weiterzuführen und einen gereinigten Extrakt beim Diabetiker einzusetzen. Da nun in diesem Jahr die Geschichte der Entdeckung des Insulins wieder aufleben wird, sollte man diese Gelegenheit nicht ungenützt lassen, eine Ungerechtigkeit, die dem rumänischen Physiologen zugefügt wurde, wiedergutzumachen.

Summary

The fiftieth anniversary of BANTING's and BEST's discovery of insulin will be celebrated this year. Although the Canadian physicians demonstrated the hypoglycemic effect of a pancreatic extract further purified by J. B. COLLIP, and introduced its use in the treatment of human diabetics, contemporary research elsewhere was approaching the same results. A Rumanian physiologist, PAULESCO, had prepared a pancreatic extract which lowered blood sugar, urea and ketone bodies in the diabetic animal. Due to unfavorable circumstances this author was unable to apply a purified extract in diabetic humans. Since the story of the discovery of insulin will be revived this year, it will be the occasion to redress the injustice done to the Rumanian physiologist.

Im 20. Jahrhundert ist es ein außergewöhnlicher Fall, wenn eine bedeutende wissenschaftliche Entdeckung die Tat eines Einzelnen ist. Im allgemeinen ist sie das Resultat einer Gruppenarbeit, der eine Vielzahl von Studien vorausgehen. Nichtsdestotrotz benötigt man eine Ausgangsidee und einen Initiator. Es stellt sich ein Problem, eine Idee liegt in der Luft, es findet sich ein Einzelner oder eine kleine Gruppe, die sich weiter vorwagen als die Forscher vor ihnen und die vor den anderen eine Entdeckung mit all ihren Konsequenzen und Anwendungsmöglichkeiten auswerten.

Dies ist der Fall bei der Entdeckung des Insulins, die man BANTING und BEST zuschreibt, der jedoch eine ganze Reihe von Vorstudien vorangegangen waren. Ein schottischer Mediziner, IAN MURRAY, erzählt uns diese bewegende Geschichte nun, da man sich anschickt, den 50. Jahrestag der Entdeckung durch die beiden kanadischen Wissenschaftler zu feiern.

In diesem Zusammenhang erhielten wir von Profesor I. PAVEL aus Bukarest einen Brief und einen Bericht, die die unbestreitbaren Verdienste seines Landsmannes PAULESCO in dieser Angelegenheit unterstreichen. Stecken wir einmal die Marschroute ab, die zur Entdeckung des Insulins führte.

Im Jahre 1869 wies PAUL LANGERHANS die Existenz von Inselzellen im Innern der Bauchspeicheldrüse nach, 1893 taufte LAGUESSE sie „Langerhans-Inseln", wohl vermutend, daß sie eine besondere Funktion hatten, die sich von der der azinösen Drüsen unterschied.

Verschiedene Beobachtungen lenkten im 19. Jahrhundert die Aufmerksamkeit auf mögliche Zusammenhänge zwischen Diabetes und einer Schädigung des Pankreas. Diese Beobachtungen stützten sich insbesondere auf Fälle, in denen der Diabetes mit einer Steinbildung im Pankreasgang oder einer Sklerose der Drüse einherging.

Lange vorher, bereits im Jahre 1682 hatte J. C. BRUNNER in der Schweiz Polyurie und Polydipsie bei Hunden nach unvollständiger Pankreasexstirpation beobachtet.

Es waren jedoch die Versuche von Minkowski und Mering, die 1889 zu neuen Erkenntnissen führten: Die vollständige Pankreasexstirpation löst beim Hund einen künstlichen Diabetes mit tödlichem Ausgang nach wenigen Wochen aus. Minkowski bewies sogar, daß eine Pankreastransplantation das operierte Tier vor einer Erkrankung an Diabetes bewahrt.

In den darauffolgenden Jahren kristallisierten sich zwei Forschungsrichtungen heraus: Woher stammen die Inselzellen? Entstehen sie aus den azinösen Zellen, und in welchem Zustand befinden sie sich beim Diabetes des Menschen? Kann die Krankheit durch Pankreasextrakte beeinflußt werden? – Es gab zahlreiche Versuche mit enttäuschenden oder schwer zu interpretierenden Ergebnissen. In der Tat führten diese Extrakte zu lokalen Reaktionen an der Injektionsstelle, zu allgemeinen Nebenwirkungen, besonders Fieber, und zu falsch gedeuteten Manifestationen, die in bestimmten Fällen auch die Folge einer Hypoglykämie sein konnten. Die Schwierigkeiten bei der Deutung der „toxischen" Manifestationen nach der Injektion der Pankreasextrakte werden verständlich, wenn man die Unzulänglichkeiten der damals angewandten Bestimmungsmethoden der Glykämie bedenkt: Zum einen waren sie unzuverlässig, zum anderen erforderten sie eine beträchtliche Menge Blut (50 ml), was die Möglichkeit der wiederholten Entnahme beim Tier stark einschränkte.

Es steht fest, daß L. G. Zuelzer 1908 bei der Injektion von Pankreasextrakt vielversprechende Ergebnisse erzielte, zunächst beim pankreatektomierten Tier, später dann bei einigen Diabetespatienten. Die Behandlung konnte jedoch wegen toxischer Reaktionen bzw. Mangel an verfügbarem Pankreasextrakt nicht fortgesetzt werden. Nach zwei Jahren der Forschung konnte ein gereinigter Extrakt hergestellt werden; unglücklicherweise gelang es der chemischen Industrie, die man darum gebeten hatte, nicht, das Produkt zu kommerzialisieren. Dessen ungeachtet kann Zuelzer als einer der Ersten bezeichnet werden, der ein positives, wenn auch unzureichendes Resultat erzielten.

Andere Forscher, unter ihnen E. L. Scott (1912), waren mit Recht davon überzeugt, daß die Verdauungssysteme den antidiabetischen Faktor zerstörten, und sie versuchten, den exokrinen Teil des Pankreas durch Unterbindung des Wirsung-Ganges zu zerstören, um auf diese Weise das blutzuckersenkende Hormon zu extrahieren. War die Atrophie nicht vollständig, so zerstörte man die verbleibenden azinösen Zellen mit konzentriertem Alkohol. Unglücklicherweise schien der Alkohol jedoch die blutzuckersenkende Wirkung zu inhibieren.

Zu diesem Zeitpunkt wandte sich ein rumänischer Physiologe, PAULESCO, dem Problem zu. Er hatte sich bereits einen Namen gemacht, als er eine Technik der Hypophysektomie neu erarbeitete, die der Pionier der Neurochirurgie, H. CUSHING, anwandte. Die Pankreasstudien PAULESCO's wurden 1916 durch die Besetzung Bukarests durch die feindlichen Truppen unterbrochen, und er konnte seine Ergebnisse erst 1921 bekanntgeben.

Im Juni 1921 präsentierte PAULESCO bei der Rumänischen Biologischen Versammlung einen Bericht, der im Tagungsbericht der Société Française de Biologie veröffentlicht wurde. Er präzisierte die Folgen der Pankreatektomie beim Hund: Hyperglykämie, Hyperazotämie, Vermehrung der Ketonkörper im Blut und im Urin, und er wies nach, daß sein Pankreasextrakt, in die Drosselvene injiziert, die Hyperglykämie senkt bzw. beseitigt, den Harnstoffgehalt im Blut und im Urin vermindert sowie die Azetonämie und die Azetonurie senkt. Die Wirkung des Extraktes setzt unmittelbar nach der Injektion ein, erreicht ihren Höhepunkt zwei Stunden später und hält noch ungefähr 12 Stunden an. Die blutzuckersenkende Wirkung des Pankreasextraktes hängt von der Größe der als Rohstoff verwendeten Drüse ab. Bei einem Hund durchschnittlicher Größe bewirkt der Extrakt eine deutliche Senkung des Blutzuckergehaltes sowie des Harnstoffs im Blut und Urin.

1921 folgte eine zweite Publikation in der Augustausgabe der Archives Internationales de Physiologie (Manuskripteingang am 22. Juni), die weitaus ausführlicher die gleichen Versuche beschrieb und Hinweise zur Gewinnung des Extraktes gab. Weder eine intravenöse Injektion von isotonischer Lösung, noch eine intravenöse Gabe eines anderen Organextraktes, noch eine Injektion einer Nuklein- und Sodalösung in die Wirbelsäule, die einen Fieberanfall hervorruft, sind gleichermaßen wirksam gegen Hyperglykämie und Glykosurie. PAULESCO nannte das antidiabetische Hormon „Pankreatin". Der Pankreasextrakt konnte beim Menschen nicht eingesetzt werden, da er lokale Reaktionen und Fieber hervorrief. Orale und rektale Gaben waren wirkungslos.

Es war unbestreitbar PAULESCO, der als erster die antidiabetische und antiketogene Wirkung eines Pankreasextraktes exemplarisch nachwies. Durch den Krieg und mangelnde Unterstützung zur Fortführung seiner Studien geriet sein Werk zum großen Teil in Vergessenheit.

Zur gleichen Zeit begannen die beiden Kanadier mit ihren Versuchen.

BANTING, ein kanadischer Chirurg mit Patientenmangel, hatte von einer Arbeit MOSES BARRONS aus Minneapolis erfahren, die den Titel trug „The relation of the islets of Langerhans to diabetes, with special reference to cases of pancreatic lithiase". Diese Idee verfolgte ihn, und er hatte das große Glück, als Assistent im Labor von Professor J. J. MACLEOD zugelassen zu werden, einem Biochemiker und Diabetesexperten. Die Ausgangsidee war die folgende: Der Pankreassaft zerstört die Sekretion des Inselapparates; man muß daher den exokrinen Teil des Organs entfernen und den Inselapparat erhalten. Aufgrund einer ausgezeichneten Operationstechnik schaffte es BANTING, den Pankreasgang zu unterbinden und hat so die komplette Atrophie der Drüse und die Erhaltung der unversehrten Inseln erreicht. Beim biochemischen Teil seiner Studien konnte er auf die Hilfe und Mitarbeit eines jungen Physiologen bauen, den MACLEOD ihm an die Seite stellte, CHARLES BEST. BEST erzählte im Juni 1959 vor der „Royal Society" die Geschichte dieser fruchtbaren Zusammenarbeit unter dem Titel „A Canadian trail of medical research".

Es war ein Zusammentreffen von glücklichen Umständen: Eine Idee liegt in der Luft – die Langerhans-Inseln haben etwas mit Diabetes zu tun; ein geschickter Chirurg, BANTING, der von dem Vorhaben beseelt war, zu verhindern, daß die Tätigkeit des Inselapparates durch die Verdauungsdrüse gehemmt wird; ein Chef, MACLEOD, der ein wenig skeptisch, doch hochqualifiziert war, der sein Labor öffnete und BANTING den jungen, begeisterten Biochemiker an die Seite stellte, den er brauchte.

BEST begann am 17. Mai 1921, am Tag nach seinem Examen in Physiologie und Biochemie, mit BANTING zusammenzuarbeiten; er war 22 Jahre alt. Während der folgenden 8 Monate galt es, die Isolierung des Pankreashormons aus dem Pankreas des Hundes, später des Rindes und des Rinderfoetus zu erarbeiten. Das Unterbinden des Pankreasganges erwies sich als nicht notwendig.

In der medizinischen Fakultät von Toronto wurden am 14. November 1921 die ersten Resultate erzielt: Das Versuchsprotokoll registrierte beim pankreatektomierten Hund einen unbestreitbaren Effekt von 30 ml Pankreasextrakt auf die Glykämie. Die so entstandene Hypoglykämie wurde durch Injizieren von Glukose korrigiert. Das Produkt nannte man Isletin, diese Bezeichnung wurde jedoch auf Vorschlag von MACLEOD durch Insulin ersetzt.

Weihnachten 1921 wurde der American Society of Physiology in einer vorläufigen Notiz von diesen Ergebnissen Mitteilung gemacht; um den Regeln der Gesellschaft zu entsprechen, fügte MACLEOD seinen Namen zu denen von BANTING und BEST hinzu, die ihrerseits 1922 in der Februarausgabe des Journal of Laboratory and Clinical Medicine ausführlich über ihre Entdeckung berichteten. Es erschien eine umfassende Studie mit dem Titel „The internal secretion of the pancreas". Die wesentlichen Schlußfolgerungen deckten sich exakt mit den Feststellungen PAULESCOS im vorangegangenen Jahr.

Rasch verbreitete sich die Kenntnis von der Entdeckung BANTINGS und BESTS; die Kranken strömten zu ihnen, aber die beiden Forscher zögerten. Der wirkungsvollste Extrakt schien der aus dem Pankreas von Rinderfoeten gewonnene zu sein. Die Wirkungen beim Menschen waren jedoch zuweilen dramatisch, sie waren unbeständig und von toxischen Erscheinungen begleitet. Zum ersten Mal wurde der Pankreasextrakt bei einem Diabetiker im Januar 1922 eingesetzt. Es handelte sich bei dem Patienten um einen zwölfjährigen Jungen, bei dem die Krankheit ein Jahr zuvor zum Ausbruch gekommen war. Die Injektion wirkte sich positiv auf die Hyperglykämie aus, die Behandlung mußte jedoch wegen subkutaner Reaktionen abgebrochen werden.

Durch die Mitarbeit eines bedeutenden Biochemikers, J. B. COLLIP, der bei MACLEOD in Toronto arbeitete, gelang es, den Extrakt zu reinigen und die Produktion einzuleiten. Es ist daher im wesentlichen das Verdienst von COLLIP, einen gereinigten Extrakt für die Diabetesbehandlung beim Menschen hergestellt zu haben.

Im Jahre 1922 verwendeten mehrere Mediziner in der Welt dieses Produkt: DALE, MINKOWSKI, FRASER und andere. BEST gelang es, ein an Wunder grenzendes Resultat in einem Fall von diabetischem Koma zu erzielen und mit dem Extrakt einen jungen Patienten zu behandeln, der 37 Jahre später noch lebte. Der Enthusiasmus war groß, und es kam ein erster Kontakt zwischen BEST und der Firma Eli Lilly zustande. Die industrielle Produktion des Insulins, obwohl noch schwierig und kostspielig, wurde in die Wege geleitet. Man weiß um die Fortschritte, die seitdem gemacht wurden auf dem Weg zu der notwendigen Palette von Insulinpräparaten für die Behandlung der verschiedenen Diabetestypen.

Es ist nun an der Zeit, endlich zu fragen: Kannten BANTING und BEST die Arbeiten von PAULESCO, die zwar mit ihren übereinstimmten, jedoch früher durchgeführt worden waren? — Mit

Sicherheit, denn sie spielten darauf in ihrer Abhandlung vom Februar 1922 mit folgenden Worten an: „Paulesco hat kürzlich die Wirkung eines Pankreasextraktes auf den Zuckergehalt, den Harnstoffgehalt und die Ketonkörper in Blut und Urin beim diabeteskranken Tier nachgewiesen." Sie fuhren fort: „Paulesco hat festgestellt, daß der Extrakt wirkungslos bleibt, wenn er in die peripheren Gefäße injiziert wird und daß eine zweite Injektion weniger Wirkung zeigt als die erste."

Die kanadischen Autoren haben die rumänischen Versuche völlig falsch interpretiert. Da auf keinen Fall der gute Glaube von BANTING und BEST angezweifelt werden konnte, schrieb Professor PAVEL aus Bukarest an CH. BEST mit der Bitte, dieses falsche Zitat der Arbeiten seines Landsmannes zu erläutern. Uns liegt eine Kopie von BESTS Antwort vor, die gleichermaßen sympathisch wie ehrlich ist; er antwortete Professor PAVEL: „I regret very much that there was an error in our translation of Professor Paulesco's article. I cannot recollect after this length of time, exactly what happened. As it was almost 50 years ago I do not remember whether we relied on our own poor French or whether we had a translation made."

So wurde, wahrscheinlich aufgrund mangelhafter Französischkenntnisse, das Verdienst des rumänischen Autors völlig verkannt.

1923 wurde der Nobelpreis für die Entdeckung des Insulins – nicht ohne Probleme – BANTING und MACLEOD gemeinsam zuerkannt. Diese Entscheidung wurde jedoch von den Preisträgern nicht gebilligt – BANTING teilte seinen Preis mit BEST, und MACLEOD tat das Gleiche mit COLLIP.

BANTING war der Initiator der Forschungen gewesen, MACLEOD war der bekannte Wissenschaftler, Direktor des Laboratoriums, wo die Versuche durchgeführt wurden, er hatte seinen Namen auf die erste Veröffentlichung der vorläufigen Ergebnisse gesetzt; COLLIP schaffte es, die ersten Schritte zu tun zur Reinigung eines schlecht verträglichen Extraktes und machte die ersten Versuche am Menschen. BEST war von Anfang an der Mitarbeiter von BANTING gewesen. Sie alle haben sich um die Wissenschaft und die Menschheit verdient gemacht.

In dieser Liste der Entdecker jedoch werden die Verdienste PAULESCOS stillschweigend übergangen. Wenn man also anerkennt, daß BEST und BANTING, gemäß den Eintragungen in ihrem „note book" am 30. Juli 1921 nach Injektion eines Pankreasextraktes eine Reduktion der Glykämie beim Hund erzielten, so muß man auch klar sagen, daß PAULESCO bereits im Juni desselben Jahres einen sehr detaillierten Bericht bei der Rumänischen Biologischen Versammlung vorgelegt und eine wichtige Abhandlung an die Archives Internationales de Physiologie geschickt hatte.

Es entspricht demnach nicht den Tatsachen, wenn man, wie es N. S. PAPASPYROS in „The history of diabetes mellitus" tut, schreibt: „With the precious liquid Banting and Best succeeded on the 30th July 1921, for the first time in the history of diabetes, in lowering the level of blood-sugar by giving the diabetic organism the hormone which controls carbohydrate metabolism." PAULESCO hatte bereits vorher das gleiche Resultat erzielt.

Vergleicht man die Techniken der kanadischen Autoren mit denen von PAULESCO, so kann man folgende Feststellungen machen: Die Pankreatektomie wurde von PAULESCO ohne vorherige Maßnahmen durchgeführt; in Toronto unterband man zuerst den Pankreasgang, um die Atrophie des exokrinen Teils der Drüse zu erreichen, eine Technik, die später nicht beibehalten wurde. Der Extrakt wurde durch Zerhacken der Drüse und durch Hinzufügen von isotonischer Lösung im Kühlapparat gewonnen. Die Lösung war neutral; sie entfaltete ihre Wirkung nach intravenöser Gabe, rief jedoch toxische Manifestationen hervor; Glykämie und Glykosurie wurden gesenkt, ebenso der Harnstoffgehalt im Blut und im Urin sowie die Azetonurie. Wir stellen fest, daß PAULESCO für die Bestimmung der Glykämiewerte die Methode von Pflüger anwandte, für die 25 ml Blut erforderlich waren, während BEST die Methode von Lewis-Benedict zur Verfügung hatte, für die man nur 0,2 ml Blut benötigt, was wiederholte Entnahmen und Kontrollen beim Menschen erleichterte.

Zusammenfassend läßt sich sagen: Hält man sich an die Chronologie der Ereignisse, so steht fest, daß PAULESCO vor den Forschern aus Kanada eine Insulinwirkung beim pankreatektomierten Hund nachwies und daß seine Versuche einwandfrei durchgeführt und gedeutet worden waren. Möglicherweise wurden bereits vor ihm positive Resultate erzielt, deren Interpretation jedoch schwierig ist.

Der Erfolg der Gruppe aus Toronto liegt darin, daß ihre Arbeit zur Herstellung eines Insulins geführt hat, das beim Menschen eingesetzt werden konnte und Millionen von Diabetikern das Leben gerettet hat.

Wenn man sich nun anschickt, den 50. Jahrestag der Entdeckung des Insulins zu feiern, so ist es wichtig und durchaus legitim, daß man, ohne die Verdienste von BANTING und BEST zu schmälern, die enorme Bedeutung PAULESCOS würdigt. Diese Entdeckung war den kanadischen Wissenschaftlern zwar bekannt, wurde aber von ihnen falsch gedeutet, was dazu führte, daß die richtungsweisenden Versuche des rumänischen Physiologen in den Hintergrund traten.

Literatur

1. Scot. med. J. 14, 286 (1969)
2. C. R. Soc. Biol. (Paris) 85, 555–559 (1921)
3. Arch. int. Physiol. 17, 85–109 (1921)
4. J. Endocr. 19, I–XVII (1959)
5. J. Lab. clin. Med. 7, 251–266 (1922)

Aus: *Schweizerische Medizinische Wochenschrift 101 (1971) 164–167.*

Wege und Irrwege
der deutschen Insulin-Forschung

Von PAULA DRÜGEMÖLLER und LEO NORPOTH

Über der Geschichte der deutschen Insulin-Forschung waltet
etwas von dem Schicksalhaften der antiken Tragödie. Mehrfach
kommt es nach verheißungsvollen Höhepunkten zur Peripetie,
zum Schluß fehlt nicht nur der glückhafte Ausgang, sondern,
wenn man so will, auch dann ist der Streit der Götter noch nicht
beendet. Eine Darstellung der Etappen der Insulinforschung findet sich an verschiedenen Stellen (23, 36, 39, 40, 52, 68). Aber es
wird weder das Tragische noch die Ursachen des deutschen Versagens gewürdigt.

Banting und Best fanden bei ihrer Suche nach dem
Insulin vier wichtige Voraussetzungen:

1. Daß der Diabetes eine Erkrankung des Pankreas sei [wie
seit den klassischen Pankreasexstirpationsversuchen von v.
Mering und Minkowski (41) erkannt worden war],

2. daß die besondere Funktion des Pankreas eine innere
Sekretion sei [wie die Transplantationsversuche von Minkowski (44, 45), die Parabioseversuche von Forschbach
(16, 17) und die Gefäßanastomosenversuche von Hédon (24)
gezeigt hatten],

3. daß der Ort der Bildung des Inkretes an die Langhansschen
Inseln gebunden sei [woran seit den anatomischen Studien nach
Pankreasgangunterbindungen nach Schulze (66) und Sso-
bolew (67) nur noch wenige zweifelten] und

4. daß das wirksame Produkt der Inseln durch die äußere
Sekretion des Pankreas inaktiviert würde [da erfahrungsgemäß
eine enterale Zufuhr von Pankreas- bzw. Inselextrakten immer
unwirksam gewesen war].

Angeregt zur Aufnahme dieses Forschungsgebietes wurde
Banting durch eine Arbeit von Barron (7), der an Hand von
Pankreasganglithiasis entsprechend den Unterbindungsversu-
chen von Schulze (66) und Sslobolew (67) zeigen konnte,
daß das Drüsenparenchym atrophierte, die Inseln dabei aber
intakt blieben, und daß solange die Inseln intakt waren, kein

Diabetes auftrat. Obgleich diese Arbeit im wesentlichen nichts Neues brachte, gab sie doch den Hinweis zur ersten Versuchsanordnung. Banting unterband in gemeinsamer Arbeit mit Best (3, 4, 5, 6) die Ausführungsgänge des Pankreas an Hunden; nach Atrophie der Drüse stellte er Extrakte mit Ringerlösung her, die nach intravenöser Injektion an pankreasdiabetischen Hunden einen Blutzuckerabfall, Rückgang der Glykosurie und Ketonurie bewirkten. Später, 1921, brauchte er zur Herstellung von Extrakten Pankreas von Kälberembryonen, da Ibrahim (27) gezeigt hatte, daß bis zum 4. Monat die Azini noch nicht genügend entwickelt waren, um Trypsin zu sezernieren. Weiterhin erwies sich eine Extraktion mit Alkohol bei leichter Ansäuerung als besonders zweckmäßig; durch weitere Verfeinerung des Extraktionsverfahrens und mit den nach dem Vorschlag von Macloed (40) hergestellten Extrakten aus dem vom Pankreas getrennt gelegenen Inselapparat von Selachiern, war man 1922 so weit, das Insulin, wie sie nach de Meyer (42) den Extrakt nannten, erstmalig Patienten mit überzeugendem Erfolg zu geben.

Die arbeitshypothetischen Voraussetzungen bei Banting und Best waren gering. Um so mehr drängt sich die Frage auf, warum hat es seit den Pankreasexstirpationsversuchen von v. Mering und Minkowski 1889, wodurch die Bedeutung des Pankreas in der Pathogenese des Diabetes so klar erkannt worden war, 30 Jahre gedauert, bis das Insulin isoliert wurde? Im besonderen soll der deutsche Anteil der Forschung daran untersucht werden, zumal die ersten Grundlagen für dieses Forschungsgebiet von Deutschen gelegt waren.

Die ersten Versuche, die im Anschluß an die Entdeckung von v. Mering und Minkowski angestellt wurden, den Diabetes mit oralen Pankreasgaben zu beeinflussen, schlugen fehl. Zwar hoffnungsfreudig wurde dieser Weg beschritten, da man soeben die Behandlung mit oralen Schilddrüsengaben bei Schilddrüsenunterfunktionen kennengelernt hatte. − Thesen und Lauritzen (69) berichteten zwar über sehr gute Ergebnisse, die aber lediglich auf eine zweckmäßige Diät zurückzuführen waren. Lüthje (38), Sandmeyer (64) und Pflüger (55) sahen keinen Erfolg, auch Goldscheider (22) nicht mit keratinierten Pankreastabletten. Das Pankreas zerstörte bei oraler Medikation sein aktives Prinzip selbst.

Wenn man heute zurückschaut, sollte man glauben, daß diese Applikationsart sehr bald wegen ihrer Unwirksamkeit verlassen wurde. Und doch finden sich bis 1922 und sogar darüber hinaus

Mitteilungen über eine orale Organtherapie des Diabetes. Vahlen (72) hatte 1909 das gärungsbeschleunigte Ferment „Metabolin" aus der Bauchspeicheldrüse hergestellt und angeblich mit gutem Erfolg verwandt. Später konnte Vahlen (73) das gleiche wirksame Ferment aus der Hefe gewinnen, und noch 1921 berichtete Loening (37, 74) über gute Erfolge. Daß durch dieses Ferment eine bessere Verdauungstätigkeit erreicht wurde, konnte bestätigt werden, aber eine antidiabetische Wirkung sahen andere Autoren nicht. Als hypothetische Grundlage für ihre Arbeit diente ihnen die 1890 von Lepine (33) aufgestellte Theorie, die im Diabetes eine durch fehlende Pankreastätigkeit gestörte Glykolyse annahm. Doch ist der Angriffspunkt des Insulins, wie Macloed (39) und seine Schüler zeigen konnten, nicht die Glykolyse im Blut.

So mußten auch die anfänglich hoffnungsvollen Versuche von Cohnheim (12, 13, 14, 15) von 1903 bis 1906 fehlschlagen, der auf der Suche nach einem glykolytischen Ferment im Muskelpreßsaft durch Zusatz von Pankreasextrakt eine erhebliche Menge Zucker verschwinden sah, so daß er nicht mehr durch Reduktion nachgewiesen werden konnte. Da die Glykose auch nach Erhitzen und Alkoholbehandlung des Pankreassaftes nachweisbar war, hielt Cohnheim das wirksame Produkt nicht für ein Ferment, sondern für ein inneres Sekret. Er spricht, da die Versuche nicht in jeder Form gelangen, die Möglichkeit aus, daß die äußere Sekretion die innere störe. Mit Rücksicht auf die von ihm erwarteten therapeutischen Möglichkeiten in der Behandlung des Diabetes ließ er sein Extraktionsverfahren als Patent anmelden. – Doch Claus und Embden (28, 29) konnten diese Versuche Cohnheims nicht in vollem Umfange bestätigen. De Meyer (43) und auch Hirsch (26) fanden 1903 ebenfalls eine über 100 % gesteigerte Glykose nach Zusatz von Pankreasextrakt. Später, 1909 bis 1912, haben Levene und Meyer (35) feststellen können, daß es sich hierbei keineswegs um eine Glykolyse, sondern um eine Polymerisation der Glykose durch Milchsäure handelte, und daß dadurch die reduzierende Eigenschaft verloren ging. – Das Problem der Glykolyse und die Suche nach dem glykolytischen Ferment hat fast 10 Jahre, von 1902 bis 1912, sehr viel Forschergeist in Anspruch genommen, bis man sich auf dem falschen Wege sah.

Versuche mit Injektionen von Pankreasextrakten bei pankreasdiabetischen Tieren stellte als erster Minkowski (45) an. Doch sah er durch seinen Extrakt mit physiologischer Kochsalzlösung an der Injektionsstelle eine schwere Nekrose, so daß sekundär die Zuckerausscheidung verringert wurde. Die Glyzerinextrakte, Preßsäfte und Kochsalzauszüge von G o l d - s c h n e i d e r (22) und F ü r b r i n g e r (19) erwiesen sich als wirkungslos, das gleiche berichteten die ausländischen Autoren G l e y und T h i r o l o i x (21), H a l e w h i t e (75), H é d o n (25). Etwas ermutigender waren die Ergebnisse der Italiener C a p a r e l l i (11), V a n n i (71) und B a t t i s t i n i (8). Doch hielten sie der Kontrolle und Kritik P f l ü g e r s (57, 58) nicht Stand.

B l u m e n t h a l (10) kam 1898 als erster dem wirksamen Prinzip am nächsten. Er stellte Pankreaspreßsäfte her, die er mit Alkohol behandelte, um sie zu enteiweißen, wodurch er unbeabsichtigt auch das Trypsin inaktivierte. Dieser Extrakt, diabetischen Tieren und Menschen injiziert, steigerte deutlich die Assimilation, war aber wegen der Nekrosebildung an den Injektionsstellen nicht allgemein zu verwerten. – Obgleich B l u m e n t h a l diese seine Versuche sehr optimistisch beurteilt, sind weder von ihm noch durch ihn angeregt weitere Untersuchungen erfolgt. Er resignierte schließlich.

L e s c h k e s (34) Bemühungen, 1910, mit einem Pankreasextrakt einen Diabetes zu behandeln, waren sehr entmutigend. Obgleich er klar erkannte, daß nur eine kontinuierliche Zufuhr von Pankreasextrakt Erfolg versprach, und auch an die Möglichkeit dachte, daß die äußere Sekretion die innere störe, sah er durch seinen erhitzten Pankreasextrakt nicht einen Rückgang der Zuckerausscheidung, vielmehr eine Vermehrung. Er stellte daraufhin, und hierin war er ein besonderer Schüler von P f l ü - g e r, die innere Sekretion des Pankreas völlig in Frage und hielt eine Organtherapie für aussichtslos.

Zwei Jahre vor der Arbeit von L e s c h k e hatte Z u e l z e r (76) mit seinen Versuchen begonnen. Nachdem 1906 durch B l u m (9) der Adrenalindiabetes bekannt geworden war, nahm er als Voraussetzung für seine Arbeit einen Antagonismus zwischen der Funktion der Nebenniere und des Pankreas an. Er arbeitete mit Kälberpankreas, das auf der Höhe der Verdauung nach einstündiger Ligatur der Venen herausgenommen wurde, um eine möglichst optimale Anreicherung des Wirkstoffes zu erzielen. Er stellte daraus einen Extrakt her, den er mit Alkohol behandelte, ihn dadurch enteiweißte und das Trypsin inaktivierte. Dieser Extrakt konnte eine Adrenalinglykosurie und einen pankreasdiabetischen Hund für einige Zeit erheblich bessern. Z u e l z e r ließ nun dieses Präparat an der maßgeblichen Stelle, an der M i n k o w s k i schen Klinik, durch F o r s c h b a c h klinisch prü-

fen. Forschbach (18) konnte den Rückgang der Zuckerausscheidung und der Ketonurie bestätigen. Doch zeigten die Patienten schwerste Intoxikationserscheinungen mit Schüttelfrost,
Fieber, jagendem Puls, Erbrechen und Schweißausbrüchen. Bei
einigen Patienten waren die Intoxikationen beängstigend, so
daß Forschbach verständlicherweise aus Furcht vor schlim-
meren Ausgängen die klinische Verwendbarkeit ablehnte, ohne
an dem antidiabetischen Wirkstoff selbst zu zweifeln. Nach
Erscheinen der Abderhaldenschen Arbeiten (1) über die
Eiweißchemie, gelang es seinem chemischen Mitarbeiter
Camille Reuter (62) 1914, ein eiweißfreies Insulin darzustellen.
Nachdem die Laboratoriumsversuche abgeschlossen waren,
unternahm Reuter bei der Firma Hoffmann-La Roche die erste
Verarbeitung und änderte dabei aber ein klein wenig das
Extraktionsverfahren. Das gewonnene Präparat erzeugte an
Hunden Krämpfe, so daß man der Ansicht war, ein Krampfgift
mit entzogen zu haben. Retrospektiv glaubte Zuelzer (77),
daß diese Reaktion hypoglykämischer Natur war. Über Blutzuk-
kerkontrollen wurde nichts berichtet. Weitere Studien blieben
mit Beginn des ersten Weltkrieges aus.

Doch noch ein zweites Mißgeschick traf Zuelzer. Ihm war
die gesonderte Lage des Inselapparates bei Selachiern bekannt
gewesen, und in der Absicht, Extrakte aus diesen Inseln, die
keiner Beeinflussung des Trypsins und Steapsins unterlagen,
herzustellen und zu untersuchen, beantragte er bei der Berliner
Fakultät die Gewährung der Gräfin-Bose-Stiftung für die notwendigen Arbeiten in Neapel (77). Er erhielt sie nicht.

Zuelzer hat gewiß das Insulin in den Händen gehabt, und es
wäre sicherlich bald nach den ersten Mitteilungen ein therapeu-
tisch verwendbares Präparat entwickelt worden, wenn man dem
intensiven Studium von Laboratoriumsversuchen mehr Beachtung geschenkt hätte als den Versuchen an Patienten. Zuelzer hat den hypoglykämischen Symptomenkomplex nicht
erkannt, obgleich zu dieser Zeit hinreichend zuverlässige Blutzuckerbestimmungen vorhanden waren (2). Es sind auch von
ihm Blutzuckerbestimmungen durchgeführt worden, aber ohne
jede Systematik. Die Toxizität seiner Präparate wurde zuerst
durch den Gehalt an Eiweißkörpern, später durch ihre allzu gute
Wirksamkeit selbst verursacht. Hinzu kommt noch, daß die maß-
gebliche Autorität in Deutschland, Minkowski, die Zuelzerschen Versuche sehr mit Vorsicht betrachtete. Über Zuelzers Arbeit stand gar kein guter Stern; es fehlte ihm jene glückliche Torontoer Koalition. So ist verständlich, daß er es mit

Bitterkeit angesehen hat, als 1923 B a n t i n g und B e s t, M a c l o e d und C o l l i p den Nobelpreis erhielten.

Nahe an der Entdeckung des Insulins waren auch schon 1905 der Franzose G l e y (20) und E. S c o t t, 1910/11 (65), die wie B a n t i n g und B e s t Extrakte aus atrophischen Bauchspeicheldrüsen herstellten. G l e y sah mit solchem Extrakt einen sehr günstigen Erfolg. Aber wegen anderer Forschungsarbeiten unterblieben weitere Untersuchungen. Er hinterlegte seine Beobachtung in einem geschlossenen Brief bei der Societé de Biologie und ließ ihn 1922, als die ersten Mitteilungen aus Toronto kamen, öffnen. S c o t t sah von vorher mit Alkohol getränktem Pankreas, das er im Vakuum eindampfte und daraus eine wäßrige Lösung darstellte, einen sehr günstigen Erfolg. Er begnügte sich damit, zweifelte aber selbst daran, ob dieser Extrakt das Hormon enthielte.

R e n n i e und F r a s e r (61) erhielten erstmals 1907 Extrakte aus dem isolierten Inselapparat von Selachiern, die sie leider oral verabreichten. Bei dem einmaligen Versuch einer Injektion sahen sie keine Wirkung. – Auch die von 1913 bis 1916 angestellten Versuche von M u r l i n und K r a m e r (50, 51) waren nahe daran, das Insulin zu fassen. M u r l i n wurde durch militärische Pflichten vom weiteren Studium abgehalten. Auch K l e i n e r und M e l t z e r (30, 31, 32), 1915, und P a u l e s c o (54), 1921, sahen günstige antidiabetische Erfolge. Doch zeigten diese Präparate starke Toxizität.

Es konnte hier nicht von allen berichtet werden, die auf der Suche nach dem Insulin gewesen sind. Und doch fällt uns die verhältnismäßig kleine Zahl auf, mit Ausnahme derjenigen, die sich in den ersten Jahren nach der Entdeckung des Pankreasdiabetes damit beschäftigten. Wie M a c l o e d (39) einmal mitteilt, war man 1910 seit den Berichten von Z u e l z e r und F o r s c h b a c h und seit der sehr kritischen Untersuchung L e s c h k e s aus der Schule P f l ü g e r s so weit, daß man allgemein nicht mehr glaubte, den Diabetes durch eine Organtherapie behandeln zu können. Da drängt sich die Frage auf, ob es nicht der Einfluß P f l ü g e r s gewesen ist, der im ersten Jahrzehnt dieses Jahrhunderts einer der erbittertsten Gegner des Pankreasdiabetes war, und der mit heftiger Polemik gegen M i n k o w s k i stritt (55, 56, 57, 58, 59, 60 und 46, 47, 48, 49). P f l ü g e r vertrat die 1892 von T h i r o l o i x (70) begründete nervöse Diabetestheorie, indem er sich ein im Duodenum gelegenes antidiabetisches Zentrum vorstellte, durch dessen Läsion bei Pankreasexstirpation der Diabetes entstünde. Er vertrat seine Theorie um so energischer, da man durch Pankreastherapie beim Diabetes bis dahin keinen Erfolg gesehen hatte, und betonte immer wieder, daß ihn erst die Isolierung des hypothetischen Hormons überzeugen könne. Minkowski hat Pflüger beweisen können (46), daß seine Theorie falsch war, indem er nach Anlage einer Gastroenterostomie das ganze Duoedenum entfernte. Die Tiere wurden aber erst diabetisch, wenn auch das Pankreas vollständig entfernt wurde. Pflüger stand jedoch mit seiner starken Negation des Pankreasdiabetes trotz seiner Autorität ziemlich allein, und doch kann man seinen hemmenden Einfluß auf dieses Forschungsgebiet nicht völlig leugnen. Sehr viel Zeit und Kraft wurde auf unfruchtbare Kritik und Gegenkritik verwandt. Aber es scheint, daß der indirekte Einfluß Pflügers noch intensiver gewesen ist. Pflüger war ein ausgezeichneter Experimentator, und durch seine Autorität wird er manchen, der zwar in der Theorie nicht mit ihm konform ging, abgehalten haben, sich am Studium des Pankreas zu beteiligen.

Zusammenfassung

Wenn wir zusammenfassen, so haben wir gesehen, daß man schon vor Banting und Best nahe daran war, das Insulin darzustellen. Wenn das nicht gelungen ist, so ist es außer den unglücklichen Zeitumständen die fehlende Großzügigkeit der Systematik in der Arbeit gewesen. Hermann Sahli (63) sagte 1923 im Anschluß an die Entdeckung des Insulins, daß hier wieder ein typisches lehrreiches Beispiel aus der Geschichte der Medizin vorläge, das zeige, wie eine wichtige Erfindung oder Entdeckung, wenn sie nicht genügend durchgearbeitet würde, wieder in völlige Vergessenheit versinken kann, bis sie dann unter dem Verlust geistiger Energien erst nach Jahren wiederkommt und durch konsequentere Arbeit fruchtbringend gemacht wird. Ostwald (53) hat darauf aufmerksam gemacht, daß dann oft gerade jungen Forschern der große Wurf gelingt, weil sie ohne Hemmungen durch zu erwartende Schwierigkeiten und oft ohne Kenntnis früherer entmutigender Mißerfolge an die Aufgabe herangehen.

Und doch ist der deutsche Anteil an der Erforschung des Pankreasdiabetes nach v. Mering und Minkowski für die Entwicklung des Insulins nicht gering. Wenn auch schließlich das Ziel nicht erreicht wurde, so haben sie doch durch ihre Detailarbeit zur Reifung der Früchte beitragen können.

Schrifttum

(1) Abderhalden, E.: Lehrbuch der physiologischen Chemie. (Berlin–Wien 1906). – (2) Bang, J. Chr.: Der Blutzucker. (Wiesbaden 1913.) – (3) Banting, F. G., Best, C. H.: The internal secretion of the pankreas. (J. Laborat. Clin. Med., St. Louis, 7 [1922], S. 251.) – (4) Banting, F. G., Best, C. H.: Pankreatic extracts. (J. Laborat. Clin. Med., St. Louis, 7 [1922], S. 464.) – (5) Banting, F. G., Best, C. H.: Pancreatic extracts in the treatment of diabetes mellitus. (Canad. Med. Ass. J. 12 [1922], S. 141.) – (6) Banting, F. G., Best, C. H., Macloed, J. J. R.: The internal secretion of the pancreas. (Amer. J. Physiol. 69 [1922], S. 479). – (7) Barron, O. M.: The relation of the islets of Langerhans to diabetes with special reference to cases of pancreatic lithiasis. (Surg. Gyn. Obstetr., Chicago 11 [1920], S. 437). – (8) Battistini, F.: Über zwei Fälle von Diabetes mellitus mit Pankreassaft behandelt. (Therap. Mhefte, Okt. 1893, S. 494.) – (9) Blum, F.: Über Nebennierendiabetes. (Dtsch. Arch. klin. Med. 71 [1901], S. 146.) – (10) Blumenthal, F.: Über Organsafttherapie bei Diabetes mellitus. (Zschr. diät. phys. Therap. 1 [1898], S. 250.) – (11) Caparelli, A.: Über die Funktion des Pankreas. (Biol. Zbl. 12 [1892], S. 606.) – (12) Cohnheim, O.: Die Kohlehydratverbrennung in den Muskeln und ihre Beeinflussung durch das Pankreas. (Zschr. physiol. Chemie 39 [1903], S. 336.) – (13) Cohnheim, O.: Über die Kohlehydratverbrennung. (Zschr. physiol. Chem. 42 [1904], S. 401.) – (14) Cohnheim, O.: Über Kohlehydratverbrennung. (Zschr. physiol. Chem. 43 [1905], S. 547.) – (15) Cohnheim, O.: Über Glykolyse. (Zschr. physiol. Chem. 47 [1906], S. 253.) – (16) Forschbach, J.: Parabiose und Diabetes mellitus. (Dtsch. med. Wschr. 34 [1908], S. 910.) – (17) Forschbach, J.: Zur Pathogenese des Pankreasdiabetes. (Arch. exper. Path. Pharmak., Leipzig 60 [1909], S. 131.) – (18) Forschbach, J.: Versuche zur Behandlung des Diabetes mellitus mit dem Zuelzerschen Pankreashormon. (Dtsch. med. Wschr. 35 [1909], S. 2053.) – (19) Fürbringer, M.: Über die moderne Behandlung von Krankheiten mit Gewebsflüssigkeiten. (Dtsch. med. Wschr. 20 [1894], S. 293.) – (20) Gley, E.: Action des extraits de pancréas sclérosé sur des chiens diabétiques (par exstirpation du pancréas). (Compt. rend. Soc. biol., Paris 87 [1922], S. 1322.) – (21) Gley, E., Thiroloix, J.: Contribution à l'étude du diabète pancréatique; des effects de la greffe extra-abdominal du pancréas. (Compt. rend. Soc. biol., Paris 4 [1892], S. 686.) – (22) Goldscheider, A.: Zur Gewebssafttherapie. (Dtsch.med. Wschr. 20 [1894], S. 376.) – (23) Grafe, E.: Über die praktische und theoretische Bedeutung des Insulins. (Dtsch. med. Wschr. 49 [1923], S. 1141.) – (24) Hédon, E.: Transfusion carotienne croisée entre chiens diabétiques chiens normaux. (Compt. rend. Soc. biol., Paris 67 [1910], S. 792). – (25) Hédon, E.: Greffe sous-cutanée du pancréas et ses résultats au point de vue la théorie du diabète pancréatique. (Compt. rend Soc., biol., Paris 44 [1892], S. 678.) – (26) Hirsch, R.: Über die glykolytische Wirkung der Leber. (Hofm. Beitr. 4 [1903], 535.) – (27) Ibrahim, J.: Trypsinogen und Enterokinase beim menschlichen Neugeborenen und Embryo. (Biochem. Zschr. 22 [1909], S. 24.) – (28) Klaus, R., Embden, G.: Pankreas und Glykolyse. (Hofm. Beitr. 6 [1905], S. 214.) – (29) Klaus, R., Embden, G.: Über Beziehungen zwischen Kohlehydraten und stickstoffhaltigen Produkten des Stoffwechsels. (Hofm. Beitr. 6 [1905], S. 303.) – (30) Kleiner, J. S., Meltzer, S. J.: On the rapid disappearance from the blood of large quantities of dextrose injected intravenously. (Amer. J. Physiol. 33 [1914], S. 17.) – (31) Kleiner, J. S., Meltzer,

S. J.: The influence of depancreatization upon the state of glycemia following
the intravenous injection of dextrose in dogs. (Amer. Physiol. 36 [1951], S. 361.)
– (32) K l e i n e r , J. S.: The action of intravenous injections of pancreas-
emuisions in experimental diabetes. (J. Biol. Chem., Baltimore 40 [1919], S.
153.) – (33) L é p i n e , R., B a r r a l : Sur le variations du pouvoir glycolytique
et sacharifiant du sang dans le diabète phlorhizique et dans le diabète de
l'homme. (Compt. rend Soc. biol., Paris 113 [1891], S. 1044.) – (34) L e s c h k e ,
E.: Über die Wirkung des Pankreasextrakts auf pankreasdiabetische und auf
normale Tiere. (Arch. Anat., [Physiol. Abtlg.] [1910], S. 401.) – (35) L e v e n e ,
P. A., M e y e r , G. M.: On the action of leucocytes on glycose. (J. Biol. Chem.,
Baltimore 12 [1912], S. 265.) – (36) L i e b e n , F.: Geschichte der physiologischen Chemie. (Leipzig und Wien 1935.) – (37) L o e n i n g , K.: Organotherapie
des Diabetes mellitus. (Vorh. Dtsch. Ges. inn. Med. 33 [1921], S. 297.) – (38)
L ü t h j e , H.: Die Zuckerbildung des Eiweiß. (Dtsch. Arch. klin. Med. 79 [1904],
S. 498.) – (39) M a c l o e d , J. J. R.: Kohlehydratstoffwechsel und Insulin.
(Berlin 1927.) – (40) M a c l o e d , J. J. R.: The source of insulin: a study of the
effect produced on blood suggar by extracts of the pancreas and principal islets
of fishes. (J. Metabol. Res., Morristown 2 [1922], S. 149.) – (41) M e r i n g , I.,
M i n k o w s k i , O.: Diabetes und Pankreasexstirpation. (Arch. exper. Path.
Pharmak., Leipzig 26 [1890], S. 371.) – (42) D e M e y e r , J.: Action de la
sécrétion interne du pancréas sur différentes organes et en particulier sur la
sécrétion renale. (Arch. fisiol. 7 [1909], S. 96.) – (43) D e M e y e r , J.: Sur la
signification physiologique de la sécretion interne du pancréas. (Zbl. Physiol.
18 [1904], S. 826.) – (44) M i n k o w s k i , O.: Weitere Mitteilungen über den
Diabetes mellitus und Exstirpation des Pankreas. (Berliner klin. Wschr. 1892,
Nr. 5.) – (45) M i n k o w s k i , O.: Untersuchungen über den Diabetes mellitus
nach Exstirpation des Pankreas. (Arch. exper. Path. Pharmak., Leipzig 31
[1893], S. 85.) – (46) M i n k o w s k i , O.: Bemerkungen über den Pankreasdiabetes. (Arch. exper. Path. Pharmak., Leipzig 53 [1905], S. 331.) – (47) M i n -
k o w s k i , O.: Über die Zuckerbildung im Organismus bei Pankreasdiabetes.
(Arch. Physiol., Bonn 111 [1906], S. 13. – (48) M i n k o w s k i , O.: Zur Kenntnis
der Funktion des Pankreas beim Zuckerverbrauch. (Arch. exper. Path. Pharmak., Leipzig, Suppl.-Bd. [1900], S. 395.) – (49) M i n k o w s k i , O.: Die Lehre
vom Pankreasdiabetes in ihrer geschichtlichen Entwicklung. (Münch. med.
Wschr. 76 [1929].) – (50) M u r l i n , J. R., K r a m e r , B.: The influence of
pancreatic and duodenal extracts on the glycosurie and the respiratory metabi-
lism of depancreatized dog. (J. Biol. Chem., Baltimore 15 [1913/14], S. 365.) –
(51) M u r l i n , J. R., K r a m e r , B.: Pancreatic diabetes in the dog. (J. Biol.
Chem., Baltimore 27 [1916], S. 534.) – (52) M u r l i n , J. R.: Progress in the
preparation of pancreas extract for the treatment of diabetes. (Endocrinology 7
[1923], S. 519.) – (53) O s t w a l d , W.: Zit. n. S a h l i , H. – (54) P a u l e s c o ,
N. C.: Action de l'extrait pancréatique infecté – dans le sang chez un animal
diabétique. (Compt. rend. Soc. biol., Paris 85 [1921], S. 555.) – (55) P f l ü g e r ,
E.: Ein Beitrag zur Frage nach dem Ursprung des im Pankreasdiabetes ausgeschiedenen Zuckers. (Arch. Physiol. 108 [1905], S. 123.) – (56) P f l ü g e r , E.:
Prof. O. M i n k o w s k i s Abwehr gegen meine ihn treffende Kritik. (Arch.
Physiol., Bonn 110 [1905], S. 1.) – (57) P f l ü g e r , E.: Untersuchungen über
den Diabetes mellitus. (Arch. Physiol., Bonn 118 [1907], S. 265.) – (58) P f l ü -
g e r , E.: Untersuchungen über den Pankreasdiabetes. (Arch. Physiol., Bonn
118 [1907], S. 267.) – (59) P f l ü g e r , E.: Untersuchungen über den Pankreasdiabetes. (Arch. Physiol., Bonn 118 [1907], S. 406.) – (60) P f l ü g e r , E.: Über

die Natur der Kräfte, durch welche das Duodenum den Kohlehydratstoffwechsel beeinflußt. (Arch. Physiol., Bonn 119 [1907], S. 227.) – (61) Rennie, J., Fraser, T.: The islets of Langerhans in relation to diabetes. (Biochem. J., London 2 [1907], S. 7.) – (62) Reuter, C.: Zit. nach Zuelzer, G.: Über Acomatol, das deutsche Insulin. (Med. Klin. 19 [1923], S. 1551.) – (63) Sahli, H.: Prolegomena zur Einführung der Insulintherapie des Diabetes mellitus. (Schweiz. med. Wschr. 53 [1923], S. 813.) – (64) Sandmeyer, W.: Über die Folgen der partiellen Pankreasexstirpation beim Hund. (Zschr. Biol. 31 [1895], S. 12.) – (65) Scott, E. L.: On the influence of intravenous injections of an extract of the pancreas on experimental pancreatic diabetes. (Amer. J. Physiol. 29 [1911/12], S. 306.) – (66) Schulze, W.: Die Bedeutung der Langerhansschen Inseln im Pankreas. (Arch. mikrosk. Anat. 56 [1900], S. 491.) – (67) Ssobolew, L. W.: Zur normalen und pathologischen Morphologie der inneren Sekretion der Bauchspeicheldrüse. (Arch. path. Anat., Berlin 168 [1902], S. 91.) – (68) Staub, H.: Insulin. (Berlin 1925.) – (69) Thesen, J. E., Lauritzen, M.: Pankreas und Diabetes. (Ref. in Dtsch. Med.-Ztg. 18 [1897], S. 62.) – (70) Thiroloix, J.: Le diabète pancréatique. (Thèse, Paris 1892.) – (71) Vanni, L.: Sugli effetti dell'estirpazione del pancreas. (Arch. ital. clin. med. 33 [1894], S. 157.) – (72) Vahlen, E.: Über das Einwirken bisher unbekannter Bestandteile des Pankreas. (Zschr. physiol. Chem. 50 [1900], S. 194.) – (73) Vahlen, E.: Über Metabolin und Antinelabolin aus Hefe. (Zschr. physiol. Chem. 106 [1919], S. 133.) – (74) Vahlen, E., Loening, K.: Über Organtherapie des Diabetes mellitus. (Dtsch. med. Wschr. 48 [1922], S. 217.) – (75) White, W. Hale: On the treatment of Diabetes mellitus by feeding on raw pancreas and by the subcutaneous injection of liquor pancreaticus. (Brit. Med. J. [1893/1], S. 452. – (76) Zuelzer, G., Dorn, M., Marxer, A.: Neuere Untersuchungen über den experimentellen Diabetes. (Dtsch. med. Wschr. 34 [1908], S. 1880.) – (77) Zuelzer, G.: Über Acomatol, das deutsche Insulin. (Med Klin. 19 [1923], S. 1551.)

Aus: *Deutsche Medizinische Wochenschrift 78 (1953) 919–922.*

50 Jahre Insulinbehandlung an der Wiener Kinderklinik – das Schicksal zuckerkranker Kinder aus der ersten Insulinära

Von W. KORP und ERNST ZWEYMÜLLER

50 Years of Insulin Treatment at the Wiener Kinderklinik. The Fate of Diabetic Children of the Early Insulin Era

Summary. A follow-up report is presented of the 91 juvenile-onset diabetics who had been treated by P r i e s e l and W a g n e r at the Paediatric Clinic of the University of Vienna during the early insulin era (1922 to 1932) and the course taken by the diabetes described. During the first two decades coma, tuberculosis and infections were the main causes of death, superseded later on by diabetic nephropathy and arteriosclerosis. The incidence of diabetic microangiopathy in the surviving cases is comparatively low. It is concluded that the careful control and education of the patients during the first years of their disease were the main causes for the excellent long-term prognosis of this group.

Key words: Juvenile-onset diabetes, long-term prognosis, causes of death, microangiopathy, arteriosclerosis.

Zusammenfassung. Es wird über den Diabetesverlauf der 91 Patienten berichtet, die in der ersten Insulinära (1922 bis 1932) von P r i e s e l und W a g n e r an der Wiener Kinderklinik behandelt wurden. Während in den ersten 2 Dekaden die Haupttodesursachen Koma, Tuberkulose und Infektionen waren, herrschten später die diabetische Nephropathie und Arteriosklerose vor. Die Mikroangiopathiehäufigkeit der Überlebenden ist verhältnismäßig gering. Es wird angenommen, daß die sorgfältige Kontrolle und Schulung der Patienten während der ersten Krankheitsjahre die Hauptursachen der ausgezeichneten Langzeitprognose dieser Patientengruppe war.

Schlüsselwörter: Juveniler Diabetes mellitus, Langzeitprognose, Todesursachen, Mikroangiopathie, Arteriosklerose.

Historisches

Die Anfänge der Insulinbehandlung in Wien [32, 53] reichen in die ersten Monate des Jahres 1923 zurück. Der Internist Leo P o l l a k [34] hatte damals, da kommerzielle Insulinpräparate noch nicht zur Verfügung standen, zusammen mit Susi G l a u b a c h am Pharmakologischen Institut nach den Vorschriften der Torontoer Forschergruppe mit der Insulinherstellung begonnen [20]. Im Juni 1923 erhielt das Mädchen B. A., geboren 5. Juli

1909 (Tab. 1), als erstes Kind der Wiener Kinderklinik das von Pollak hergestellte Insulin, nachdem es nach fast 9monatigem Klinikaufenthalt, trotz verzweifelter diätetischer Versuche [19], in ein Präkoma geraten war. Mit der Errettung des Kindes, das übrigens heute noch nach über 50jähriger Diabetesdauer am Leben ist und sich in einem relativ guten Gesundheitszustand befindet, begann an der Klinik Pirquet eine fruchtbare Epoche diabetologischer Forschung, die die von Priesel und Wagner 1924 gegründete Diabetesstation bald zu einem führenden Behandlungszentrum zuckerkranker Kinder in Europa machen sollte. Im Herbst 1925 folgte die Errichtung einer Ambulanz [35], wenige Jahre später die Schaffung von Heimplätzen in einem Kinderheim für soziale Härtefälle. Die wissenschaftliche Ausbeute ihrer Beobachtungen wurde von Priesel und Wagner zwischen 1924 und 1932 in zahlreichen Vorträgen und Publikationen niedergelegt [38–42, 51] und in einer Monographie 1932 [43] zusammengefaßt. 1933 konnte Wagner [52] in der Wiener Gesellschaft der Ärzte, 1935 Priesel [35] anläßlich seiner Antrittsvorlesung in Innsbruck, über die Erfahrung der ersten 10 Jahre Insulinbehandlung berichten. Das Spätschicksal dieser Kinder wurde 30 Jahre nach der Entdeckung des Insulins von Trude Rohracher [45] 1951 in einer Monographie mitgeteilt. Dieser unter widrigsten Umständen entstandenen Zwischenbilanz verdanken wir wichtige Hinweise, die zur Auffindung und Identififzierung jener ältesten Fälle der Klinik geführt hatten, die sich seit 1930 in der von Carl von Noorden gegründeten Stoffwechselabteilung des Krankenhauses Lainz in weiterer Betreuung befanden. Die Wiederkehr des 50. Jahrestages des Beginns der Insulintherapie an der Wiener Kinderklinik gibt den Anlaß, das Schicksal des Krankengutes der ersten 10 Behandlungsjahre (1923 bis 1932), das bereits früher zum Gegenstand einiger Publikationen [21–26] wurde, darzustellen.

Krankengut und Methodik

Von den etwa 120 Patienten von Priesel und Wagner [45], die in den ersten 10 Jahren der Insulinära behandelt wurden, konnten wir von 91 (51 Knaben und 40 Mädchen) hinreichende Auskünfte über ihr weiteres Schicksal erhalten. Alle 91 Patienten manifestierten den Diabetes vor dem 15. Lebensjahr, 21 vor dem 5. Lebensjahr (davon 5 zwischen dem 1. und 3. Lebensjahr), 29 zwischen dem 6. und 10. Lebensjahr und 37 zwischen dem 11.

Tabelle 1. *Mortalität und Todesursachen des Krankengutes*

Beobachtungs-jahr	Zahl der Beobach-tungen	Zahl der Verstor-benen	a) Lebensalter b) Diabetesdauer der Verstorbenen		Todesursachen				
			a)	b)	Koma und Hypo-glykämie	Infektions-krankheiten inkl. TBC	Urämie	Arterio-sklerose	andere Ursa-chen
1923–1925	27	1	14	1	1	–	–	–	–
1926–1935	90	8	8,6 ± 6	2,7 ± 3	4	3	–	–	1
1936–1950	82	37	23,3 ± 5	15,0 ± 4	10	17	4	–	6
1951–1971	45	21	39,1 ± 8	31,2 ± 7	1	2	10	4	4
Gesamt	91	67			16	22	14	4	11

und 15. Lebensjahr. Bei 4 Patienten war das Manifestationsalter nicht bekannt. Das mittlere *Manifestationsalter* betrug 8,7 ± 3,9 Jahre und liegt für die Knaben mit 8,2 ± 3,8 Jahre um 1 Jahr niedriger als jenes der Mädchen (9,2 ± 4,1 Jahre). Die mittlere *Krankheitsdauer* aller Patienten bis zum Tod bzw. zum Zeitpunkt der Nachuntersuchung (1. Januar 1972) betrug 25,8 ± 15,1 Jahre (Bereich 0 bis 50 Jahre), die der männlichen Patienten 26,7 ± 14,1, die der weiblichen 24,9 ± 16,3 Jahre. Das *Lebensalter* betrug 34,4 ± 15,9 Jahre (Bereich 2 bis 63 Jahre), das der Männer 34,9 ± 14,9 und das der Frauen 33,6 ± 17 Jahre.

67 Patienten (38 Männer und 29 Frauen) sind verstorben, 24 Patienten (13 Männer und 11 Frauen) am Leben.

Bei 45 der 49 in Krankenhäusern Verstorbenen konnte die Todesursache durch die Obduktion gesichert werden. Von 10 Patienten liegen Berichte über die Todesursache vom letztbehandelnden Hausarzt vor, 4 Patienten sind gefallen bzw. in einem Konzentrationslager verstorben. Nur von 4 Patienten ist die Todesursache unbekannt.

Lebensalter und Diabetesdauer der in den verschiedenen Zeitperioden verstorbenen Patienten zeigt Tab. 1.

Das Lebensalter der 24 Überlebenden mit Stichtag 1. Januar 1972 betrug 54,5 ± 5,3 (Bereich 42 bis 63) Jahre, die Diabetesdauer 44,8 ± 3,1 (40 bis 50) Jahre.

21 der lebenden Patienten konnten im Jahre 1971 nachuntersucht werden. Weiters lagen bei 32 der Verstorbenen angiologische Befunde vor.

Untersuchungen des Augenhintergrundes wurden vor 1938 nur in Ausnahmefällen, nach dem Kriege, jedoch bei fast allen Patienten routinemäßig durchgeführt. Eine routinemäßige neurologische Kontrolle des Krankengutes erfolgte erst in den letzten Jahren.

Folgende Definitionen werden verwendet:

Für die Retinopathie erfolgt eine Einteilung in
a) minimale Retinopathie (diskrete Störungen mit oft nur transitorisch nachweisbaren Blutpunkten),
b) einfache Retinopathie (entsprechend der Retinopathia simplex bzw. der sogenannten Background-Retinopathy des anglo-amerikanischen Sprachgebrauches) und
c) proliferative Retinopathie [7].

Neuropathien wurden in
a) leichte stationäre Formen mit diskreten Sensibilitätsstörungen und Reflexanomalien ohne Befall der Motorik und
b) schwere progrediente Neuropathien [23] mit eventueller Entwicklung bis zur diabetischen Pseudotabes getrennt.
Die Diagnose einer diabetischen *Nephropathie* wurde nur bei Vorliegen eines nephrotischen Syndroms mit konstanter Proteinurie oder des histologischen Befundes einer diabetischen Glomerulosklerose (Kimmelstiel-Wilson-Läsion) gestellt.

Ergebnisse

Die Entwicklung der Mortalität und Todesursachen des Krankengutes in den verschiedenen Beobachtungsperioden zwischen 1923 und 1971 zeigen Tab. 1.

14 Patienten starben in den Jahren zwischen 1925 und 1946 an einem diabetischen Koma, die Hälfte davon in den Kriegsjahren durch Insulinmangel oder mangelnde ärztliche Betreuung. Das Alter beim Tod betrug 18,4 ± 8,4 (2 bis 31 Jahre), die Diabetesdauer 10,3 ± 6,7 (0 bis 18) Jahre.

2 Patienten fielen 1939 und 1951 einem hypoglykämischen Schock zum Opfer. In beiden Fällen scheint auslösend eine vorgängige exzessive körperliche Belastung (Bergtouren) gewesen zu sein.

9 Patienten starben zwischen 1930 und 1947 an Infektionskrankheiten (2 Patienten an Diphtherie) oder an einer Sepsis (2 Fälle einer otogenen Sepsis, einmal Sepsis nach Wangenphlegmone und einmal nach Glutealphlegmone). 1 Patient starb 1945 nach einer akuten Enterokolitis, 1 Patient an einer chronisch-gangränisierenden Pneumonie. Das Sterbealter dieser Patienten betrug 19,6 ± 7,5 (5 bis 29) Jahre, die Diabetesdauer 12,0 ± 8,2 (0 bis 21) Jahre.

Tabelle 2. *Angiopathiehäufigkeit des Krankengutes*

Beobachtungs-jahr	Zahl der Beobachtungen	Zahl der angiologisch Untersuchten	Patienten mit Angiopathie
		Verstorbene	
1925	1	–	–
1926–1935	8	2	–
1936–1950	37	11	2
1951–1970	21	19	19
		Lebende	
1971	24	21	21
Gesamt	91	53	42

Bei 13 Patienten, die zwischen 1931 und 1956 im Alter von 24,0 ± 4,9 (16 bis 33) Jahren nach einer mittleren Diabetesdauer von 15,0 ± 6,0 (7 bis 27) Jahren verstarben, war die Todesursache eine kavernöse Lungentuberkulose, die dreimal durch eine Kehlkopftuberkulose und bei 3 Patienten durch eine Darmtuberkulose kompliziert war.

Die Todesursache „Nierenversagen" tritt im Krankengut erstmals 1941 bei einem 19jährigen Patienten, der nach 10jähriger Diabetesdauer nach Nephrektomie der einen, an einer Pyonephrose der zweiten Niere verstarb, in Erscheinung. Schweren Harntraktinfekten mit terminalem Nierenversagen fielen 2 weitere Patienten zum Opfer. Seit 1951 starben 11 Patienten an einer diabetischen Nephropathie, wobei eine Kimmelstiel-Wilson-Läsion histologisch bei 6 Fällen nachgewiesen werden konnte. Die Diabetesdauer der Patienten mit Kimmelstiel-Wilson-Syndrom betrug 20 bis 41 Jahre, die der Gesamtgruppe 26,7 ± 9,8 (10 bis 41) Jahre, das mittlere Lebensalter 34,3 ± 3,7 (19 bis 47) Jahre.

4 Patienten starben an arteriosklerotischen Gefäßkomplikationen, 2 an Myokardinfarkt, 1 Patient an einer dekompensierten koronarsklerotischen Myokardiopathie und 1 Patient an Gehirnschlag. Das Lebensalter der Gruppe betrug 43,5 ± 9,6 (33 bis 56) Jahre, die Diabetesdauer 34,3 ± 6,6 (27 bis 43) Jahre.

1 Patient starb im 49. Lebensjahr nach 39 Jahren Diabetesdauer an einem Kollum-Karzinom, 4 Patienten sind im Zweiten

Tabelle 3. *Mikroangiopathiefrequenz und Diabetesdauer*

		Diabetesdauer (Jahre)		
		−15	16–30	31–50
Verstorbene				
mit Angiopathie	21	1	14	6
ohne Angiopathie	11	6	3	2
Lebende				
mit Angiopathie	21	–	–	21
ohne Angiopathie	–	–	–	–
Gesamt	53	7	17	29
mit Angiopathie	42	1 (14 %)	14 (82 %)	27 (93 %)

Weltkrieg gefallen bzw. im KZ umgekommen. 1 Patient starb im Alter von 9 Jahren nach 6jähriger Diabetesdauer im Coma hepaticum, 1 Patient im Alter von 38 Jahren nach 26jähriger Krankheitsdauer im Anschluß an eine Magenoperation.

Die Angiopathiehäufigkeit bei den Verstorbenen, getrennt nach Todesjahr, bei den Lebenden mit Stichtag 1. Januar 1972, zeigt die Tab. 2.

Von 91 Patienten unseres Krankengutes wurden 53 (58 %) auf Gefäßkomplikationen untersucht. Bei 42 Patienten (79 % der Untersuchten) fand sich eine Angiopathie.

Die Auftrennung nach Krankheitsdauer ergibt eine Mikroangiopathiefrequenz von 14 % bis zu 15 Jahren Diabetesdauer, von 82 % von 16 bis 30 Jahren und von 93 % bei einer Diabetesdauer von 31 bis 50 Jahren (Tab. 3).

Die Schwere der Gefäßläsionen zeigt Tab. 4.

28 % aller angiologisch Untersuchten und 36 % der Angiopathiefälle zeigten eine minimale Retinopathie, 32 bzw. 40 % eine einfache und 19 bzw. 24 % eine proliferative Retinopathie.

Die 26 Neuropathiefälle des Krankengutes betrafen 20 leichte und 6 schwere progrediente Formen.

Von den 11 Patienten mit Nephropathie wurde bei 6 histologisch eine diabetische Glomerulosklerose nachgewiesen.

Über die Formen der arteriosklerotischen Verschlußkrankheit an Gehirn-, Herz- und Extremitätenarterien im Krankengut gibt Tab. 5 Auskunft.

Tabelle 4. *Erscheinungsformen und Schweregrade der Mikroangiopathie*

	Verstorbene			Lebende
Diabetesdauer	bis 15	16–30	31–43	41–50
Retinopathie				
minimale R.	1	1	–	13
einfache R.	–	8	3	6
proliferative R.	–	5	3	2
Neuropathie				
leichte N.	?	?	?	20
schwere progrediente N.	?	1	4	1*
Nephropathie**	–	8 (5)	3 (1)	–

* Fall einer kombinierten Alkoholpolyneuritis.
** Zahlen in Klammer: histologisch verifizierte Kimmelstiel-Wilson-Läsion.

Tabelle 5. *Erscheinungsformen der Arteriosklerose*

	Verstorbene			Lebende
Diabetesdauer	bis 15	16–30	31–43	41–50
Zerebraler Insult	–	2	3	–
Myokardinfarkt und schwere Koronarsklerose	2	–	4	4
Obliterierende Arteriosklerose der Beinarterien	–	2	2	4

Bei 5 Fällen (9 % der angiologisch Untersuchten) fanden sich klinisch oder autoptisch Hinweise für eine Zerebralsklerose, zum Teil mit Insult, 10 (19 %) zeigten eine schwere Koronarsklerose, mit oder ohne Myokardinfarkt, 8 (15 %) eine obliterierende Extremitätenarteriensklerose mit oder ohne Gangrän.

Diskussion

Von den in der Vorinsulinära an der Wiener Kinderklinik behandelten diabetischen Kindern [40] erlebte nur ein einziges, die heute noch lebende B. A. (Tab. 6, Nr. 1), die Insulinära. Alle übrigen Kinder waren schon nach wenigen Wochen oder Monaten Diabetesdauer, seltene Ausnahmen nach 2 bis 3 Jahren, verstorben. Ähnliche Erfahrungen mußten auch andere europäische Autoren machen [33]. Lediglich der Joslinschen Schule [30] war es in der Zeit von 1914 bis 1922 durch konsequente Anwendung der Allenschen Hungerkur gelungen, ein Drittel ihrer Patienten in die Insulinära hinüberzuretten.

Obwohl die Insulinversorgung in den Jahren 1923 und 1924 noch lückenhaft und die erhältlichen Rohextrakte infolge der hohen Verunreinigungen nicht ungefährlich waren, ging in den ersten Behandlungsjahren kein einziges Kind verloren. Bereits 1924 konnten Priesel und Wagner [38] ihre Erfahrungen an den ersten 5 Kindern, 1926 [39] an 39 Fällen in einer ausführlichen Publikation niederlegen. Der Fall B. A. hatte damals 4 Jahre überlebt – „eine Rekordziffer für Diabetes" [51].

Die sorgfältige Führung der diabetischen Kinder in der ersten Insulinära an der Klinik [die mittlere Aufenthaltsdauer betrug in diesen Jahren 18 (!) Monate] und exquisite außerklinische Betreuung durch die 1924 gegründete Diabetikerambulanz, fand ihren sichtbaren Niederschlag in einer für den europäischen [44, 50] und amerikanischen [10, 14] Standard beispielhaften Senkung der Diabetesmortalität (Mortalitätsrate bis 1935 10 %, fast keine Komatodesfälle, keine Todesfälle an Insulinreaktionen), darüber hinaus im völligen Fehlen gröberer Wachstumsretadartionen, die in anderen repräsentativen Kollektiven, wie etwa denen von Joslin [6], Fanconi [47] und Joos und Johnston [12] fast 15 % der Patienten betraf. Die einzige beobachtete verzögerte Pubertätsentwicklung [35] ließ sich nach exakter Therapie [36] völlig beheben.

Bis zum Jahre 1935, dem Ende der „Alt-Insulinära", waren nur wenige Patienten verstorben; je zur Hälfte am Koma und an Infekten. Insbesondere die Tuberkulose sollte bis zu Beginn der antibiotischen Ära nach Ende des Zweiten Weltkrieges eine der führenden Todesursachen unseres Krankengutes werden. Ein ähnlicher Trend war auch in amerikanischen [10, 11, 13–15, 54, 55] Publikationen zu beobachten, in denen allerdings die Tuber-

Tabelle 6. *Die ältesten Fälle der Klinik**

Fall-Nr.**	Initialen, Geschlecht und Geburtsdatum			Klinikeintritt	Schicksal des Kindes, Letztbefund 1971 bzw. Todesursache
1	B. A.,	w,	05 07 09	13. 10. 1922	leichte Mikroangiopathie
2	G. F.,	w,	03 08 19	14. 8. 1923	† 1923, kavernöse Oberlappen-TBC
3	M. E.,	m,	03 09 17	24. 11. 1923	minimale Mikroangiopathie
4	P. F.,	m,	18 07 10	4. 2. 1924	minimale Mikroangiopathie
5	O. O.,	m,	18 02 10	4. 2. 1924	†1931, kavernöse Phthise
6	S. L.,	m,	30 09 11	12. 2. 1924	† 1967, zerebraler Insult
7	S. G.,	w,	09 05 11	18. 2. 1924	leichte Mikroangiopathie
8	H. S.,	w,	02 12 12	15. 3. 1924	minimale Mikroangiopathie
9	M. E.,	w,	19 11 11	24. 4. 1924	schwere Mikroangiopathie
10	K. K.,	w,	12 11 12	20. 5. 1924	schwere Mikroangiopathie
11	R. F.,	m,	06 02 21	19. 7. 1924	† 1959, Myokardinfarkt ?
12	Z. J.,	w,	12 08 11	5. 9. 1924	† 1925, Koma
13	Z. H.,	w,	07 06 12	15. 9. 1924	† 1961, Uteruskarzinom
14	H. K.,	m,	10 02 18	17. 10. 1924	† 1965, Urämie bei Pyelonephritis
15	L. L.,	w,	03 09 14	14. 11. 1924	verschollen
16	W. W.,	m,	01 04 13	20. 11. 1924	† 1942, kavernöse Phthise

* Siehe auch Abb. 1.
** Die Fall-Nrn. sind identisch mit den von Priesel und Wagner in ihrer Publikation 1926 [39] angegeben.

kulosesterblichkeit wohl infolge der günstigeren Ernährungsverhältnisse während der Kriegszeit nicht jene Ausmaße annahm, wie in unserem Krankengut.

Während im Joslinschen Krankengut [15] zu Ende des Zweiten Weltkrieges das Koma auf 8,8 % aller Todesursachen absank, stieg in unserem Krankengut in den 5 Jahren zwischen 1941 und 1946 durch die kriegsbedingten Versorgungsschwierigkeiten mit Insulin die Komamortalität sprunghaft an. In diesen Jahren war die Zahl der Koma-Todesfälle doppelt so hoch als in den ersten 2 Jahrzehnten der Insulinbehandlung zusammengenommen.

Eine noch weit höhere Koma-Mortalität in der Kriegs- und Nachkriegszeit hatten Krainick und Struwe [27] in einer westdeutschen Sammelstatistik. In Österreich konnte die Basisversorgung mit Insulin bereits kurz nach Kriegsende wieder gewährleistet werden. Seit 1946 ist auch kein einziges Kind mehr dem Insulinmangel zum Opfer gefallen. In ähnlicher Weise sank durch Antibiotika und Tuberkulostatika die Sepsis- und Tuberkulosemortalität in der Nachkriegszeit. Der letzte Todesfall an Sepsis war im Jahr 1950, der letzte an Tuberkulose 1956 zu verzeichnen.

Vaskuläre Spätkomplikationen in Form der diabetischen Retinopathie, Neuropathie und Nephropathie sind in unserem Krankengut relativ spät und im Vergleich zu anderen Patientenkollektiven in geringerem Ausmaß in Erscheinung getreten. Die ersten Beobachtungen über diabetische Gefäßschäden an zuckerkranken Kindern stammen aus dem Krankengut von Joslin der Dreißigerjahre [55]. Bereits 1942 mußte Eisele [6] anläßlich einer Nachuntersuchung an Kindern aus der Vorinsulinära feststellen, daß über die Hälfte der Patienten nach 20jähriger Krankheitsdauer eine diabetische Retinopathie und einige Fälle Nierenläsionen und Neuropathien aufwiesen. Die lebensverkürzende Rolle der diabetischen Nephropathie wurde mit aller Deutlichkeit zuerst im Krankengut von Fanconi [47] offensichtlich. Zahlreiche Untersuchungen seit 1945 [3, 9, 11, 12, 15, 16, 28, 45, 56, 59, 60] haben die deletäre Rolle der Nephropathie bestätigt.

Die diabetische Angiopathie fehlt im eigentlichen Kindesalter [58]. Sie ist noch in der Adoleszenz selten [6, 8, 10, 58] und tritt erst mit zunehmender Krankheitsdauer [6, 17, 21, 57, 58] auf. Namentlich in der Strecke zwischen 15 und 20 Jahren Diabetesdauer kommt es zu einer deutlichen Zunahme der Häufigkeit [15, 17, 57, 58]. Die Nephropathie ist die Haupttodesursache diabetischer Kinder in der Mittelstrecke bei etwa 20jähriger Diabetesdauer [54, 56] und wird erst bei über 30jähriger Krankheitsdauer [57] von der Arteriosklerose (vor allem der Koronarsklerose) als Todesursache überflügelt.

Im eigenen Krankengut fanden sich schwere diabetische Angiopathien bei 15 Patienten, und zwar bei 12 Verstorbenen und 3 Lebenden (Tab. 4). Von den 11 Todesfällen an Nephropathie waren 8 noch vor Vollendung des 30. Diabetesjahres verstorben. 5 Fälle boten gleichzeitig eine proliferative Retinopathie, zum Teil mit Erblindung. Die Gesamthäufigkeit der schweren Formen der Mikroangiopathie der 32 Toten (Nephropathie 34 %, proliferative Retinopathie 25 %, schwere progrediente Neuropathie 16 %) und 21 Lebenden (Nephropathie 0, proliferative Retinopathie 10 %, schwere progrediente Neuropathie 5 %) ist im Vergleich zu anderen Kollektiven kindlicher Langzeitdiabetiker gering. White und Graham [58] geben für das Bostoner Krankengut eine Nephropathiehäufigkeit von 1,5 % bei 10jähriger, von 18 % bei 20jähriger, 39 % bei 30jähriger und 63 % bei über 35jähriger Diabetesdauer an. Für die proliferative Retinopathie nennen sie eine Häufigkeit von 60 % bei über 30jähriger Krankheitsdauer. Knowles [17] gibt bei 30jähriger Diabetesdauer eine Erblindungsrate von ungefähr 30 % an. Während leichte stationäre Neuropathien [23, 30] schon bei relativ kurzer Diabetesdauer beobachtet werden können, sind sogenannte progrediente Formen [16, 23, 47], eventuell in Kombination mit autonomen Neuropathien, immer nur bei Langzeitdiabetikern zu beobachten. Dem Schweregrad der begleitenden Neuropathie kommt dabei nach unseren eigenen Erfahrungen [21] eine prognostische Aussagekraft zu.

Ähnlich wie in anderen Kollektiven [15–17] war in unserem Krankengut in den letzten 2 Jahrzehnten eine Zunahme der Arteriosklerose beobachtet worden. Doch liegt die Mortalitätsrate an Myokardinfarkt oder koronarsklerotischen Myokardiopathien relativ niedrig, für die z. B. White [56, 57] eine Häufigkeit von 31 % nach 20jähriger und von 52 % nach über 30jähriger Diabetesdauer angibt.

Erstaunlich viele Patienten (Tab. 4), darunter auch solche aus der allerersten Behandlungsperiode (Tab. 6), haben nun eine 40- bis 50jährige Diabetesdauer ohne gröbere Schädigungen überlebt. Erst kürzlich hat Shepherd [49] auf die Seltenheit [1, 5] solcher Beobachtungen hingewiesen.

Langzeitverläufe bei Diabetikern mit geringen Gefäßkomplikationen wurden in jüngerer Zeit aus der Joslin-Klinik [2, 46, 48] berichtet. Es handelte sich dabei um Fälle, die bis zum 25. Jahr der Diabetesdauer völlig komplikationsfrei geblieben waren. Diese und ähnliche Fälle [1, 4, 24, 31] werfen die Frage nach den Ursachen dieser relativen Komplikationsfreiheit auf.

Während in den fünfziger Jahren die Diskussion sich nur an der Frage kontrollierte Diät [59, 60] oder freie Kost [28, 29] entzündete, wurde später neben der Diät auch den verwendeten Insulinarten (lange Behandlungsdauer mit Alt-Insulin [2, 31, 48]) sowie genetische Faktoren (Langlebigkeit der Eltern [2, 48]) an der Verhinderung bzw. Postponierung von Spätkomplikationen eine entscheidende Bedeutung zugeschrieben.

Uns erscheint wie so vielen anderen Autoren [2, 4, 9, 12, 16, 18, 31, 48, 59, 60] zu ihrer Vorbeugung die möglichst exakte

Diabeteskontrolle von wesentlicher Bedeutung. Solange wir nicht über Insuline verfügen, die die Stoffwechselkontrolle automatisch erzielen, wird das diabetische Kind bei allen Fortschritten in der Therapie sich größter Disziplin unterwerfen müssen. Wir müssen zugeben, daß wir letzten Endes auch 50 Jahre nach der Entdeckung des Insulins die Ursache für das Entstehen diabetischer Spätkomplikationen noch immer nicht kennen. Die Sätze, die Richard P r i e s e l [37] vor 20 Jahren geschrieben hat, haben daher heute noch volle Gültigkeit:

„Diese vor 30 Jahren an Diabetes Erkrankten standen seinerzeit in jahrelanger stationärer Überwachung an der Pirquetschen Klinik, wodurch eine nachhaltige Erziehung und Schulung ermöglicht wurde, die dazu führte, daß sich die meisten dieser Patienten auch späterhin ständig selbst mit gutem Erfolg um die Aufrechterhaltung einer gut kompensierten Stoffwechsellage bemühen konnten. Eben darauf kommt es zweifellos an."

Frau Dr. Trude R o h r a c h e r danken wir für wertvolle Hinweise.

Literatur

1. Blöch, J. Korp, W.: Wien, klin. Wschr. *75*, 378–380 (1963).
2. Chazan, B. I., Balodimos, M. C., Ryan, J. R., Marble, A.: Diabetologia *6*, 565–569 (1970)
3. Chute, A. L.: Amer. J. Dis. Childr. *75*, 1–10 (1948).
4. Constam, G. R.: Méd. et Hyg. *26*, 1036–1037 (1968).
5. Csapó, G. Hódi, M.: Med. Klin. *62*, 871–873 (1967).
6. Eisele, H. E.: J. Amer. med. Ass. *120*, 188–190 (1942).
7. Fischer, F.: Bericht d. Ophthalm. Ges. *69*, 81–86 (1968).
8. Imerslund, O.: Acta Pediatrica *49*, 243–248 (1959).
9. Jackson, R. L., Hardin, R. O., Walker, G. L., Hendricks, A. D., Kelly, H. G.: Pediatrics *5*, 959–970 (1950).
10. John, H. E.: J. Pediatr. *6*, 211–225 (1935).
11. John, H. E.: J. Pediatr. *35*, 723–744 (1949).
12. Joos, T. H., Johnston, J. A.: J. Pediatr. *50*, 133–137 (1957).
13. Joslin, E. P.: J. Amer. med. Ass. *88*, 28–31 (1927).
14. Joslin, E. P.: Ann. int. Med. *II*, 1348–1353 (1938).
15. Joslin, E. P., Wilson, J. L.: Brit. Med. J. *11*, 1293–1296 (1950).
16. Kerr, R. B., Brown, G. D., Kalant, N.: Canad. M. A. J. *66*, 97–104 (1952).
17. Knowles, H. C., jr.: Long-term juvenile diabetes mellitus and unmeasured diet. In: Diabetes, Proceedings of the Seventh Congress of the International Diabetes Federation. Buenos Aires 1970 (Rodriquez, R. R., Vallance-owen, J., Hrsg.). Excerpta media *1971*, 209–215.
18. Knowles, H. C., jr., Guest, G. M., Lampe, J., Kessler, M. Skillman, T. G.: Diabetes *14*, 239–273 (1965).

19. Korp, W.: Der Diabetesverlauf des ersten insulinbehandelten Kindes an der Wr. Kinderklinik. Mitteilung in der Österr. Gesellschaft für Kinderheilkunde am 11. Juni 1963.
20. Korp, W.: 40 Jahre Insulintherapie in Österreich. Mitteilung in der Gesellschaft der Ärzte Wien am 21. Juni 1963.
21. Korp, W.: Klinik und Verlauf der diabetischen Mikroangiopathie am Beispiel des jugendlichen Diabetes. Referat in der gemeinsamen Sitzung der österreichischen Arbeitsgemeinschaft für Angiologie und der österreichischen Diabetesgesellschaft am 4. Dezember 1971.
22. Korp, W., Lenhardt, A., Levett, R. E., Neubert, J.: Wien. klin. Wschr. *83*, 814–817 (1971).
23. Korp, W., Levett, R. E., Summer, K.: Verhandl. Deutsch. Ges. inn. Med. *72*, 1165–1167 (1966).
24. Korp, W., Nobis, H.: Jugendliche Diabetiker aus der ersten Insulinära. 5. Kongreß der Deutschen Diabetesgesellschaft, Bad Godesberg, 1970.
25. Korp, W., Statz, H.: Mortalität und Todesursachen diabetischer Kinder. 4. Kongreß der Deutschen Diabetesgesellschaft, Ulm, 1969.
26. Korp, W., Weikmann, E.: Sozialmedizinische Probleme des jugendlichen Diabetikers im Erwachsenenalter. In: Die Betreuung des diabetischen Kindes. Arbeitstagung der Deutschen Diabetesgesellschaft. Ausschuß Pädiatrie (Hungerland, H., Hrsg.). Beihefte zum Arch. Kinderheilk. *58*, 53–58 (1968).
27. Krainick, H. G., Struwe, F. E.: Deutsch. med. Wschr. *85*, 1632–1640 (1960).
28. Larsson, Y., Lichtenstein, A., Ploman, K. G.: Diabetes *1*. 449–458 (1952).
29. Larsson, Y., Sterky, G., Christiansson, G.: Acta Pädiatr. *51*, (Suppl. 130), 1–76 (1962).
30. Lawrence, D. G., Locke, S.: Brit. Med. J. *I*, 784–785. (1963).
31. Lawrence, R. D.: Brit. Med. J. *II*, 1624–1625 (1963).
32. Lesky, E.: Österr. Ärztezeitung *27*, 242–244 (1972).
33. Noorden, C.: Diabetes mellitus. In: Handbuch der Kinderheilkunde (Pfaundler, M., Schlossmann, A., Hrsg.), 2. Aufl., S. 117–123. Leipzig: F. C. W. Vogel. 1910.
34. Pollak, L.: Wien. klin. Wschr. *37*, 55–60 (1924).
35. Priesel, R.: Wien. klin. Wschr. *48*, 1503–1506 (1935).
36. Priesel, R.: Zschr. Altersforschg. *1*, 310–324 (1939).
37. Priesel, R.: Wien. klin. Wschr. *67*, 665–666 (1955).
38. Priesel, R., Wagner, R.: Zschr. Kinderheilk. *38*, 103–117 (1924).
39. Priesel, R., Wagner, R.: Ergebnisse inn. Med. und Kinderheilk. *30*, 537–730 (1926).
40. Priesel, R., Wagner, R.: Zschr. Kinderheilk. *46*, 62–104 (1928).
41. Priesel, R., Wagner, R.: Zschr. Kinderheilk. *48*, 516–551 (1929).
42. Priesel, R., Wagner, R.: Therapie d. Gegenw. 1930, 1–9.
43. Priesel, R., Wagner, R.: Die Zuckerkrankheit und ihre Behandlung im Kindesalter. Leipzig: G. Thieme. 1932.
44. Püschel, E.: Med. Welt 1940, 1090–1092.
45. Rohracher, T.: Spätschicksale zuckerkranker Kinder. Wien: Maudrich. 1951.
46. Root, H. F., Barclay, P. B.: J. Amer. med. Ass. *161*, 801–806 (1956).
47. Rosenbusch, H.: Prognose und Spätkomplikationen des Diabetes im Kindesalter. Basel–New York: Karger, 1945.
48. Ryan, J. R., Balodimos, M. C., Chazan, B. I., Root, H. F., Marble, A., White P., Joslin, A. P.: Metabolism *19*, 493–501 (1970).

49. Shepherd, G. R.: Arch. Int. Med. *128*, 284–290 (1971).
50. Trusen, M., Walenta, E.: Mschr. Kinderheilk. *51*, 15–21 (1931).
51. Wagner, R.: Wien. klin. Wschr. *39*, 581 (1926).
52. Wagner, R.: Wien. klin. Wschr. *46*, 602 (1933).
53. Wagner, R.: Österr. Ärztezeitg. *26*, 1501–1507 (1971).
54. Warren, S., Le Compte, P. M., Legg, M. A.: The pathology of diabetes mellitus, 4. Aufl. Philadelphia: Lea & Febiger. 1966.
55. White, P.: J. Amer. med. Ass. *95*, 1160–1162 (1930).
56. White, P.: Diabetes *5*, 445–450 (1956).
57. White, P.: Diabetes *9*, 345–355 (1960).
58. White, P., Graham, Ch. A.: The child with diabetes. In: Joslin's Diabetes mellitus, 11. Aufl. (Marble, A., White, P., Bradley, R. F., Krall, L. P., Hrsg.), S. 339. Philadelphia: Lea & Febiger. 1971.
59. Wilson, J. L., Root, H. F., Marble, A.: Amer. J. med. Sci. *221*, 479–489 (1951).
60. Wilson, J. L., Root, H. F., Marble, A.: Diabetes *1*, 33–36 (1952).

Aus: *Wiener Klinische Wochenschrift 85 (1973) 385–390.*

Die Anfänge der Diabetesgesellschaft in England

Von ROBERT DANIEL LAWRENCE

„Die Liebe zum Geld ist die Wurzel allen Übels", sagt der Prophet. Doch der Bedarf an Geld für einen guten Grund kann ein mächtiger Anreiz sein; dies führte in der Tat zu den Anfängen *der* Diabetesgesellschaft im Jahre 1933. Ich entschuldige mich nicht für diesen Namen, denn es war damals die erste und einzige Gesellschaft, obwohl sich solche Organisationen heute überall ausgebreitet haben. Wirklich war es das erste Mal, daß sich eine Körperschaft aus Menschen, die an einer Krankheit litten, zur gegenseitigen Hilfeleistung zusammenschlossen. Ich habe die Hoffnung, daß man mir vergibt, wenn ich bei dieser Geschichte persönlich werde. In London wie überall anderswo hat das Insulin um 1931 einen lebenden, wachsenden „Schneeball" aus überlebenden Diabetikern „ins Rollen gebracht". Am King's College Hospital habe ich sie selbst in unserem kleinen biochemischen Labor betreut. Sie nahmen so ausgedehnt die leeren Sitzplätze ein, daß sie drohten, die Bunsenbrenner und all unsere Routinearbeit zu ersticken. Unser durch Spenden unterhaltenes Krankenhaus konnte kein Geld für die Errichtung einer neuen Station sparen, daher begann ich damit, Geld von einigen meiner reichen und freigiebigen Diabetiker für eine neue Diabetesstation zu sammeln. Unter diesen ging ich auch auf den großen Schriftsteller H. G. Wells zu, der sich nicht als so wohlhabend einschätzte, wie ich erwartet hatte; er bot mir an, einen Bittbrief an die *Times* zu schreiben. Interessant ist, daß dies die erste öffentliche Verlautbarung über die tiefe Schuld war, die die Diabetiker hinsichtlich des Fortschritts in der Behandlung und der Entdeckung des Insulins verspürten. Ich werde Teile der Bittschrift von Wells zitieren.

Die besondere Gemeinschaft der Diabetiker

Sehr geehrte Herren, – Darf ich es mir erlauben, über Ihre Zeitungsspalten einen Appell zu richten, nicht an all Ihre Leser, sondern an einen gesonderten Prozentsatz von ihnen: die Diabetiker, die noch vor 12 Jahren „unter Diabetes gelitten" haben dürften?

„Ungefähr hunderttausend Menschen, die diese Anfälligkeit ihrer Physiologie aufweisen, leben heute aktiv und glücklich, dank entweder einer wissenschaftlich geregelten Diät oder durch den Einsatz des Insulin. Viele von ihnen – viele von uns, um persönlich zu sprechen, – würden entweder langsam und auf unangenehme Weise sterben oder bereits tot sein, wenn da nicht die Arbeit einer kleinen Gruppe von Forschern und Praktikern wäre, die diese besondere Fehleinstellung unter Kontrolle gebracht haben, und niemand unter uns kann etwas anderes als die lebhafteste Dankbarkeit für diese Arbeit empfinden."

„Es ergibt sich hier die Gelegenheit, diese Dankbarkeit auf eine sehr direkte und wirksame Weise auszudrücken. Wir können zur Forschung beitragen, die weiterhin die sehr präzise und schöne Behandlung verbessert, durch die wir wieder zum Normalzustand zurückgebracht wurden, und wir können zur Ausbreitung ihrer Wohltaten bei vielen Mitdiabetikern beitragen, die nicht so gut daran sind wie wir selbst und die sonst ihre Arbeit und ihre selbständige Lebensführung aufgeben müßten."

„Ich schlage vor, daß es zukünftig für die erwählte Gruppe der dankbaren Diabetiker, an die ich appelliere, so sein müßte, daß diese sich selbst zum Wohl unserer Gemeinschaft eine Steuer auferlegen. Wenn 40 von uns jeweils 20 Pfund abgeben würden, wäre das Ziel schon erreicht. Wenn ich an die Erleichterung denke, die uns unsere Therapie gebracht hat, und an die wahre Belebung, die stützende Wirkung, an die klare und vernünftige Disziplin, erscheinen mir 20 Pfund als eine kleine Summe. Wenn ich die Sache überdenke, bin ich tatsächlich ein wenig überrascht, daß wir nicht bereits eine Diabetesgesellschaft gebildet haben, um diesen wohltuendsten Zweig der medizinischen Wissenschaft, dem wir unser Leben verdanken, zu überwachen und auszuweiten. Ich möchte jedoch nicht meine Phantasie bis zum „Jährlichen Dinner der Diabetesveteranen" ausschweifen lassen oder zur organisierten Propaganda für unsere schlichten Bedürfnisse

bei Köchen und Hotel- und Restauranteigentümern. Die
direkt vor Augen liegende Aufgabe ist es, 800 Pfund zu sammeln, und ich werde sehr froh sein, von meinen Diabetiker-
freunden zu hören, die gewillt sind, mir auf jede mögliche
Weise beim Sammeln dieser nicht sehr bedeutenden Summe
zu helfen. Die Teilnahme freundlich gesonnener Nichtdiabetiker wird keine Ressentiments hervorrufen. Rat und Vorschläge dürfen uneingeschränkt angeboten werden. Der
Betrag von 20 Pfund ist bloß zur Veranschaulichung genannt
worden. Schecks sind bitte auszustellen an: „H. G. Wells Dia-
bitic a/c", King's College Hospital, S. E. 5."

Hochachtungsvoll,
Ihr H. G. Wells

Durch diesen Brief wurde genug Geld von etwa 30 Abonnen-
ten für unsere direkten Krankenhauszwecke gesammelt, und es
wurde der Gedanke an eine Gesellschaft der Diabetiker zur
Selbsthilfe in sozialen Angelegenheiten und zur Sammlung von
Forschungsgeldern, was wirklich mein Hauptanliegen war, fest
verankert. Dies war der Anfang unserer Diabetesgesellschaft,
und die Bewegung wurde bald bei unserem jährlichen Kranken-
hausdinner ins Leben gerufen, bei dem wir als Diabetiker-Mit-
glieder unsere besondere Vorzugskost zu uns nahmen und die
Idee besprachen.

Als nächstes suchten wir die Anteilnahme verschiedener speziell interessierter Ärzte, und die Bewegung begann mit ihnen
und den von ihnen zugeführten Patienten fast in ganz London.
Ich spielte mein Interesse am Beginn der Bewegung herunter,
ein Interesse, das wirklich altruistischer Natur war, was aber
auch (da ich selbst Diabetiker war) hätte als „Lawrence-
Masche" angesehen werden können, was in einigen Kreisen
durchaus geäußert wurde.

Ich werde nie das erste Treffen von gut 50 ernsthaften Leuten
in Well's Wohnung vergessen, Diabetiker aus allen Lebensberei-
chen. Wir wußten, wir wollten etwas Gutes und Wichtiges für
das Leben der Diabetiker und den Fortschritt des Wissens erreichen. Aber wie und wo und was – das lag noch vage und zaghaft
in unseren Gedanken. Allerdings gründeten wir an Ort und
Stelle eine Diabetesgesellschaft mit Wells als Präsidenten,
einem Werbefachmann als Geschäftsführer, einem Buchhalter
als Kassenführer, einem kleinen Beirat von nicht medizinisch

ausgebildeten Diabetikern und einigen Ärzten und beschlossen, ein Journal zur Vereinheitlichung und Ausbreitung unserer Anstrengungen herauszubringen, und zwar zuerst in den Diabeteskliniken, die im ganzen Land entstanden.

So begann es und breitete sich langsam, aber sicher aus, und unser vierteljährliches Journal umfaßte nützliche einfache Ratschläge für Patienten über Diät und Insulin. Bald wurde der Verein legal eingetragen als eine philanthropische, uneigennützige Gesellschaft, wodurch man die Einkommenssteuer umging und andere Privilegien erhielt. Grundsätzlich lag die Organisation und die Führung der Gesellschaft immer in den Händen von Nichtmedizinern, und unsere Satzung besteht auf dem Übergewicht von „Laiendiabetikern" im Vorstand über interessierte Ärzte, die ebenfalls mitarbeiten – nur ein Drittel des Gesamtvorstandes dürfen praktizierende Ärzte sein, die Honorare durch die Behandlung von Diabetikern einnehmen. Dies hat sich als eine sinnvolle Regelung erwiesen, die zu ändern wir niemals eine Veranlassung sahen. Die gemeinsame Arbeit von Ärzten und Laien blieb immer harmonisch koordiniert und ohne divergierende Spannungen und Ansprüche – vielleicht eine einzigartige Situation, und doch verbreitet genug durch die praktischen Kompromisse, die in diesem Land fest verankert sind, wenn gelegentlich divergierende Interessen aufeinanderstoßen.

Es war vielleicht in unserer Gesellschaft ein ungewöhnliches Merkmal, daß wir für relativ Reiche und Arme unterschiedliche Grade der Mitgliedschaft einführten. Erstere wurden Vollmitglieder mit Stimmrecht für einen Jahresbeitrag von einem Pfund (damals $ 5,–), die anderen zahlten zwei Schillinge ($ 0,50) für die Mitgliedschaft und die Zusendung des 1934 herausgegebenen vierteljährlichen Journals.

So sahen die Anfänge aus – im wesentlichen eine Gesellschaft für „Laiendiabetiker": als Hilfe bei ihren sozialen und persönlichen Problemen – doch nicht, um sie bei ihrer persönlichen Therapie zu beraten, was die Sache ihrer eigenen Hausärzte blieb, sondern um sie weiterzubilden und zu ermutigen, ein normales Leben ohne Einschränkungen durch ihre Krankheit zu führen und Invalidität zu verhüten, und um gegen langwährende Vorurteile bezüglich Beschäftigung und Versicherung zu kämpfen.

Seit dem frühen Beginn haben wir bei stetig wachsender Mitgliederzahl mehr und mehr erreicht. Vor dem Krieg boten wir in kleinem Rahmen Ferienheime für Kinder, die nun glücklich für gut 300 Kinder wiederaufgebaut wurden. Andere Tätigkeitsbereiche wurden mit zwei Rekonvaleszentenheimen für Männer und Frauen geschaffen. Für Kinder von 3 bis 16 Jahren, bei denen die fehlende Betreuung zu Hause in armen Familien Leben und Erziehung unmöglich machten, wurden fünf Erziehungsheime eröffnet. Kürzlich haben wir unsere Finanzen fast bis zum Bankrott strapaziert, indem wir ein Heim für ältere arme und alleinstehende Diabetiker errichteten. Und gegenwärtig versorgen wir verschiedene Krankenhauslaboratorien mit fünf jungen und aufgeschlossenen Forschern.

Doch nun genug von unseren gegenwärtigen Anstrengungen. Ich stand hier, um die Anfänge vor 20 Jahren zu schildern. Aber das Gefühl tut gut, daß das kleine Feuer, das wir entfachten, zur Gründung von Diabetesgesellschaften in der ganzen zivilisierten Welt führte und jüngst sogar zur International Diabetes Federation aller nationalen Gesellschaften, die dieses Jahr in Holland zusammentrat.

Aus: *Diabetes, Vol. 1 (1952) 420–421*

Die frühe Geschichte
der American Diabetes Association

Von Cecil Striker

Ich hatte die Ehre und das Privileg, mit dem Zusammenschluß und der ersten Zeit der American Diabetes Association engstens verbunden zu sein. Aufgrund der Tatsache, daß ich ihr erster Präsident und anschließend ihr Geschäftsführer für sieben aufeinanderfolgende Jahre war, erhielt ich die Gelegenheit, den blühenden Aufschwung dieser einzigartigen Organisation zu erleben.

Lassen Sie uns zurückgehen zum Frühjahr 1939, als sich eine kleine Gruppe von Ärzten an einem Mittagstisch in New Orleans trafen, wo sie an dem alljährlichen Symposium des American College of Physicians teilgenommen hatten. Einige von ihnen hatten Briefe ausgetauscht, da es keinen gemeinsamen Treffpunkt als Diskussionsforum für Männer gab, die an Diabetes interessiert waren. Es hatte eine ausgedehnte Korrespondenz stattgefunden, so daß der Boden bereitet war, den Aufbau einer solchen Organisation ins Werk zu setzen. Es müssen hier unbedingt Namen von Dr. Herman O. Mosenthal aus New York City, Dr. Joseph H. Barach von Pittsburgh, Dr. Joseph T. Beardwood, Jr., und Dr. E. S. Dillon von Philadelphia genannt werden sowie von einigen anderen, deren Namen man nicht geringschätzen sollte, die aber nicht vollständig festgehalten wurden. Nach diesem Symposium traf ich mit Dr. Mosenthal zusammen, um die spezielle Struktur bei der Organisation der American Diabetes Association zu entwerfen. Diese Struktur bestand darin, Repräsentanten aus den fünf bekannten, bereits existierenden lokalen Diabetesgesellschaften der Vereinigten Staaten zu gewinnen, und am 2. April 1940 wurde das erste Treffen eines offiziellen Komitees zur Gründung einer American Diabetes Association abgehalten. Verschiedene Ausschüsse wurden einberufen, und als ein Ergebnis der Aktivitäten dieser Startausschüsse wurde am 12. Juni 1940 in New York City eine zweite Konferenz abgehalten. Sechsundzwanzig Ärzte kamen hier zusammen. Anschließend wurden eine Reihe von Komitees erweitert sowie eine nationale Mitgliederliste erstellt. Dieser Zeitpunkt bietet sich dazu an, der Tätigkeit von Dr. Herman O. Mosenthal, Dr. Joseph H. Barach, Dr. Joseph T. Bearwood, Jr., und Dr. William H. Muhlberg große Anerkennung auszusprechen. Der Verfasser dieser Zeilen ist davon überzeugt, daß die American Diabetes Association ohne den weisen Rat dieser Männer und ohne ihre Arbeit und ihren unermüdlichen Enthusiasmus vielleicht nicht möglich gewesen wäre.

Das erste Jahrestreffen der American Diabetes Association wurde am 1. Juni 1941 in Cleveland, Ohio, abgehalten. Diejenigen unter uns, die aktiv bei der Gründung der Gesellschaft beteiligt waren, spürten, daß wir sehr glücklich darüber sein konnten, wenn wir 250 Personen dort zusammenbekommen würden, da ein sehr anziehendes Programm mit den wissenschaftlichen Beiträgen von Best, Joslin, Mosenthal und anderen zusammengestellt worden war. Zu unserem großen Erstaunen waren statt der erhofften 250 über 300 Ärzte anwesend. Dies zeigte uns, daß der Fortschritt und die Entwicklung der American Diabetes Association gesichert sein würde.

Wenn man die Unterlagen der frühen Geschichte der Gesellschaft durchsieht, wird man mit dem Problem konfrontiert, daß man interessante und wichtige Fakten vergessen hatte, aber ich möchte unter vielen bedeutenden Briefen vier besonders hervorheben, die von besonderem Interesse sein könnten. Ich zitiere:

Universität Toronto
Toronto 5, Canada

Abteilung für Physiologie   20. November 1940

Präsident Dr. Cecil Striker
American Diabetes Association
Cincinnati, Ohio.

Sehr geehrter Herr Doktor Striker,

ich freue mich sehr über den Erhalt Ihrer Briefe vom 16. November und nehme mit großem Vergnügen Ihre Einladung an, Ehrenmitglied der Amerikanischen Diabetesgesellschaft zu werden.

Ich bin dringend daran interessiert, in jeder nur möglichen Art unser Wissen über den diabetischen Zustand zu verbessern, und ich sehe erwartungsvoll nach Beendigung des Krieges der Erforschung zahlreicher Fragen entgegen. In der Zwischenzeit haben wir die Möglichkeit, eine kleine Arbeitsgruppe in diesem Bereich tätig sein zu lassen.

Mit allen guten Wünschen für den Erfolg der Gesellschaft, verbleibe ich hochachtungsvoll,

C. H. Best
Professor der Physiologie

Ich möchte nun einen zweiten Brief zitieren.

Universität Toronto
Toronto 5, Canada

Abteilung für Medizinische Forschung
Banting-Institut

20. November 1940

Dr. Cecil Striker
1019 Provident Bank Bldg.,
Cincinnati, Ohio

Sehr geehrter Herr Doktor Striker,

ich bedanke mich mit diesen Zeilen herzlich für ihren letzten Brief und die Ehre, daß Sie mit mir darüber sprachen und mich baten, ein Ehrenmitglied ihrer geplanten Diabetesgesellschaft zu werden.

Lassen Sie mich jedoch sagen, daß ich gegenwärtig einer so großen Anzahl von Organisationen angehöre, daß ich meinen Beitrag für Ihr Anliegen nicht leisten kann. Außerdem muß ich sagen, daß ich mich seit 1924 weder in der Praxis noch in der experimentellen Arbeit mit dem Diabetes beschäftigt habe. Aus diesen Gründen werden Sie sicher verstehen, daß ich mit der Annahme Ihres freundlichen Angebots zögere, da ich den Wunsch hege, aus Verantwortungen eher entlassen zu werden als noch zusätzliche verantwortliche Arbeit zu übernehmen.

Mit freundlichen Grüßen
F. G. Banting

Universität Toronto
Toronto 5, Canada

Abteilung für Medizinische Forschung
Banting Institut

2. Dezember 1940

Dr. Cecil Striker
1019 Provident Bank Bldg.,
Cincinnati, Ohio

Sehr geehrter Herr Doktor Striker,

Ihren Brief vom 28. November habe ich erhalten, und wenn
ich Sie auch wieder daran erinnern möchte, daß ich nicht das
Recht habe, in der in Ihrem Schreiben vorgeschlagenen Weise
geehrt zu werden, so würde ich doch meinen Namen herge-
ben, wenn es für Sie irgendeine Hilfe bedeuten würde, immer
vorausgesetzt, daß damit keine Verantwortung oder Arbeit
verbunden ist.

Mit freundlichen Grüßen
F. G. Banting

Ich möchte jetzt noch einen anderen Brief zitieren:

Die Diabetesgesellschaft
9, Manchester Square, London W. 1.

13. Januar 1942

149 Harley St.,
London W. 1
England

Sehr geehrter Herr Doktor Striker,

ich bin erfreut, von Ihnen zu hören, und der freundliche Kontakt, den Ihr Schreiben einleitet, ist unserer Gesellschaft
höchst willkommen. Man hat mich als den Vorsitzenden gebeten, Ihnen großen Respekt für die von Ihnen ausgedrückten
Gefühle zu übermitteln und die Hoffnung auszudrücken, daß
unsere zukünftige Zusammenarbeit eng und hilfreich sein

wird. Diabetes gibt es weltweit, seine fortschrittliche Therapie und Überwindung international und fordert Optimismus und nicht die Sterilisation. Das hört sich ganz nach einem Vorsitzenden an, nicht wahr?

Mein letzter Besuch in den Vereinigten Staaten (1936) war so erfreulich, daß der Gedanke an einen weiteren Besuch bei Ihrem Treffen im Juni 1942 kühne Träume von besseren Zeiten heraufbeschwört. Wie Sie sich vorstellen können, erscheint ein Besuch von mir oder irgendjemanden von uns unter den jetzigen Bedingungen unmöglich, doch wir hoffen, daß der Kongreß noch weitergehen und ein Erfolg werden wird. Hier erlebten wir Diabetiker angstvolle Zeiten wegen der Nahrungsmittel- und sogar der Insulinversorgung, doch Vorsorgemaßnahmen und besondere Absprachen, bei denen unsere Gesellschaft sehr helfen konnte, haben ernsthafte Härtefälle vermieden. Aufs Ganze gesehen waren die Diabetiker so gesund und so gut in Form wie gewöhnlich, und wir vertrauen darauf, daß der Krieg keine ernsten Schwierigkeiten auf Ihrer Seite des Atlantiks bringen wird.

Ich bin froh, sagen zu können, daß ich mich persönlich sehr wohl fühle und daß das Leben in London mit der Ruhe der letzten Zeit fast eintönig erscheint. Das Büro unserer Gesellschaft ist bombardiert worden, und doch vergrößern sich unsere Arbeit und die Mitgliederzahl von Jahr zu Jahr.

Wir sind hoch erfreut durch Ihren Brief und hoffen, daß unsere Kontakte wachsen und sich im Laufe der Jahre ausweiten werden. Wir sind froh, in jeder Weise Alliierte zu sein.

Mit den besten Wünschen
und freundlichen Grüßen
R. D. Lawrence

Man könnte während der frühen Entwicklung der Gesellschaft viele Ereignisse von menschlichem Interesse zusammenstellen. Manche von diesen sind von genügend Interesse und Wichtigkeit, um besondere Erwähnung zu verdienen. Durch die freundlichen Bemühungen des verstorbenen Dr. John R. Williams aus Rochester, New York, erhielt ich diese Mitteilung, die für sich selbst spricht:

United States Maritime Commission
Washington

24. Dezember 1946

Büro des Vorsitzenden
  The Honorable
James W. Wadsworth
House of Representatives

Sehr geehrter Herr Kongreßabgeordneter Wadsworth,

betr.: MS „Frederick Banting"
Hiermit bestätigen wir den Erhalt Ihres Schreibens vom 16. Dezember 1946, mit dem Sie sich nach dem MS „Frederick Banting" erkundigen.

Die „Frederick Banting" wurde der britischen Regierung nach dem Leih-Pacht-System am 30. Dezember 1943 geliefert. Seitdem war sie unter den Briten zu Häfen in Japan, China, Australien, Indien und im Mittelmeer unterwegs. Durch die letzten Informationen, die uns erreichten, erfuhren wir, daß sie Liverpool im 5. Dezember mit dem Ziel Halifax, N. S., verließ und wahrscheinlich nun im Hafen liegen wird.

Hochachtungsvoll
gez. W. W. Smith
Vorsitzender

Hier ist kein Kommentar erforderlich.
Bald nach den frühen wissenschaftlichen Treffen bildeten sich zahlreiche Komitees. Die Interessen und Aktivitäten dieser Komitees zielten immer auf den Nutzen des diabetischen Patienten ab. Die Ausschüsse untersuchten verschiedene Probleme, wie Kurpfuscherarzneien, Verbesserung des Insulins, Errichtung von Sommerlagern für diabetische Kinder, statistische Untersuchungen zur Sicherung von größerer Information über Prävalenz und Komplikationen des Diabetes und in den ersten Jahren des II. Weltkriegs den Entwurf von Erkennungsmarken für Diabetiker, die im Katastrophenfalle benutzt werden sollen, und die Frage der Gründung von Laiendiabetiker-Verbänden, in denen die Probleme der Patienten auf eigenen Treffen besprochen werden konnten.

In den frühen Tagen, als der Krieg in vollem Gange war, nahm sich die American Diabetes Association ein Beispiel an den Aktivitäten der British Diabetes Association. Deren Erfahrung war von großem Nutzen für uns in Bezug auf die Verteilung des Insulins, Vorsorge für die Notfallbehandlung von Diabetikern und die Ausgabe angemessener Rationen. Wir sprechen unsere Anerkennung aus für die Lehren, die wir von ihnen erhalten haben, und danken dafür.

Wahrscheinlich war eines der größten Ereignisse in der Geschichte der American Diabetes Association das Gedächtnissymposium unter der gemeinsamen Schirmherrschaft der Universität Toronto und der American Diabetes Association am 16.–18. September 1946 in Toronto, Canada, anläßlich des 25. Jahrestages der Entdeckung des Insulins. Dieses Treffen brachte viele der führenden, an Diabetes interessierte Männer zusammen. Es blieb darin ohne Parallele, daß die einzigen fehlenden Mitglieder unter den frühen Forschern auf diesem Gebiet Sir Frederick Banting und Professor J. J. R. Macloed waren. Unter den Anwesenden waren Prof. C. H. Best, Prof. J. B. Collip, die Doktoren Walter R. Campbell, A. A. Fletcher, Russell M. Wilder, Seale Harris, Elliott P. Joslin, Rollin T. Woodyatt sowie Dr. R. D. Lawrence aus London, Dr. H. C. Hagedorn aus Gentofte, Dänemark, und Dr. B. A. Houssay aus Buenos Aires und eine Reihe anderer, bereits lange auf dem Gebiet des Kohlenhydratstoffwechsels engagierter Fachleute. Diese Konferenz zog über 500 Ärzte aus allen Teilen der Welt an. Ich glaube, man kann sagen, daß es nie wieder möglich sein wird, eine Gruppe von Männern zusammenzubringen, die so vollständig ein einziges Gebiet der Medizin und der Naturwissenschaften repräsentieren. Es war ein denkwürdiges Ereignis.

Während der frühen Zeit der Gesellschaft wurden zwei separate Publikationen herausgebracht. Dies waren *Diabetes Abstracts* und *Proceedings*. In neuerer Zeit sind diese in dem Wissenschaftsorgan DIABETES der Association zusammengefaßt worden.

Man sollte unbedingt öffentlich mitteilen, daß in der frühen Entwicklung dieser Gesellschaft die Tätigkeiten von J. K. Lilly, Eli Lilly und Dr. F. Bruce Peck aus Indianapolis von unschätzbarer Hilfe waren. Aufgrund ihrer Anstrengungen, ihrer Voraussicht und Begeisterung steht die American Diabetes Association für immer in ihrer Schuld.

Damit man eine Idee von ihrem phänomenalen Wachstum und der Entwicklung bekommt, sollte vermerkt werden, daß das

Anfangsbudget $ 35,– im Monat betrug, und ich habe verläß-
liche Informationen darüber, daß es im Geschäftsjahr 1955–56
jährlich etwa $ 250.000,– beträgt.

Der fortgesetzte Erfolg und der Enthusiasmus der American
Diabetes Association beruhten auf der gewissenhaften Hingabe
im Dienst am Diabetiker durch Geschäftsführer, Vorstand und
Komitees. Sein gegenwärtiger geschäftsführender Direktor,
J. Richard Connelly, und sein Stab besitzen die gleiche Hingabe
an die Arbeit. Lebende Zeugnisse beweisen dies, da es heute
über 2.100 Mitglieder in der American Diabetes Association aus
aller Welt und tausende von Einzelpersonen gibt, die zu den
Laiengesellschaften gehören.

Jede Anstrengung, die während der frühen Entwicklung dieser Gesellschaft aufopfernd geleistet wurde, ist reich durch die
bereitgestellte Hilfe zurückgezahlt worden, sowie durch die herausragende Position, die die Association in der wissenschaftlichen Welt einnimmt.

Aus: *Diabetes (1956) 317–320*

Bibliographie der Primärquellen

Die Titel der alphabetisch angeordneten Autoren stellen die wesentlichen Primärquellen der wissenschaftlichen Literatur zum Diabetes und seiner Therapie seit der Antike bis in das Insulinjahr 1922 dar. Mit dem 18. und 19. Jahrhundert hat die Anzahl der Publikationen sprunghaft zugenommen; einen repräsentativen Überblick dieser Veröffentlichungen bietet J. Schumacher mit dem „Index zum Diabetes mellitus. Eine internationale Bibliographie", München 1961.

ᶜAbd al-Laṭīf al-Baġdādī (1162–1231): l-Marad al-musammā diyābītā, in: Ms. Bursa Hüseyin Çelebi 823, fol. 140v-149r; arab. u. dt., in: H.-J. Thies: Der Diabetestraktat ᶜAbd al-Laṭīf al-Baġdādī's, Untersuchungen zur Geschichte des Krankheitsbildes in der arabischen Medizin, Bonn, 1971, S. 83–170.

Actuarius, Joannes (13. Jhdt.): De urinis libri septem, Basel 1529, S. 123, 170 u. 236.

Aëtius von Amida (6. Jhdt.): De diabeta, in: De cognoscendis et curandis morbis sermones, lib. XI, cap. I, Basel 1535.

Alexander Trallianus (525–605): De arte medica, lib. 9, cap. 8, Lausanne 1772, S. 34, dt.: Ein Beitrag zur Geschichte der Medizin, Bd. 2, Wien 1879, S. 493.

Amatus Lusitanus (1511–1568): De diabetes curatione, in: Curationes medicinales, tom. I, cent. II, cap. 4, Venezia 1566, S. 208f; port., Lisboa 1944.

Apollonius von Memphis (3. Jhdt. v. Chr.), in: Caelius Aurelianus: De morbis acutis et chronicis libri VIII, Amsterdam 1709, S. 469; engl., Chicago 1950.

Aretaios von Kappadozien (81–138 n. Chr.): De diabete, in: De causis et signis diuturnorum morborum liber secundus, cap. II, in: Opera quae extant, Leipzig 1828 (= Medicorum graecorum opera, Bd. 24), S. 131–134; Curatio diabetis, in: De curatione morborum diuturnorum liber secundus, cap. 2, a.a.O., S. 329–331, dt.: Von den Ursachen und Kennzeichen chronischer Krankheiten, 2. Buch, 2. Kapitel, Wiesbaden 1858, Nachdruck 1969, S. 85–87; Therapie der chronischen Krankheiten, 2. Buch, 2. Kapitel; a.a.O., S. 214–215; engl., in: The extant works, London 1856, S. 338–340.

Avicenna (Ibn Sina) (980–1037): De diabete, in: Liber canonis, lib. 3, fen. 19, tract. 2, cap. 17f, Basel 1556, Nachdruck, Teheran 1976, S. 684 f; engl., Chicago 1950.

Baglivi, Giorgio (1668–1705): Epistola IV. De rara diabetis curatione, in: Opera omnia medico-practica et anatomica, Antwerpen 1710, S. 717–720; ital., Firenze 1841.

Banting, Frederick Grant (1891–1941), u. Charles Herbert Best (1899–1978): Pancreatic extracts in the treatment of diabetes mellitus, in: Canadian Medical Association Journal 12 (1922) 141–146.

Bernard, Claude (1813–1878): Du suc pancréatique et de son rôle dans les phénomènes de la digestion, in: Comptes Rendus des Séances et Mémoires de la Société de Biologie, (1849) 1850, 99–119.

Bernard, Claude (1813–1878): in: Leçons sur le diabète et la glycogenèse animale, Paris 1877; dt., Vorlesungen über den Diabetes und die tierische Zuckerbildung, Berlin 1878.

Bouchardat, Apollinaire (1806–1886): Du diabète sucré ou glycosurie, son traitment hygiénique, Paris 1851.

Brunner, Johann Conrad (1653–1727): Experimenta nova circa pancreas, Amsterdam 1683; engl. z. T. in: Annals of Medical History 3 (1941) 91–100.

Cantani, Arnaldo (1837–1893): Diabete mellito, Milano 1875 (= Patologia e terapia del recambio materiale); dt., Der Diabetes mellitus, Berlin 1877, ^{2}1880; franz., Le diabète sucré, Paris 1876.

Cardano, Geronimo (1501–1576): Cura morborum superstitiosa, in: De rerum varietate, lib. 8, cap. 44, Basel 1557, S. 577–579.

Cardano, Geronimo (1501–1576): De vita propria, Paris 1643; dt., München 1969, S. 27; engl., London 1934; franz., Paris 1935; ital., Torino 1945.

Cawley, Thomas (18. Jhdt.): A singular case of diabetes, consisting entirely in the quality of the wine, with an inquiry into the different theories of that disease, in: London Medical Journal 9 (1788) 286–308, dt.: Von einer Harnruhr, bey der bloß die Eigenschaft des Urins verändert wurde, nebst einigen Bemerkungen über die verschiedenen Theorien von dieser Krankheit, in: Neue Sammlung auserlesener Abhandlungen zum Gebrauche praktischer Aerzte 13 (1789) (1) 112–133; franz.: Observation singulière sur un diabetès, consistant entièrement dans la qualité de l'urine; avec des recherches sur les différentes théories de cette maladie, in: Journal de Médicine, de Chirurgie, Pharmacie 79 (1789) 211–238.

Celsus, Aulus Cornelius (1. Jhdt. v. Chr.): De urinae nimia profusione, in: De Medicina, lib. IV, cap. 20, Leipzig 1915 (= Corpus medicorum latinorum, Bd. 1); dt.: Von der übermäßigen Absonderung des Urins, in: Über die Arzneiwissenschaft in acht Büchern, Braunschweig ^{2}1906, Nachdruck Hildesheim 1967, S. 204 f., engl., London 1819; franz., Paris 1855.

Chevreul, Michel Eugène (1786–1889): Note sur le sucre de diabète, in: Annales de Chimie 95 (1815) 319–320.

Cullen, William (1710–1790): Synopsis nosologiae methodicae, genus 62, Edinburgh 1769, ^{2}1790, S. 188–191; dt.: Kurzer Inbegriff der methodischen Nosologie oder systematische Einteilung aller Krankheiten, Leipzig 1786, S. 326; engl., London 1800.

De le Boë-Sylvius, Franciscus (1614–1672): Diabetis causa et curatio, in: Praxeos medicae appendix, in: Opera medica, cap. 5, Amsterdam ^{2}1680, S. 725.

Demetrios von Apameia (2. Jhdt. v. Chr.), in : Caelius Aurelianus: De morbis acutis et chronicis, libri VIII, Amsterdam 1709, S. 469 f; engl., Chicago 1950.

Dobson, Matthew (1731–1784): Experiments and observations on the urine in a diabetes, in: Medical Observations and Inquiries by a Society of Physicians in London, Bd. 5, London 1776, S. 298–316, dt.: Versuche und Erfahrungen, die mit dem Urin bey einer Harnruhr sind angestellt worden, in: Medicinische Bemerkungen und Untersuchungen einer Gesellschaft von Aerzten in London, Bd. 6, Altenburg 1778, S. 248–263.

Dodonaeus, Rembert (1517–1585): Praxis medica, cap. XLII, Amsterdam 1616, S. 424–429.

Dolaeus, Johann (1651–1707): Diabetem observavi, in: Decas epistolarum de rebus medicis et philosophicis, Frankfurt a. M. 1689, S. 220 f.

Ettmüller, Michael (1644–1683): Diabetes, in: Opera omnia theoretica et practica, pars 2, Lyon 1685, S. 188–192; engl., London 1703.

Frank, Johann Peter (1745–1821): Diabetes, in: De curandis hominum morbis epitome, Bd. 5, § 476, Mannheim 1794, S. 38–67; dt.: Harnruhr (Diabetes), in: Behandlung der Krankheiten des Menschen, Bd. 5, Berlin 1830, S. 22–42; ital., Milano 1832.

Galen, Claudius (129–199): Opera omnia, Bd. 1, Leipzig 1821 (= Medicorum Graecorum Opera), S. 781; Bd. 3, Leipzig 1822, S. 344; Bd. 8, Leipzig 1824, S. 394.

Helmont, Jan Baptista van (1574–1644): Retenta, in: Opera omnia, Frankfurt a. M. 1682, S. 589; engl., London 1664; franz., Lyon 1675.

Home, Francis (1719–1813): Diabetes, in: Clinical experiments, histories and dissections, sect. 16, Edinburgh 1780, [3]1787; dt.: Von der Harnruhr (Diabetis), in: Clinische Versuche, Krankengeschichten und Leichenöffnungen, Leipzig 1781, S. 338–372.

Jaksch, Rudolf von (1855–1947): Ueber Acetonurie und Diaceturie, Berlin 1885.

Kratzenstein, Christian Gottlieb (1732–1795): Theoria fluxus diabetici ejusque sanandi methodus more geometrico explicata, Halle 1746.

Kußmaul, Adolf (1822–1902): Zur Lehre vom Diabetes mellitus. Ueber eine eigenthümliche Todesart bei Diabetischen, über Acetonämie, Glycerin-Behandlung des Diabetes und Einspritzungen von Diastase in's Blut bei dieser Krankheit, in: Deutsches Archiv für Klinische Medizin 14 (1874) 1–46.

Laguesse, Gustave Edouard (1861–1927): Sur la formation des îllots de Langerhans dans le pancréas, in: Comptes Rendus des Séances et Mémoires de la Société de Biologie 45 (1893) 819–820.

Lancereaux, Etienne (1829–1910): Le diabète maigre, ses symptomes, son évolution, son pronostic et son traitement, in: Union Médicale, 3. sér., 29 (1880) 161–167, 205–211.

Langerhans, Paul (1847–1888): Beiträge zur mikroskopischen Anatomie der Bauchspeicheldrüse, Diss. med., Berlin 1869; engl. Baltimore 1937.

Latham, John (1761–1843): Facts and opinions concerning diabetes, London 1811.

Lister, Martin (1638–1712): De diabete, in: Sex exercitationes medicinales, London 1694, S. 71–103, auch in: Octo exercitationes medicinales, Amsterdam 1698, S. 63–89.

Medicus, Friedrich Casimir (1736–1808): Die periodische Harnruhr, in: Geschichte periodischer Krankheiten, Bd. 1, Karlsruhe 1764, [2]1792, S. 161–165; franz., Paris 1790.

Mering, Joseph von (1849–1908): Über experimentellen Diabetes, in: Verhandlungen des Congresses für Innere Medicin 5 (1886) 185–189.

Mering, Joseph von (1849–1908), u. Oscar Minkowski (1858–1931): Diabetes mellitus nach Pankreasexstirpation, in: Archiv für experimentelle Pathologie und Pharmakologie 26 (1890) 371–387.

Morton, Richard (1637–1698): De tabe a diabete, seu nimio fluxu urinae, in: Phthisiologia, lib. I, cap. VIII, Genf 1696, S. 17–19; dt., Helmstedt 1780; engl., London 1694, [2]1720.

Naunyn, Bernard (1839–1925): Der Diabetes mellitus, Wien 1898, [2]1906.

Noorden, Carl Harko von (1858–1944): Die Zuckerkrankheit und ihre Behandlung, Berlin 1895, [8]1927; engl., New York 1905.

Oribasios (325 – Anf. 5. Jhdt.): Peri diabetou, in: Synopsis ad Eustathium, lib. 9, Leipzig 1926 (= Corpus Medicorum Graecorum, Bd. 6, 3), S. 297 f; franz., Paris 1876.

Papyrus Ebers (1500 v. Chr.), engl., Berlin 1890, London 1937.

Paracelsus (1493–1541): De diabetica, in: De morbis ex tartaro oriundis, lib. II, tract. III, cap. II, Sämtliche Werke, 1. Abt., 5. Bd., München 1931, S. 103–105.

Paulos von Aegina (7. Jhdt.): De arte medendi, lib. 2, cap. 13, lib. 3, cap. 45, Leipzig 1921 (= Corpus medicorum graecorum, Bd. 9, 1), S. 94 f. u. S. 247; dt.: Des besten Arztes sieben Bücher, Leiden 1914, S. 282; engl., London 1844.

Rhazes (850–992): De his qui inuiti urinam reddunt, in: Opera, lib. IX, cap. 78, Basel 1544, S. 263 f.

Rollo, John (gest. 1809): An account of two cases of the diabetes mellitus, London 1797, [2]1798, auch London 1806; dt.: Abhandlung des Diabetes oder zuckerartigen Harnruhr, Wien 1801; franz., Paris 1798.

Rufus von Ephesus (1. Jhdt. n. Chr.): De la diarrhée d'urine, in: Oeuvres, Paris 1879, Nachdruck Amsterdam 1963, S. 35–37.

Sauvages, François Boissier de (1706–1767): Diabetes, in: Nosologia methodica sistens morborum classes, genera et species, tom. 3, pars 2, Amsterdam 1763, S. 184–188; engl., Philadelphia 1793; franz., Paris 1771.

Susruta Samhita (500 n. Chr.): Bd. 1–3, Calcutta 1907–16.

Sydenham, Thomas (1624–1689): De diabete, in: Processus integri in morbis fere omnibus curandis, in: Opera universa medica, Leipzig 1837 (= Scriptorum classicorum de praxi medica nonnullorum opera collecta, Bd. 1), S. 503; dt.: Medizinische Werke, Bd. 2, Wien 1787, S. 650, engl., London 1696.

Trincavelli, Vittore (1496–1563): De causis diabetae, epistolae medicae XV–XVI, in: Consilia medica, Basel 1587, Sp. 824–827.

Trnka z. Křovic Václav (1739–1791): De diabete commentarius, Wien 1778.

Wedel, Georg Wolfgang (1645–1721): Diabetes a potu succi betulae lethalis, in: Miscellanea curiosa medico-physica academiae naturae curiosorum sive ephemerides (1671), observatio 198, S. 300–301.

Willis, Thomas (1621–1675): De Diuresi nimia, ejusque remedio, et speciatim de Diabete, in cujus theoriam, et therapiam inquiritur, in: Pharmaceutice rationalis sive diatriba de medicamentorum operationibus in humano corpore, sect. 4, cap. 3, London 1674, S. 163–182; engl.: Pharmaceutice rationalis or an exercitation of the operations of medicine in human bodies, chap. 3, London 1679, S. 79ff.

Zacutus Lusitanus (1576–1642): De diabete, in: Opera Omnia, Bd. 1, Lyon 1649, S. 420–423; De diabete, in: Opera Omnia, Bd. 2, Lyon 1649, S. 443–446.

Zuelzer, Georg Ludwig (1870–1949): Ueber Versuche einer specifischen Fermenttherapie des Diabetes, in: Zeitschrift für experimentelle Pathologie und Therapie 5 (1908) 307–318.

Bibliographie der Sekundärliteratur

Das Literaturverzeichnis enthält historische Beiträge seit Beginn des 19. Jahrhunderts bis in das Jahr 1988 über die Geschichte der Erforschung des Diabetes seit der Antike bis zur Entdeckung des Insulins (1922). Studien zum Leben von Diabetikern der Vergangenheit wurden ebenfalls aufgenommen. Deutsche, englische, französische und italienische Titel erscheinen im Original, bei anderen Sprachen wurde der Titel ins Englische übersetzt. Die Hinweise im „Dissertation Abstract" bieten einen Zugang zum Inhalt von Dissertationen aus den Vereinigten Staaten.

anonym: (Rezension): R. T. Williamson: The geographical distribution of Diabetes Mellitus. The Medical Chronicle. Juli 1909, in: Janus 17 (1912) 335–336.

anonym: Diets in use in the Edinburgh Royal Infirmary in 1843, in: Edinburgh Medical Journal 22 (1919) 234–236.

anonym: Note on the history of diabetic gangrene, in: New York Medical Journal 111 (1920) 72.

anonym: Historical diagnosis (Herod the Great), in: St. Bart's Hospital Journal 63 (1959) 260.

anonym: R. D. Lawrence (a diabetic patient, a research worker in diabetes and one of the founders of the British Diabetic Association), in: British Medical Journal (1962) 1310.

anonym: Forty years of insulin therapy, in: Chemist and Druggist 179 (1963) 487–505.

anonym: Poterii spinosi cortex radicis, in: Quarterly Journal of Crude Drug Research 4 (1964) 582–588 (dt., engl., franz.).

anonym: Oscar Minkowski (1858–1931), designer of experimental diabetes, in: Journal of the American Medical Association 199 (1967) 754–755.

anonym: Matthew Dobson (1735–1784), clinical investigator of diabetes mellitus, in: Journal of the American Medical Association 205 (1968) 698.

anonym: Robert Daniel Lawrence, in: Lancet (1968) (2) 579.

anonym: Robert Daniel Lawrence, in: British Medical Journal (1968) 621–622.

anonym: Josef von Mering (1849–1908). Clinical chemist, in: Journal of the American Medical Association 204 (1968) 1188–1189.

anonym: Is diabetes mellitus neglected by philatelic agencies?, in: Scalpel & Tongs (Journal of Medical Philately) 15 (1971) 72–75.

anonym: Hommage au premier découvreur de l'insuline: Paulesco, in: La Semaine des Hôpitaux de Paris (1971) (2.6) 11.

anonym: Insulin: fifty years ago, in: Annals of Internal Medicine 75 (1971) 797–800.

anonym: Diabetes: Discovery of insulin 1921–1971. 1. Early descriptions of diabetes, in: Update Plus 1 (1971) 413–420.

anonym: Diabetes: Discovery of insulin 1921–1971. 3. Adolf Kussmaul, in: Update Plus 1 (1971) 603–604.

Ackerknecht, Erwin H.: Histoire du diabète, in: Médecine et Hygiène 19 (1961) 545–546.

Ackerknecht, Erwin H.: Geschichte und Geographie der wichtigsten Krankheiten, Stuttgart 1963 (S. 144).

Adlersberg, David: Adolf Kussmaul, in: Diabetes 4 (1955) 76–78.

Adlersberg, David: Frederick William Pavy, in: Diabetes 5 (1956) 491–492.

Ahmad, Suhail: Diltiazem and hyperglycemia – coma (letter), in: Journal of the American College of Cardiology 6 (1985) 494.

Ajgaonkar, Shreedhar Shantaram: Diabetes mellitus as seen in the the ancient Ayurvedic medicine, in: Jasbir S. Bajaj, Hg.: Insulin and metabolism, Bombay 1972, S. 1–19.

Ajgaonkar, Shreedhar Shantaram: Diabetes mellitus as seen in ancient Ayurvedic medicine, in: Madhumeh 12 (1972) suppl., 1–19.

Allan, Frank N.: The history of the treatment of diabetes by diet, in: Journal of the American Dietetic Association 6 (1930) 1–9.

Allan, Frank N.: The history of diabetes, in: Diabetes 1 (1932) 7–9.

Allan, Frank N.: J. J. R. Macleod, in: Diabetes 4 (1955) 491–492.

Allan, Frank N.: Diabetes before and after insulin, in: Medical History 16 (1972) 266–273.

Allan, Frank N.: The writings of Thomas Willis, M. D.; diabetes three hundred years ago, in: Diabetes 2 (1953) 74–78.

Allen, Frederick M.: The history of diabetes, in: Diabetes 1 (1932) 7–9.

Allen, Frederick M.: Arnaldo Cantani; pioneer of modern diabetes treatment, in: Diabetes 1 (1952) 63–65.

Allen, Frederick M.: Edgar Stillman u. Reginald Fitz: Total dietary regulation in the treatment of diabetes, New York 1919 (= Rockefeller Institute for Medical Research, Monograph 11).

Ammon, Robert: E. J. Lesser's Beitrag zur Insulin-Forschung, in: Medizinische (1954) 397–398.

Ammon, Robert: Ernst Josef Lesser und sein Beitrag zur Entdeckung des Insulins, in: Mannheimer Hefte (Boehringer) (1968) 29–37.

Anderson, Fanny J.: John Rollo's patient, in: Journal of the History of Medicine 20 (1965) 163–164.

Andersson, Bo: (Diabetes mellitus – a historical retrospect, swed.), in: Opuscula Medica 13 (1968) 379–390.

Andral, Léon (?): Documents pour servir à l'histoire de la glycosurie, in: France Médicale 22 (1875) 233–236; auch in: Courrier Médical 25 (1875) 124–130; auch in: Tribune Médicale 8 (1875) 363–367.

Angeli, István: (50th anniversary of the death of Oskar Minkowski, discoverer of pancreatic diabetes, hung.), in: Orvosi Hetilap 122 (1981) 1726–1729.

Angrisani, Vincenzo: Evoluzione storica della malattia diabetica alla luce delle recenti acquisizioni degli ultimi cento anni, in: 21st International Congress of the History of Medicine, Siena 1968, Atti, Bd. 1, Roma 1970, S. 648–658.

Annes, Dias Heitor: (Diabetes; the evolution of its concept, port.), in: Dia Médico 15 (1943) 905–908.

Antiseri, Dario, u. Giovanni Federspil: Verisimiglianza, verità e approssimazione alla verità. Criteri epistemologici di preferibilità tra teorie; verità come ideale regolativo; ed esemplificazione storica del progresso nella conoscenza sul diabete, in: Medicina nei Secoli 13 (1976) 505–545.

Appermann, Isaac, u. George Alonzo Abbott: Some modern aspects of diabetes mellitus, in: Hospital News 5 (1938) (6) 1–22.

Aszódi, Zoltán: Twenty-five years of insulin, in: Orvosi Lapja 3 (1947) 1601–1610.

Ault, K., M. Sheta u. F. Vinicor: Diabetic Ketoacidosis: changing views of treatment, in: Indian Medical Journal 80 (1987) 719–725.

Baacke, Ulrich: Die Geschichte der wissenschaftlich begründeten oralen Antidiabetika, Diss. med. dent., Berlin 1977.

Banse, Hans-Joachim: Über die Behandlung der Zuckerkrankheit. Die Geschichte des Insulins, in: Der Diabetiker 6 (1956) 65–67.

Banting, Frederick Grant: The history of insulin, in: Edinburgh Medical Journal 36 (1929) (1) 1–18.

Banting, Frederick Grant: Early work on insulin, in: Science 85 (1937) 594–596.

Baquet, R.: Les conseils aux diabétiques d'Apollinaire Bourchardat, in: Maroc Médical 51 (1971) 517–520.

Barach, Joseph H.: Historical facts in diabetes, in: Annals of Medical History 10 (1928) 387–401.

Barach, Joseph H.: President's address (including excerpts from first paper on insulin treatment of diabetes mellitus published in USA, 1923), in: Proceedings of the American Diabetes Association 5 (1946) 65–78.

Barach, Joseph H.: Diabetes and its treatment, New York 1949 (History of the disease, S. 1 ff.)

Barach, Joseph H.: Diabetes in industry, diabetes in history, in: Industrial Medicine and Surgery 19 (1950) 257–262.

Barach, Joseph H.: Paul Langerhans 1847–1888, in: Diabetes 1 (1952) 411–413.

Baranov, Vasilij Gavrilovič: (History of the discovery of insulin, russ.), in: Kliničeskaja Medicina 27 (1949) 21–23.

Bartsocas, Christos: Goiters, dwarfs, giants and hermaphrodites, in: Progress in Clinical and Biological Research 200 (1985) 1–18.

Battle, Constance Urciolo: The beginning of the insulin era in historical context, in: Journal of the American Medical Women Association 22 (1967) 327–332.

Baumann, Evert Dirk: De diabete antiquo, in: Janus 37 (1933) 257–270.

Baumann, Evert Dirk: Der Spasmos Kunikos der Antiken, in: Janus 40 (1936) 34–42.

Baumel, Léopold: Un mot d'historique sur le diabète sucré. – Sa théorie pancréatique, in: Mémoires de l'Academie des Sciences et Lettres de Montpellier, Section Médecine 6 (1885–92) 451–465; auch in: Gazette Hebdomadaire de Médecine et de Chirurgie 28 (1891) 341–345; auch Montpellier 1891.

Becker, Henricus: Scriptorum et sententiarum de diabete mellito conspectus historicus, med. Diss., Rostock 1844.

Becker Volker: Paul Langerhans – 100 Jahre nach seiner Doktorarbeit, in: Deutsche Medizinische Wochenschrift 95 (1970) 358–362.

Beek, Cornelia van: Leonid V. Sobolev 1876-1919, in: Diabetes 7 (1958) 245–248.

Beek, Cornelia van: S. G. Chassovnikov, in: Diabetes 7 (1958) 413–414.

Belicza, Biserka: (Beginnings of the socio-medical approach to the problem of diabetes mellitus in Croatia, serbocroat. u. engl.), in: Diabetologica Croatia 6 (1977) 211–220.

Berg, Alexander: Die Entwicklung der Lehre vom Diabetes bis zur Gewinnung des Insulins, in: Münchener Medizinische Wochenschrift 104 (1962) 807–815.

Besson, Suzanne: La priorité de la découverte de l'insuline, in: Moniteur des Pharmacies et des Laboratoires 25 (1971) 2607.

Best, Charles Herbert: The discovery of insulin, in: Proceedings of the American Diabetic Association 6 (1947) 85–93).

Best, Charles Herbert: Reminiscences of the discovery of insulin. The first clinical use of insulin, in: Diabetes 5 (1956) 65–67.

Best, Charles Herbert: Elliott Proctor Joslin. June 6, 1869 – January 28, 1962. First Honorary President of the American Diabetes Association, in: Diabetes 11 (1962) 242–244.

Best, Charles Herbert: Selected papers, London 1964.

Best, Charles Herbert: Nineteen hundred twenty-one in Toronto, in: Diabetes 21 (1972) (suppl. 2) 385–395.

Best, Charles Herbert: Philosophy and outlook, in: Advances in Metabolic Disorders 7 (1974) 141–154.

Bett, Walter Reginald: A short history of some common diseases, London 1934, Norman [2]1954.

Béttica-Giovannini, Renato: Il diabete e il pancreas prima del diabete, in: Annali dell'Ospedale Maria Vittoria di Torino 20 (1977) 93–129.

Biechteler, Walter: Krankheiten und Todesursachen berühmter Männer, Diss. med., München 1938.

Binder, Gerhard: Darf ich vorstellen. Kleine Motivphilatelie am Beispiel „Diabetes und Insulin", in: Briefmarkenwelt (1979) (4) 200–201.

Bliss, Michael: The discovery of insulin, Edinburgh 1983.

Bliss, Michael: The aetiology of the discovery of insulin, in: Health, disease and medicine. Essays in Canadian history, Hannah Conference on the history of medicine, 1982, Toronto 1984, S. 333–346.

Braun, Adolf: Krankheit und Tod im Schicksal bedeutender Menschen, in: Münchener Medizinische Wochenschrift 80 (1933) 1981–1985.

Brillante, Carlo, u. Giancarlo Laffi: Profilo storico-sintetico della malattia diabetica (dal papiro di Ebers a Banting e Best), in: Minerva Medica 73 (1982) 1087–1106.

Buhač, Ivo: Über die Erkrankung und den Tod des Herodes, in: Deutsche Medizinische Wochenschrift 88 (1963) 287–288.

Buxton, Roger St. John: Diabetes mellitus through the ages, in: Black Bag (Bristol Univ.) 17 (1961) 50–56.

Cabanés, Augustin: Quelle était la maladie de M...?, in: Cabanés: Cabinet secret, Bd. 1, Paris 1897, S. 133–138.

Cammidge, Percy John, u. Hubert A. Harry Howard: New views on diabetes mellitus, London 1923.

Canadell i Vidal, José Maria: La historia de la diabetes, in: Canadell i Vidal: Libro de la diabetes, Barcelona 1973, S. 21–40.

Campbell, Walter R.: Paul Langerhans 1847–1888, in: Canadian Medical Association Journal 79 (1958) 855–856.

Campbell, Walter R.: Anabasis, in: Canadian Medical Association Journal 87 (1962) 1055–1061.

Carlström, Sven: (Documents of diabetes in the history of medicine, swed.), in: Sydsvenska Medicinhistoriska Sallskapets Arsskrift (1979) 54–61.

Carrasco-Formiguera, Rosendo: From the preinsulin age to the Banting and Best era. Reminiscences of a witness and participant, in: Israel Journal of Medical Sciences 8 (1972) 484–487.

Cawley, Thomas: A singular case of diabetes, consisting entirely in the quality of urine; with an inquiry into the different theories of that disease, in: London Medical Journal 9 (1788) 286–308, dt.: Von einer Harnruhr, bey der bloß die Eigenschaft des Urins verändert wurde, nebst einigen Bemerkungen über die verschiedenen Theorien von dieser Krankheit in: Neue Sammlung auserlesener Abhandlungen zum Gebrauche praktischer Aerzte 13 (1789) (1) 112–133; franz.: Observation singulière sur un diabète, consistant entièrement dans la qualité de l'urine; avec des recherches sur les différentes théories de cette maladie, in: Journal de Médicine, de Chirurgie, Pharmacie etc. 79 (1789) 211–238.

Celso, Alfonso: O Imperador no Exilio, Rio de Janeiro ca. 1915.

Charcot, Jean Martin: Quelques documents concernant l'historique des gangrènes diabétiques, in: Gazette Hebdomadaire de Médecine et de Chirurgie 8 (1861) 539–545.

Chesley, Leon Carey: History and epidemiology of praeclampsia – eclampsia, in: Clinical Obstetrics and Gynecology 27 (1984) 801–820.

Chevers, Norman: The mild treatment of diabetes in the seventeenth century, in: Indian Medical Gazette 9 (1874) 121.

Chevrel, Bernard: A propos du cinquantenaire de la découverte de l'insuline. Hommage tardif à N. Paulesco, in: La Presse Médicale 79 (1971) 1512.

Chevrillon, André: Portrait de Taine. Souvenirs, Paris 1958.

Cheymol, Jean: A propos de „la découverte de l'insuline" par Banting et Best il y a cinquante ans, in: Bulletin de l'Académie de Médecine de Paris 155 (1971) 836–852.

Cheymol, Jean: Il y a cinquante ans Banting et Best découvraient l'insuline, in: Histoire des Sciences Médicales 6 (1972) 133–151.

Cheymol, Jean: Il y a un siècle. Apollinaire Bouchardat montrait le rôle primordial du régime alimentaire dans le traitement du diabète sucré, in: Bulletin de l'Académie Nationale de Médecine 159 (1975) 760–769.

Chirife, Alejandro V., u. Fernando S. Chirife: (The discoverers of insulin, span.), in: Prensa Medica Argentina 59 (1972) 363–368.

Clapp, Sylvanus: Diabetes mellitus, 1854, in: The Rhode Island Medical Journal 51 (1968) 493–499.

Clemow, Frank.: Zur Geschichte des Pankreasdiabetes, in: Schering-Kahlbaum A. G. Berlin, Medizinische Mitteilungen 1 (1929) (2) 31–33.

Cockle, John: On some points connected with the past and present history of diabetes, and on a less common form of death in this disease, in: Transactions of the Medical Society of London 2 (1862) 17–19; auch in: The Lancet (1862) (1) 37–38.

Cohen, J., H. Lipman u. E. Lipman: Doctor Marat and his skin, in: Medical History 2 (1958) 281–286.

Cohn, Max: Jean Paul Marat: Ein Beitrag zur Lösung des von ihm gebotenen Problems seines Charakters und seiner Krankheit, in: Zeitschrift für Psychotherapie 8 (1920) 35–56.

Coignard, Augustin: Un point de l'histoire du diabète sucré, in: Journal de Thérapeutique 9 (1882) 41–47.

Coleman, Vernon: The history of diabetes, in: Nursing Mirror and Midwives Journal 140 (1975) 70.

Collip, James Bertram: The history of the discovery of insulin, in: Northwest Medicine 22 (1923) 267–273.

Collip, James Bertram: Reminiscences on the discovery of insulin, in: Canadian Medical Association Journal 87 (1962) 1045.

Colwell, Arthur R.: Rollin Turner Woodyatt, in: Diabetes 3 (1954) 164–165.

Colwell, Arthur R.: Fifty years of diabetes in perspective, in: Diabetes 17 (1968) 599–610.

C(one), Thomas E., jr.: Dr. John Lovett Morse of Boston on a child with diabetes mellitus (1916), in: Pediatrics 54 (1974) 135.

C(one), Thomas E., jr.: Abraham Jacobi on juvenile diabetes mellitus – 1896, in: Pediatrics 60 (1977) 830.

Conklin, Groff: Diabetics unknown, New York 1961 (=Public Affairs Pamphlets, Nr. 312).

Conn, Jerome W.: Expanding concepts of diabetes mellitus, in: Modern Medicine of Canada (1964) (ang.) 49–58.

Coturri, Enrico: Il diabete insipido dalla conoscenza della malattia ad oggi, in: Castalia 20 (1964) 38–41.

Crawford, E. M.: Death rates from diabetes mellitus in Ireland 1833–1983: a historical commentary, in: Ulster Medical Journal 56 (1987) 109–115.

Cumston, Charles Greene: Notes on the life and writings of Geronimo Cardano, in: The Boston Medical and Surgical Journal 146 (1902) 77–81; auch Boston 1902.

Cumston, Charles Greene: The history of diabetes, in: Medical Journal and Record 120 (1924) 336–338.

Debeyre, Albert: Comment fût déclenchée la découverte de l'insuline? Corollaire des savantes recherches du Dijonnais G. A. Laguesse, alors professeur éminent de la Faculté de Médecine de l'Université de Lille, in: Le Progrès Médical 84 (1956) 442–445.

Decourt, Philippe: La véritable histoire de la découverte de l'insuline, in: Archives Internationales Claude Bernard (1976) (9) 17–29.

De Kruif, Paul Henry: Men against death, New York 1932, dt.: Kämpfer für das Leben, Berlin 1946, 1951.

De Kruif, Paul Henry: Banting, der das Insulin fand, in: Der Diabetiker 3 (1953) 57–60, 75–76.

Dérot, Maurice: La découverte de l'insuline, in: La Vie Médicale (1971) (nr. spéc. 52) 13–22.

Dérot, Maurice: Perspectives en diabétologie (d'hier à demain), in: Bulletin et Mémoires de l'Académie Royale de Médecine de Belgique 136 (1981) 435–442.

Diabetes: A medical Odyssey, New York 1971.

Diamare, Vincenzo: Documenti per la storia della teoria insulare del diabete e sui precedenti dell' „insulina", in: Archivio di Fisiologia 22 (1924) 141–157.

Dinguizli, ?: Robin, Albert: Rapport sur un travail de M. le Dr. Dinguizli (de Tunis), intitulé: Diabète sucré et son traitment sans régime, d'après les auteurs arabes anciens, par Albert Robin, in: Bulletin de l'Académie de Médecine de Paris 70 (1913) 629–635.

Dittrich, Hans-Michael: Zur Geschichte der Pankreasforschung von Bichat bis zur Entdeckung des Insulins – unter besonderer Berücksichtigung des Greifswalder Anteils. Ein Beitrag zur Geschichte der Anatomie, med. Diss., Greifswald 1975.

Dittrich, Hans-Michael: Alfred Lublin (1895–1956) und sein Beitrag zur Diabetologie, in: Zeitschrift für Ärztliche Fortbildung, Jena 79 (1985) 361–363.

Dittrich, Hans-Michael, u. Herwig Hahn von Dorsche: Ein Jahrhundert Erforschung der Langerhansschen Inseln. Ein Beitrag zur Periodisierung der Diabetes-mellitus-Forschung, in: Anatomischer Anzeiger, Jena 137 (1975) 470–478.

Dittrich, Hans-Michael, u. Herwig Hahn von Dorsche: Zur Entwicklung der anatomischen Erforschung des Pankreas von Vesal bis Bichat. I. Mitteilung: Von Vesal bis Kerkring, in: Anatomischer Anzeiger, Jena 137 (1975) 11–25.

Dittrich, Hans-Michael, u. Herwig Hahn von Dorsche: Zur Entwicklung der anatomischen Erforschung des Pankreas von Vesal bis Bichat. II. Mitteilung: Von Borelli bis Bichat, in: Anatomischer Anzeiger, Jena 143 (1978) 21–36.

Dittrich, Hans-Michael, u. Herwig Hahn von Dorsche: Die anatomisch-histologische Erforschung des Pankreas vom Beginn des 19. Jahrhunderts bis zur Entdeckung des Insulins durch Banting und Best (1921) unter Berücksichtigung physiologischer Aspekte. 1. Die anatomische Pankreasforschung vom Beginn des 19. Jahrhunderts bis zur Entdeckung des Inselorgans (1869), in: Anatomischer Anzeiger, Jena 143 (1978) 221–230.

Dittrich, Hans-Michael, u. Herwig Hahn von Dorsche: Die anatomisch-histologische Erforschung des Pankreas vom Beginn des 19. Jahrhunderts bis zur Entdeckung des Insulins durch Banting und Best (1921) unter Berücksichtigung physiologischer Aspekte. 2. Die Pankreasforschung von der Entdeckung des Inselorgans (1869) bis zur Entdeckung des Pankreasdiabetes (1889), in: Anatomischer Anzeiger, Jena 143 (1978) 231–241.

Dittrich Hans-Michael, u. Herwig Hahn von Dorsche: Die anatomisch-histologische Erforschung des Pankreas vom Beginn des 19. Jahrhunderts bis zur Entdeckung des Insulins durch Banting und Best (1921) unter Berücksichtigung physiologischer Aspekte. 3. Die Entdeckung des Pankreasdiabetes durch v. Mering und Minkowski (1889), in: Anatomischer Anzeiger, Jena 143 (1978) 509–517.

Dittrich, Hans-Michael, u. Herwig Hahn von Dorsche: Die anatomisch-histologische Erforschung des Pankreas vom Beginn des 19. Jahrhunderts bis zur Entdeckung des Insulins durch Banting und Best (1921) unter Berücksichtigung physiologischer Aspekte. 4. Die Pankreasforschung nach der Entdeckung des Pankreasdiabetes (1889) bis zur Entdeckung des Insulins, in: Anatomischer Anzeiger, Jena 144 (1978) 260–272.

Dittrich, Hans-Michael, u. Herwig Hahn von Dorsche: Untersuchung über die Kenntnis des Pankreas in der Zeit vor Vesal mit besonderer Berücksichtigung der anatomischen Technik im 16. und 17. Jahrhundert, in: Anatomischer Anzeiger, Jena 142 (1977) 145–150.

Dörzbach, Eugen: Geschichte des Insulins, in: Medizinische Klinik 61 (1966) 1122–1123.

Dotz, Warren: Jean Paul Marat. His life, cutaneous disease, death, and depiction by Jacques Louis David, in: American Journal of Dermatopathology 1 (1979) 247–250.

Dougherty, Alexander N.: Observations on glycosuria, historical and clinical, in: Transactions of the Medical Society of New Jersey (1878) 52–119.

Drügemöller, Paula, u. Leo Norpoth: Wege und Irrwege der deutschen Insulin-Forschung, in: Deutsche Medizinische Wochenschrift 78 (1953) 919–922.

Drury, M. I.: The golden jubilee of insulin, in: Journal of the Irish Medical Association 65 (1972) 355–363.

Drury, M. I.: Diabetes in pregnancy. Matthews Duncan revisited, in: Irish Journal of Medical Science 153 (1984) 144–151.

Drury, M. I.: Corrigan Memorial Lecture. The pissing evile, in: Irish Journal of Medical Science 154 (1985) 1–13.

Dudziński, Wacław: (Illness and death of King Michal Korybut Wiśniowiecki, pol.), in: Wiadomosci Lekarskie 32 (1979) 55–58.

Dudziński, Wacław: (Illness and death of the King of Poland and Prince Elect of Saxony August II, called the Strong, pol.), in: Wiadomosci Lekarskie 32 (1979) 129–131.

Duncan, Leslie James Park, u. B. F. Clarke: Changing concepts of the cause of diabetes mellitus, in: Res Medica 5 (1967) 21–25.

Dziob, J. S.: Diabetes among the moderns, in: Rhode Island Medical Journal 20 (1937) 87–91.

Ebstein, Erich: Die Toxintheorie des Diabetes mellitus. Historische Notiz, in: Deutsche Medizinische Wochenschrift 26 (1900) 170–171.

Ebstein, Erich: Sollen wir Diabetes mellitus oder melitus schreiben?, in: Mitteilungen zur Geschichte der Medizin, der Naturwissenschaften und Technik 6 (1907) 194–195.

Ebstein, Erich: Zur Vorgeschichte des Coma diabeticum, in: Wiener Klinische Wochenschrift 25 (1912) 885–886.

Ebstein, Erich: Zur Entwicklung der klinischen Harndiagnostik in chemischer und mikroskopischer Hinsicht, Leipzig 1915.

Ebstein, Erich: Geschichte des Diabetes mellitus mit besonderer Berücksichtigung des Pankreas, in: Janus 28 (1924) 368.

Ebstein, Erich: Aus der Geschichte der Zuckerkrankheit mit besonderer Berücksichtigung der Bauchspeicheldrüse, in: Archiv für Verdauungskrankheiten 33 (1924) 215–226.

Ebstein, Erich: Zuckerkrankheit, Zuckerverbrauch und Luxus im Wandel der Jahrhunderte. Eine Fragestellung aus der Geschichte, in: Medizinische Welt (1928) (49) 1840–1842; auch in: Zentralblatt für die Zuckerindustrie 37 (1929) 13.

Ebstein, Wilhelm: Die Krankheit des Magus im Norden, in: Süddeutsche Monatshefte 9 (1912) (2) 162–178.

Endtz, Lambertus Jacobus: Note pour servir à l'histoire de la neuropathie diabétique. A la mémoire de Charles-Jacob Marchal, in: Journées Annuelles Diabétologie de l'Hôtel Dieu 9 (1968) 51–53.

Evans, Colin: Taine. Essay de Biographie intérieure, Paris 1975.

Fabre, Augustin. Les étapes de la question du diabète, in: Union Médicale de la Provence, Marseille 1 (1864) 117–128.

Fajans, Stefan S.: Diabetes mellitus, Bethesda 1976.

Falta, Wilhelm: Praktisches und Historisches zur Mehlfrüchtekur bei Diabetes mellitus, in: Deutsche Medizinische Wochenschrift 47 (1921) 889–891.

Farmer, Laurence: Notes on the history of diabetes mellitus. Views concerning its nature and etiology up to the discovery of the role of the pancreas, in: Bulletin of the New York Academy of Medicine 28 (1952) 408–416.

Farmer, Laurence: Notes on the history of diabetes mellitus. II: search for the antidiabetic principle, in: Bulletin of the New York Academy of Medicine 29 (1953) 636–641.

Feasby, William Richard: The discovery of insulin, in: Journal of the History of Medicine 13 (1958) 68–84.

Federspil, Giovanni: Lo sviluppo delle teorie sulla glicogenesi e il diabete in Claude Bernard e oggi, in: Medicina nei Secoli 16 (1979) 31–50.

Felig, Philip: Landmark perspective: Protamine insulin. Hagedorn's pioneering contribution to drug delivery in the management of diabetes, in: Journal of the American Medical Association 251 (1984) 393–396.

Fischer, Franz: Einst und jetzt: Die historische Entwicklung der Retinopathia diabetica, in: Münchener Medizinische Wochenschrift 96 (1954) 1287–1289.

Fischer, Franz: Der erste Fall von Retinopathia diabetica (Eduard von Jaeger, Wien 1855), in: Wiener Medizinische Wochenschrift 107 (1957) 969–972.

Fitzgerald, Patrick J.: Medical anecdotes concerning some diseases of the pancreas, in: Monographs in Pathology 21 (1980) 1–29.

Fleckenstein, Albrecht: Die Lebenslage der Diabetiker im Krieg, med. Diss., Würzburg 1942.

Fleckles, Leopold: Die Geschichte der gangbaren Theorien vom Diabetes mellitus, von Willis 1674 bis auf Pavy 1864, in: Deutsche Klinik 17 (1865) 89–93.

Foit, Richard, u. Jiří Syllaba, Hg.: Diabetes mellitus, Historické poznamky, Prag 1970, S. 13–32.

Forrest, D.: Diabetes, ancient and modern, in: Newcastle Medical Journal 2 (1921/22) 118–124.

Forssman, Hans: The recognition of nephrogenic diabetes insipidus. A very small page from the history of medicine, in: Acta Medica Scandinavia 197 (1975 (1–2) 1–6.

Frank, Erich: Die Entdeckung des Pankreasdiabetes (Zugleich Bemerkungen zu dem Aufsatz von H. Winternitz in Nr. 41 dieser Wochenschrift), in: Medizinische Klinik 46 (1931) 1692–1693.

Frank, Erich: Zur Entdeckung des Pankreasdiabetes. Schlußbemerkung zu der Stellungnahme von H. Winternitz in Nr. 4, 1932 dieser Wschr. zu meiner Erwiderung (M. Kl. 1931, Nr. 44) auf seinen Aufsatz (M. Kl. 1931, Nr. 35), in: Medizinische Klinik 28 (1932) 603–604.

Frank, Ludwig L.: Diabetes mellitus in the texts of old Hindu medicine (Charaka, Susruta, Vagobata), in: American Journal of Gastroenterology 27 (1957) 76–95.

Frank, Mortimer: The history of the discovery of the secretory glands and their function, in: Bulletin of the Johns Hopkins Hospital 27 (1916) 302–09.

Frankl, W.: Die wichtigsten Momente aus der Geschichte des Diabetes, in: Wiener Medizinische Presse 41 (1900) 1105–1112, 1155–1160.

Freshwater, Michael Felix: La pharmacie rustique. Sketched by Gottfried Locher in 1774; engraved by Barthelemy Huebner in 1775, in: Journal of the History of Medicine 25 (1970) 477.

Freyler, Heinrich: Ophtalmochirurgische Behandlungsmöglichkeiten der diabetischen Retinopathie, in: Wiener Klinische Wochenschrift 95 (1983) 257–261.

Fritz, Reginald H., u. Elliot Proctor Joslins: Diabetes mellitus at the Massachusetts General Hospital from 1824 to 1898. A study of the medical records, in: Journal of the American Medical Association 31 (1898) 165–171.

Fröhlich, Jürgen: Kußmaulsche Atmung und diabetische Ketoazidose, in: Friedrich Kluge, Hg.: Adolf Kußmaul. Seine aktuelle Bedeutung für Innere Medizin und Neurologie, Stuttgart 1985, S. 39–46.

Fulton, John F.: Reminiscences of the discovery of Insulin. Sir Frederick Banting 1891–1941, in: Diabetes 5 (1956) 64–65.

Furfaro, Domenico: La terapia del diabete prima e dopo la scoperta dell'insulina, in: Atti del I. Congresso Nazionale di Storia della Terapia, Roma 15-16 ottobre 1961, Roma 1963, S. 779–785.

Garreton-Silva, Alejandro: (The significance of the discovery of insulin by Banting and Best in 1921, span.), in: Revista Medica de Chile 100 (1972) 458–459.

Garrison, Fielding H.: Historical aspects of diabetes and insulin, in: Bulletin of the New York Academy of Medicine 1 (1925) 127–133.

Gaspar de Freitag, Divaldo: Les voyages de l'empereur Pierre Second (D. Pedro II) en France, in: Histoire des Sciences Médicales 13 (1979) (1) 91–99.

Gemmill, Chalmers L.: The Greek concept of diabetes, in: Bulletin of the New York Academy of Medicine 48 (1972) 1033–1036.

Genes, Semen Grigorevič: (Evolution of the concepts of the pathogenesis of diabetes, russ.), in: Arkiv Patologii 31 (1969).

Genes, Semen Grigorevič: (Evolution of diet therapy in patients with diabetes mellitus, russ.), in: Terapičeskij Arkiv 46 (1974) 120–127.

Gerlach, Erich: Historische und kritische Beiträge zum experimentellen Pankreas-Diabetes, med. Diss., Berlin 1929.

Giacometti, Luigi, u. Margaret Barss: Paul Langerhans: A tribute, in: Archives of Dermatology 100 (1969) 770–772.

Gilbert, Judson Bennett: Bibliography of medical references to the famous, London 1962.

Giordano, Carmelo, N. G. De Santo, M. G. Lamendola u. G. Capodicasa: The genesis of the Armanni-Ebstein lesion in diabetic nephropathy, in: Journal of Diabetic Complications 1 (1987) (1) 2–3.

Godbole, Arvinda Sādasiva, u. Neelkanth G. Talwalkar: The history of diabetes mellitus, in: Godbole u. Talwalkar: Diabetes mellitus for practitioners, Bombay 1974, S. 1–9.

Goldman, Jean: Introduction à l'histoire du diabète, in: Revue d'Histoire de la Médecine Hébraique 21 (1968) 5–11, 71–75, 125–133, 715–719.

Goldner, Martin G.: Adolf Magnus-Levy, 1865-1955, in: Diabetes 4 (1955) 422–424.

Goldner, Martin G.: Historical review of oral substitutes for insulin, in: Diabetes 6 (1957) 259–262.

Goldner, Martin G.: Theorien und Fakten im Wandel der Diabetes-Forschung, in: Der Diabetiker 19 (1969) 166–168.

Goldner, Martin G.: History of insulin, in: Annals of Internal Medicine 76 (1972) 329.

Goldstein, Asher: (The history of diabetes mellitus – heredity and prophylaxis, hebr.), in: Koroth 5 (1971) 713–715.

Gori, Mario: Alla scoperta dell'insulina: Zuelzer, Paulesco, Banting, in: Il Policlinico, Sez. Med. 86 (1979).

Gori, Mario: Zuelzer: Primi tentativi di terapia ormonale del diabete mellito, in: Medicina nei Secoli 15 (1978) 423–426.

Graef, Irving: John Brisbane, M. D., in: Diabetes 6 (1957) 196–202.

Graham, George: Diabetes mellitus; a survey of changes in treatment during the last 45 years, in: Lancet (1938) (2) 1–7, 62–68, 121–125.

Grant, D. M.: Banting and Best – the men who tamed diabetes, in: Canadian Nurse 67 (1971) 27–30.

Gregory, John: Diabetes a century ago, in: Canadian Medical Association Journal 14 (1924) 432.

Grenfell, A.: Diabetic nephropathy: historical aspects, in: Clinical Endocrinology and Metabolism 15 (1986) 727–731.

Greydanus, Donald E., u. Adele D. Hofmann: Psychological factors in diabetes mellitus. A review of the literature with emphasis on adolescence, in: American Journal of Diseases of Children 133 (1979) 1061–1066.

Grmek, Mirko Dražen: Examen critique de la genèse d'une grande découverte: La piqûre diabétique de Claude Bernard, in: Clio Medica 1 (1965/66) 341–350.

Grmek, Mirko Dražen: La glycogenèse et le diabète dans l'oeuvre de Claude Bernard (jusqu'a la découverte du glycogène), in: Claude Bernard: Leçons sur le diabète, Paris 1968 (Nachdruck der Ausgabe Paris 1877), S. 187–234.

Grmek, Mirko Dražen: First steps in Claude Bernard's discovery of the glycogenic function of the liver, in: Journal of the History of Biology 1 (1968) 141–154.

Groen, Joannes Juda: Discovery of insulin told as a human story, in: Israel Journal of Medical Sciences 8 (1972) 476–483.

Grote, Louis Ruyter Radcliffe: Neuzeitliche Diabetisbehandlung, in: Ergebnisse der Gesamten Medizin 18 (1933) 301–458.

Grott, Józef Wacław, u. Ewa Swiezawska: (Frederick Madison Allen (1879–1964) and his contributions to the knowledge of diabetes mellitus, pol.), in: Polski Tygodnik Lekarski 20 (1965) 1872.

Gutman, Jacob: Modern views on the causation and treatment of diabetes mellitus, in: Medical Record 148 (1938) 151–154.

Hahn von Dorsche, Herwig, u. Hans-Michael Dittrich: Die Diabetesforschung in Greifswald im 19. Jahrhundert und am Beginn des 20. Jahrhunderts in ihrer Bedeutung für die Diabetologie, in Anatomischer Anzeiger, Jena 152 (1982) 435–448.

Haring, Wilhelm: Die Entwicklung der Diabetestherapie seit Naunyn und Minkowski, in: Zeitschrift für Innere Medizin 7 (1952) 148–154.

Harmsen, Ernst: Zur Entdeckung des Glykogens vor 75 Jahren, in: Münchener Medizinische Wochenschrift 27 (1932) 1075.

Harmsen, Ernst: Victor Hensen, der deutsche Entdecker des Glykogens, in: Medizinische Welt 8 (1934) 1783–1784.

Harris, Seale: Reminiscences of Banting, discoverer of insulin, in: Mississippi Doctor 20 (1943) 430–440.

Harris, Seale: Banting's miracle. The story of the discoverer of insulin, Philadelphia 1946; holl. Hoorn 1947.

Hauk, Joachim: Carl Harko Hermann Johannes von Noorden (1858–1944). Sein Leben und Werk unter besonderer Berücksichtigung seiner Theorien über die Ursachen des Diabetes mellitus, med. Diss., München 1980.

Harrower, Kate: Mouse pie, in: British Medical Journal (1962) (2) 994.

Hazard, René: Un précurseur oublié dans la découverte de l'insuline, in: Le Moniteur des Pharmacies et des laboratoires 25 (1971) 2607.

Hejda, Bedřich: (Beginnings of the insulin therapy of diabetes at the 2nd Internal Clinic of Prof. Pelnar, czech.), in: Casopis Lékařu Českých 112 (1973) 936.

Heinzemann, Gisela: Geschichte der Erforschung des Diabetes insipidus, med. Diss., Göttingen 1948.

Henderson, Alfred R.: Frederik M. Allen, M. D., and the Physiatric Institute at Morristown, H. J. (1920–1938), in: Academy of Medicine of New Jersey Bulletin 16 (1970) 40–49.

Henschen, Folke: The term „diabetes" according to Aretaios and Galenos, in: Opuscula Medica 12 (1967) 167–169.

Henschen, Folke: On the term „diabetes" in the works of Aretaeus and Galen, in: Medical History 13 (1969) 190–192.

Herold, Arthur Anselm: History of conceptions of etiology and therapy of diabetes mellitus, past and present, in: Journal Louisiana State Medical Society 109 (1957) 355–357.

Heuel, Josef: Über die Geschichte der Diabetestherapie, med. Diss., Bonn 1929.

Hoef, Joseph Pierre: Gustave Edouard Laguesse. His demonstration of the significance of the island of Langerhans, in: Diabetes 2 (1953) 322–324.

Hoff, Ferdinand: Diabetesforschung. In fünf Jahrzehnten Blütezeit deutscher Medizin, Festschrift 50. Kongreß für Innere Medizin, hg. v. Hans Spatz, Berlin 1938, S. 85–105.

Hoffmann, Joachim Peter Heinz: Die Geschichte des Diabetes mellitus, med. Diss., Düsseldorf 1960.

Hoffmann, Karl Franz: Erinnerungen an den Diabetologen Elliot Proctor Joslin (1869–1962), in: Der Diabetiker 19 (1969) 372.

Hofmeier, Heinrich: Zur Geschichte von Leber und Pankreas, in: Materia Medica Nordmark 12 (1960) 537–544.

Hogarth, Jean: An historical account of Toronto's contribution to the study and control of diabetes, in: Royal Free Hospital Journal 24 (1961) 17–19.

Holscher, Helmut D., u. René Kende: Diabetes. Aus der Geschichte seiner Erforschung und Behandlung, in: Grünenthal-Waage 10 (1971).

Holt, Anna C.: Elliott Proctor Joslin: a memoir, 1869–1962, Worcester 1969.

Hornor, Albert A.: Diabetes mellitus, 1880–1940, in: Frank Howard Lahey birthday volume, Springfield, III., 1940, S. 231–236.

Hornor, Albert A.: History of insulin, in: Annals of Internal Medicine 76 (1972) 330.

Horowitz, Philip: The history of diabetes mellitus, in: New York Medical Journal 111 (1920) 807–812.

Houssay, Bernardo Alberto: History of hypophysical diabetes, in: Essays in biology in honor of Herbert M. Evans, Berkeley 1943, S. 245–256.

Houssay, Bernardo Alberto: The discovery of pancreatic diabetes. The role of Oscar Minkowski, in: Diabetes 1 (1952) 112–116.

Hughes, Joseph: Eugene L. Opie, in: Diabetes 7 (1958) 496–499.

Jackson, James Godfrey Lambert: The British Diabetic Association, in: Guy's Hospital Gazette 85 (1971) 322–323.

James, Theodore: History of diabetes, in: South African Medical Journal 44 (1970) 1394–1395.

Johnsson, John William Schibbye: (History of diabetes, dan.), in: Ugeskrift for Laeger 87 (1925) 352–353.

Joslin, Elliot P.: Story of evolution of treatment of diabetes at New England Deaconess Hospital Boston, in: Nordisk Medicin (1939) (2) 1261–1267.

Joslin, Elliot P.: Banting memorial adress; diabetes yesterday, today and tomorrow, in: Proceedings of the American Diabetes Association 1 (1942) 117–137.

Joslin, Elliot P.: Diabetes, past, present and future, in: Proceedings of the American Diabetes Association 6 (1947) 159–169.

Joslin, Elliot P.: Apollinaire Bouchardat, 1806-1886, in: Diabetes 1 (1952) 490–491.

Joslin, Elliot P.: Reminiscences of the discovery of insulin. A personal impression, in: Diabetes 5 (1956) 67–68.

Jung, Georg Friedrich: Die Geschichte der Zuckerkrankheit. Nach Übersetzungen von Dr. Seidenberger, Frankfurt-Höchst, aus dem Buch von N. S. Papaspyros ‚The History of Diabetes mellitus‘, in: Der Diabetiker 17 (1967) 4–10, 83–88.

Kaiser, Wolfram, u. Arina Völker: Oskar Minkowski (1858–1931), in: Zeitschrift für die Gesamte Innere Medizin 36 (1981) 973–979.

Kalbfleisch, Karl: Diabetes, in: Sudhoffs Archiv 42 (1958) 142–144.

Kenéz, Janos: Zur Frühgeschichte der Insulin-Forschung, in: Münchener Medizinische Wochenschrift 114 (1972) 2003–2006.

Kho Peng Kiat: Historical aspects of diabetes mellitus, in: Berita Jururawat 13 (1973) 42–44.

King, Lester S.: Empiricism, rationalism, and diabetes, in: Journal of the American Association 187 (1964) 521–526.

Kleinsorge, Hellmut: Die Entdeckung der oralen Antidiabetika, in: Deutsche Medizinische Wochenschrift 101 (1976) 467–468.

Kloppe, Wolfgang: Paul Langerhans (1847-1888) und seine Berliner Dissertation (1869), in: Deutsches Medizinisches Journal 20 (1969) 581–583.

Kloppe, Wolfgang: Die Zuckerkrankheit – historisch betrachtet, in: Diabetiker 20 (1970) 252–254.

Knick, Bernhard: Zur Geschichte der diätetischen Behandlung der Zuckerkrankheit, in: Therapiewoche 23 (1973) 905–911.

Knoche, Bernhard: Die Geschichte der Zuckerkrankheit, in: Der Diabetiker 17 (1967) 434–435, 480–481, 18 (1968) 23–24, 61–63, 101–103, 146–149.

Knowles, Harvey C.: Max Rubner 1854-1932, in: Diabetes 6 (1957) 369–371.

Kolditz, W.: Historische Betrachtungen zum Diabetes mellitus – 50 Jahre nach der Entdeckung des Insulins, in: Literatur-Eildienst Roche 39 (1971) (8) 49–53.

Koopman, J.: (Of what disease died King Herodes the Great?, dutch), in: Bijdragen tot de Geschiedenis der Geneeskunde (1930) 330–332, auch in: Nederlands Tijdschrift voor Geneeskunde 74 (1930) 5951–5953.

Koopman, J.: (From the history of diabetes, dutch), in: Bijdragen tot de Geschiedenis der Geneeskunde 14 (1934) 81–91, auch in: Nederlands Tijdschrift voor Geneeskunde 78 (1934) 1973–1983.

Korczowski, M. M.: Dietary control of diabetes: reality or myth?, in: Southern Medical Journal 78 (1985) 979–986.

Korec, Rudolf: (50th anniversary of discovery and isolation of insulin, Banting, Best and Collip 1922, czech.), in: Časopis Českého Lékárnic 110 (1971) 416–418.

Korec, Rudolf: More comments on „Who discovered insulin?", in: News in Physiological Sciences 1 (1986) 211–212.

Korp, W., u. Ernst Zweymüller: 50 Jahre Insulinbehandlung an der Wiener Kinderklinik – das Schicksal zuckerkranker Kinder aus der ersten Insulinära, in: Wiener Klinische Wochenschrift 85 (1973) 385–390.

Korseck, Carl: Historica de diabete mellito, med. Diss., Berlin 1840.

Kraus, W.: Kurze Geschichte des Diabetes Mellitus, in: Krankenpflege Journal 24 (1986) (11) 7–8.

Kudva, B. T.: On diabetes mellitus, in: Journal of the Association of Physicians of India 32 (1984) 320 u. 375.

Kühne, Willie: Notiz zur Geschichte des künstlichen Diabetes, in: Archiv für Anatomie und Physiologie 27 (1860) 261–262.

Květenský, Josef: (Historical evolution of knowledge of diabetes mellitus before the discovery of insulin, pol.), in: Vnitrni Lékarstvi 18 (1972) 67–72.

Labhart, Alexis: Intuition, luck and misfortune in diabetes research, in: Diabetologia 14 (1978) 353–358.

Labhart, Alexis: Diskursives Denken und Intuition in der medizinischen Forschung, in: Helvetica Chirurgica Acta 47 (1981) 859–872.

Laguesse, Édouard: Endocrine Inselchen und Diabetes; einige Worte über den ersten Ursprung der Inseltheorie, in: Zentralblatt für Allgemeine Pathologie 15 (1904) 865–869.

Latham, John: Facts and opinions concerning Diabetes, London 1811.

Lausch, Erwin: Diabetes: Siege, Hoffnungen und immer neue Rätsel, Weinheim 1971.

Lawrence, Robert Daniel: The beginning of the Diabetic Association in England, in: Diabetes 1 (1952) 420–421.

Lazarow, Arnold: Robert Russell Bensley, 1867–1956, in: Diabetes 5 (1956) 492–495.

Lebensohn, James E.: The semicentenary of insulin, in: American Journal of Ophtalmology 72 (1971) 1155–1157.

Leibowitz, Joshua O.: Maimonides on the incidence of diabetes, in: Israel Journal Medical Sciences 2 (1966) 714.

Leibowitz, Joshua O.: The concept of diabetes in historical perspective, in: Israel Journal Medical Science 8 (1972) 469–475.

Leickert, Karl Heinz: Insulin-Vorläufer – ein historischer Abriss. Erste Diabetes-Behandlungs-Versuche mit Pankreasextrakten, in: Arzneimittel-Forschung 25 (1975) 439–442.

Lenné, Albert Antony August: Der Diabetes Mellitus im Rück- und kurzen Ausblick, in: Veröffentlichungen aus dem Gebiete der Medizinalverwaltung, Berlin 15 (1922) (3) 217–222.

Leopold, Eugene J.: Aretaeus the Cappadocian. His contribution to diabetes mellitus, in: Annals of Medical History, n. ser., 2 (1930) 424–435.

Lépine, Raphael: Du coma diabétique, in: Rapport Congrès Français de Médecine, Lyon 12 (1911) 1–11, auch in: Gazette des Hôpitaux Civils et Militairs 84 (1911) 1784–1788.

Lesky, Erna: Etappen in der Erforschung des Diabetes mellitus, in: Österreichische Ärztezeitung 24 (1969) 2373–2376.

Lestradet, Henri: A propos du cinquantenaire de la découverte de l'insuline, in: Bulletin d'Information de l'Aide aux Jeunes Diabétiques 16 (1971) (2).

Lévêque, Theodore F.: The endocrine hypothalamus: an historical review, in: Canadian Journal of Neurological Sciences 1 (1974) 24–28.

Levine, Rachmiel: History of etiology of diabetes mellitus, in: Archives of Pathology 78 (1964) 405–408.

Levine, Rachmiel: Insulin – The biography of a small protein, in: New England Journal of Medicine 277 (1967) 1059–1064.

Levine, Rachmiel: Editorial: the fascinations and frustrations of diabetes mellitus, in: Western Journal of Medicine 121 (1974) 426–427.

Levine, Rachmiel: Charles Herbert Best (1899–1978), in: Physiologist 21 (1978) 43–44.

Levine, Rachmiel: Diabetes, the pancreas and insulin, a retrospective view, in: Canadian Journal of Biochemistry 57 (1979) 447–454.

Levine, Rachmiel: The endocrine pancreas, past and present, in: Advances in Experimental Medicine and Biology 124 (1979) 1–13.

Levine, Rachmiel: Historical view of the classifications of diabetes, in: Clinical Chemistry 32 (1986) 84–86.

Lietzmann, Alfred: Zur Geschichte des Diabetes mellitus, nebst Obductionsberichten des Berliner Pathologischen Institutes, med. Diss., Berlin 1877.

Liljestrand, Göran: Paul Sjöquist and the discovery of insulin, in: Svenska Läkaresällskapets Handlingar 69 (1947) 5–11.

Lippmann, Edmund O. v.: Geschichte des Zuckers, Leipzig 1890, vgl. a. ders.: Abhandlungen und Vorträge, Leipzig 1906, S. 261–274, 326–334.

Lippmann, Edmund O. v.: Zur Geschichte des diabetischen Zuckers, in: Chemiker Zeitung 29 (1905) 1197–1198; 30 (1906) 55; auch in: v. Lippmann: Beiträge zur Geschichte der Naturwissenschaften und der Technik, Berlin 1923, S. 211–213.

Lockwood, B. C.: Milestones in our knowledge of diabetes mellitus, in: Journal of the Michigan State Medical Society 51 (1952) 1295–1297.

Loubatières, August-Louis: Zur Geschichte der Entdeckung der oralen Antidiabetica, in: Ernst Friedrich Pfeiffer, Hg.: Handbuch des Diabetes mellitus, Bd. 2, München 1969, S. 1179–1197.

Loubatières, August-Louis: Evolution de la pathogénie et du traitement du diabète sucré, in: Bulletin de l'Académie Nationale de Médecine 135 (1971) 302–305.

Lowenstein, Bertrand E.: u. Paul D. Preger: Diabetes: new look at an old problem, New York 1976.

Lozoya, Mariana: (Historical antecedents of diabetes mellitus, span.), in: Medicina Tradicionale 3 (1980) (10) 5–9.

Lukens, Francis D. W.: William C. Stadie 1886–1959, in: Diabetes 8 (1959) 476–478.

Lund, Fred Bates: Galen on malingering, centaurs, diabetes and other subjects more or less related, in: Proceedings of the Charaka Club 10 (1941) 52–70.

Lundboek, Knud: Current trends in diabetes mellitus. Introduction, in: Acta Medica Scandivica 476 (1967) (suppl.) 15–16.

Macdonald, Eleanor (?) J.: The historical trend of diabetes, in: Common-health, Boston 21 (1934) 57, 24 (1937) 87.

McCradie, Andrew R.: The discoveries in the field of diabetes mellitus and their investigators, in: Medical Life 31 (1924) 215–250.

McGee, Lemuel Clide, u. J. E. Martin: Hagedorn era in diabetes mellitus, in: West Virginia Medical Journal 35 (1939) 361–368.

MacLaren, Noel Keith, u. Marvin Cornblath: Insulin, in: American Journal of Diseases of Children 128 (1974) 610–612.

MacNalty, Arthur Salusbury: Distinguished diabetics, in: Nursing Mirror and Midwives Journal 121 (1965).

Magnus-Levy, Adolf: Diabetikerdiäten der Vorinsulinära, in: Bulletin of the History of Medicine 3 (1944) (suppl.) 161–169.

Maiello, M., Ennio Guarnieri u. Maria Assunta Mannelli: Evoluzione storica delle conoscenze sulla sindrome poliuro-polidipsica insipida (Dall'antica civiltá egiziana al secolo XVIII. Da C. Bernard alle conoscenze della prima metà del secolo XX. La neurosecrezione), in: Rassegna di Neurologia Vegetatica 21 (1967) 311–326.

Maiwald, Karl-Heinz: Johann Peter Frank 1745–1821. Sein Beitrag zur Kenntnis des Diabetes mellitus, in: Therapie des Monats (Boehringer Mannheim) 10 (1960) 14–20.

Maiwald, Karl-Heinz: (Johann Peter Frank 1745–1821 and diabetes mellitus, hung.), in: Orvosi Hetilap 102 (1961) 1812–1814.

Major, Ralph Hermon: Johann Conrad Brunner and his experiments on the pancreas, in: Annals of Medical History, 3. s., 3 (1941) 91–100.

Major, Ralph Hermon: Classic descriptions of disease, Springfield 1932, [2]1939, [3]1945, [4]1959.

Mani, Nikolaus: Die Entdeckung des Glykogens durch Claude Bernard, in: Zeitschrift für Klinische Chemie 2 (1964) 97–104.

Mann, Ruth J.: Historical vignette. ‚Honey urine' to pancreatic diabetes – 600 B. C. – 1922, in: Mayo Clinic Proceedings 46 (1971) 56–58.

Maragliano, Edoardo: Arnaldo Cantani, in: Le Scuole Italiane di Clinica Medica 1 (1894) 3–29.

Marble, Alexander: Otto Folin. Benefactor of diabetics through biochemistry, in: Diabetes 2 (1953) 503 505.

Marble, Alexander: John Rollo, in: Diabetes 5 (1956) 325–327.

Marble, Alexander: Late complications of diabetes. A continuing challenge. The Elliot P. Joslin Memorial Lecture of the German Diabetes Federation, in: Diabetologia 12 (1976) 193–199.

Marchal de Calvi, Charles-Jacob: Remarques historiques sur la gangrène diabétique, in: Union Médicale 2. sér., 11 (1861) 164, 193, 226, 258, 294.

Marinelli, Luigi: Vecchio e nuovo in tema di diabetologia, in: Riforma Medica 60 (1946) 545–547.

Martin, Eric: Problèmes de priorité dans la découverte de l'insuline, in: Schweizerische Medizinische Wochenschrift 101 (1971) 164–167.

Marwood, S. Francis: Notes on the history of diabetes mellitus, in: History of Medicine 6 (1975) 18–24.

Marwood, S. Francis: Personalities and progress in the story of diabetes mellitus, in: St. Bart's Hospital Journal 54 (1950) 108–111, 128–131, 158–163.

Marwood, S. Francis: Diabetes mellitus – some reflections, in: Journal of the Royal College of General Practitioners 23 (1973) 38–45.

Mastbaum, L.: Diabetes mellitus. Past, present and future, in: Minnesota Medicine 62 (1979) 9–11.

McQuillan, John, u. Marcia S. McQuillan: The discovery of insulin and control of Diabetes mellitus, in: Janus 69 (1982) 97–118.

Meindl, Rudolf: Zur Geschichte der Zuckerharnruhr, (Quellensammlung und textkritische Betrachtungen zur gesamten Geschichte der Zuckerharnruhr unter besonderer Berücksichtigung der frühen und mittleren Geschichte der Diabeteskenntnisse), med. Diss., Göttingen 1948; auch Berlin 1950.

Mellinghoff, Klaus Helmut: Georg Ludwig Zuelzers Beitrag zur Insulinforschung, med. Diss., Düsseldorf 1971 (= Düsseldorfer Beiträge zur Geschichte der Medizin, H. 36).

Mellinghoff, Klaus Helmut: Georg Ludwig Zuelzers Beitrag zur Pankreasextraktforschung, in: Medizinische Welt 23 (1972) 622–626.

Merchant, C. C.: Short historical review of the development of present knowledge of diabetes mellitus, in: Antiseptic 37 (1940) 441–454.

Mering, Joseph von, u. Oscar Minkowski: Diabetes mellitus nach Pankreasexstirpation, in: Archiv für experimentelle Pathologie und Pharmakologie 26 (1890) 371–387.

Messini, Mariano: Fegato e diabete. Il centennario della morte di Claude Bernard, in: Clinica Terapeutica 85 (1978) 335–360.

Meyshan, Yosef: (The disease of Herod the Great, King of Judea, hebrew., engl. and french summ.), in: Harefuah 53 (1957) 155.

Minkowski, Oscar: Die Lehre vom Pankreas-Diabetes in ihrer geschichtlichen Entwicklung, in: Arbeiten zur Kenntnis der Geschichte der Medizin im Rheinland und in Westfalen 1 (1929) ?; auch in: Münchener Medizinische Wochenschrift 76 (1929) 311–315.

Mirouze, Jacques: Histoire du coma diabétique et des son traitement, in: La Vie Médicale (1971) (nr. spéc. 52) 25–35.

Mirus, G.: Diabetes ‚einst und jetzt‘, in: Diabetiker 4 (1954) 8–9.

Miyasita, Saburo: An historical analysis of Chinese drugs in the treatment of hormonal diseases, goitre and diabetes mellitus, in: American Journal of Chinese Medicine 8 (1980) 17–25.

Molnár, Gábor: Historischer Überblick: Erste Versuche zur kontinuierlichen Blutzuckermessung, in: Verhandlungen der Deutschen Gesellschaft für Innere Medizin 93 (1987) 299–308.

Morgenstern, Leon: The „secret“ of the islets: a footnote to history, in: Mount Sinai Journal of Medicine 54 (1987) 197.

Mosenthal, Hermann O.: Charles F. Bolduan: His role in the attack on diabetes as a public health problem, in: Diabetes 3 (1954) 495–497.

Müller, Reinhold F. G.: Die Harnruhr der Alt-Inder, Prameha (unter besonderer Berücksichtigung der Carakasamhitá), in: Sudhoffs Archiv 25 (1932) 1–42.

Müller, Reinhold F. G.: Grundlagen altindischer Medizin, Halle 1942. (Nova Acta Leopoldina, N. F., Nr. 74).

Muir-Smith, L.: The advent of insulin (The experience of a diabetic before and after insulin), in: Guy's Hospital Gazette 76 (1962) 620–622.

Muntner, Süssmann: (Herod's disease, hebrew), in: Koroth 1 (1953) (3–4) 134–136.

Murlin, John R., u. Benjamin Kramer: A quest for the anti-diabetic hormone, 1913–1916, in: Journal of the History of Medicine 11 (1956) 288–298.

Murlin, Winifred R.: History of insulin, in: Annals of Internal Medicine 76 (1972) 330.

Murphy, H. B.: Historic changes in the sex ratios for different disorders, in: Social Science and Medicine 12 (1978) 143–149.

Murray, Ian: The search for insulin, in: Scottish Medical Journal 14 (1969) 286–288.

Murray, Ian: Paulesco and the isolation of insulin, in: Journal of the History of Medicine 26 (1971) 150–157.

Nelken, Ludwig: Insulin in retrospect. Chairman's remarks, in: Israel Journal of Medical Sciences 8 (1972) 467–468.

Nelken, Ludwig: The history of research, treatment and organization of diabetes in Isreael, in: Koroth 7 (1977) 497–503; LXVI–LXXXIV.

Nelles, Hans: Die Geschichte der Behandlung des diabetischen Coma, Diss. med., München 1982.

Ney, Denise, u. Dorothy Reycroft Hollingsworth: Nutritional management of pregnancy complicated by diabetes: historical perspective, in: Diabetes Care 4 (1981) 647–655.

Noble, Robert Laing: Memories of James Bertram Collip, in: Canadian Medical Association Journal 93 (1965) 1356–1364.

Noorden, Carl von: Die Zuckerkrankheit und ihre Behandlung, Berlin 1895.

Noorden, Carl von: Altes und Neues über Kostformen bei Diabetes, in: Therapie der Gegenwart 70 (1929) 241–244.

Notelovitz, Morris: Milestones in the history of diabetes – a brief survey, in: South African Medical Journal 44 (1970) 1158–1161.

Nothman, Martin M.: The history of the discovery of pancreatic diabetes. (By Minkowski in 1889), in: Bulletin of the History of Medicine 28 (1954) 272–274.

Oakley, Wilfried G.: The evolution of the management of diabetic pregnancy, in: Postgraduate Medical Journal 45 (1969) 802–805.

Oakley, Wilfried G.: R. D. Lawrence, M. D., F. R. C. P., 1892–1968, in: Diabetes 18 (1969) 54–55.

Oefele, Felix von: Zwanzig Jahre Diabeteserfahrung, in: New Yorker Medizinische Monatsschrift 23 (1912/13) 335–34, 24 (1913/14) 19–25, 35–43; auch in: Monatsschrift für Kolonialpolitik 24 (1913) 335–345.

Office of Health Economics: The pattern of diabetes, London 1964.

Oliaro, Tomaso: Le diabete e la sua storia, in: Minerva Medica 57 (1962) (varia).

Olmsted, James Montrose Duncan: Claude Bernard, 1813–1878. A pioneer in the study of carbohydrate metabolism, in: Diabetes 2 (1953) 162–164.

Orth, Hermann: Die antiken Diabetes Synonyme und ihre Wortgeschichte, in: Janus 51 (1964) 193–201.

Otten, Johannes-Hermann: Die Geschichte der oralen Diabetestherapie, med. Diss., Freiburg i. Br. 1966.

Otten, Johannes-Hermann: Zur Geschichte der oralen Diabetestherapie, in: Medizinische Klinik 63 (1968) 22–25.

Oyen, Detlef, Ernst A. Chantelau u. Michael Berger: Zur Geschichte der Diabetesdiät, Berlin 1985.

Padfield, Christopher J.: A review of the history of the treatment of diabetes mellitus and the search for oral hypoglycaemic agents, in: Guy's Hospital Reports 113 (1964) 45–54.

Palmer, F. S.: A sketch of the history and pathogenesis of sugar excretion, in: Westminster Hospital Reports 12 (1901) 33–40.

Papaspyros, Nikos S.: The history of diabetes mellitus, London 1952, Suttgart ²1964.

Paton, Alexander: The English diabetes (1674–1877), in: St. Thomas Hospital Gazette 52 (1954) 189–191.

Paton, Alexander: Notes for a history of diabetes mellitus, in: British Journal of Clinical Practice 15 (1961) 37–39.

Patrick, Adam: The symptomatology of diabetic coma: a retrospect, in: Scottish Medical Journal 7 (1962) 153–158.

Páv, Jaroslav: (History of a world-wide priority orginating in Prague, czech.), in: Časopis Lekaru Českych 125 (1986) 784–785.

Pavel, Ion: Insuline: Priorité de Paulesco, in: Médecine et Hygiène 966 (1971) 954.

Pavel, Ion: Zur Frühgeschichte der Insulin-Forschung, in: Münchener Medizinische Wochenschrift 115 (1973) 729–730.

Pavel, Ion, H. Bonaparte u. Dan Sdrobici: The role of Paulesco in the discovery of insulin, in: Israel Journal of Medical Sciences 8 (1972) 488–490.

Pavel, Ion, u. Dan Sdrobici: Le cinquantenaire de la découverte de l'insuline. N. Paulesco, L'étape sociale dans l'assistance du diabète, in: Journées Annuelles de Diabétologie de l'Hôtel Dieu Paris 6. - 8.5.1971, Paris 1971, S. 7–11.

Pavy, Frederick William: Researches on the nature and treatment of diabetes, London 1862, ^{2}1869.

Pazzini, Adalberto: (Historical evolution of diabetes, span.), in: Prensa Médica Mexicana 39 (1974) 481–486.

Pazzini, Adalberto, u. Aroldo Baffoni: Storia delle malattie, Roma 1950 (S. 317–338).

Pedfield, C. J. A.: Review of the history of the treatment of diabetes mellitus and the search for oral hypoglycaemic agents, in: Guy's Hospital Reports 113 (1964) 45–54.

Peel, John: A historical review of diabetes and pregnancy, in: Journal of Obstetrics and Gynaecology of the British Commonwealth 79 (1972) 385–395.

Penchev, Ivan G.: Zakharna bolest, Sofia ^{2}1966 (S. 13-22 = history).

Perret, Louis: (Extracts of the history of diabetic research, swed.), in: Helsingfors Läkartidning (1962) (5) 1–10; auch in: Nordisk Medicinhistorisk Årsbok (1963).

Pestel, Maurice: Le cinquantenaire de la découverte de l'insuline. E. Gley, précurseur de F. J. Banting et C. H. Best, in: La Nouvelle Presse Médicale 1 (1972) 1527–1528.

Peton, A.: Notes for a history of diabetes mellitus, in: British Journal of Clinical Practice 15 (1961) 37–39.

Pinner, Max, u. Benjamin F. Miller: When doctors are patients, New York 1952; dt.: Was Ärzte als Patienten erlebten, Stuttgart 1953.

Pollack, Herbert: Stanley Rossiter Benedict: Creator of laboratory test for glycosuria, in: Diabetes 2 (1953) 420–421.

Pollack, Herbert: Antoine Laurent Lavoisier, in: Diabetes 5 (1956) 250–251.

Ponte, Euro: Passato e futuro per il diabete, in: Il Lanternino 8 (1985) (2) 4–6.

Porep, Rüdiger: Der Prioritätenstreit um die Entdeckung des Glykogens zwischen Claude Bernard und Victor Hensen, in: Medizinische Monatsschrift 25 (1971) 314–321.

Porges, Otto: Carl H. von Noorden 1858-1944, in: Diabetes 7 (1958) 326–328.

Porkert, Manfred: Epistemological fashions in interpreting disease. The deleterious effects of western terminology on the application of the scientific tradition of Chinese medicine (illustrated by the case of diabetes mellitus vs. sitis diffundens (hsiao-k'o)), in: Nihon Ishigaku Zasshi 23 (1977) 1–18.

Poulet, Jacques: Le diabète avant la découverte de l'insuline, in: La Vie Médicale (1971) (nr. spéc. 52) 5–10.

Pratt, Joseph H.: Zur Geschichte der Entdeckung des Insulins, in: Sudhoffs Archiv 38 (1954) 48–57; engl.: A reappraisal of researches leading to the discovery of insulin, in: Journal of the History of Medicine 9 (1954) 281–289.

Proosdij, Cornelis van, u. Andreas Julius Augustus de Looff: (From lethal to bearable: 300 years of diabetes history, dutch), in: Nederlands Tijdschrift voor Geneeskunde 121 (1977) 1974–1978.

Puschmann, Theodor: Nachträge zu Alexander Trallianus: Fragmente aus Philamenos und Philagruis, nebst einer bisher noch ungedruckten Abhandlung über Augenkrankheiten, Berlin 1886.

Pyke, David Alan: Claude Bernard et l'étiologie du diabète, in: Journées Annuelles de Diabétologie de l'Hôtel-Dieu (1981) 153–161.

Raghunathan, Komanduri: History of diabetes from remote to recent times, in: Bulletin of the Indian Institute of the History of Medicine 6 (1975) 18–24.

Raghunathan, Komanduri, u. Priya Urat Sharma: Oral hypoglycaemic agents – a brief survey, in: Nagarjun 12 (1969) 27–37.

Rathery, Francis: La cure de Bouchardat et le traitement du diabète sucré, Paris 1920.

Reboux, C.: Diabète: 300 ans de progrès, in: Bibliographie Annuelle de Madagascar (1976) (350) 400–407.

Reckendorf, Helmut K.: Medizinische Konzeption und Therapie. Die Behandlung des Diabetes mellitus zu Beginn des 19. Jahrhunderts durch John Rollo, in: Therapie des Monats (Boehringer Mannheim) 11 (1961) 17–19.

Reed, John A.: Arataeus, the Cappadocian: History enlightens the present, in: Diabetes 3 (1954) 419–421.

Reinwein, Helmuth: Neuzeitliche Behandlung des Diabetes mellitus, Stuttgart 1946 (= Vorträge aus der praktischen Medizin, H. 19).

Rembert, George William Francis: Diabetes mellitus – old and new, in: New Orleans Medical Journal 85 (1932) 153.

Rentchnick, Pierre: Best, le méconnu, Paulesco, l'oublié, in: Médecine et Hygiène 29 (1971) 956.

Reshef, Abraham: (The history of diabetes, hebrew), in: Dapim Refuiim 16 (1959) 400–412, XVIII–XIX.

Richter, Paul: Ueber Paracelsus und die tatarischen Krankheiten. Ein Beitrag zur Geschichte der Stoffwechselkrankheiten, in: Medizinische Klinik 5 (1909) 1456–1458, 1495–1498.

Ricketts, Henry T.: Robert R. Bensley, in: Diabetes 4 (1955) 334–335.

Rios, M. S.: Contributo spagnolo alle conoscenze sull'insulina, in: Minerva Medica 60 (1969) 4659–4666.

Risch, Friedrich: Heinrich von Stephan, 1831–1897, in: Männer der deutschen Verwaltung, Köln u. Berlin 1963, S. 151–165.

Robin, Albert: Diabète sucré et son traitement sans régime d'après les auteurs arabes anciens; à propos d'un travail de Dinguizli, in: Revue de Thérapeutique Médico-Chirurgicale 81 (1914) 79–84.

Rolls, Roger: Brewer's yeast and diabetes, in: British Medical Journal (1977) (1) 905.

Ropers, Bruno: Vergleichende Statistik über Todesfälle an Diabetes vor und nach Einführung der Insulintherapie, Diss. med., Hamburg 1933.

Rosemann, Rudolf: Zur Entdeckung des Glykogens vor 75 Jahren. Eine Berichtigung, in: Münchener Medizinische Wochenschrift 34 (1932) 1367–1368.

Rosenfeld, Georg: Wandlungen in der Behandlung des Diabetes, in: Archiv für Verdauungskrankheiten 22 (1915/16) 113–141.

Rosenfeld, L.: Henry Bence Jones (1813–1873): the best „chemical doctor" in London, in: Clinical Chemistry 33 (1987) 1687–1692.

Rosenthal, Helen: Diabetic cure in pictures, Philadelphia 1946, ²1953, ³1960.

Rubner, Max, u. Friedrich Müller: Einfluss der Kriegsverhältnisse auf den Gesundheitszustand im Deutschen Reich, in: Münchener Medizinische Wochenschrift 67 (1920) 229–248.

Sahli, Hermann: Prolegomena zur Einführung der Insulintherapie des Diabetes mellitus, in: Schweizerische Medizinische Wochenschrift 53 (1923) 813–819.

Salomon, Max: Geschichte der Glycosurie von Hippokrates bis zum Anfang des 19. Jahrhunderts, in: Deutsches Archiv für Klinische Medizin 8 (1871) 498–582, auch Leipzig 1871.

Sandison, A. T.: The last illness of Herod the Great, King of Judea, in: Medical History 11 (1967) 381–388.

Sardou, Victorien: Une biographie médicale, in: La Chronique Médicale 15 (1908) 727–730 (Cardano).

Sathe, Ramchandra Viswanath: Diabetes in India – retrospect and prospect, in: Journal of the Association of Physicians of India 17 (1969) 387–398.

Saundby, Robert: Kussmaul's Coma, in: Birmingham Medical Review 17 (1885), auch Birmingham 1885.

Saundby, Robert: Diabetes mellitus in Albutt and Rolleston's system of medicine, London 1908.

Sawyer, Warren A.: Frederick Banting's misinterpretation of the work of Ernest L. Scott as found in secondary sources, in: Perspectives in Biology and Medicine 29 (1986) 611–618.

Schadewaldt, Hans: Die Entdeckung der oralen Antidiabetika, in: Deutsche Medizinische Wochenschrift 101 (1976) 909.

Schadewaldt, Hans: Die Geschichte des Diabetes, in: Adolf Heymer u. Wilhelm Gronemeyer, Hg.: Allergie- und Immunitätsforschung, Verhandlungen der Deutschen Gesellschaft für Allergie- und Immunitätsforschung, Bd. 2, Stuttgart 1968, S. 9–22.

Schadewaldt, Hans: Die Geschichte des Diabetes, Frankfurt a. M. (Farbwerke Hoechst) o. J. (1971) (= Diabetes im Bild, H. 5).

Schadewaldt, Hans: Geschichte des Diabetes mellitus, in: Karl Oberdisse, Hg.: Handbuch der Inneren Medizin, Berlin ⁵1975, S. 1–44; auch Berlin 1975.

Schadewaldt, Hans: Das Pankreas in der Geschichte der Medizin, in: Norbert Henning, Klaus Heinkel u. Harald Schön, Hg.: Pathogenese, Diagnostik, Klinik und Therapie der Erkrankungen des exokrinen Pankreas, Stuttgart 1964, S. 1–46.

Schadewaldt, Hans: Paracelsus und die Zuckerkrankheit, in: Medizinische Klinik 72 (1977) 875–878.

Schirmer, Alfred Max: Beitrag zur Geschichte und Anatomie des Pankreas, Diss. med., Basel 1893.

Schliack, Volker: Diabetes: Zur Geschichte und modernen Therapie, in: Urania 26 (1963) 407–410.

Schneider, T.: Diabetes through the ages: a salute to insuline, in: South African Medical Journal 46 (1972) 1394–1400.

Schütz, Augustin Jacob: Beyträge zur Geschichte der Heilungskraft des Kalkwassers gegen die Harnruhr, in: Journal der Practischen Arzneikunde und Wundarzneikunst 12 (1801) 129–145.

Schultheisz, Emil: (Trnka Vencel, hung.), in: Orvosi Hetilap 105 (1964) 2293–2294.

Schulz, Caecil: Beiträge zur Geschichte des Glycogen, med. Diss., Berlin 1877.

Schulz, F.: Zeittafel zur Geschichte des Diabetes mellitus, in: Hellmut Mehnert u. Karl Schöffling, Hg.: Diabetologie in Klinik und Praxis, Stuttgart 1974, S. 563–566.

Schumacher, Horst, u. Joseph Schumacher: Einst und jetzt: 100 Jahre Diabetes mellitus, in: Münchener Medizinische Wochenschrift 98 (1956) 517–521, 581–585, 601–604.

Schumacher, Joseph: Index zum Diabetes mellitus. Eine internationale Bibliographie, München 1961 (hist. Einführung S. 1–34).

Schumacher, Joseph: Geschichte des Diabetes mellitus bis zur Insulin-Ära. Daten – Theorien – Forschungen – Fortschritte, in: Deutsches Medizinisches Journal 14 (1963) 707–715.

Schumacher, Rudolf: Die Carl v. Noorden'sche Haferkur. Ihre Weiterentwicklung und ihr Einfluß auf die Diättherapie des Diabetes mellitus. Unter Berücksichtigung ihrer heutigen Bedeutung, med. Diss., Freiburg i. Br. 1966.

Seckendorf, Ernst: Kurze Geschichte des Diabetes mellitus, in: Die Medizinische Welt 40 (1931) 1443–1445.

Seide, Jacob: The early history of diabetes mellitus, in: Acta Medica Orientalia 4 (1945) (4) 126–129.

Seide, Jacob: The first discovery of glycosuria in diabetes, in: Indian Medical Journal 43 (1949) 331 ff.

Seide, Jacob: Diabetes mellitus in the 19. century, in: Hebrew Medical Journal 30 (1957) 93–97, 182–188.

Seide, Jacob: The two diabetics of Amatus Lusitanus, in: Imprensa Médica 19 (1955) 670–674.

Selmi, Giacomo: Gli studi di Claude Bernard sul pancreas, in: Medicina nei Secoli 3 (1966) (3) 29–34.

Sforza, A., R. Lolli, A. Mohamed Hassan, S. E. Gogliandro, u. Attilio Lodi: Il diabete nei tropici. Note tra storia della medicina e attualità anatomocliniche, in: Minerva Endocrinologica 10 (1985) 249–251.

Shaw, Margaret Mason: He conquered death. The story of Frederick Grant, Banting, Toronto 1946.

Silva Araújo, Carlos da: L'empereur du Brésil Dom Pedro II à Aix-les-Bains, en 1888, Aix-les-Bains 1953.

Silva Araújo, Carlos da: (Severe disease of the Brazilian Emperor in Milan, in 1888. Italian physicians who assisted him, port.), in: Revista da Associacao Medica Brasileira 14 (1968) 279–284; auch in: 21st International Congress of the History of Medicine, Siena 1968, Atti, Bd. 1, Roma 1970, S. 302–312; auch Rio de Janeiro 1968.

Simowitz, Fredric M.: A short history of diabetes mellitus, in: Journal of the Medical Association of Georgia 51 (1962) 478–481.

Singer, Peter, u. Volker Schliack: Zur Geschichte des Insulins, in: Wissenschaft und Fortschritt 22 (1972) 467–471.

Smyth, J. A.: Diabetes: past, present and future, in: The Ulster Medical Journal 23 (1954) 73–88.

Sönksen, P.H.: The evolution of insulin treatment, in: Clinical Endocrinology and Metabolism 6 (1977) 481–497.

Sós, József: Claude Bernard, Macleod, Banting und Best: Ihr Beitrag zur Diabetesforschung, in: Orvosi Lapja 3 (1947) 1853–1854.

Spiegelhoff, Werner: Die Geschichte der Pankreaserkrankungen, med. Diss., Düsseldorf 1937.

Sprague, Randal George: Diabetes – past, present and future, in: Balance. British Diabetic Association 11 (1965) 124 ff.

Stadie, William C.: Henry Rawle Geyelin 1883–1942, in: Diabetes 6 (1957) 291–293.

Stahl, Jules: La découverte de l'insuline, in: Strasbourg Médical 12 (1961) 871–879.

Stein, Peter: A propos de la découverte de l'insuline. Les travaux de Zuelzer, in: Médicine et Hygiène 29 (1971) 1102.

Stein, Peter: Prioritäten und Prioritätsansprüche ums Insulin, in: Gesnerus 31 (1974) 107–112.

Stepp, Wilhelm: Altes und Neues in der Therapie des Diabetes mellitus, in: Münchener Medizinische Wochenschrift 82 (1935) 1307–1312.

Sternberg, Wilhelm: Die Krankheit der Juden. Die Zuckerkrankheit, eine Folge der rituellen Küche und der orthodoxen Lebensweise der Juden, Mainz 1903.

Stevenson, Lloyd G.: Sir Frederick Banting, London und Toronto 1946, [2]1947.

Steudel, Johannes: John J. R. Mcleod, ein Wegbereiter der Diabetes Forschung, in: Der Diabetiker 1 (1951) 49–51.

Steudel, Johannes: Elliott P. Joslin, der Nestor der Diabetes Forschung, in: Der Diabetiker 1 (1951) 62–64.

Steudel, Johannes: Die Geschichte des Diabetes, in: Diabetiker 3 (1953) 45–46, 61–62, 77–78.

Stockmans, François: Meyer (Jean-Egide-Camille-Philippe-Hubert De), in: Biographie Nationale Belge, Bd. 41, Bruxelles 1979/80, Sp. 523–533.

Stöcker, Wolfgang: Zur Geschichte des Diabetes mellitus, in: Therapiewoche 16 (1966) 1077–1082.

Stöcker, Wolfgang: Der Prioritätsstreit um das Insulin, in: Therapiewoche 21 (1971) 3464–3467; auch in : Pharmazeutische Zeitung 116 (1971) 1764–1765.

Straight, William M.: Notes on the history of diabetes mellitus, in: Jackson Memorial Hospital Bulletin 7 (1953) 5–11.

Strauch, Manfred, u. Norbert Grez: Animal models to induce renal failure: a historical survey, in: Contributions to Nephrology 60 (1988) 1–8.

Striker, Cecil: The song of diabetes, in: Diabetes 1 (1952) 492–493.

Striker, Cecil: Graham Lusk. On his contributions to the science of nutrition, in: Diabetes 2 (1953) 242–243.

Striker, Cecil: Joseph H. Barach, in: Diabetes 3 (1954) 254–255.

Striker, Cecil: The early history of the American Diabetes Association, in: Diabetes 5 (1956) 317–320.

Striker, Cecil: Famous faces in diabetes, Boston 1961.

Striker, Cecil: History of insulin, in: Annals of Internal Medicine 76 (1972) 329–330.

Suzuki, Yoshitami: (Historical survey of visual disturbance due to diabetes mellitus, especially the effect of Li Tong-yuan's prescriptions for diabetic retinopathy, jap.), in: Nihon Ishigaku Zasshi 16 (1970) 49–50.

Suzuki, Yoshitami: (Effects of drugs on diabetic retinopathies and a supplement to the history of the visual disturbance caused by diabetes mellitus, jap.), in: Nippon Ganka Gakkai Zasshi 75 (1971) 1047–1051.

Syllaba, Jiři: (Historical development of czecholovak balneotherapy of diabetes, czech.), in: Fysiatricky a Reumatologicky Vestnik 57 (1979) 65–69.

Tallot, Lutz: Seit wann kennt man Diabetes?, in: Ciba-Zeitschrift 1 (1933/34) 65.

Tee, Garry J.: On Sami Hamarneh's review of „Der Diabetestraktat" [c]Abd al-Latīf al-Baġdādī's, in: Isis 64 (1973) 232.

Teichmann, S. L., u. P. A. Aldea: The other side of the insulin story: Paulescu's contribution, in: New York State Journal of Medicine 84 (1984) 312–316.

Thies, Hans-Jürgen: Der Diabetestraktat ‚[c]Abd al-Latīf al-Baġdādī's' Untersuchungen zur Geschichte des Krankheitsbildes in der arabischen Medizin, Bonn 1971.

Thompson, Reginald Campbell: Assyrian prescriptions for diseases of the urine (Transliterations and translations of cunei form tablets), Paris 1934 (= Babyloniaca, vol. 14).

Thomsen, Viggo: The history of traumatic diabetes, in: Viggo Thomsen, Hg.: Studies of trauma and carbohydrate metabolism with special reference to the existence of traumatic diabetes, Kopenhagen 1938, S. 9–36.

Todhunter, E. Neigo: Biographical notes from the history of nutrition: Elliott Proctor Joslin – June 6, 1869 – January 28, 1962, in: Journal of the American Dietetic Association 46 (1965) 150.

Torzecka, Wiesława, u. Ryszard Rogoziński: (Participation of the pancreatic islet system in etiopathogenesis diabetes (an historical survey and present-day views), pol.) in: Wiadomości Lekarskie 29 (1976) 897–901.

Tratner, Eli: A new Talmudic source on the history of Diabetes (late onset), in: Koroth 8 (1982) 197–202, 205–212.

Trowell, Hugh C.: Diabetes mellitus death-rates in England and Wales 1920–70 and food supplies, in: Lancet (1974) (2) 908–1002.

Trowell, Hugh C.: Ants distinguish diabetes mellitus from diabetes insipidus, in: British Medical Journal 285 (1982) 217.

Tuttle, George H.: The changing conception of diabetes as a disease, in: Boston Medical and Surgical Journal 194 (1926) 931–932.

Ullmann, Hans: Die Zunahme der Zuckerkrankheit – eine Ernährungsfrage?, in: Die Medizinische Welt (1928) (3) 87–92.

Umber, Friedrich: Rückblicke und Ausblicke in der Klinik des Diabetes, in: Deutsche Medizinische Wochenschrift 60 (1934) 11–14.

United States National Health Survey, Hg.: Diabetes reported in interviews, Washington 1960.

Vargas, Fernández Luis: (The discovery of insulin and its antagonists and the consequence for the knowledge of diabetes, span.), in: Revista Medica de Chile 92 (1964) 789–794.

Vargas, Fernández Luis: (Historical revision of the contribution of Houssay and collaborators to the role of the anterior hypotheses in diabetes mellitus, span.), in: Revista Medica de Chile 100 (1972) 728–732.

Vasiûkova, E. A., M. G. Margolis u. V. K. Malkovich: (Achievements of Soviet diabetology, russ.), in: Kliničeskaja Medicina 55 (1977) (12) 18–25.

Veith, Ilza: Four thousand years of diabetes, in: Modern Medicine 39 (1971) 118–125.

Vértes, László: (Elliot Proctor Joslin (1869, junius 6. – 1962, januar 28.), hung.), in: Orvosi Hetilap 111 (1979) 750.

Vierordt, Hermann: Todesursachen im ärztlichen Stande. Ein Beitrag zur Ärzte-Biographie, Stuttgart 1926.

Volk, Bruno W., u. Edward R. Arquilla: Historical review, in: Volk u. Wellmann: The diabetic pancreas, New York 1977, [2]1985, S. 1–16.

Voss, Franz: Ältere Geschichte des Diabetes, München 1936.

Voss, Hermann: 100 Jahre Langerhanssche Inseln, in: Anatomischer Anzeiger 125 (1969) 333–335.

Wang, Zhipu: (Brief history of consumption-thirst syndrome (diabetes mellitus), chin.), in: Chinese Journal of Medical History 10 (1980) 79–82.

Warburg, Erik: Some cases of diabetic coma complicated with uraemia, with some remarks on the previous history of diabetic coma, in: Hospitalstidende 67 (1924) 809, 825, 856; auch in: Acta Medica Scandinavia 61 (1924/25) 301–334.

Warren, Shields: The pathology of diabetes mellitus. Historical considerations, Philadelphia 1930, [4]1966, S. 9–18.

Wendriner, Berthold: Der Diabetes mellitus. Zuckerharnruhr im Lichte der modernen Forschung. Eine Skizze über die Entwicklung der Diabetes-Behandlung bis in die neueste Zeit. Mit chemischen Beiträgen und Diätvorschriften von Friedrich Kaeppel, Bonn 1905.

West, Kelly M.: Diabetes in American Indians, in: Advances in Metabolic Disorders 9 (1978) 29–48.

Whitehouse, Fred W.: Classification and pathogenesis of the diabetes syndrom: a historical perspective, in: Journal of the American Dietetic Association 81 (1982) 243–246.

Wilder, Russell M.: Introduction to motion picture „The Story of Diabetes" by K. A. Smith, in: Proceedings Staff Meetings of the Mayo Clinic 14 (1939) 15–16.

Wilder, Russell M.: Twenty-five years of insulin era, in: Proceedings American Diabetes Association 6 (1947) 107–116.

Wilder, Russell M.: Karl Petrén. A leader in pre-insulin dietary therapy of diabetes, in: Diabetes 4 (1955) 159–160.

Willms, Jost: Berühmte Diabetiker: König Herodes der Grosse (73–4 v. Chr.). Läusesucht oder Zuckerkrankheit?, in: Diabetiker 16 (1965) 288–289.

Willms, Jost: Berühmte Diabetiker: Jean Paul Marat (1744–1793), Arzt und Revolutionär, in: Diabetiker 16 (1966) 49.

Willms, Jost: Berühmte Diabetiker: Paul Cézanne (1839–1906), der Ahnherr der modernen Malerei, in: Diabetiker 16 (1966) 49.

Willms, Jost: Berühmte Diabetiker: Heinrich von Stephan (1831–1897), vom Postschreiber zum Weltpostmeister, in: Diabetiker 16 (1966) 206.

Willms, Jost: Berühmte Diabetiker, Alexander Girardi (1850–1918), Volksschauspieler, der in Wien den Girardikult entfesselte, in: Diabetiker 16 (1966) 402.

Willms, Jost: Berühmte Diabetiker: Heinrich Zille (1858–1929), Zeichner des Berliner „Milljöh", in: Diabetiker 17 (1967) 176.

Winternitz, Hugo: Über den Anteil J. von Merings an der Entdeckung des Pankreasdiabetes, in: Medizinische Klinik 27 (1931) 1507–1508.

Winternitz, Hugo: Noch einmal der Anteil J. von Merings an der Entdeckung des Pankreasdiabetes (Stellungnahme zu dem Aufsatz von E. Frank, Nr. 44 dieser Wschr.), in: Medizinische Klinik 28 (1932) 138–139.

Wolff, Günther: Kleiner Abriss der Geschichte der Zuckerkrankheit, in: Ärztliche Praxis 6 (1954) 18.

Wolff, Günther: Abriß der Geschichte der Zuckerkrankheit. Zugleich ein Beitrag zur Medizin- und Kulturgeschichte des Zuckers, in: Medizinische Monatsschrift 7 (1953) 253–254, 527–529, 9 (1955) 37–41.

Wolff, Günther: Zucker, Zuckerkrankheit und Insulin. Eine medizin- und kulturhistorische Studie, Remscheid – Lennep 1955.

Wolff, Günther: Die Entdeckung des Insulins vor 35 Jahren durch Banting und Best, in: Medizinische Monatsschrift 10 (1956) 468–475.

Wolff, Günther: Zur Geschichte der Harnzuckeruntersuchung, in: Therapie des Monats, Boehringer (1957) 321–323, 838–846.

Wolff, Günther: Der Zuckerstoffwechsel – eine biographische Studie, in: Medizinische Monatsschrift 12 (1958) 766–774.

Wolff, Günther: Beiträge berühmter Studenten zur Erforschung des Zuckerstoffwechsels, in: Münchener Medizinische Wochenschrift 102 (1960) 1203–1208.

Wolff, Günther: A propos de la découverte de l'insuline, in: Médecine et Hygiène 29 (1971) 1102.

Wolff, Günther: Paul Langerhans – Inseln waren sein Schicksal, in: Der Kassenarzt 18 (1978) (27).

Wolff, Günther: Abriß der Geschichte der Zuckerkrankheit, in: Ernährungs-Umschau 35 (1988) (Sonderheft) 497–501.

Wolff, Günther, u. Hans Schadewaldt: Biographische Adnota zu Paul Langerhans. – Inseln waren sein Schicksal – Teil 1–2, in: Medizinische Welt 28 (1977) 1–7, 91–96.

Woodyatt, Rollin T.: Bernhard Naunyn, in: Diabetes 1 (1952) 240–241.

Wrenshall, Gerald Alfred, Géza Hetényi u. William Richard Feasby: The story of insulin, London 1962, dt. Insulin: Die Geschichte eines Sieges, Oldenburg–Hamburg 1962.

Wybieralski, Andrzej: (Fuller life for diabetics, pol.), in: Polski Tygodnik Lekarskie 26 (1971) 1868–1869.

Young, Blanche (?) A.: The history of the British Diabetic Association, in: Postgraduate Medical Journal 45 (1969) (suppl.) 789–795.

Young, Frank G.: Claude Bernard and the discovery of glycogen, in: British Medical Journal (1957) (1) 1431–1437.

Zander, Karl: Zur Begriffsgeschichte des Diabetes mellitus, med. Diss., Freiburg i. Br. 1973.

Zimmermann, Ole Christian: Die erste Beschreibung von Symptomen des experimentellen Pankreas-Diabetes durch den Schweizer Johann Conrad Brunner (1653-1727), med. Diss., Basel 1944; auch in: Gesnerus 2 (1945) 109–130.

Zimmermann, Ole Christian: Johann Conrad Brunner 1653–1727, in: Diabetes 6 (1957) 537.

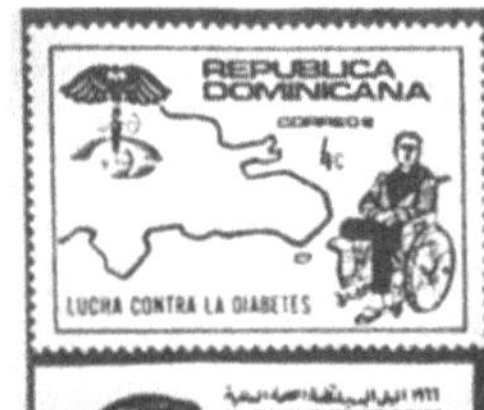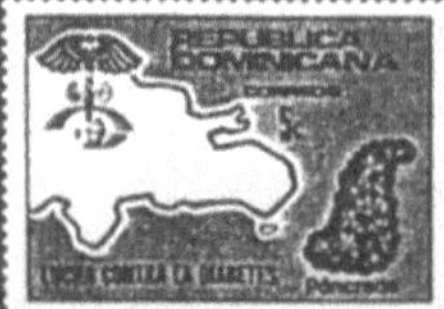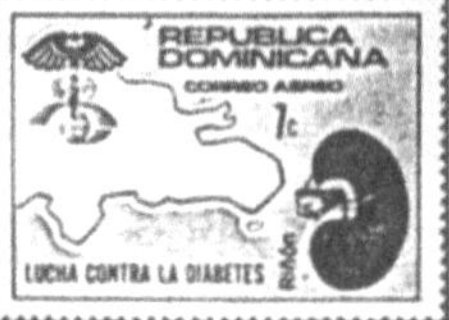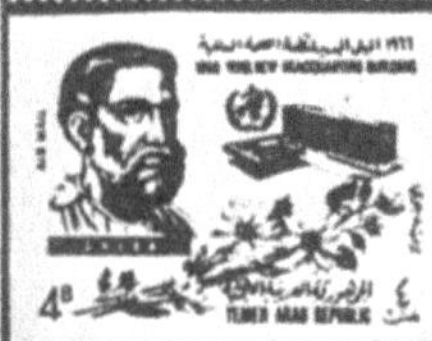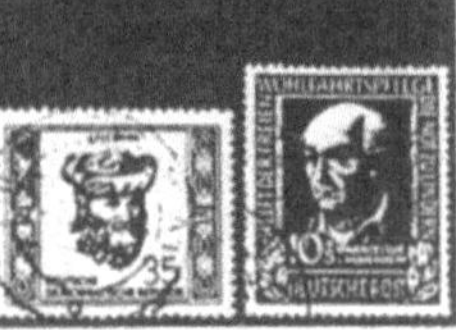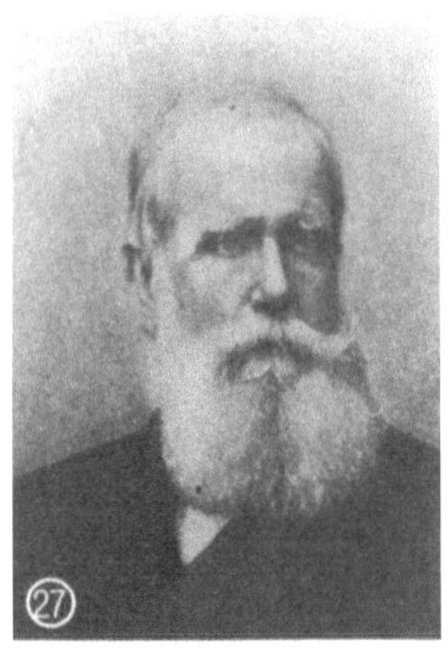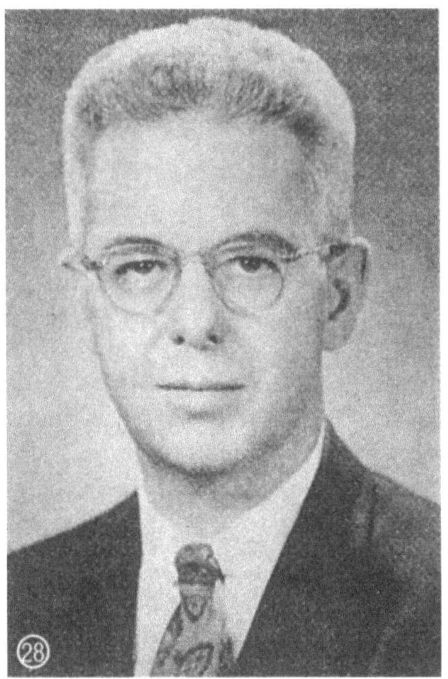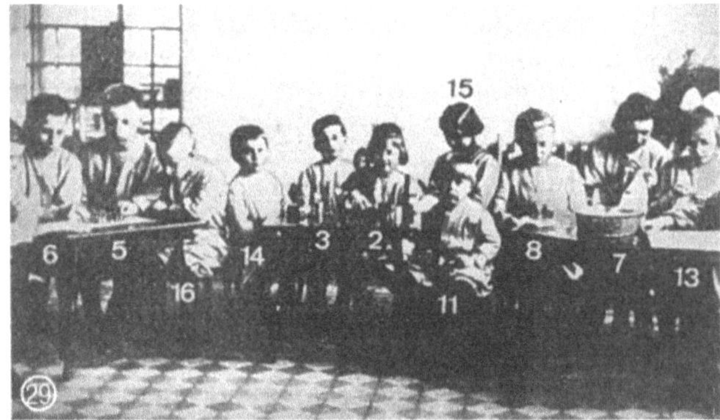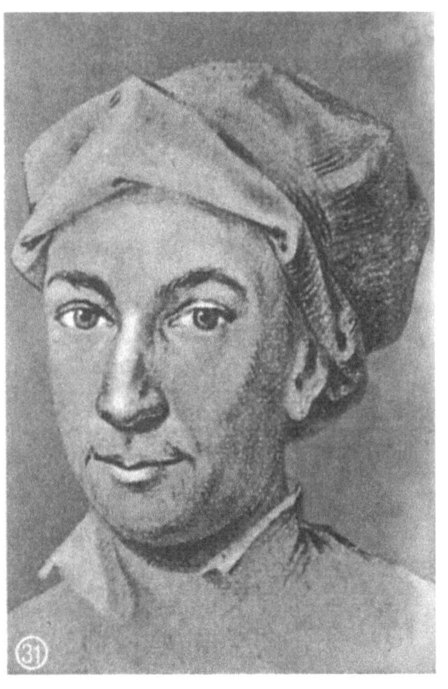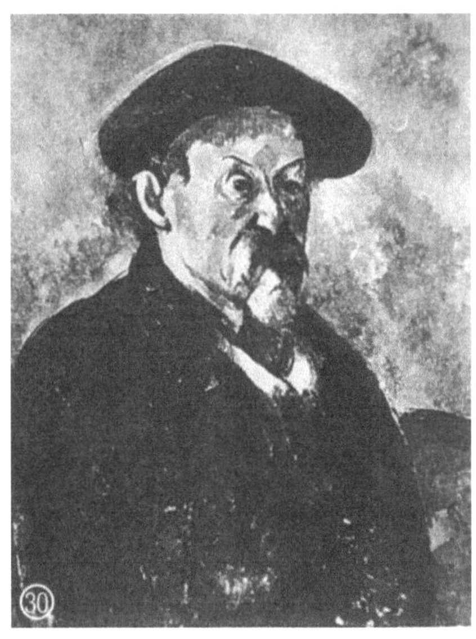

㉖ Briefmarkenmotive zu Diabetes und Insulin
㉗ Pedro II von Brasilien (1855–1891), Photographie, 19. Jh.
㉘ Randall G. Sprague (geb. 1906), Photographie
㉙ Diabetische Kinder, Wiener Universitätsklinik, 1925
Fall 1: erstes mit Insulin behandeltes Kind
㉚ Paul Cézanne (1893–1906), Öl, Selbstbildnis, um 1900
㉛ Johann Georg Hamann (1730–1788), Zeichnung, 18. Jh.

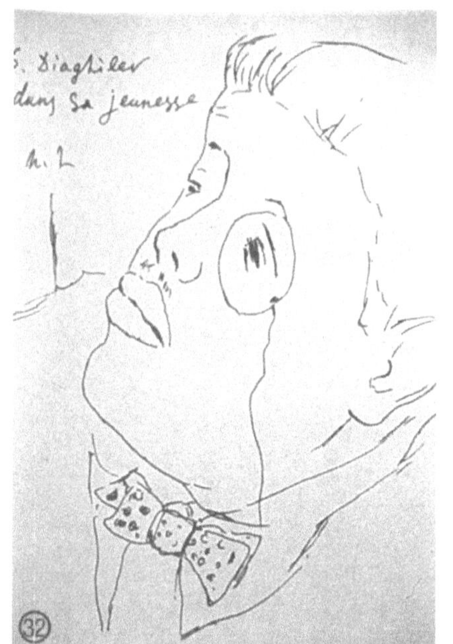

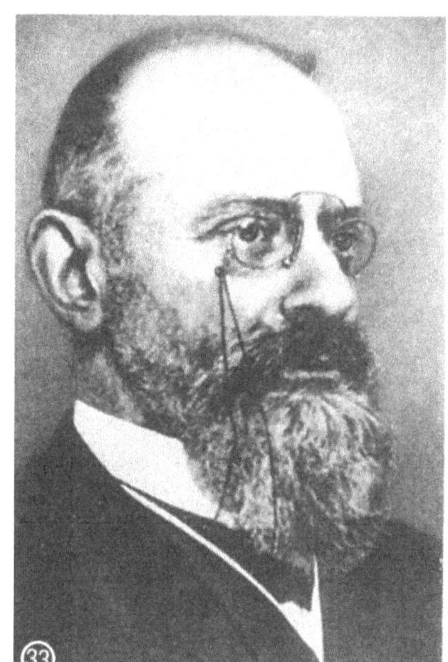

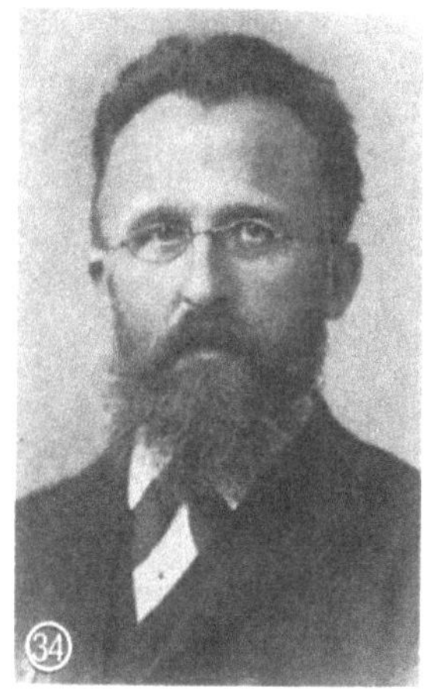

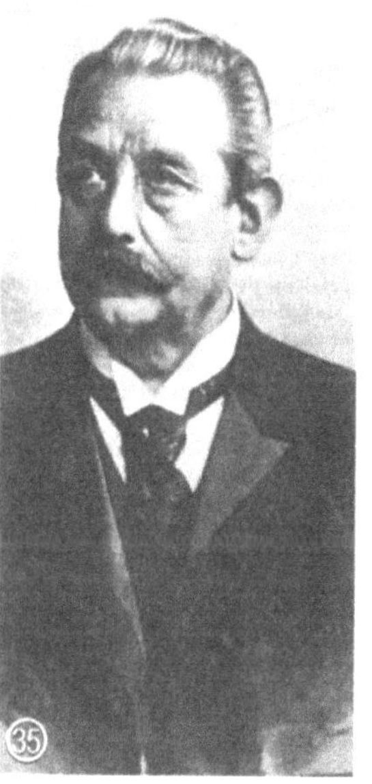

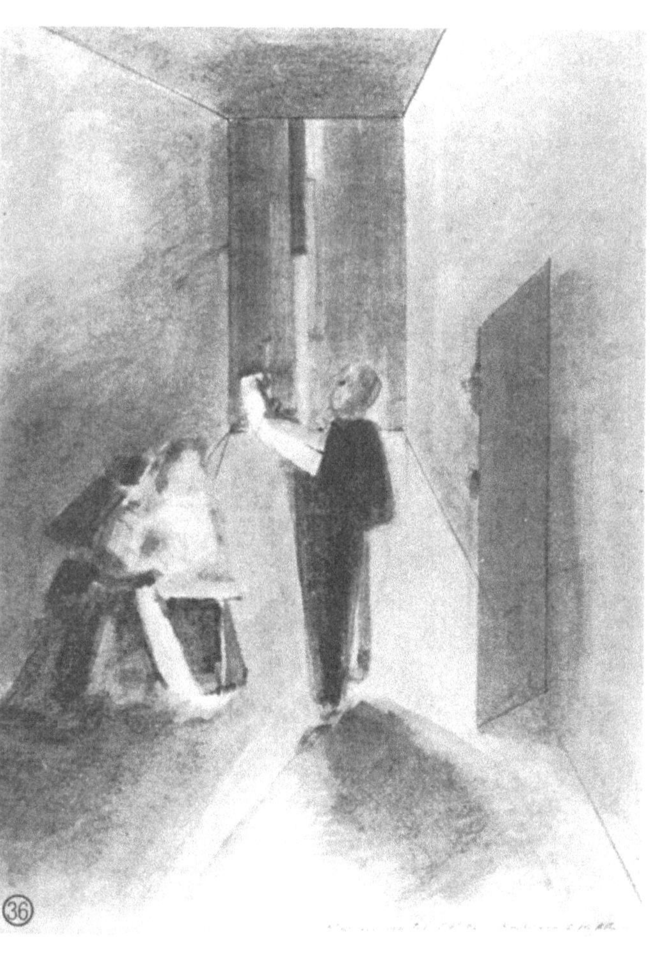

32 Sergej Pavlovič Diaghilev
   (1827–1929), Karikatur,
   Anfang 20. Jh.
33 Albert Neißer (1855–1916),
   Photographie, um 1900
34 Max Fürbringer
   (1846–1920), Photographie
35 Julius von Michel
   (1843–1911), Photographie,
   nach 1900
36 Oskar Schlemmer
   (1888–1943), Nachtwache
   und der Alte, 1942

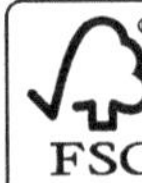